全国高等职业教育康复治疗技术专业“十三五”规划教材

常见疾病康复

（供康复治疗技术专业使用）

主　编　薛秀琍　钟建国
副主编　周蜜娟　耿姣姣　蒋竞杭
编　者　（以姓氏笔画为序）
左　朝（湖北医药学院附属太和医院）
朱嘉卉（滨州医学院康复医学院）
邹　颖（江苏护理职业学院）
汪翠燕（安庆医药高等专科学校）
陈燕芳（郑州澍青医学高等专科学校）
周蜜娟（四川卫生康复职业学院）
钟建国（成都医学院第二附属医院）
耿姣姣（江苏医药职业学院）
高亚维（滨州医学院烟台附属医院）
蒋竞杭（永州职业技术学院）
薛秀琍（郑州澍青医学高等专科学校）

中国健康传媒集团
中国医药科技出版社

内容提要

《常见疾病康复》是“全国高等职业教育康复治疗技术专业‘十三五’规划教材”之一，本教材主要包括疾病康复绪论、临床常见病症的康复、神经系统疾病的康复、骨骼肌肉疾病的康复、心肺和代谢疾病的康复、儿童疾病的康复、老年性疾病的康复和其他常见疾病的康复等八章内容。本教材按照医学教育基本规律和临床学科的特点，以岗位胜任力为导向，以康复专业基本素质与能力、岗位基本能力、岗位综合能力培养为中心，以国家康复治疗师（士）职业资格考试和规范化岗位要求考核为标准进行编写。本教材注重提高学生的职业素养和实际工作能力的培养，使学生毕业后能独立、正确处理与专业相关的临床常见实际问题。

本教材为书网融合教材，即纸质教材有机融合电子教材、教学配套资源（PPT、微课、视频、图片等）、题库系统、数字化教学服务（在线教学、在线作业、在线考试）。本教材主要供高等职业院校康复治疗技术专业学生使用，也可供中等职业学校康复治疗技术专业学生和临床康复医生、康复治疗师、护士，以及从事社区医疗和社区康复工作的医务人员继续教育学习和参考使用。

图书在版编目（CIP）数据

常见疾病康复 / 薛秀琍，钟建国主编. —北京：中国医药科技出版社，2020.6
全国高等职业教育康复治疗技术专业“十三五”规划教材
ISBN 978-7-5214-1438-7

Ⅰ. ①常…　Ⅱ. ①薛…②钟…　Ⅲ. ①常见病–康复医学–高等职业教育–教材　Ⅳ. ①R49

中国版本图书馆 CIP 数据核字（2020）第 266918 号

美术编辑　陈君杞
版式设计　易维鑫

出版　**中国健康传媒集团**丨中国医药科技出版社
地址　北京市海淀区文慧园北路甲 22 号
邮编　100082
电话　发行：010–62227427　邮购：010–62236938
网址　www.cmstp.com
规格　889×1194mm　1/16
印张　23 1/4
字数　520 千字
版次　2020 年 6 月第 1 版
印次　2020 年 6 月第 1 次印刷
印刷　三河市万龙印装有限公司
经销　全国各地新华书店
书号　ISBN 978-7-5214-1438-7
定价　65.00 元

数字化教材编委会

主　编　薛秀琍

副主编　陈燕芳　耿姣姣

编　者　（以姓氏笔画为序）

左　朝（湖北医药学院附属太和医院）

朱嘉卉（滨州医学院康复医学院）

邹　颖（江苏护理职业学院）

汪翠燕（安庆医药高等专科学校）

陈燕芳（郑州澍青医学高等专科学校）

周蜜娟（四川卫生康复职业学院）

钟建国（成都医学院第二附属医院）

耿姣姣（江苏医药职业学院）

高亚维（滨州医学院烟台附属医院）

蒋竞杭（永州职业技术学院）

薛秀琍（郑州澍青医学高等专科学校）

全国高等职业教育康复治疗技术专业“十三五”规划教材

出版说明

为深入贯彻《现代职业教育体系建设规划（2014－2020年）》以及《医药卫生中长期人才发展规划（2011－2020 年）》文件的精神，满足高职高专康复治疗技术专业培养目标和其主要职业能力的要求，不断提升人才培养水平和教育教学质量，在教育部、国家卫生健康委员会及国家药品监督管理局的领导和指导下，在全国卫生职业教育教学指导委员会康复治疗技术专业委员会有关专家的大力支持和组织下，在本套教材建设指导委员会主任委员江苏医药职业学院陈国忠教授等专家的指导和顶层设计下，中国医药科技出版社有限公司组织全国 80 余所高职高专院校及其附属医疗机构近 150 名专家、教师历时 1 年精心编撰了“全国高等职业教育康复治疗技术专业‘十三五’规划教材”，该套教材即将付梓出版。

本套教材包括高等职业教育康复治疗技术专业理论课程主干教材共计 13 门，主要供全国高等职业教育康复治疗技术专业教学使用。

本套教材定位清晰、特色鲜明，主要体现在以下方面。

一、紧扣培养目标，满足职业标准和岗位要求

本套教材的编写，始终坚持“去学科、从目标”的指导思想，淡化学科意识，遵从高等职业教育康复治疗技术专业培养目标要求，对接职业标准和岗位要求，培养能胜任基层医疗与康复机构的康复治疗或相关岗位，具备康复治疗基本理论、基本知识，掌握康复评定和康复治疗的基本技术及其应用能力，以及人际沟通、团队合作和利用社会康复资源能力的高端技能型康复治疗技术专门人才，教材内容从理论知识的深度、广度和技术操作、技能训练等方面充分体现了上述要求，特色鲜明。

二、体现专业特色，整体优化，紧跟学科发展步伐

本套教材的编写特色体现在专业思想、专业知识、专业工作方法和技能上。同时，基础课、专业基础课教材的内容与专业课教材内容对接，专业课教材内容与岗位对接，教材内容着重强调符合基层岗位需求。教材内容真正体现康复治疗工作实际，紧跟学科和临床发展步伐，具有科学性和先进性。强调全套教材内容的整体优化，并注重不同教材内容的联系与衔接，避免了遗漏和不必要的交叉重复。

三、对接考纲，满足康复（士）资格考试要求

本套教材中，涉及康复医学治疗技术初级（士）资格考试相关课程教材的内容紧密对接《康复医学治疗技术初级（士）资格考试大纲》，并在教材中插入康复医学治疗技术初级（士）资格考试“考点提示”，有助于学生复习考试，提升考试通过率。

四、书网融合，使教与学更便捷更轻松

全套教材为书网融合教材，即纸质教材与数字教材、配套教学资源、题库系统、数字化教学服务有机融合。通过“一书一码”的强关联，为读者提供全免费增值服务。按教材封底的提示激活教材后，读者可通过 PC、手机阅读电子教材和配套课程资源（PPT、微课、视频等），并可在线进行同步练习，实时反馈答案和解析。同时，读者也可以直接扫描书中二维码，阅读与教材内容关联的课程资源，从而丰富学习体验，使学习更便捷。教师可通过 PC 在线创建课程，与学生互动，开展在线课程内容定制、布置和批改作业、在线组织考试、讨论与答疑等教学活动，学生通过 PC、手机均可实现在线作业、在线考试，提升学习效率，使教与学更轻松。此外，平台尚有数据分析、教学诊断等功能，可为教学研究与管理提供技术和数据支撑。

编写出版本套高质量教材，得到了全国知名专家的精心指导和各有关院校领导与编者的大力支持，在此一并表示衷心感谢。出版发行本套教材，希望受到广大师生欢迎，并在教学中积极使用本套教材和提出宝贵意见，以便修订完善，共同打造精品教材，为促进我国高等职业教育康复治疗技术专业教育教学改革和人才培养做出积极贡献。

中国医药科技出版社

2019 年 11 月

全国高等职业教育康复治疗技术专业“十三五”规划教材

建设指导委员会

前　言

Foreword

常见疾病康复是集康复评定、物理治疗、作业治疗、言语治疗和传统康复等多种治疗技术，在临床疾病或功能障碍治疗上综合运用的一门专业课程，是各种康复治疗技术进入临床运用的桥梁与纽带，是康复治疗技术专业的核心课程和必修课程，也是康复治疗技术专业学生进入临床实习前的最后一门课程，对学生进入顶岗实习、职业能力培养和职业素养的养成起到重要的支撑和促进作用。本教材主要供高等职业院校康复治疗技术专业学生使用，也可供中等职业学校康复治疗技术专业学生和临床康复医生、康复治疗师、护士，以及从事社区医疗和社区康复工作的医务人员继续教育学习和参考使用。

本教材遵循“三基”（基础理论、基本知识、基本技能），“五性”（思想性、科学性、先进性、启发性、适用性），“三特定”（特定的对象、特定的要求、特定的限制）的基本编写规律，以满足岗位需要、学教需要和社会需要为编写原则，在充分调研、广泛采纳的基础上，紧跟康复评定方法和康复治疗技术发展趋势，及时将康复专业和相关行业的新知识、新成果和新技术编入本版教材当中。

本教材共分八章，以功能障碍治疗为主线，从临床常见病症、神经系统疾病、骨骼肌肉疾病、心肺和代谢疾病、儿童疾病、老年性疾病，以及其他常见疾病的定义、病因及发病机制、临床表现、康复评定和康复治疗等几方面，围绕康复治疗核心进行编写。本教材在文字的编排上，力求尊重职业教育规律，兼顾职业院校学生的认知特点，在每章先明确了学习目的及学习要点，并在每节前设置了案例讨论，以实际案例引导学生快速进入各章节的学习；文中特别设有知识链接、知识拓展、考点提示等模块，以拓展学生的知识面，增加教材的知识性、趣味性；文后附有小结，练习题与思考题，以培养学生思考、分析、归纳、提取和综合运用知识的能力。本教材为书网融合教材，即纸质教材有机融合电子教材、教学配套资源（PPT、微课、视频、图片等）、题库系统、数字化教学服务（在线教学、在线作业、在线考试）。

本教材的编者为来自安庆医药高等专科学校、滨州医学院康复医学院、江苏护理职业学院、江苏医药职业学院、四川卫生康复职业学院、郑州澍青医学高等专科学校和永州职业技术学院的康复专业教授和青年骨干教师，还有滨州医学院烟台附属医院、成都医学院第二附属医院、湖北医药学院附属太和医院的康复医学科主任和工作在临床一线康复治疗师。

另外，本教材在编写过程中，参考和引用了部分康复医学专著、文献和教材中的一些学术成果和数据，各位编者所在单位领导和同事也给予了大力支持，在此一并表示感谢。本教材虽经各位编者反复修改和审阅，但鉴于编者水平所限，疏漏和不足之处敬请广大师生和读者给予批评指正，以便再版时修正和完善。

编者

2020 年 1 月

目　录

Contents

第一章

绪　　论

扫码"学一学"

学习目标

1. **掌握**　疾病康复学的定义、基本原则、工作特点与模式。

2. **熟悉**　疾病康复的对象与内容；国际功能、残疾和健康分类的定义、临床应用。

3. **了解**　疾病康复的治疗机构与环境；国际功能、残疾和健康分类的内容、特点及性质。

4. 能够严格遵循疾病康复基本原则，对常见疾病进行康复评定与治疗。

5. 具有整体康复观念和意识，人文关怀精神，良好的沟通能力和医患关系，具有奉献精神。

第一节　概　　述

案例讨论

【案例】

李某，男，52岁，教师，间断性头晕5年，加重1周就诊，发作时有恶心、胸闷甚则欲倒，在门诊检查：颈椎MRI示C5～6突出，右侧横突孔狭小。现患者精神较差，BP：130/78mmHg，C4～6椎旁压痛（+），肌力，腱反射可。

【讨论】

1. 该病的诊断及分型。
2. 可应用哪些康复评定方法？
3. 患者现在可能存在的功能障碍有哪些？
4. 请为患者制定康复治疗目标及具体康复治疗方法。（最少3种）

随着人类寿命的延长和生命质量的提高，各类疾病的发生率和人类死亡的原因也发生了根本性的变化，追求品质生活已经成为当下广大病、伤、残者的共同心愿。临床医学任务，也将从"防病治病"为主，逐步转向"增进健康、提高生命质量"之路发展，我国政府更是提出了"国富民强，全民健康"的国家发展战略。在未来可预计的年代，谁把握住这个趋势和机遇，谁就能在提高康复评估和康复医疗效果方面，在提高机体生存质量从而提高人们生活质量方面，走到世界康复医学前沿，为人类做出卓越贡献。

一、基本概念

世界卫生组织（world health organization，WHO）将康复定义为“康复是指综合地、协调地应用医学的、教育的、社会的、职业的各种方法，使病、伤、残者（包括先天性残疾）已经丧失的功能尽快地、尽最大可能地得到恢复和重建，使他们在体格上、精神上、社会上和经济上的能力得到尽可能的恢复，使他们重新走向生活，重新走向工作，重新走向社会”。

从康复的定义中，可以明确康复的领域包括：医学康复（medical rehabilitation）即利用医学手段促进康复；教育康复（educational rehabilitation）即通过特殊教育和培训促进康复；职业康复（vocational rehabilitation）即通过职业培训恢复适当的就业能力；社会康复（social rehabilitation）即在社会层次上，采取与社会生活相关的、包括法律方面的措施，为残疾人重返社会创造必要的条件。上述四个方面体现了整体康复的基本概念。

疾病康复（disease rehabilitation）是以临床疾病引起的功能障碍为中心，以残疾预防为准绳，以康复评定为依据，以康复治疗为手段，进行临床康复治疗工作的过程。

疾病康复学是应用康复医学的基本理论和方法，研究常见疾病所引起的功能障碍、活动和参与受限等，同时结合疾病本身的特点进行康复评定、康复治疗、残疾预防及康复教育的一门学科，是临床康复的重要组成部分。

考点提示 疾病康复、疾病康复学的概念。

由于功能障碍可以是潜在的，也可以是现存的、可逆的或不可逆的，可以在疾病之前出现、与疾病并存或成为疾病的后遗症。所以，疾病康复学实际上涉及临床各个学科，它涵盖了临床各学科的知识，侧重康复医学的内容。疾病康复学涉及的领域主要有以下四方面。

1. 神经康复学 是一门研究由中枢神经系统及外周神经系统病损所致的功能障碍及康复治疗的学科。

2. 骨科康复学 是一门研究由骨与关节、肌肉及外周神经和软组织损伤、畸形、疾病所致的功能障碍及康复治疗的学科。康复治疗手段包括必要的手术治疗、手术前后的功能训练、假肢和矫形器的装配等。

3. 心脏康复学 是对心脏病患者的生理、心理及心脏功能进行综合医疗评估和训练，减少心血管疾病对身心的不良影响，训练患者自我管理疾病的能力，指导患者改变生活方式（如戒烟、饮食、运动和睡眠管理等），改善心理、社会和职业状态，切实提高患者生活质量，促进职业康复，恢复力所能及工作的一门学科。

4. 其他康复学 包括内科康复学、儿科康复学、肿瘤康复学和老年病康复学等。康复作为一种理念已渗透到临床医疗的全部过程及养生保健领域，专科康复的开展，促进了与临床专科相对应的临床康复学的发展。近几年来，在一些国家逐步出现了临床专科康复医师，如骨科康复医师、神经康复医师、呼吸康复医师等。专科康复学和专科康复医师队伍的发展体现了临床康复学已深入到临床工作，体现了康复医学与临床治疗的密切关系。

二、疾病康复的对象与内容

随着康复医学与临床医学的不断融合与发展，新的康复理论、康复技术的不断涌现，康复医学的服务对象、服务功能、学科属性也在悄然发生着变化。逐步形成了许多与疾病康复有关的亚专科和亚专业，如神经康复、骨科康复、儿童康复、心肺康复、职业病康复、老年病康复、肿瘤康复及精神病康复等，使得康复服务对象遍及临床各个科室，康复内容也更加丰富多彩，复杂多变。

（一）康复对象

1. 以康复人群为服务对象 如妇女、儿童、老年人、慢性患者、残疾人、亚健康人群及各类功能障碍患者。

2. 以疾病康复为服务对象

（1）神经系统 如脑卒中、脑外伤、脑瘫、帕金森病、阿尔茨海默病、儿童多动症等疾病。

（2）运动系统 如肩周炎、颈椎病、腰椎间盘突出症、膝关节病、骨折、截肢、软组织损伤等疾病。

（3）循环系统 如冠心病、高血压、心源性哮喘等疾病。

（4）呼吸系统 如慢性阻塞性肺气肿、支气管哮喘等疾病。

（5）泌尿、生殖系统 如性功能障碍、盆腔脏器脱垂、前列腺炎、盆腔炎等疾病。

（6）内分泌系统 如糖尿病、肥胖症、骨质疏松症等疾病。

（7）感觉系统 如低视力、耳聋等疾病。

（8）精神、心理疾病等 如焦虑症、抑郁症、精神分裂症、强迫症、恐高症等疾病。

3. 以常见症状康复为服务对象 如痉挛、挛缩、压疮、慢性疼痛、神经源性膀胱、吞咽障碍、性功能障碍和盆底功能障碍等。

（二）康复内容

1. 运动功能的评定与治疗 如为脑卒中、骨折患者进行肌力、关节活动度、步态分析和日常生活活动能力等运动功能的评定与治疗。

2. 神经–肌肉功能的评定与治疗 如为中枢脱髓鞘病、颅脑损伤患者进行脑干听觉诱发电位检查，有助于多发性硬化的早期诊断，有助于对颅脑损伤患者的意识障碍程度、转归和脑死亡做出判断。

3. 心肺功能的评定与治疗 如为冠心病患者进行心电图运动试验或活动平板运动试验，对心功能和体能进行测定，根据冠心病的不同分期制定康复治疗方案。

4. 精神–心理的评定与治疗 如为焦虑症、抑郁症、肥胖症、强迫症等患者进行心理功能测评、认知能力评估后，进行人本主义疗法、认知疗法和行为疗法（脱敏治疗、暴露疗法或代币疗法等）治疗。

5. 语言功能的评定与治疗 如为脑卒中、脑外伤、语言发育迟缓、口吃等患者进行失语症、构音障碍和语言发育迟缓的评定和治疗。

6. 职业评定与训练 如为脑外伤、截肢患者的作业水平和适应职业的潜力进行评定和职业训练。

7. 环境评定与设计 如为截瘫患者、阿尔茨海默病患者家庭，进行无障碍环境的评定和设计，训练患者日常生活活动（ADL）能力，使其尽快回归家庭，回归社区，重拾生活信心。

8. 生存质量评定与提高 如为脊髓损伤、截肢患者的运动功能、认知功能、人际交往能力、环境适应能力及个人社会角色的认可进行评定和训练。

三、疾病康复的基本原则

（一）功能训练

疾病康复是以功能障碍患者为服务对象，着眼于患者疾病或损伤后导致功能与结构障碍的恢复，如脑血管疾病患者虽经临床救治后，意识恢复，生命体征稳定，但是遗留下的认知障碍、言语障碍和运动功能障碍，以及生理和心理功能缺陷等障碍，就需要采用多种方式进行功能训练，尽最大可能消除或缓解障碍，恢复患者的身体功能与结构。

（二）残疾预防

疾病康复的主要任务之一就是要综合、协调地采取各种康复治疗措施，在功能障碍发生之前，防止残疾的发生；或者残疾和功能障碍已经发生时，则要积极通过康复措施防止残疾状况恶化。目前，早期发现、早期诊断、早期康复，则是预防残疾发生的最好方法。如对高血压患者，我们前期要对其在饮食习惯、情绪情感、生活方式、身体锻炼方面进行健康宣传教育与指导，避免心脑血管疾病的发生而导致认知、言语、运动功能障碍的产生。如果经过积极干预后以上障碍还是不可避免地发生了，则要积极运用运动疗法、言语疗法、心理治疗或作业疗法等康复治疗技术进行训练，避免残疾的发生。加强对患者、患者家属和医护人员残疾预防知识的普及和理念的树立。

（三）功能代偿

患者身体功能或结构损伤后，经系统康复治疗后部分或者完全不能恢复的，应积极采取代偿手段，以提高患者的生存质量。

1. 体内代偿　主要包括系统内功能重组和系统间功能重组两种形式。系统内功能重组是在同一系统内不同水平上的功能重组（如运动系统的高级精细控制部分受累后，通过训练让较低级的粗大运动部分来代偿）和在同一系统同一水平上靠残存功能来代偿（如股伸肌中某一肌肉受累时，通过训练加强其他残存的股伸肌来代偿）。系统间功能重组是由另一个在功能上完全不同的系统来代偿，如盲人通过训练可以用听觉、触觉来代偿已失去的视觉功能。

2. 体外代偿　主要是指附加于患者身体上或经常与患者身体接触的，具有人体某种生理功能、运动功能或感觉等功能的替代品。如可穿戴外骨骼式下肢机器人、阅读器、交流板、人工植入耳蜗、人工喉、假肢、义眼等。

（四）机体适应

1. 功能适应　是指医务人员通过综合地、协调地应用各种康复措施使患者的功能状态恢复到极限水平以适应其生活、学习和工作的需要。

2. 心理适应　是指医务人员通过康复教育和心理治疗，使患者以乐观和积极的心态，正确面对自己目前的身体状况和功能状况，勇敢地重新回归家庭和社会。

3. 环境适应　是指改变患者外部环境以减轻其对患者形成的障碍，包括从建筑结构上建立方便残疾人在家庭和社会中活动的无障碍设施；制定保障残障者的法律，在观念上改变人们对残障的不正确看法，在舆论上进行关心爱护和尊重残疾人的宣传等。

（五）整体康复

康复医学把人作为一个整体来服务，它研究患者功能障碍的所有方面（包括心理、生理、社会等）及其治疗补偿办法，使其虽然有的生理功能不能恢复（或者不能完全恢复）仍然可以以科学的方式达到生活自理、重返社会。它注重患者整体综合能力的评价与康复，运用综合医疗、教育、工程、职业和社会等手段，使患者的功能和能力得到恢复和补偿。

四、疾病康复的发展机遇与挑战

（一）发展机遇

根据我国《“健康中国 2030”规划纲要》《关于推进养老服务发展的意见》和《关于推进分级诊疗制度建设的指导意见》等相关政策要求，对我国卫生健康服务领域、养老服务领域和基层卫生服务模式等都提出了新的要求，为疾病康复学发展迎来了空前的发展机遇。

1. 康养结合服务 服务老龄化、提供持续的中医保健、健康促进、养老护理、康复训练等先进、智能的专业化服务。

2. 社区康复服务 大力发展社区康复服务，实施从全面康复到精准康复理念的转变，为努力实现残疾人“人人享有康复服务”目标，打通“最后一公里”。

3. 康复辅具服务 市场需求巨大，人群覆盖范围广，专业技术指导与服务水平还有很大上升空间。

4. 医联体康复 将助力社区康复的发展，指明康复模式未来发展方向，缓解有限的康复资源与不断膨胀的康复市场之间的矛盾。

（二）面临的挑战

我国现有 8500 多万残疾人，其中有 75.4%的残疾人生活在农村，但是，目前全国 80%的医疗资源集中在大城市，30%的优质资源又集中在大医院，康复医学科仅能满足 20%的康复医疗服务，康复医疗支出仅占全国医疗总支出的 1%，康复供需矛盾突出。三级机构网络不成熟，康复机构总量不足且存在地区分布不均。现有医疗机构中，存在着康复医学科和新转型的康复医院基础薄弱，延续性医疗服务承载能力有限；转诊机制尚未完全建立，分级诊疗落地困难；管理跟不上，行业规范力量弱，质量评价体系未建立。而应该承担大量康复治疗任务的社区康复机构，又存在着资源不足，分配失衡；专业治疗师缺乏，康复治疗技术参差不齐，人才管理和定位不准确；提质控费等困难，使其发展困难重重。

第二节 疾病康复的工作特点与模式

一、工作特点

疾病康复学与临床医学有很大的不同，从某种意义上讲，疾病康复学是一门功能医学，它的主要任务之一是研究患者的功能障碍和残疾，以及如何去治疗（或克服）残疾给患者带来的功能障碍。这样，疾病康复的工作内容就有了它自己的特点，即康复评定、康复治疗和康复预防。

二、工作模式

医学模式（medical model）又叫医学观，是人们考虑和研究医学问题时所遵循的总原则和出发点，是人们从总体上认识健康和疾病及相互转化的哲学观点，它包括健康观、疾病观、诊断观、治疗观等，影响着某一时期医学工作者整体的思维及行为方式，从而使医学带有一定的倾向性、习惯化的风格和特征。

疾病康复学是融多专业、跨学科的一门综合性学科，是指综合采用各种医疗和康复治疗手段，对各类病、伤、残者的病理和生理异常，以及相应的功能障碍进行针对性地康复医疗实践过程。因此，多学科、多专业参与的康复治疗团队工作模式是目前临床疾病康复的基本工作模式。

1. 学科内合作治疗模式 是指在开展康复治疗过程中，需要本学科内的康复医师、康复治疗师和康复护士等密切合作，围绕（如脑卒中患者）康复目标，有序进行治疗，最终促进患者康复。此模式的特点为：以团队的形式开展治疗；以临床医师为团队负责人；团队成员各司其职，实施各种康复治疗技术；各成员均为本学科内的专业技术人员。

2. 学科间合作治疗模式 康复医学科大多数患者由于本身所患疾病不同，存在的功能障碍也不尽相同（如脑外伤患者），康复过程就需要神经内科、神经外科、骨科、影像等相关学科参与进来共同制定治疗方案，帮助患者恢复认知功能、运动功能、日常生活能力等功能。此模式的特点为：以康复医学科为主导，相关学科协作，并分别提出各自专业范畴内的康复治疗建议。最终达到全面康复，重返社会的目标。

3. 多学科协同诊疗模式 多学科协同诊疗模式（multi disciplinary team，MDT）是以患者为中心，针对特定疾病，整合医疗资源，依托多学科团队协作，为患者制定最佳诊疗方案的一种工作模式，是目前国际上广泛推广应用的重要医学诊疗模式。目的是将传统的个体式、经验式医疗模式转变为现代的小组协作决策模式，提高治疗效果，减少医源性失误。最终达到提高医疗专业技术人员的诊疗水平，推动多学科交叉发展的目的。目前，运用此种医疗模式最好的是在围手术期应用的加速康复外科。

考点提示 多学科协同诊疗模式是目前国际上广泛推广应用的重要医学诊疗模式。

加速康复外科（enhanced recovery after surgery，ERAS）是指在术前、术中及术后应用各种已证实有效的方法，以减少手术及其他治疗处理措施所引起的应激反应及并发症，加速患者术后康复。它是一系列有效措施组合而产生的协同结果，如围手术期营养支持、重视供氧、不常规应用鼻胃管减压、早期进食、应用生长激素、微创手术等。其核心是强调以服务患者为中心的诊疗理念。加速康复涉及医师、麻醉师、手术护士等人员和护理、营养、康复、医院管理等多个环节，同时还有患者及其家属的积极配合。ERAS 理念首先在结直肠外科领域的应用最为成功，取得的经验也最多，但时至今日，ERAS 理念已从早期的胃肠外科逐步扩展到肝胆外科、泌尿外科、心胸外科和颅脑外科等多种外科专业，ERAS 理念对外科各专业的围手术期治疗有着普遍性的指导意义。

考点提示 加速康复外科是一系列有效措施组合而产生的协同结果，在结直肠外科领域的应用最成熟。

多学科协同诊疗模式与传统医疗模式相比，最大的优势表现在以下几个方面。

（1）患者方面 获得了最佳治疗方法；减少了诊断和治疗的等待时间；提供一致的诊断和治疗措施；确保了治疗的科学性。

（2）医疗团队方面 提高了医生的综合诊疗水平；为医院对医生进行继续教育提供了案例素材；为临床医生提供了理想的研究平台。

（3）医院方面 提升了医院的诊疗水平；加强了多学科之间的协作；减少或避免了医源性失误的发生。

（4）社会层面 减少了地区与地区、医院与医院、地区和医院之间的诊疗差异。

三、治疗团队

康复治疗团队是指参与康复治疗的所有成员，主要包括康复医师、康复治疗师、康复护士、假肢矫形器师、心理治疗师、心理咨询师（或心理治疗师）和社会工作者等，除此之外还包括患者家属、护工人员及其他与患者关系密切的人员。团队成员需要共同参与康复治疗方案的制订、修改和实施，同时承担其相应的职责和任务。团队成员之间的关系为分工合作，各司其职。

1. 康复医师 主要负责接诊患者，采集病史、体格检查、临床诊断和功能评定等；制订康复治疗方案，指导、监督、协调各部门、各成员之间的康复治疗工作。为康复团队的负责人，针对病情带领团队成员开展医疗、科研和教学等工作。

2. 康复治疗师

（1）物理治疗师 负责患者运动功能的训练，尤其是对神经、肌肉、骨关节和心肺功能的训练，并对物理治疗方案提出自己的建议。

（2）作业治疗师 指导患者进行有目的的作业训练，以改善或恢复患者生活自理能力、学习能力和工作能力。指导患者使用各种辅助器具，尝试整理家居和工作环境，以弥补功能缺失引起的不足。

（3）语言治疗师 对有语言障碍的患者进行构音、失语、听力或吞咽功能等评定、训练和宣教，提高患者语言沟通能力。

3. 康复护士 主要负责患者卧床期间的体位摆放、床上活动、皮肤护理、直肠和膀胱处理、个人卫生、病房环境控制、辅助器具使用辅导、治疗时间安排等基础护理和康复指导等工作。

4. 假肢矫形器师 对截肢、肢体残疾和形态异常等患者进行肢体残端测量及功能评定，并根据患者的实际情况，确定制作处方、适配假肢或矫形器；指导患者使用和保养假肢、矫形器及辅助器具。

5. 心理治疗师 主要配合康复治疗团队其他成员，对患者、家属及医护人员进行必要的心理疏导，助其宣泄不良情绪，必要时给予一定的心理治疗和药物治疗，缓解心理障碍，促进患者全面康复。

6. 社会工作者 作为促进患者社会康复的主要参与者，对患者出院后的家居环境、社区环境、邻里关系、就医条件给出合理化指导建议，做好合理化安排，为患者家属排忧解难。

7. 其他治疗师 除上述外，还有其他与康复治疗相关的技术人员，如文体治疗师、音乐治疗师、园艺治疗师和推拿按摩师等，在自己工作领域内为患者提供相应的治疗服务。

康复过程中需要考虑多种因素对治疗效果和预后的影响，比如面对合并冠心病的脊髓损伤患者时，跨行业团队和跨学科团队的相互协作在这个层面就显得尤为重要，同时医疗管理部门的政策支持，各级医疗机构的相互配合及康复团队内部成员的协同工作，从多个层面为患者提供全方位的、立体的康复服务。为患者早日回归家庭，走向社会打下坚实的基础。

第三节　疾病康复治疗机构与环境

随着时代的发展，人们对医疗知识有了更深入的了解，对康复医疗环境的作用和功能的认识也日益深刻。在现代康复环境设计中，人们更注重患者心理和生理上的满足。

一、治疗机构

目前，我国开展康复医疗服务的单位与部门，主要有机构康复（institute based rehabilitation，IBR），亦称专业康复；社区康复（community based rehabilitation，CBR），亦称基层康复；上门康复三种形式。根据患者的康复需求和客观环境条件，可以在不同水平和不同类型的机构中进行康复医疗活动。

（一）机构康复

机构康复主要是指在综合医院的康复医学科（或康复医学部）、康复医院和康复中心等进行的康复。这些机构拥有较完善的设备，有经过正规培训的康复医师和康复治疗师，康复专业技术水平较高，能为患者提供高质量、高水平的康复医疗服务，而且大部分单位能开展康复医疗教学和科研工作，因此，机构康复是康复医疗中的核心力量。机构康复大致可分为以下几种类型。

1. 综合医院（康复医学科/部） 为综合性医院的一个临床科室（或分部），设有康复门诊和病房或仅有康复门诊而无病房。可收治各类病、伤、残者、慢性患者及各种功能障碍患者，为其提供医疗诊断、康复评估和门诊康复治疗及住院康复治疗，我国目前以此种康复机构类型为主，数量庞大，分布较广，在康复治疗中占有重要的地位。

2. 专科康复医院（或康复中心） 以收治某一类功能障碍患者为主，如神经康复中心、儿童脑瘫康复中心、老年病康复中心、心肺康复中心、盆底康复中心和手功能康复中心等。近年来，此类康复机构以其服务对象明确、专业技术性强为特点，深受患者、家属及社会的广泛认可。

3. 康复门诊 独立设置在康复医疗机构内，不设病房，只为门诊患者提供日间康复医疗服务。一般设有康复诊断室和治疗室，如理疗室、针灸室、推拿按摩室、康复治疗室等。

4. 疗养院 利用当地具有特色的自然环境为慢性病患者、老年病患者、手术后患者及其他病、伤、残者提供集疗养与治疗相结合的康复服务。目前，根据我国“医养结合”政策的颁布与推行，以疗养治疗形式而存在的疗养院已经逐步萎缩，随之而来的则是以向休闲、养生、度假和康复等治疗形式转变。

5. 民政、残联系统（精准康复型） 为某些养老机构和社区内的视力、听力和言语残疾人、肢体残疾人及老年病等患者，提供不同程度的康复治疗、辅具适配和康复护理服务。这种类型的康复，是我国最早开展机构康复工作的单位。

以上康复单位和部门是机构康复的主体，条件优越，诊疗规范，在实现《“健康中国2030”规划纲要》中提出的“强化早诊断、早治疗、早康复，实现全民健康”的康复目标中，起着中流砥柱的作用，但患者在康复机构中住院时间短，费用高，且门诊就诊不便，康复治疗覆盖率较小。因此，需要大力发展其他形式的康复治疗，以弥补机构康复的不足。

（二）社区康复

社区康复是一种新兴的、有效的、经济的康复途经，是指在社区层次上采取的综合康复措施。它有效满足了疾病患者的康复需求，在发展中国家得到了迅速发展。社区康复主要是利用社区资源，因地制宜地开展社区和家庭的康复，主要为病、伤、残者，慢性病患者，老年人等提供恢复期及后遗症期的康复和残疾预防工作，同时也向其提供教育、社会、职业康复等服务。对患者而言，社区康复方便、快捷，而且价廉，并有利于他们回归家庭和社会，是普及康复服务的基础和主要形式。

社区康复站或社区卫生服务中心的康复室承担社区康复任务，其主要工作任务如下。

1. 做好社区康复管理工作 调查、统计本社区的“六类”残疾人基本情况，及时掌握残疾人的康复治疗、家庭病床、双向转诊和健康指导等需求，建立居民健康档案，残疾人康复需求筛出率不低于60%，建档率不低于90%。

2. 提供个人与家庭连续性的契约式康复管理服务 根据需求提供契约式健康管理服务，对签约服务对象的康复问题实行首诊负责制，对于不能解决的康复问题，需向上级康复服务机构进行转诊或转介，保证康复服务对象的基本康复问题得到及时处理。康复服务覆盖率不低于50%。

3. 为社区内残疾人提供康复技术指导 为常见的神经系统、肌肉骨骼系统和呼吸系统等疾病，如偏瘫、儿童脑瘫、慢性阻塞性肺气肿、骨关节疾病等功能障碍患者，制定训练计划，指导其在社区和家庭开展运动功能、生活自理和社会适应能力等方面的康复训练，做好训练记录，进行效果评估。指导残疾人开展以家庭为基础的康复训练；普及康复知识和健康教育。开展残疾预防，建立并实行儿童残疾报告制度等。康复训练有效率达到70%。

4. 提供精神卫生服务和心理咨询服务 早期发现精神疾病，采取家庭治疗、定期问诊等方式并依托社区内卫生服务站等机构，对康复期的精神病患者进行治疗和综合性康复，督促患者服药，监护随访患者，规范填写表卡，预防病情复发，对重度急性期和复发的患者及时转诊。帮助各类残疾人树立康复信心，正确面对残疾，通过开展宣传教育活动，鼓励残疾人亲友理解、关心残疾人，积极参与社区康复活动。精神病患者监护率不低于90%。

（三）上门康复

上门康复是顺应现代社会快速发展，患者需求多样化趋势的一种新兴的康复服务形式，有效地弥补了机构康复、社区康复不能全程跟踪、指导，有效监督的不足之处。为心脑血管疾病、术后、长期卧床、骨折、高血压、糖尿病和肿瘤患者等提供贴心、温暖而富有个性化的康复服务。为患者施行康复指导、康复训练、环境改造及心理疏导等康复服务。

纵观我国康复医疗体系的构成，可以看出如果没有机构康复，则社区康复的技术指导将会成为无源之水，无本之木。但如果不发展社区康复，则部分有康复需求的患者将得不到及时、持续、全面的康复服务，康复医疗服务将无法普及。如果没有上门康复的查漏补缺和周到细致的康复服务，则“人人享有康复服务”的目标将无法实现。三者相辅相成、相互促进、循环往复、不断提升。

二、治疗环境

1. 色彩治疗环境 不同的色彩环境对患者的生理、心理、行为反应、社会氛围等都有着重要的影响。因为轻松积极的心态不仅可以缓解患者被疾病笼罩的阴郁心情和诱发的焦虑情绪，还可以增强患者对康复治疗的信心。另外，在和谐、温馨的色彩环境中也可以缓解医护人员和治疗师的疲惫，从而提高工作效率，有利于缓解紧张的医患关系。

2. 音乐治疗环境 现代医学研究表明，人体内有一百多种生理活动具有音乐的旋律，而音乐本身就是一种能量，不同的速度、旋律、音色、音调和谐地结合在一起，形成复合的听觉信息，从而产生知觉与情感上的共鸣，使倾听者产生兴奋或抑制。轻松欢快的音乐声波，能促使人体分泌一些激素、酶、乙酰胆碱等活性物质，兴奋神经细胞，调节血流量，改善神经、心血管、内分泌等系统功能，使人的生理节律和心理平衡达到或趋于正常。音乐还可以传递情感，将富含不同旋律、不同节奏的音乐，应用在康复治疗大厅中，不仅能使患者精神得到康复，进而还能促使其身体康复，真正体现出"以患者为中心"的治疗内涵。

3. 园艺景观治疗环境 植物不同的形状、色彩、味道和生长习性在给患者带来视觉、听觉、嗅觉、味觉、触觉等"五感"体验以外，还可以通过患者亲自参与园艺景观的设计、施工、栽培、施肥和修剪植物等活动，恢复其运动功能和认知功能，使其感到生活的丰富多彩，精神上的愉悦满足和成就感。

4. 山地治疗环境 山地气候具有大气压低、紫外线强、空气清新且负氧离子含量高和夏季气温偏低等特点，调整某些疾病的病理、生理变化过程，对慢性病康复具有一定的效果，可提高患者机体的适应性和代偿能力。根据自然物理因子的分布状况，合理开发和科学利用山地疗养资源开展康复疗养，可取得巨大的社会效益和经济效益。

第四节 国际功能、残疾和健康分类

康复是卫生及其他专业领域的专业人员所应用的一种健康策略，康复是一种管理过程，其目的是要促进有健康问题或功能障碍的人在与环境的交互作用中达到或保持理想的功能状态。

一、定义

国际功能、残疾和健康分类（international classification of functioning，ICF），又称国际功能分类，是由世界卫生组织在2001年5月22日第54届世界卫生大会上正式命名并在国际上使用的分类标准。ICF为从生物－心理－社会角度认识损伤所造成的影响提供了一种理论模式，它为从身体健康状态、个体活动和个体的社会功能上探索提供了理论框架，是目前对疾病相关功能状态评估最全面的评价工具。从功能范畴而言，ICF能为康复科各种功能障碍患者的全面评定提供科学的依据。作为一个重要的健康指标，ICF也广泛应用于卫生保健、预防、人口调查、保险、社会安全、劳动、教育、经济、社会政策、一般法律的制定等领域。

考点提示 ICF是国际上使用的分类标准，是一套字母数字编码系统，是评估相关功能状态最全面的一种评价工具。

二、ICF的内容

ICF由两大部分组成，第一部分是功能和残疾，包括身体功能（以字母"b"表示）和身体结构（以字母“s”表示）、活动和参与（以字母“d”表示）；第二部分是背景性因素，主要指环境因素（以字母“e”表示）。ICF 运用了一种字母数字编码系统，因而可以对广泛的有关健康的信息进行编码（如诊断、功能和残疾状态等），为临床提供一种统一的和标准的语言和框架来描述患者的健康状况和与健康有关的状况；同时，运用这种标准化的通用语言可以使全世界不同学科和领域能够相互进行交流。

WHO 为推动 ICF 在临床和研究项目中的应用和发展，开发设计了 ICF 检查表（简称检查表）供临床使用。最新版本的检查表（临床版）包括 152 项类目，代表了 ICF 一、二级分类中最相关的维度。在所有 152 个编码中，列出了 38 项“身体功能”项目，20 项“身体结构”项目，57 项“活动和参与”项目和 37 项“环境”项目。如果使用者发现确定项目不在 152 项项目范围内时，可以为每个项目最多追加 2 个编码，每一编码都可以加上相应的限定值限定。

ICF 将功能和残疾看作是一种交互作用和演进的过程，每种健康状况都可以从身体结构、身体功能、活动和参与，以及环境因素等维度进行综合测量，所以在康复科尽管患者功能障碍不同，原发疾病不同，均可以使用 ICF 评价工具。比如：在受伤或患有慢性疾病时，就可以应用 ICF 对患者进行评估，根据评估结果制定相应的康复策略，并进行跟踪随访。在干预过程中不断对康复策略进行调整，最后对康复效果进行讨论，评估患者的功能是否改善，是否达到预设的康复目标。这一系列操作形成了一个康复管理闭合环，ICF 在闭合环的整个过程中都可以发挥作用。在具体临床使用过程中，我们应根据不同疾病状态，单独或联合使用不同的 ICF 组合，即当 ICF 通用组合和功能障碍组合不能较为具体地评估某个病例时，可以引入其他疾病的 ICF 核心组合（如脑卒中 ICF 核心组合、脊髓损伤 ICF 核心组合等）来完成康复管理过程。

三、ICF 的特点

ICF 在其理论架构和类目术语上，建立了完备的，具有鲜明特点的术语系统，用于功能与残疾的分类。其特点如下。

1. 广泛性 该分类系统可应用于所有处于不同健康状态的人群，而不同于以往将残疾人作为一个特殊群体加以分离的分类法。

2. 平等性 强调促进残疾人充分参与社会生活和活动。

3. 定义准确 在四个分类维度中，各个具体的类目均有操作性定义，并且给出了各类的基本属性、分界（使用包括与不包括术语）、测量方法及具体的实例。

4. 类目使用中性词语 类别及项目中均使用中性词语来说明每个维度的积极与消极方面，避免对残疾人使用带有贬义性的消极词汇。

5. 结构与功能分离 将身体结构与功能缺损分开处理，以反映身体所有缺损状态。

6. 用活动替代残疾 活动是一个中性词，用活动取代残疾，反映了目前残疾人对自己状态新的认识。该分类还使用严重程度指标，对限制活动的情况进行了描述。

7. 用参与代替残障 该分类系统用参与代替残障，并列举了一系列环境因素以确定参与社会生活的程度。

四、ICF 的性质

ICF 的总目标是要提供一种统一的、标准的量化指标，以便国际和各学科之间进行交流和讨论使用。根据其性质 ICF 还广泛应用在保险、社会保障、劳动就业、教育、经济、社会政策和一般立法，以及环境改造等领域中。

1. 统计工具 用于数据采集和编码，如人口研究和残疾人管理系统等。

2. 研究工具 为正确理解健康、健康状况、预后及决策提供科学基础。

3. 临床工具 用于功能分析、预后判断、制定治疗方案、结果评估、疗效分析、临床随访等。

4. 教育工具 用于教学需求评估、课程设计、提高社会意识及采取社会行动等。

5. 社会政策工具 用于制定社会保障计划、保险赔偿系统、政策的制定与实施及评估等多个方面。

五、ICF 的临床应用

ICF 检查表作为一种综合性的、包括环境因素在内的检查表，有着不同于其他检查表的特点。检查表运用了多种信息来源，如自我报告、医学检查、临床记录、家庭成员的报告等，检查者要根据这些不同来源的信息做出临床判断。与以往的检查表相比，ICF 检查表可以确定功能障碍程度及环境因素的促进或阻碍范围。

1. ICF 检查表不同于其他临床专业领域所应用的量表或检查表 各专业领域的检查表所检查的内容是与各领域或专业密切相关的，而 ICF 检查表由于涵盖了不同的领域，包括身体结构与功能、活动和参与，以及环境因素等。它综合了不同领域的检查表内容，在一个综合的理论基础上以一种综合的方法，收集不同领域所涉及的信息内容，这样就达到了不同领域针对同一测评对象的数据进行交换的目的。

2. 根据具体情况选择不同的 ICF 成分进行评定 如对于肘关节以上截肢患者，不仅需要进行肢体残端的形态测量等身体结构的评定，还要进行关节活动度的测量，残端肌力的测定等身体功能的评定。另外，还需要进行与上肢功能密切相关的日常生活活动能力、职业、学习等参与能力的评定，以及环境因素和个人因素的影响等。

3."7+n"应用模式 WHO 在全世界开展多中心合作项目中，建立了与疾病相关的 ICF 核心组合以简化 ICF 的评定过程，因为具体病症涉及的 ICF 编码可能只有几十种，不需要对所有的 ICF 成分进行判定。如 ICF 功能障碍组合由 7 个通用组合类目、15 个与功能障碍相关的类目和 8 个与持续康复护理相关的类目组成。在使用 ICF 功能障碍组合时，应以通用组合 7 个类目为基础，同时在其他 23 个类目中选取与特定功能障碍相关的类目，两部分组合后形成评估特定功能障碍的 ICF 功能障组合，即"7+n"的应用模式。如骨关节炎，涉及的 ICF 身体功能层次主要包括"b280 痛觉、b710 关节活动功能、b730 肌肉力量功能、b770 步态功能、b715 关节稳定功能、b740 肌肉耐力功能、b780 与肌肉和运动功能有关的感觉、b760 随意运动控制功能、b134 睡眠功能、b735 肌张力功能"等。通过研究建立各疾病相关的标准核心组合，将大大提高 ICF 在康复评定实施中的效率。为保障 ICF 在临床应用中的信度与效度，并且保证其不致被误用或滥用，使用者要严格遵循 WHO 提出的 ICF 临床应用伦理道德原则。

考点提示 "7+n"应用模式是 WHO 建议推广应用的 ICF 功能障碍组合模式。

4. ICF 重视环境因素对个体的影响 ICF 对于任何一种疾病或创伤患者，不仅要从损伤、活动受限和参与局限性三个层面进行评定，同时也对影响患者的背景性因素进行评定。

在康复实施过程中，强调要在提高个体功能水平的同时，积极改善环境和个人因素，有针对性地采取三级预防措施，发挥康复的主观能动性和积极性，以预防或减轻残疾的发生，并降低严重程度，实现高水平的康复目标。

目前，完整版本的 ICF 还不能在临床上普及使用，而核心组合的临床应用面又过于局限，ICF 通用组合也过于简单。因此，中国康复医学会建议从三个方面入手，对 ICF 康复组合的临床应用问题，提出了相关对策和措施。我们要从个案应用开始，大力推动 ICF 康复组合的临床应用，实现从 ICF 完整组合到核心组合再到通用组合，最后到达康复组合的飞跃，让中国的经验和模式受到国际关注并认可，创造 ICF 临床应用的中国模式。

本章小结

疾病康复是各种评定技术和治疗技术在临床疾病或功能障碍上的一种综合运用，因此在掌握疾病康复治疗的基本原则、工作特点和工作模式的基础上，以整体康复理念为指导，以国际功能、残疾和健康分类为标准，以高度的人文关怀精神和奉献精神，良好的医患关系和较强的沟通能力，卓有成效地开展临床康复治疗工作，则是这门课程的核心所在。

习 题

扫码“练一练”

一、选择题

A1/A2 型题

1. 现代医学模式是
   - A. 生理医学模式
   - B. 生物医学模式
   - C. 生物－心理－社会医学模式
   - D. 生理－心理－社会医学模式
   - E. 生物－生理－社会医学模式
2. 下列哪项不属于康复医学服务的对象
   - A. 急性创伤
   - B. 急性胃溃疡
   - C. 手术后
   - D. 年老体弱者
   - E. 腰椎间盘突出症
3. 下列关于康复目标的叙述正确的是
   - A. 近期目标是指康复治疗开始一个月要达到的康复目标
   - B. 远期目标是指康复治疗两个月后应达到的康复目标
   - C. 近期目标是指康复治疗开始两个月要求达到的康复目标
   - D. 远期目标是指康复治疗六个月后应达到的康复目标
   - E. 近期目标是指生命体征稳定后要达到的康复目标
4. 关于康复治疗，下列哪项叙述是错误的
   - A. 言语矫治包括构音结构练习
   - B. 作业疗法包括日常生活活动训练
   - C. 物理疗法不包括运动治疗
   - D. 环境改造不属于康复工程范畴
   - E. 认知训练属于作业疗法范畴
5. 康复工作程序不包括

A. 建立社区康复工作站　　B. 普查和功能评估
C. 建立康复对象的专门档案　　D. 制订康复计划
E. 具体训练患者

6. 社区康复与机构康复的最大区别是
A. 专业性强，康复项目全
B. 低投入，广覆盖的康复服务
C. 设备条件好
D. 服务对象是残疾人，慢性病人和老年患者
E. 治疗以功能训练为主

7. 2000 年 WHO 公布新的残疾分类级即国际功能、残疾与健康分类，强调的内容不包括
A. 整体模式　　B. 综合模式
C. 互动模式　　D. 适合各种文化、社会所有人群
E. 以上都不是

8. 关于康复三级预防的内容，下列哪一项是正确的
A. 预防残疾的发生　　B. 预防乙型肝炎的发生
C. 预防高血压　　D. 预防麻疹的发生
E. 预防糖尿病

9. 康复治疗的基本原则不包括
A. 因人而异　B. 循环渐进　C. 持之以恒　D. 少量多次　E. 全面康复

10. 康复医学在现代医学中的地位不正确的是
A. 现代医学由预防医学、临床医学、保健医学和康复医学构成
B. 综合医院必须加强康复医学科建设
C. 康复医学尚未纳入临床医学一级学科
D. 社区医疗卫生服务强调“六位一体”，其中康复是一个重要内容
E. 康复医学更接近于新医学

11. 康复学科内团队不包括
A. 康复医师　　B. 康复护士
C. 骨科医师　　D. 物理治疗师
E. 作业治疗师

12. 康复医学与临床医学核心理念的区别是
A. 康复医学是以人体运动障碍为中心，临床医学是以人体疾病为中心
B. 康复医学是以人体疾病为中心，临床医学是以人体运动障碍为中心
C. 康复医学和临床医学均是以人体运动障碍为中心
D. 康复医学和临床医学均是以人体疾病为中心
E. 康复医学以医疗为主，临床医学以功能训练为主

13. 关于评定的说法，下列各项错误的是
A. 评定是康复过程的起点　　B. 评定是确定功能障碍诊断的基础
C. 评定贯穿康复过程的始终　　D. 评定是消除患者心身疾病等的主要途径
E. 评定是制定康复措施的依据

14. 下列哪项不属于疾病康复的主要内容

A. 骨骼肌肉病损康复　　B. 神经系统疾病康复

C. 疾病的临床诊断　　D. 心肺和代谢疾病康复

E. 肿瘤康复

15. 社区康复的精髓在于

A. 社区提高　B. 社区参与　C. 社区支持　D. 社区受益　E. 以上都是

二、思考题

1. 试述国际、国内对社区康复的定义，特点及服务内容。

2. 请用 ICF 分析膝关节炎涉及身体功能层次的问题有哪些？

（薛秀琍）

第二章

临床常见病症的康复

学习目标

1. **掌握**　慢性疼痛、压疮、痉挛、挛缩、膀胱与肠道功能障碍、性功能障碍的定义、评定方法和常用康复治疗方法；压疮的好发部位与预防。

2. **熟悉**　慢性疼痛、压疮、痉挛、挛缩、膀胱与肠道功能障碍和性功能障碍的临床表现；挛缩、膀胱与肠道功能障碍的分类；性功能障碍的分类及特殊检查方法。

3. **了解**　慢性疼痛、压疮、痉挛、挛缩、膀胱与肠道功能障碍和性功能障碍的病因、发病机理、治疗目标及健康教育。

4. 能运用已掌握的评定方法和康复治疗技术，对慢性疼痛、压疮、痉挛、挛缩、膀胱与肠道功能障碍和性功能障碍患者进行常规的评定与治疗。

5. 具有尊重患者，服务患者的意识和为广大患者开展健康宣教和指导的能力。

扫码“学一学”

第一节　慢性疼痛的康复

案例讨论

【案例】

周某，女，33岁，腰部疼痛两年余，无法继续工作，近一年服用中药，疼痛未见减轻，牵引按摩3个多月腰痛仍未减轻并逐渐加重。情绪压抑，长期睡眠差。查体：腰椎L3、L4、L5椎旁压痛，同时右侧腰部、臀部、大腿部肌肉轻度萎缩。腰椎X射线片示：L3、L4、L5依次向右偏移3mm，L5钙化。CT片示：L3/4，L4/5椎间盘突出。

【讨论】

1. 该患者属于慢性疼痛吗？
2. 如何对该患者的腰痛进行视觉模拟评分法的评定？
3. 该患者应采取哪些康复治疗措施？

慢性疼痛的诊断和治疗均较难，给患者带来较大身体、精神等方面的负担。本节我们学习慢性疼痛的病因、临床表现、临床诊断、康复评定、康复治疗，结合患者的病情，学习康复治疗的思路，思考主要由什么原因引起的慢性疼痛，怎样配合康复治疗、行为干预、适当的药物等综合治疗。

一、概述

（一）基本概念

国际疼痛研究协会（IASP）将疼痛定义为“由实际或潜在的组织损伤，或对此类损伤的描述，所引起的不愉快的感觉和情感体验”。疼痛是一种主观情绪上的感受，它伴随着现有的或潜在的组织损伤，是疾病康复中最常见、最痛苦的症状。

疼痛分为急性疼痛和慢性疼痛。

（1）急性疼痛 是大多数物种对内、外界有害刺激所产生的基本反应。这种疼痛有生理性的保护作用，是对组织损伤的一种逃避性反应。急性疼痛常为自限性，随着伤害性刺激的减小，疼痛可以减轻，这种疼痛持续时间短，一般不超过 3 个月，如未接受有效的治疗，可转为慢性。

（2）慢性疼痛 目前还缺乏统一的认识。美国慢性疼痛协会将其定义为“持续或反复发作的疼痛，持续时间超过急性疾病或损伤的正常时间，或持续 3～6 个月以上，对患者健康造成负面影响。”慢性疼痛表示的是在引起伤害性刺激损伤已经痊愈的情况下而疼痛依然存在的一种状态，它常常伴随不愉快的情绪体验和身体反应，因此它既是一种生理反应，又是一种主观的自觉症状。

慢性疼痛是一组综合征，是一种持续的病理过程，是疾病或损伤恢复期过后仍持续的疼痛，持续时间长。

（二）病因

1. 疾病或刺激因素 常见有慢性神经源性疼痛，如中枢性疼痛、外周神经痛等；组织损伤性疼痛，如慢性劳损、癌痛等；无菌性炎性痛，如慢性下腰背痛、慢性关节痛等。

2. 心理因素 情感、社会、经济、文化和动机状态对慢性疼痛均有较大影响，如消极心态的人慢性疼痛发病率明显高于积极心态的人。

（三）临床表现和特点

1. 临床表现 慢性疼痛常与自主神经功能表现有关，多见于女性，以弥漫性疼痛为主。慢性持续性的反复疼痛可引起患者睡眠障碍，改变患者的情绪，出现焦虑、抑郁等心理障碍，临床上常将疼痛、睡眠、情绪称为慢性疼痛三联征。

2. 特点 慢性疼痛与急性疼痛相比较而言，存在着一定的差别。急性疼痛是疾病的一种症状，而慢性疼痛不仅是一种症状，其本身就是一种疾病，主要为不适，导致患者出现躯体功能障碍、心理障碍、治疗障碍等问题；心理反应不同，急性疼痛常伴随着焦虑，而慢性疼痛常伴随着抑郁；一旦慢性疼痛形成之后，则疼痛完全缓解的可能性极小，且容易出现药物成瘾。慢性疼痛常产生疼痛之外的各种表现：①疼痛组织的代谢改变；②运动控制不良；③自主神经功能不良；④中枢神经系统功能不良；⑤自我感觉差；⑥心理障碍。

（四）临床诊断

慢性疼痛患者的诊断以病史采集为基础，症状、体征、实验室检查和（或）影像学检查作为慢性疼痛的临床和病因诊断依据。

1. 病史采集 包括详细询问疼痛的部位、发作时间、强度、持续时间、有无放射痛、疼痛的加重或减轻的因素，发病前的功能状态，对既往的诊断与治疗的反应，药物滥用史及诉讼或赔偿问题等。

2. 体格检查 体格检查是通过医生的视诊、触诊、叩诊、听诊等直接获取客观资料的重要方法。疼痛的体格检查一般包括感觉、运动、反射和共济运动。强调运动功能和神经功能检查。

（1）感觉检查　分为浅感觉、深感觉、复合感觉检查，重点为痛觉、痛觉部位、范围等。

（2）运动检查　分为肌肉容积、肌张力、肌力、关节活动度检查。

（3）反射和共济运动检查　分为深反射、浅反射、病理反射、指鼻试验、轮替试验等检查。

3. 实验室检查　一般需要检查血、尿、便三大常规检查。怀疑是类风湿关节炎所致时，需检查类风湿因子、C 反应蛋白、血沉等。

4. 影像学检查　慢性疼痛患者的影像学检查可通过脊柱平片、CT、MRI、热成像图、ECT、肌电图等辅助诊断，患者特异度及预测度、椎间盘突出情况、骨代谢及局部血流量、确认交感神经异常的反射性交感神经营养不良、客观性评价神经与肌肉功能变化等。

二、康复评定

（一）生理功能评定

临床上对疼痛进行评定的主要目的是要了解疼痛的性质、部位、程度，疼痛的发作情况和时间进程，以及诱发原因与伴随症状等，协助对疼痛的病因进行诊断，以便确定最有效的疼痛控制方法。

1. 疼痛评定　疼痛评定方法主要分为两大类：①直接法。直接给予患者某种致痛性刺激所测得的痛阈，如压痛评定法等。②间接法。让患者自己描述或评定现有疼痛的性质、程度的方法，临床上多使用间接评定法，常用方法如下。

（1）数字类比评分法（numerical rating scales，NRS 量表）　用于疼痛程度的评定，是将疼痛程度用 0 到 10 这 11 个数字表示。0 表示无痛，10 表示最痛。被测者根据个人疼痛感受在其中相应数字上做记号，程度分级标准为：0 代表无痛；1～3 代表轻度疼痛；4～6 代表中度疼痛；7～10 代表重度疼痛。此方法在国际上较为通用（表 2－1）。

考点提示　数字类比评分法是用 0 到 10 这 11 个数字来评定疼痛程度的。

表 2－1　数字类比评分法量表

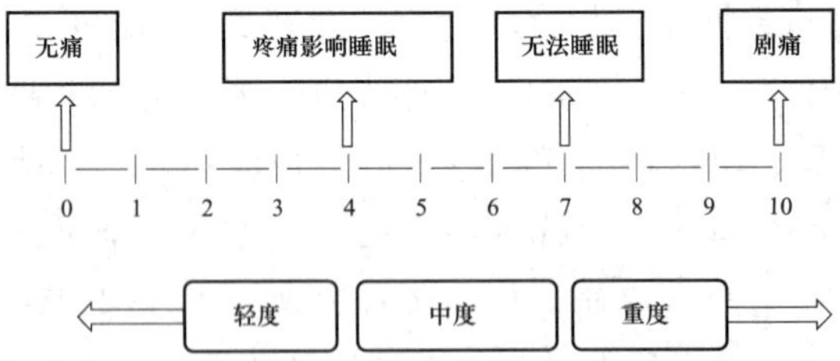

疼痛缓解度=（接受治疗前疼痛程度－治疗后疼痛程度）/接受治疗前疼痛程度

（2）简化 McGill 疼痛问卷（short－form of McGill pain questionnaire，SF－MPQ）McGill 疼痛问卷是根据疼痛的生理感受、患者的情感因素和知识成分等多方面因素设计而成的，因此能较准确地评价疼痛的强度和性质。SF－MPQ 是在 MPQ 基础上简化而来，由 11 个感觉类和 4 个情感类对疼痛的描述词及体现疼痛强度（PPI）和视觉模拟评分法（VAS）组成。所有描述词均用 0～3 表示“无痛”“轻度痛”“中度痛”和“重度痛”（表 2－2）。

表 2－2　简式 McGill 疼痛问卷

项目名称	疼痛性质	疼痛程度			
Ⅰ疼痛分级指数（PRI）	评定	无	轻	中	重
A 感觉项	1. 跳痛	0	1	2	3
	2. 刺痛	0	1	2	3
	3. 刀割痛	0	1	2	3
	4. 锐痛	0	1	2	3
	5. 痉挛牵涉痛	0	1	2	3
	6. 绞痛	0	1	2	3
	7. 烧灼痛	0	1	2	3
	8. 持续固定痛	0	1	2	3
	9. 胀痛	0	1	2	3
	10. 触痛	0	1	2	3
	11. 撕裂痛	0	1	2	3
B 情感项	1. 软弱无力	0	1	2	3
	2. 厌烦	0	1	2	3
	3. 害怕	0	1	2	3
	4. 受罪、惩罚感	0	1	2	3

感觉项评分（S）：__________　　情感项评分（A）：__________

疼痛总分（T=S＋A）：________

Ⅱ视觉模拟评分法（VAS）

无痛（0）　|______________________________________|　剧痛（10）

Ⅲ现时疼痛强度（present pain intensity，PPI）评定

0 无痛　1 轻痛　2 不适　3 痛苦　4 可怕　5 极痛

总评：S=_____；A=_____；T=_____；VAS=_____；PPI=_______

总评时，PRI 感觉项和情感项总分越高，表示疼痛越严重；VAS 的点越靠近 10，表示疼痛越严重；PPI 分值越高，表示疼痛越严重。

（3）口述分级评分法（verbal rating scale，VRS）　列举一系列从轻到重依次排列的关于疼痛的描述性词语，让患者从中选取贴合自身疼痛程度的词语的方法。口述分级评分法包括 4 级评分、5 级评分、6 级评分，12 级评分和 15 级评分。最轻程度疼痛的描述常被评估为 0 分，以后每增加 1 级即增加 1 分，每个描述疼痛的形容词有着相应的评分，以便定量分析疼痛，这些词通常按从疼痛最轻到最强的顺序排列（表 2－3）。患者的总疼痛程度评分就是最适合其疼痛水平有关的形容词所代表的数字。

表 2－3　口述分级评分法

4 级评分法	5 级评分法	6 级评分法	12 级评分法	15 级评分法
1 无痛	1 无痛	1 无痛	1 不引人注意的痛	1 无痛
2 轻度痛	2 轻度痛	2 轻度痛	2 刚刚注意到的疼痛	2 极弱的痛
3 中度痛	3 中度痛	3 中度痛	3 很弱的痛	3 刚刚注意到的疼痛
4 严重痛	4 严重痛	4 严重痛	4 弱痛	4 很弱的痛
	5 剧烈痛	5 剧烈痛	5 轻度痛	5 弱痛
		6 难以忍受的痛	6 中度痛	6 轻度痛

续表

4级评分法	5级评分法	6级评分法	12级评分法	15级评分法
			7 强痛	7 中度痛
			8 剧烈痛	8 不适性痛
			9 很剧烈的痛	9 强痛
			10 严重痛	10 剧烈痛
			11 极剧烈痛	11 很强烈的痛
			12 难以忍受的痛	12 极剧烈的痛
				13 很剧烈的痛
				14 不可忍受的痛
				15 难以忍受的痛

（4）行为疼痛测定　多用于成人，通过观察患者疼痛时的行为，观察患者平常活动中坐、站立、行走与卧位活动中出现的表现（如痛苦表情、保护性动作或不自主发出的语音和叹息等）。

2. 运动功能评定　肌肉无力和关节挛缩，进一步影响运动功能；持续的慢性疼痛导致的生理及心理功能障碍，常加重运动功能障碍。运动功能主要对关节和肌肉功能进行评定，如：肌肉容积、肌张力、肌力、关节活动度检查等。

（二）心理功能评定

对出现焦虑的患者可使用焦虑自评量表（SAS）或汉密尔顿焦虑量表（HAMA）进行评定，对出现抑郁的患者可使用抑郁自评量表（SDS）、汉密尔顿抑郁量表（HRSD）等进行评定。

（三）日常生活活动能力评定

当疼痛影响患者的日常生活活动能力时，可进行活动水平的评定，主要通过各种 ADL 量表进行评定，如 FIM 功能评定量表等。

（四）社会参与能力评定

疼痛影响患者社会生活时，可进行参与水平的评定，主要采用各种生存质量的评定量表。包括一般常用的世界卫生组织生存质量测定简表、SF－36 量表等，也可以根据患者的具体病症选择相关的生存质量量表，如癌症疼痛的患者可以选择各种癌症生存质量的评定量表。

三、康复治疗

如果慢性疼痛得不到恰当的处理，往往给患者带来比疾病本身更严重的痛苦，影响睡眠、进食、活动等日常生活，因此给予有效的康复治疗十分必要。

（一）功能障碍

1. 生理功能障碍　慢性疼痛是患者的主要功能障碍，当合并肌肉痉挛或关节挛缩等严重情况时可出现运动功能障碍。

2. 心理功能障碍　慢性疼痛可影响患者的睡眠，长期失眠极易引发焦虑、烦躁等情绪，严重者可出现抑郁。

3. 日常生活活动能力受限　疼痛及其并发症引起患者肢体活动受限及行为异常，导致在完成穿衣、吃饭、独立劳动等方面受到限制，降低其生活能力。

4. 社会参与能力受限　由于慢性疼痛及其并发症的存在，患者对社会活动失去兴趣，不愿参加社会活动，社会参与能力严重下降。

（二）功能结局

1. 睡眠障碍　疼痛使患者感到难以忍受，影响睡眠质量，久治不愈可造成失眠等生理功能障碍。

2. 运动功能障碍　患者由于疼痛而活动减少，长时间的运动减少造成关节和肌肉僵硬及挛缩，重者可进一步造成运动功能障碍。

3. 肢体畸形　长期运动减少或不运动，可逐渐发生肌肉萎缩、关节挛缩，甚至导致畸形和残疾。

4. 心理功能障碍　长期的疼痛会影响患者心理功能，表现为焦虑、抑郁、沮丧，甚者绝望。

5. 日常生活活动能力障碍　长时间疼痛，会影响运动功能和患者的进食、穿衣、行走及个人卫生等日常生活活动能力。

6. 社会参与能力障碍　心理障碍、运动功能障碍不但影响患者的生活质量，还影响其工作能力和社会交往等能力，不能胜任以前的工作。

（三）康复目标

消除疼痛行为的强化因素，提高活动能力，减少药物使用，提高功能水平和日常生活质量。

考点提示　慢性疼痛康复治疗的目标是消除疼痛行为的强化因素，提高患者活动能力，减少药物使用，提高其功能水平和日常生活质量。

（四）康复原则

1. 综合康复治疗　由于引起慢性疼痛的原因及机制较复杂，慢性疼痛本身既是一种疾病，又是其他疾病的一种症状，因此在康复治疗过程中应综合应用各项康复治疗手段，以达到较好的康复治疗效果。

2. 个体化治疗　根据具体病因及患者的具体身心状况，制订适宜的康复治疗方案。

3. 注重全面康复　了解引起疼痛的因素和心理问题，以康复评定结果为基础，制订治疗为主的综合康复方案。

（五）康复方法

1. 药物治疗　药物治疗是疼痛治疗中较为基本的、常用的方法，目的是使疼痛尽快缓解，有利于患者尽早恢复或获得功能性活动。镇痛药是主要作用于中枢神经系统、选择性抑制痛觉的药物，一般分为三类。

（1）非阿片类药物　主要分为非皮质类固醇消炎镇痛药物和皮质类固醇消炎镇痛药物。前者是临床首选的镇痛药物，具有解热、镇痛、抗炎、抗风湿的作用，对慢性疼痛有较好的镇痛效果，包括对乙酰氨基酚、柳酸盐（阿司匹林等）、丙酸类（布洛芬等）等。该类药物口服易于吸收，但可致胃肠不适，有消化性溃疡与肾功能低下者不宜使用。后者的不良反应相对较多，应用时应谨慎。

（2）阿片类药物　镇痛作用强，常用于治疗顽固性疼痛，是治疗癌痛的主要手段，包括吗啡、哌替啶、可待因、芬太尼等。此类药物具有成瘾性，应尽量避免用于慢性疼痛患者。

（3）辅助性镇痛药物　慢性疼痛患者常伴有焦虑、抑郁、烦躁、失眠等症状，需联合使用辅助药物治疗，包括抗抑郁药（丙米嗪、阿咪替林、氟西汀、舍曲林等），抗惊厥药（苯妥英钠、卡马西平等），抗痉挛药（地西泮、巴氯芬等）等。

2. 物理因子治疗 可协助缓解疼痛、降低痛阈、缓解痉挛、减少疼痛介质的释放等。

（1）电疗法 首选经皮神经电刺激（TENS）疗法，治疗颈、肩、腰、腿痛，神经源性疼痛等镇痛效果较好。还可使用音频电疗法、调制中频电疗法、高频电疗法等。

（2）热疗和冷疗 ①热疗：包括蜡疗、电热垫、电光浴、热水袋、热水浴、中药熏蒸等，可以抑制疼痛反射，提高痛阈；可使肌梭兴奋性下降，减轻肌肉痉挛；可改善血液循环，促进炎症吸收。②冷疗：包括冷敷、冷喷、冰按摩、冰水浴等，可以降低肌张力，减慢肌肉内神经传导速度，从而减轻肌肉痉挛。可根据病情选取单一方法或热疗和冷疗交替使用。

（3）光疗法 具有较好的镇痛作用，包括激光、红外线、紫外线等。

（4）超声波疗法 特别适合神经肌肉、骨骼系统所引起的疼痛。方法为在疼痛局部将电极对置或并置，微热量或无热量治疗。

（5）磁疗法 磁场可降低感觉神经对外界刺激的反应，减少疼痛感觉的传入。

（6）生物反馈疗法 常采用肌电生物反馈疗法、手指皮肤温度生物反馈疗法，帮助患者体会紧张和放松的感觉，学会对疼痛的自我调节和控制。生物反馈治疗慢性疼痛具有良好的疗效。

（7）音乐治疗 通过聆听、欣赏乐曲，如轻音乐等，引起人体心理或生理状态改变，从而达到治疗疼痛的目的。

3. 运动治疗 主要是通过促进骨骼肌肉正常生物力学关系的恢复，改善运动组织的血液循环和代谢，恢复肌肉的正常肌力、张力和关节的正常活动范围，增加柔韧性，纠正功能障碍，达到止痛的目的。同时可产生良好的心理效应，消除或减轻疼痛。主要包括：①手法治疗，如关节松动技术；②肌力训练；③全身锻炼，鼓励患者参与适宜的主动锻炼，如医疗行走、医疗体操、徒步、游泳等。

4. 心理治疗 治疗师应多与患者及其家属沟通交流，利用宣传板、媒体等方式对其进行宣教，增强患者对疼痛的正确认识，同时可采用心理支持疗法、理性情绪疗法、集体心理疗法、认知行为疗法等多种方法对其进行心理治疗，帮助患者学会控制自己的不良情绪及对压力的反应，适当宣泄。鼓励患者多从事一些休闲性活动，如园艺活动、户外散步、观赏风景、听轻音乐等，以分散大脑对疼痛的注意力，还应注意劳逸结合，确保睡眠的时间和质量，保持精力充沛。

5. 作业治疗 主要目的是减轻疼痛及其相关的残障。作业治疗师可让患者参与共同制订作业治疗方案，增强患者主动康复意识，促进患者对疼痛的自我治疗，提高其独立缓解疼痛的能力。通常可利用日常生活活动，选择打扮自己、做家务、购物或工作等适当的方式，使患者在家庭生活活动中转移注意力，同时鼓励患者积极参加社会活动、文体活动。

6. 辅具应用 对有些慢性疼痛可利用一些支具减轻疼痛，可根据具体情况选择支具或矫形器等，必要时可以为患者提供适合的穿戴用品和助行器等，如关节疼痛可使用关节支具，脊柱支具则可稳定椎体关节减轻疼痛。

7. 神经阻滞治疗 神经阻滞是指在脊神经（或神经节）、交感神经节、周围神经等神经鞘内或神经附近注入药物或以物理方法阻断神经传导功能，用于治疗该神经所支配的区域的疼痛。常用的阻滞疗法有破坏感觉神经阻滞、治疗性神经阻滞、周围神经阻滞、交感神经阻滞、扳机点阻滞和A型肉毒素神经阻滞等。

8. 中医传统康复治疗

（1）针灸　常选择针刺腧穴，可刺激机体释放内源性镇痛物质。

（2）推拿按摩　常选用揉法、捏法、振法、滚法、拍击法等技术，可放松肌肉，改善异常收缩，纠正关节紊乱。

（3）气功　包括太极拳、八段锦和五禽戏，可疏通经络，促进局部血液循环等作用。

（4）小针刀　对软组织粘连引起的疼痛效果较好。

9. 手术治疗　当使用上述镇痛方法无效时可考虑手术治疗。目前较常用的有交感神经切断术、脊神经后根切断术、脊髓前外侧柱切断术等。

考点提示　慢性疼痛的康复治疗方法。

（六）健康教育

1. 健康生活方式　养成积极的心态，提高自我保健能力，培养健康的生活方式，积极做到“心理平衡、合理膳食、适量运动、戒烟限酒”，终止不健康的行为，消除致病危险因素，预防疾病，促进健康。

2. 治疗原发病　明确引起疼痛的病因，积极治疗原发病。

3. 全身锻炼　有氧锻炼可改善机体耐受性，提高机体适应水平。可选择健身操、羽毛球、徒步、登山、游泳、太极拳、气功和八段锦等健身运动。

第二节　压疮的康复

扫码“学一学”

案例讨论

【案例】

江某，女，68岁，2个月前因车祸致T10以下瘫痪，因长期卧床而家属未给患者勤翻身，致骶部出现2cm × 3cm大小的溃疡，溃疡创面呈紫红色，有渗出液。

【讨论】

1. 该患者骶部发生了什么情况？
2. 该如何预防？
3. 该如何评定和治疗？

压疮是长期卧床患者及老年人常见并发症，是因局部的皮肤长时间受压迫，造成局部缺血、坏死、溃烂所致。压疮常发生于卧床两周内，一旦发生压疮，常经久不愈，给患者带来很大的痛苦。因此，压疮重在预防及早期干预。康复治疗通过解除对压疮区域的压迫，全面处理可能的压疮诱发因素，开展适度的康复功能训练，帮助压疮患者提高生活质量及其功能。

一、概述

（一）定义

压疮又称褥疮，是指身体局部组织长时间受压，引起血液循环障碍，导致局部不同程度的缺血性溃疡和组织坏死。

（二）病因及发病机制

压疮的发生主要与压力、剪切力、摩擦力及潮湿四种因素相关。正常人皮肤毛细血管压为 1.73～4.27kPa，实验证实，局部受到持续超过此压力的压迫作用，且持续时间超过 2 小时，局部皮肤、脂肪、纤维结缔组织、肌细胞即可出现不可逆的缺血性改变，主要改变是毛细血管闭塞，局部组织呈血液阻塞状态而出现代谢障碍及小血管血栓，最后导致坏死，形成临床上的压疮。促使压疮形成的主要原因如下。

1. 感觉和自主运动功能丧失 由于感觉功能减退，患者不能感受到某些部位长时间受压；由于瘫痪或卧床等原因，患者不能或不愿活动，无法通过变换体位来减轻局部受压，因而易发生压疮。

2. 血液循环功能障碍 长期卧床或肢体不活动，导致局部血液循环减慢，使相应区域皮肤血液供应减少，降低了皮肤组织对压力的耐受力。

3. 护理不当 在使用便盆，翻身、转移、坐轮椅，床铺平整、干燥及皮肤清洁等方面，因护理不当，导致局部产生压力、剪切力、摩擦力或潮湿而引起压疮。

4. 全身状况 营养不良、贫血、衰弱、高龄等。

（三）临床表现及好发部位

1. 临床表现 压疮轻者表现为局部红肿，重者可出现深达骨骼的溃疡，甚至出现关节炎、骨髓炎等并发症。

2. 好发部位 由于体位及受压点不同，好发部位也不同。可发生于体表软组织受压的任何部位，通常情况下多发生于骨突明显且皮下组织压力过大的部位。

（1）仰卧位 好发于枕骨粗隆、肩胛骨部、肘部、骶尾部、足跟等部位。

（2）侧卧位 好发于耳郭、肩峰、股骨大转子、膝关节内外侧、外踝等部位。

（3）俯卧位 好发于前额、下颌、肩部、女性乳房、男性生殖器、髂前上嵴、髌骨、足背、脚趾等部位。

（4）坐位 好发于坐骨结节部位。

二、康复评定

（一）危险因素评估

大部分压疮发生的条件及部位是可以预知的，临床上常进行压疮危险因素的评定，用于筛查和发现压疮的高危个体。

1. Hofman 压疮危险因素评定量表（表 2–4）

表 2–4 Hofman 压疮危险因素评定量表

变量	评分标准			
	0	1	2	3
精神状态	正常	不安、抑郁、惊恐	严重抑郁、精神淡漠	昏迷
神经学检查	正常	轻度异常	感觉丧失	偏瘫（评分×2）
		轻度无力	非完全性偏瘫（评分×2）	T5 以下截瘫（评分×3）
				T6 以下截瘫（评分×4）
运动	正常	受限，行走需帮助	几乎卧床不起	完全卧床

续表

变量	评分标准			
	0	1	2	3
营养状态	良好	中等，数天未进食	差，已一周未进食	虚弱
摄食	正常、食欲好	肠胃外喂食	无食欲，进食不足	无
失禁	无	小便偶失禁	不能控制，导尿	大小便均需护理
年龄（岁）	＜50	50～59	60～69	＞70
体温（℃）	＞35.5	＞37.4	＞38.4	＜35.6
	＜37.5	＜38.5	＜39.0	＞38.9
用药	无	皮质激素、镇静剂、抗凝剂	镇静剂、化疗、口服抗生素	经肠外给抗生素
糖尿病	无	饮食控制	饮食控制加口服药	饮食控制加胰岛素

注：若患者评分＞8分，则表明有发生压疮的危险。

2. Norton压疮危险因素评定量表　从全身状态、精神状态、运动、日常生活动作和失禁五个方面对患者进行评价（表2－5）。采用四分制，最高分4分，最低分1分，总分值最高分为20分，最低分5分。合计在14分以下者为高危患者，应采取预防措施。

表2－5　Norton压疮危险因素评定量表

评分	身体状况	精神状况	活动能力	运动能力	失禁
4	良好	清楚	行走	完全运动	无
3	好	淡漠	行走需要帮助	轻度受限	＜2次/日
2	差	混乱	依靠轮椅	严重受限	＞2次/日
1	很差	无意识	卧床不起	不能运动	常常失禁

（二）压疮程度评定

2007年美国国家压疮咨询委员会（NPUAP）根据压疮的发展过程和轻重程度将压疮分为6期。

1. 可疑的深部组织损伤　皮下软组织受到压力或剪切力的损害，局部皮肤完整但可出现颜色改变，如紫色或红褐色，或导致充血的水疱。与周围组织比较，这些受损区域的软组织可能有疼痛感觉，有硬块、黏糊状的渗出液，并存在潮湿、发热或冰冷的感觉。

2. 淤血红润期（Ⅰ期）　皮肤仍保持完整，局部受压或受到潮湿刺激后出现暂时性血液循环障碍，出现了疼痛、硬块、表面变软、发热或者冰凉中的一种或一种以上的改变。特征表现为红、肿、热、麻木或有触痛，解除压力30分钟后，皮肤颜色仍不能恢复正常。对于肤色较深的个体可能难以鉴别，深色皮肤可能无明显的苍白改变，但颜色可能与周围组织不同。

3. 炎性浸润期（Ⅱ期）　红肿部位继续受压，血液循环仍得不到改善，静脉回流受阻，局部静脉淤血，此期以部分皮层丧失为特征，涉及表皮层和真皮层，真皮部分丧失，表现为一个浅的开放性溃疡，伴有粉红色的创面，无腐肉，也可能表现为一个完整的或破裂的血清性水疱。

4. 浅度溃疡期（Ⅲ期）　表皮水疱逐渐扩大破溃，真皮创面有黄色渗出物，全层皮肤组织缺失，浅层组织坏死，溃疡形成，感染后脓液流出，可见皮下脂肪暴露，但骨头、肌腱、肌肉未外露，有腐肉存在，但组织缺失的深度不明确，可能包含有潜行和隧道。在鼻梁、耳朵、枕骨、踝部因无皮下组织，压疮的表现可能是表浅溃疡，而对脂肪较多的部位此期压疮可以形成非常深的溃疡。

5. 坏死溃疡期（Ⅳ期） 全层组织缺失，伴有骨、肌腱或肌肉外露，创面可布满腐肉或焦痂，常常有潜行或隧道。坏死组织深及真皮下层和肌层，坏死组织发黑，脓性分泌物增多，有臭味，感染向周围及深部扩展，可深达骨骼，若侵犯至骨质，可形成骨膜炎、骨髓炎，甚至可引起败血症。

6. 无法分期的压疮 典型特征是全层组织缺失，溃疡底部有腐肉覆盖（黄色、黄褐色、灰色、绿色或褐色），或者伤口基底部有焦痂附着。

（三）心理功能评定

常采用汉密尔顿焦虑量表（HAMA）和汉密尔顿抑郁量表（HRST）评定患者的心理状态。

（四）日常生活活动能力评定

常选用改良 Barthel 指数量表对其 ADL 功能进行评定。

（五）社会参与能力评定

可使用世界卫生组织生活质量 100（WHIQOL – 100）量表对患者社会参与能力进行评定。

考点提示 压疮程度的评定是美国国家压疮咨询委员会（NPUAP）根据压疮的发展过程和轻重程度将压疮分为 6 期。

三、康复治疗

（一）功能障碍

1. 生理功能障碍

（1）感染　压疮常见合并症，重者可出现骨髓炎甚至菌血症等。

（2）运动功能障碍　重度压疮可引起肌肉、关节受损或合并疼痛，导致关节活动受限严重者引起关节挛缩或肢体畸形，致肢体活动障碍。

（3）感觉障碍　压疮部位及周围皮肤感觉异常、感觉减退。

（4）结构异常　经久不愈的压疮导致皮肤及深层组织损伤，瘢痕形成，甚至引起肢体的畸形。

2. 心理功能障碍 严重或久治不愈的压疮会使患者产生羞怯、紧张、焦虑、悲伤、烦躁不安、孤独寂寞，并常感精神压抑、自卑甚至抑郁。

3. 日常生活活动能力受限 重度压疮或伴有合并症患者，由于疼痛、运动功能障碍等，导致患者自我照顾、日常活动、家庭劳动及出行等各种日常生活活动能力受限。

4. 社会参与能力受限 压疮患者常常伴有其他疾病，因而患者的工作、社交活动均受到限制，有些患者甚至终生不能再就业，严重影响其社会参与度。

（二）预防措施

压疮重在预防，目的在于避免机械外力对皮肤的损害作用，消除与压疮形成有关的各种危险因素。

1. 一般预防

（1）健康教育　教给患者及其家属压疮的相关知识，提高其对各项预防及治疗措施的依从性。勤减压、勤洗澡，勤换内衣、床单，避免皮肤长时间处于受压、潮湿状态。服装宜宽松、肥大，避免过紧。

（2）皮肤检查与护理　每天定期检查全身尤其是骨突处皮肤，注意有无组织损伤征象，如发红、水疱、擦伤、肿胀等，并及时给予处理。对于受压部位的皮肤，应避免按摩。

以上这些是预防压疮的基础。

2. 病因预防

（1）避免局部长期受压

1）定时翻身　是卧床患者预防压疮的基本方法，一般每 2 小时翻身 1 次，必要时每 1 小时翻身 1 次，夜间每 3～4 小时翻身 1 次。要使患者养成按时醒来的习惯。体位变换要求操作规范熟练，协助患者翻身时应动作轻柔，避免拖拽，以免形成摩擦力而损伤皮肤。翻身后可在身体空隙处放置足够的软枕以分散压力，并确认床单及衣物等无凸起。脊髓损伤患者常伴有感觉异常、运动功能障碍，尤其需要注意预防压疮。

颈髓损伤患者（急性期全辅助下）体位变换的操作：①将床单卷起，至患者体侧。②一人固定住患者头部，听号令一起将患者移向预翻身侧的对侧床面，将翻向侧上肢外展。③听号令一起将患者翻向一侧，在背后、头、双上肢、双下肢间垫上枕头。

胸腰髓损伤患者（急性期全辅助下）体位变换的操作：①将厚床单横铺在患者躯干及臀部下方。②将横床单从两端向患者身边卷起，在统一口令下，一人向前拉，一人从后边送，将患者移向预翻身侧的对侧床面。③拉起侧床单，另一个人协助使患者呈侧卧位。④一人以床单支撑患者，另一人在背后放置长枕并固定，两膝间放置海绵枕头。

变换侧卧位后的护理：①轻拭压疮好发部位。②轻叩、按摩背部和臀部，整理头后部头发。③整理睡衣、床单被罩，拉平床单，勿使产生褶皱，如有污染或潮湿要更换。

2）轮椅坐位训练及减压训练　乘坐轮椅时要注意选择合适大小的轮椅及保持姿势正确，防止“懒散”乘坐使骨盆呈后倾位，尾骨部受压，发生压疮，也易引起脊柱变形。同时注意膝部不要过高，过高时体重将集中于坐骨部。乘坐轮椅患者每 30 分钟支撑减压一次，每次持续 15 秒，如双手无力，可先向一侧倾斜上身，让对侧臀部离开椅面，再向另一侧倾斜。要让患者养成每半小时对坐骨部减压一次的习惯。

3）正确使用石膏、夹板和绷带固定及佩戴矫形器　骨科患者使用石膏、夹板、牵引时，衬垫要平整、松软适度，要仔细观察局部皮肤颜色和温度的变化，尤其注意骨突部位，结合患者反馈给予适当调节。应用假肢、矫形器、支具和拐杖时，若使用不当均可使皮肤受压过度而造成压疮，特别是感觉障碍患者。因此，在开始使用时需多次观察，以确认安全使用的时间，每次使用完毕后要检查局部皮肤是否有发红，存在问题要及时处理。

（2）选择良好的床或床垫、坐垫　理想的床垫和坐垫能使承重面积尽量增大，给皮肤提供良好的理化环境（散热、温度等）。目前临床使用的各种充气垫、电动压力轮替床垫、电动翻身床、脊髓损伤的特殊专用床等均可使压力均匀分布，避免局部持续受压，尤其是降低骨性突起部位受压程度。

（三）消除危险因素

1. 积极治疗原发病　积极处理和治疗各种导致患者运动、感觉功能障碍的疾病，改善其功能。

2. 加强营养 营养不良是导致压疮发生的因素之一，及时补充蛋白质、维生素和微量元素等营养成分，可提高机体抵抗力。

3. 按摩 高龄、衰弱、营养不良者在早期皮肤完整时，可采用轻柔按摩，例如背部和受压局部的按摩，以促进血液循环。

4. 坚持运动 鼓励患者离床，进行积极的功能训练，适当的康复运动可增加患者的活动能力，改善血液循环，增强体质。

5. 保护肢体，避免外伤 缺乏神经支配或营养不良时即使是很轻的皮肤损伤，也会发生感染，演变成与压疮相似的创面，故要加强对肢体的保护，避免过冷、过热、摩擦与碰撞。避免皮肤潮湿或过于干燥，局部皮肤可涂凡士林软膏。寒冷时注意皮肤保暖，以改善皮肤代谢。康复训练中注意防止外伤。

考点提示 压疮的预防目的在于避免机械外力对皮肤的损害作用，消除与压疮形成有关的各种危险因素。

（四）康复目标

（1）解除对压疮区域的压迫，全面处理可能的压疮诱发因素。

（2）积极控制和治疗原发病，开展适度的康复功能训练。

（3）清洁创面，防止感染，促进组织愈合。

（五）康复原则

以预防为主，局部治疗解除压迫，保护创面，通过换药等基本措施及全身管理促进压疮愈合。

（六）康复方法

1. 全身治疗

（1）改善营养状况，纠正贫血或低蛋白血症 脊髓损伤患者往往处于负氮平衡状态，这对于压疮的恢复极为不利。因此对有压疮的患者，应给予高蛋白、高热量及高维生素饮食，适时适量地应用丙睾酮，使损伤组织蛋白合成加速。必要时可静脉输入人体蛋白、脂肪乳及全血等，可以服用维生素C、锌制剂和复合维生素片等。

（2）控制感染 当患者出现高热、全身严重感染、败血症，骨髓炎、脓肿等，需根据全身症状和细菌培养结果，考虑应用敏感抗生素控制感染。

（3）积极治疗原发病 如处理和治疗脊髓损伤、控制糖尿病、消除水肿等。

（4）解除肌肉痉挛 通过手法或药物等方法缓解痉挛，减少痉挛带来的活动受限。

2. 局部治疗

（1）根据创面情况选择清创的方法 清创是伤口愈合的第一步，其目的是去除坏死组织，促进健康组织生长。可用普通盐水在一定压力下冲洗清洁创面，若已发生感染且阻碍创面愈合时，则根据创面情况选择保守尖锐性清创、自溶性清创、机械性清创等方法，但应避免损伤正常肉芽组织，影响上皮组织生长或引起感染扩散。

（2）根据患者创面选择合适的敷料 目前应用各种湿性敷料促进坏死组织软化、溶解、清除，营造有利于愈合的微环境。本方法效果较好，湿润的创面有助于表皮在创面迅速播散性生长。敷料的选择要在全面评估创面情况的基础上，针对不同的创面、不同的时期应用相应的敷料，以控制创面的微环境。要根据渗出液的情况，每日更换敷料2～5次，每次更换纱布时要清拭周围皮肤并使之保持干燥。

（3）感染的治疗　预防污染，减少细菌滋生，控制感染的主要方法是加强局部的护理，勤更换敷料，保持创口引流良好。如果压疮创面局部感染，一般不使用药物以免影响新生组织的生长，如有多种微生物感染则用银离子敷料。如果出现全身症状时要考虑抗生素的应用，多采用口服或静脉途径全身给药，而局部不使用抗生素。

3. 物理因子治疗　具有改善局部血液循环，促进局部组织的新陈代谢，改善局部营养，控制感染，促进创面愈合的作用。

（1）微波疗法　可改善局部血液循环。选择输出功率 20～25W，辐射探头距压疮 3～4cm，每次 10 分钟，每日 1 次，10～20 次为一疗程。

（2）紫外线疗法　可消炎、促进肉芽生长。Ⅱ度以上的压疮，选择超强红斑量照射压疮病灶区，在坏死组织脱落后改用强红斑量照射。在治疗的同时，用弱红斑量照射压疮周围 1cm 区域内的健康皮肤，于肉芽生长期内改用弱或中等红斑量照射病灶，每日 1 次，直至压疮治疗结束。

（3）激光疗法　可促进皮肤组织再生，具有消炎作用。常使用氦氖激光，每日 1 次，每次 10 分钟。

（4）红光疗法　可扩张血管、改善局部血液循环。采用红光治疗仪，波长 600～700nm，输出功率 2～3W，红光输出窗口为圆形，对准创面，间距 10～20cm，每部位每次 20 分钟，每日 1 次，10 天为一疗程。适用于皮肤感染，慢性皮肤溃疡等。

（5）磁疗、红外线疗法　具有消炎作用。距创口 5cm 左右，每日 1 次，每次 10 分钟。

4. 运动治疗

（1）呼吸操　主要练习深而慢的呼吸、腹式呼吸，有预防肺部感染、预防下肢静脉血栓形成的作用。

（2）关节活动度训练　做四肢各个关节生理活动范围的运动训练，运动疗法对卧床的患者应该早期介入，根据患者的具体状况，设计个性化的运动疗法动作，以达到最佳的效果。

（3）肌肉力量训练　局部可做等长收缩。上肢可做肱二头肌、肱三头肌和屈伸腕关节的动作，下肢可做踝关节和足趾的屈伸动作，练习股四头肌紧张收缩与放松，每个动作持续 10 秒钟，重复 10 次。

（4）定时改变体位　在骨突处部位垫好软枕，避免压力过于集中，是预防压疮的重要措施之一。每 2 小时交替改变一次体位（仰卧、侧卧、坐位），避免同一部位受到长时间持续受压。

（5）臀部减压训练　长期依靠轮椅的患者，为了缓解对臀部的压迫，应练习臀部减压训练，双手支撑床面或支撑轮椅的扶手，做将臀部抬离椅面动作。练习在轮椅上将身体向一侧倾斜，让对侧臀离开椅面，再向另一侧倾斜。交替练习。

5. 作业治疗　长期卧床的患者，要训练他们自己完成穿脱衣服、洗漱、进食等日常生活活动，如厕训练需要在护士帮助下完成。

6. 康复辅具　利用各种具有充气防压疮和翻身按摩功能的气垫和床，不断改变患者身体受压的部位和时间，并起到翻身和按摩的效果。每隔 2 小时帮患者翻身 1 次，取右侧卧位 30°、左侧卧位 30° 和半坐卧位三种姿势交替翻身。

7. 心理治疗　要积极给予患者心理疏导和鼓励，使其配合治疗。除给予患者精神安慰，表达对患者的关爱体贴外，还应向患者及其家属宣传相关医学知识，增强自我应对能力、积极配合康复治疗。

8. 中医传统康复治疗 可运用灸法促使气血运行，预防和治疗压疮。方法为悬灸压疮易发或已发部位，以灸致局部潮红为度，每次15～20分钟，每日1次。

9. 手术治疗 对严重压疮（如达到Ⅲ～Ⅳ期者）、长期非手术治疗不愈合、创面肉芽老化、边缘有瘢痕组织形成、合并有骨关节感染或深部窦道形成者，应采用手术治疗。创口的早期闭合可减少液体和营养物质的流失，改善患者的全身状况。压疮的手术方法包括直接闭合、皮肤移植、皮瓣、肌皮瓣和游离瓣，其复杂性逐渐增加。

扫码“学一学”

第三节 痉挛的康复

案例讨论

【案例】

患者，男，12岁，脑瘫患者（痉挛型偏瘫），左侧上下肢肌张力增高，行走姿势异常，左足踮足尖，不能久站，下蹲时左足跟不能着地。曾口服解痉药及佩戴踝足矫形器，但效果均不明显。

【讨论】

1. 该患者的主要功能障碍有哪些？
2. 需进行哪些康复评定？
3. 康复治疗措施该如何进行？

痉挛是脑卒中、颅脑损伤、脑性瘫痪、脊髓损伤等中枢神经系统疾病的常见并发症，临床表现主要以速度依赖性牵张反射亢进导致的运动功能障碍为特征。痉挛的发病机制非常复杂，目前普遍认同的观点是高级中枢受损后对脊髓水平的下行抑制作用减弱所致。由于痉挛导致患者运动功能障碍，严重影响患者的日常生活活动能力和生存质量，甚至进一步发生诸如挛缩、关节畸形、骨折等严重并发症，故对痉挛采取必要的康复治疗显得尤为重要。本节内容对痉挛的系统性康复治疗进行了详细的阐述，帮助学生在学习过程中全面掌握痉挛的康复治疗方法。

一、概述

（一）定义

痉挛是由中枢神经系统疾病引起的，表现为肌肉的不自主收缩反应和以速度依赖性牵张反射亢进为特征的运动障碍，且伴有腱反射亢进，是上运动神经元综合征的组成部分之一。

脑和脊髓损伤后，高级中枢对脊髓牵张反射的抑制作用减弱或消失，脊髓与脑干反射亢进，促使牵张反射兴奋性增高，表现为肌张力随着牵张速度的加快而增高。

考点提示 痉挛的定义。

（二）病因与病理

1. 病因 痉挛是中枢神经系统疾病的常见并发症，常见于脑卒中、颅脑损伤、脑性瘫痪、脊髓损伤、脊髓病变、多发性硬化等疾病。其他可能诱发痉挛出现或加重痉挛程度的因素包括：精神紧张、情绪激动、疼痛，以及尿路感染、尿潴留、严重便秘、皮肤受压及不良刺激、压疮或外界感觉刺激增强（不合适的支具和尿袋）等。

2. 病理　痉挛是一个非常复杂的症状，发病机制尚不十分清楚，目前主要倾向于反射介导机制、非反射介导机制和神经递质变化。

（1）反射介导机制　传统理论认为，牵张反射包括单突触的位相性牵张反射和多突触的紧张性牵张反射，其感受器均为肌梭，但前者传入神经有Ⅰa类纤维，后者则有Ⅰb类和Ⅱ类纤维。肌痉挛是由于上运动神经元损害后，肌梭Ⅰa类纤维敏感度和支配梭肌的γ运动纤维活力增加致牵张反射亢进所引起。这与a运动神经元的兴奋性增高有关，也与三重抑制的减弱有关，包括对拮抗肌运动神经元交替性的Ⅰa类纤维抑制、Ⅰa类纤维终板的突触前抑制和非交替性的Ⅰb类纤维抑制。

（2）非反射介导机制　肌张力除与牵张反射有关外，还与组织的内在特性，即肌肉、肌腱、关节等组织的黏弹性等机械特性有关，这种生物力学特性使肌纤维及结缔组织在受到牵拉时，产生弹性回缩力，它是肌张力产生的基础。研究表明，上运动神经元病变后，肌肉的内在特性会发生一定程度的变化，尤其是病程较长患者，可继发肌肉融合、胶原和弹性组织纤维化等一系列结构改变，使肌肉张力增高，这也是痉挛性肌张力增高的原因之一。

（3）痉挛的神经递质变化　研究表明，乙酰胆碱是脊髓内的主要神经递质，一般认为脊髓横断后的痉挛状态是一种神经递质变化的胆碱能现象，可能与a运动神经元活动有关。氨基酸类神经递质在肌张力调节中也起着重要作用，肌张力异常与氨基酸类神经递质浓度有密切关系。

（三）临床表现

1. 临床症状　牵张反射异常是本病的主要临床特征，临床上可见肌张力增高、腱反射亢进、阵挛、被动运动阻力增加，以及由此引发的姿势异常和运动模式异常。痉挛症状有阳性和阴性之分。阳性症状包括肌张力高、腱反射亢进、出现阵挛等，这是抑制作用减弱所致。阴性症状包括缺乏灵活性、选择性运动控制的丧失及耐力的降低等，是由于以中枢神经系统为基础的特殊技能丧失所致。

痉挛是中枢神经系统疾病的“果”，出现后又作为“因”导致多种并发症或加重其他病损，如疼痛、情绪异常、睡眠困难、静脉栓塞、搬运困难、排痰困难、骨质疏松、皮肤损伤、挛缩、关节畸形、骨折和脱位等。

2. 表现形式

（1）脑型痉挛　脑型痉挛患者肌痉挛的程度可随患者体位变化而起伏，常表现出抗重力姿势，常见于脑卒中患者，通常患者的上肢屈肌群和下肢伸肌群肌张力占优势，这种“典型的偏瘫痉挛模式”是抗重力肌运动神经元活动增强的结果，在被动检查中表现为痉挛。

（2）脊髓型痉挛　脊髓型痉挛患者的屈肌和伸肌可能同时高度兴奋，相较于脑型痉挛患者而言，脊髓型痉挛的反射活动增强的速度相对较慢，数次牵张反射后才达到高峰活动。脊髓损伤后的初期，由于脊髓休克，患者肌张力可为弛缓性，受损平面以下的肢体出现屈曲和内收张力，随时间推移，出现伸肌紧张并在下肢逐渐占主导地位。不完全性脊髓损伤的痉挛较重，脊髓性肌痉挛可为反复发作性的肌肉痉挛。与其他类型肌痉挛不同的是，该类肌肉痉挛对于抗惊厥类药物反应良好。脊髓型痉挛可见于脊髓损伤、脊髓缺血、退行性脊髓病、横贯性脊髓炎、脊髓肿瘤、颈椎病、多发性硬化或四肢瘫痪。

（3）混合型痉挛　多发性硬化（MS）往往累及脑白质和脊髓的轴突，从而出现运动通路不同水平的病变而导致痉挛的症状和体征。

二、康复评定

（一）身体结构和功能水平的评定

1. 主观评定

（1）改良 Ashworth 分级量表　此量表具有良好的信度和效度，是目前临床上评定痉挛最常用的量表之一。检查者根据受试者关节被动运动时所感受到的阻力来进行分级评定（表 2－6）。

考点提示　改良 Ashworth 分级量表的定义及特点。

表 2－6　改良 Ashworth 分级量表

级别	评定标准
0 级	无肌张力增高
1 级	肌张力轻微增高：受累部分被动屈伸时，在关节活动范围之末呈现较小的阻力或出现突然的卡住和释放
1+ 级	肌张力轻度增高：在关节活动范围的后 50%范围内出现突然的卡住，继续进行被动活动始终有较小阻力
2 级	肌张力明显增高：在关节活动范围的大部分阻力均明显增加，但受累部分仍能较容易地被动活动
3 级	肌张力显著增高：在整个关节活动范围内均有阻力，被动活动比较困难
4 级	僵直：受累部分僵直于屈曲或伸展位

（2）Penn 分级法　以脊髓损伤患者每小时双下肢自发性痉挛发作的频率来划分痉挛严重程度（表 2－7）。

表 2－7　Penn 分级法评分标准

级别	评定标准
0 级	无痉挛
1 级	刺激肢体时，诱发轻、中度痉挛
2 级	痉挛偶有发作，＜1 次/小时
3 级	痉挛经常发作，＞1 次/小时
4 级	痉挛频繁发作，＞10 次/小时

（3）Clonus 分级法　以踝阵挛持续时间长短分级评价痉挛程度（表 2－8）。

表 2－8　Clonus 分级法标准

级别	评定标准
0 级	无踝阵挛
1 级	踝阵挛持续 1～4 秒
2 级	踝阵挛持续 5～9 秒
3 级	踝阵挛持续 10～14 秒
4 级	踝阵挛持续≥15 秒

（4）被动关节活动度（PROM）检查　快速进行关节被动运动，感受肢体出现阻力时所在的位置和经过的时间，对其进行评价（表 2－9）。

表 2-9 被动关节活动度检查标准

级别	评定标准
Ⅰ轻度	在 PROM 的后 1/4，即肌肉靠近它的最长位置时出现阻力
Ⅱ中度	在 PROM 的后 1/2，即出现阻力
Ⅲ重度	在 PROM 的前 1/4，即在肌肉最短的位置时已出现阻力，使 PROM 难以完成

（5）肌张力的神经科分级方法　根据对患者被动活动肢体的情况进行肌张力评定（表 2-10）。

表 2-10 肌张力的神经科分级方法

级别	评定标准
0 级	肌张力降低
1 级	肌张力正常
2 级	肌张力稍高，但肢体活动未受限
3 级	肌张力高，肢体活动受限
4 级	肌肉僵硬，肢体被动活动困难或不能

（6）痉挛频率量表　通过记录每天的痉挛频率，评定患者的痉挛程度（表 2-11）。

表 2-11 每天痉挛频率量表

等级	评定标准
0 级	无痉挛
1 级	每天 1 次痉挛
2 级	每天 1～5 次痉挛
3 级	每天 5～9 次痉挛
4 级	每天 10 次以上痉挛

（7）Oswestry 等级量表　通过对患者运动功能的综合评定，了解其功能状况，以此来判断肌张力的级别（表 2-12）。

表 2-12 Oswestry 等级量表

级别	评定标准
0 级	仅有肌痉挛，不能活动，肌紧张性反射或脊髓反射存在
1 级	严重肌痉挛，活动非常困难，肢体仅呈总体屈曲状态
2 级	严重痉挛、活动困难，呈明显的痉挛协同模式，可存在屈曲和伸展两种状态。患者可屈曲处于伸展位置的肢体及伸展处于屈曲位置的肢体，有或无近端关节的活动
3 级	中度痉挛，可活动，呈痉挛模式，在远端关节（踝关节或腕关节）存在小范围的活动
4 级	轻度痉挛，肢体在抗阻运动或身体其他部位用力时仍呈痉挛模式，远端关节可在较大范围中活动
5 级	无痉挛，活动正常、不存在痉挛模式

（8）综合痉挛量表　主要用于脑损伤和脊髓损伤后下肢痉挛的评定，特别是踝关节，内容包括跟腱反射、踝跖屈肌群肌张力、踝阵挛三方面（表 2-13）。

表 2-13　综合痉挛量表

A 跟腱反射		B 踝跖屈肌群肌张力		C 踝阵挛	
评分	内容	评分	内容	评分	内容
0	无反射	0	无阻力	1	无阵挛
1	反射减弱	2	阻力降低	2	阵挛 1～2 次
2	反射正常	4	正常阻力	3	阵挛 2 次以上
3	反射活跃	6	阻力轻到中度增加	4	阵挛持续超过 30 秒
4	反射亢进	8	阻力重度增加		

结果判断：0～7 分为无痉挛，8～9 分为轻度痉挛；10～12 分为中度痉挛；13～16 分为重度痉挛。

（9）反射检查　检查患者是否存在腱反射亢进等现象，检查方法是直接用指尖或标准的反射叩诊锤轻叩，检查腱反射导致的肌肉收缩情况，可予以 0～4 级评分。常采用的反射检查包括：肱二头肌反射、肱三头肌反射、桡骨膜反射、膝反射、跟腱反射。

（10）心理功能评定　常采用汉密尔顿焦虑量表（HAMA）和汉密尔顿抑郁量表（HAMD）评定患者的心理状态。

2. 客观评定　借助特定仪器设备对痉挛进行客观评定，可以减少主观因素对评定结果的影响，结果更可靠，但由于痉挛的表现形式多样，客观评定在临床的应用受到一定限制。

（1）生物力学评定法

1）钟摆试验　用于下肢股四头肌与腘绳肌痉挛程度的定量评定。患者坐位或仰卧位，全身放松，小腿悬于检查台外下垂。将患者膝关节抬高至充分伸展位，让小腿自由落下时，用电子测角器和测速器记录摆动的角度和角速度。

2）屈曲维持试验　主要用于上肢痉挛的评定方法。患者坐位，患侧肩屈曲 20°～30°，外展 60°～70°，肘关节置于支架上，前臂旋前固定，采用被动活动装置，使肘关节在水平面上活动，用电位计、转速计记录肘关节位置角度和速度。

3）便携式测力计　主要评定长期痉挛的患者。使用便携式测力计能够精确的测定出在对肌肉进行被动牵伸时阻力增大的程度。以便携式测力计的读数，来表达痉挛的程度。

4）等速装置评定　可分别用等速摆动试验和等速被动测试，主要对痉挛的速度依赖性作出评定。

（2）电生理评定法　可进行肌电图（EMG）检查、多通道动态肌电图检测，分析 F 波、H 反射、H_{max}/M_{max} 等数据，判断患者的痉挛与功能情况。

1）表面电极肌电图　可以反映痉挛障碍情况，鉴别挛缩和拮抗肌痉挛，选择治疗方法和随访治疗效果。将表面电极片贴在相应肌肉的表面，然后让痉挛患者进行主动或被动运动，根据肌电信号来反映患者的痉挛障碍情况。

2）H 反射　是一种单突触反射，与肌肉牵张反射相似。偏瘫、脊髓损伤患者出现痉挛时，会出现 H 反射增大的反应。

3）F 波　需由超强量刺激引发，有赖于脊髓前角运动神经元集合的兴奋性，主要反映经过运动神经元池顺向和逆向的回返情况，特别适用于脱髓鞘性多发性神经疾病的评价，表现为 F 波明显延长，此外对于较重的慢性痉挛患者，F 波的持续时间和幅度会增加。

4）紧张性振动反射　是利用电动振动器刺激时所产生的肌电持续性收缩反应。对于痉挛患者，紧张性振动反射减弱，可作为突触前抑制的评定方法。

5）屈肌反射 主要反映的是中间神经元活动的整体情况。通过刺激屈肌反射或足底后，评价胫前肌肌电活动而进行记录。

6）腰骶激发电位 通过刺激胫神经可以激发腰骶反应，从而反映脊髓后角的突触前抑制。在T12棘突处可以很容易地测量到这一激发反应。

7）中枢传导 在一些痉挛状态下，可存在中枢运动传导时间的异常，经颅电刺激和磁刺激可用于评价痉挛的运动控制。

（二）活动水平的评定

痉挛影响患者的日常生活活动能力时，可进行活动水平的评定，主要通过各种ADL量表进行评定。比如Barthel指数评定患者治疗前后的功能状态，预测治疗效果、住院时间及预后。Brunnstrom评定法主要评定躯干、四肢、步态等方面功能障碍情况。功能独立性量表（FIM）、Fugl－Meryer评定量表可用于患者功能状态的评定。

（三）参与水平的评定

痉挛影响患者的社会生活时，可进行参与水平的评定，主要采用各种生存质量的评定量表，如世界卫生组织生存质量评定量表（WHOQOL－BREF）、MOSSF－36、生活满意度量表（LSR）等。

三、康复治疗

（一）治疗计划

1. 治疗目的 降低肌张力，改善痉挛状态，纠正异常的姿势和异常运动模式，提高患者维持姿势平稳和有目的的运动能力。

2. 治疗目标 痉挛治疗常见的目标包括减轻疼痛、痉挛；增加关节活动度、扩大关节活动范围；改善活动能力、个人卫生；增加矫形器佩戴的合适程度，改善矫形位置，提高耐力；改变强迫体位、改善在床或椅上体位摆放，让患者自觉舒适；预防或减轻与肌张力异常有关的并发症如挛缩等，延迟或避免外科手术；消除有害的刺激因素，预防压疮发生；面部痉挛应达到改善形象、美容效果；最终提高患者及其照顾者的生存质量。

3. 治疗原则 康复治疗必须遵循因人而异、循序渐进、综合治疗、个性化方案的原则。治疗计划（包括短期、长期的目标）应清晰明了，加强康复宣教，让患者及其家属、照顾者能够接受。

（二）治疗程序

目前，认为痉挛的处理分为7级阶梯，简称“七阶梯方案”。

第一阶梯：①预防伤害性刺激。便秘、尿道感染、膀胱膨胀、焦虑、气温下降等各种因素都可能诱发或加重痉挛，应尽量避免可能诱发或加重痉挛的情形发生。②健康教育。避免诱发或加重痉挛的同时，学会在日常生活中抑制或控制痉挛的技巧，并学会利用痉挛进行转移等日常生活动作。

第二阶梯：掌握并坚持正确的体位摆放、关节被动运动和牵伸技术。

第三阶梯：①治疗性的主动运动训练；②理疗、水疗、按摩和针灸等；③矫形器的使用。

第四阶梯：①以巴氯芬为代表的口服抗痉挛药物的使用；②以肉毒素为代表的神经化学阻滞疗法。

第五阶梯：①鞘内药物注射；②选择性脊神经后根切断术等手术治疗。

第六阶梯：①肌腱延长、肌腱切开等矫形外科手术；②周围神经切除术。

第七阶梯：脊髓切开、脊髓前侧柱切断等破坏性更大的手术。

阶梯式治疗方案的基本原则是如果能使用前一阶梯方法控制痉挛，就尽量不使用后一阶梯的方法。

（三）治疗方法

1. 消除加重痉挛的伤害性刺激 多种原因可诱发痉挛，尤其对于昏迷、认知障碍和交流困难的患者。常见刺激原因包括严重便秘，尿潴留，感染，皮肤激惹如压疮或外界感觉刺激增强、如不合适的支具和尿袋等。有时痉挛的加剧意味着潜在的急腹症和下肢骨折，尤其应注意不能准确表达疼痛和不能指出自我不适的患者，找到并消除这些诱发因素是首要任务。

2. 良肢位摆放 抗痉挛体位、抗痉挛模式是早期抗痉挛的重要措施之一。良肢位即抗痉挛体位，是为了防止或对抗痉挛模式的出现，保护肩关节及早期诱发分离运动而设计的一类治疗性体位。良肢位摆放有助于预防病理性运动模式的出现，促进患者运动功能恢复，应贯穿疾病康复的全过程。如脑血管意外、颅脑损伤的急性期患者可以采取患侧卧位，将患者躯干稍微向后旋转，以枕头支撑背部，患侧上肢前伸，前臂旋后，腕关节自然背伸；患侧下肢取自然伸展位；健侧上肢自然放置于体侧；健侧下肢髋关节，膝关节屈曲，下方垫一长软枕头。这种良肢位摆放可以增加对患者患侧知觉的刺激，同时整个患侧被拉长，从而减少了痉挛的发生，也不影响健侧手的正常功能，是此类疾病早期可采用的最佳体位。脑瘫患儿正确的抱法是一手托住患儿的臀部，另一手扶住患儿的肩背部，把患儿头部尽量竖直或将头放置于治疗师的肩部，侧抱在怀中，将内收肌痉挛的双腿分开于治疗师身体两侧，轻度屈曲外展，以达到缓解内收肌痉挛的作用。

知识拓展

脑瘫患儿日常良肢位摆放

正确的卧位姿势：侧卧位适合各种脑瘫患儿，特别是具有非对称性紧张性颈反射的儿童，可以抑制原始反射。

正确的坐位姿势：坐位应保持脊柱正直，以避免和减轻脊柱后凸及侧弯。

正确的膝立位姿势：让患儿双膝部靠拢，大腿与小腿成 90°，髋关节充分伸展，躯干与大腿呈直线（180°），治疗师给予必要的扶持。

正确的站立姿势：护理人员在儿童后面，用双手扶住儿童骨盆两侧，让儿童尽可能双腿直立，骨盆保持在中立位上，处于正确的静态站立姿势；在完成静态站立后，逐步在站立时头、躯干、四肢等进行随意活动，并保持相对的平衡，体验正确的站立姿势。

《中国脑性瘫痪康复指南（2015）》第十一部分

3. 物理治疗

（1）运动疗法

1）神经发育促进技术（neurodevelopmental techniques，NDT） 依据人体正常神经生理和发育的过程，利用多种感觉的刺激，运用诱导或抑制的方法，使得患者逐步学会如何在控制肢体痉挛的状态下，以一种正常的运动方式去完成日常生活动作的一类治疗方法。

①Rood 技术：又称多感觉刺激疗法，本方法通过在特定皮肤区域内利用轻微的机械刺激或表皮温度刺激，影响该区的皮肤感受器，获得局部促通作用，适合于任何有运动控制障碍的患者。Rood 技术的基本观点认为人体活动都是由先天存在的各种反射，通过运用与发展，在反复的感觉刺激下不断进行修正，直到在大脑皮层意识水平上达到最高级的控制；按照人体正常发育过程，正确的感觉刺激可以激发感觉感受器，从而加速诱发运动反应或引起运动兴奋，并通过反复的感觉刺激诱导出正确的运动模式。Rood 技术常用的多感觉刺激包括温觉、痛觉、触觉、视觉、听觉、嗅觉等，多感觉刺激的最终目的是实现神经运动功能的重组。Rood 技术的治疗原则是从颈部开始到尾部结束；由近端开始向远端进行；由反射运动开始过渡到随意运动；先利用外感受器，后利用本体感受器；先进行两侧运动，后做一侧运动；颈部和躯干先进行难度较高的运动，后进行难度较低的运动，四肢先进行难度较低的运动，后做难度较高的运动；两侧运动之后进行旋转运动。用于改善痉挛的抑制手法是通过轻柔挤压关节，持续加压肌腱附着点，缓慢刺激背侧脊神经区，持续缓慢牵伸肌肉，起到降低肌张力的作用。每次 20～30 分钟，每日 1 次。

②Bobath 技术：应用易化技术促进正常运动模式建立，以抑制异常的运动反射活动，从根本上改变痉挛状态。本技术的基本理论是运动发育控制理论和运动感觉学习理论，强调训练计划需与患者的发育水平相当，正确感觉反馈指导下的反复学习运动可以促进患者学会正常运动。Bobath 技术的基本方法是：采用控制关键点、姿势反射和反射性抑制等治疗技术使痉挛缓解、肌张力降低，再实施神经易化技术以建立正常的运动模式。每次 30 分钟，每日 1～2 次。Bobath 技术在脑瘫的治疗中效果显著，从多方面着手，依照小儿生长发育规律进行治疗，大体分为三个阶段进行：a. 第一阶段的治疗目的是采用抑制异常紧张性姿势反射，如非对称性紧张性颈反射和紧张性迷路反射，使肌张力逐渐恢复或接近正常状态。b. 第二阶段的治疗目的是通过无意识的姿势变化，使患儿在失平衡的状态下，刺激平衡反射和立直反射的发育。c. 第三阶段的治疗目的是通过动作的设计，引导患儿向随意动作阶段移行，引导其体会正常运动姿势和感觉，逐渐引发出患儿的随意动作，按照翻身、爬、坐、站立等发育顺序进行，从而减轻痉挛。

Bobath 技术在脑瘫的治疗中具体采用的手法包括：a. 反射性抑制伸展姿势手法。适用于手足徐动型脑瘫与痉挛型脑瘫，该类型患儿主要表现出头背屈、全身呈明显的伸展姿势或非对称性紧张性颈反射姿势，严重者呈现角弓反张。操作手法：患儿呈自然仰卧状，治疗师跪坐患儿足下方，先后屈曲患儿的左右下肢于腹部，并固定在治疗师胸前；治疗师用双手握住患儿双手，内收内旋后固定于患儿胸前；治疗师一手托起患儿头部，一手固定患儿双手，使患儿呈坐姿于治疗师双侧大腿上，此时患儿呈全身屈曲状态；治疗师将患儿双下肢伸展，外展，使股角逐渐扩大，治疗师双手握住患儿拇指，使患儿上肢屈曲、伸展、向上、向下、调节头部位置，使头部调节成直立正中位。本方法使患儿处于类似抱球姿势，可以抑制全身伸展，促进屈曲、保持对称，有利于上肢功能动作的形成。b. 反射性抑制屈曲姿势手法。适用于全身屈曲姿势的脑瘫患儿，患儿主要表现出头前屈、脊柱弯曲呈拱背状，臀高头低，脊柱伸展不充分等异常姿势。操作方法：患儿呈俯卧位，双上肢前伸，使头与脊柱呈一直线，促使患儿脊柱得到充分伸展；治疗师移到患儿右侧，将右手从患儿胸前伸到左上肢处，并握住左上肢，轻轻拖起，治疗师左手置于患儿臀部上方，右手轻轻摇动，左手用力按压，使屈曲的躯干逐渐伸展，后治疗师移动到患儿头上方，使患儿用肘关节支撑，抬高头部，促进抗重力肌发育；双侧交替进行，如患儿不能抬头，治疗师可用一手固定患儿臀部，用另一手中指支撑患儿下颌，助其抬头，反复进行。本手法是用肘和手支撑体重的抬头姿势，又称小犬姿势，本法有利于头部调节，抑制屈曲，充分伸展脊柱。c. 关键点调节。本方法是指治疗师在患者的特定部位进行调节，使患者痉挛减轻，促进正常姿势和运动的手法，该特定部位即关键点，以头部关键点调节为例，使头部前屈、全身屈曲，可以抑制全身伸展；促进全身屈曲姿势及屈曲运动，头部背屈、全身伸展，可以抑制全身屈曲；促使全身伸展姿势及伸展运动，使头部左右回旋，可促进脊柱旋转，有利于四肢外展，外旋与内收内旋姿势的形成。d. 姿势反射的促进手法。临床上最常用的促进手法是从头部操作的颈立直反射。操作方法：患儿取仰卧位，治疗师位于患儿头部上方，左手固定患儿下颌部，右手固定患儿的后头部，治疗师双手缓慢上提后头部，使患儿背部抬高离开床面，下颌抵胸，使颈部周围肌群同时收缩并波及到肩部及腹部，再继续上提头部，使头部向左侧回旋，顺势带动肩部、上肢、躯干、髋关节、下肢都顺序向左旋转形成侧卧位。从侧卧位继续牵引头部向左侧旋转形成俯卧位。当患儿处于俯卧位后，治疗师一手固定下颌，一手固定后头部，左右旋转头部，患儿用肘关节或手支撑，前胸离开床面，继续牵引头部，左右旋转向前牵拉，诱导出一侧下肢屈曲向前方移动，促进患儿双下肢交替向前移动运动。当患儿用双手支撑后，继续左右旋转躯干，使骨盆从床面上抬，形成四爬位，治疗师缓慢牵引头部向上，使体重向后移动，因髋关节与躯干的抗重力伸展而形成膝立位。患儿形成膝立位后，治疗师移动患儿侧方，仍用手固定头部，使体重移向一侧膝部并继续旋转头部向治疗师一侧，另一侧下肢向前伸出形成单膝立位，治疗师仍固定患儿头部，位于患儿前方，用力诱导使患儿体重移动到向前伸出的下肢足底，并逐渐支撑体重，治疗师继续用双手固定头部，向上牵引，患儿髋关节伸展，并向另一侧旋转头部，此时患儿站立，用双侧足底支撑体重，诱导出立位姿势。本方法促进患儿产生无意识动作，调动患儿的主动性，诱导患儿出现正常的姿势反射。e. 叩击法。本法是对浅表感受器及固有感受器产生刺激的一种手法，目的是为了提高患儿某一部位的肌张力，可以丰富患儿的感觉运动经验。临床常采用的叩击法包括抑制性叩击法、压迫性叩击法、交互性叩击法、轻抹叩击法。本手法在运用过程中需密切观察患儿反映，控制叩击强度，不能过强或过弱，一旦发现肌张力异常，应停止叩击，查找原因。

知识拓展

新 Bobath 技术

1995 年，国际 Bobath 指导教师协会对 Bobath 概念做出新的定义，这一定义的确立标志着“新 Bobath 技术”的诞生。新 Bobath 是针对有中枢神经系统损伤导致姿势张力、运动、功能障碍者进行评定与治疗问题的解决方法。治疗目标是通过神经促通而改变姿势控制与选择运动，从而最大限度地引出运动功能。

③Brunstorm 技术：将脑卒中等中枢神经损伤后的偏瘫恢复分为 6 个阶段：迟缓期、联合反应期、共同运动初期、共同运动期、分离运动期和协调性运动期。迟缓期患者的肢体处于软瘫状态，没有肌肉收缩；联合反应期患者的肢体出现运动，健侧肢体可行抗阻运动，偶尔的咳嗽或哈欠可引起肌肉的不自主收缩；共同运动初期患者的肢体运动有所进步，但

是无法进行某一肌肉的单独运动，且这一时期是患者痉挛的峰值期；共同运动期患者的共同运动增强，通过训练出现分离运动；分离运动期患者的肢体出现肌肉的单独运动，患者随意运动增多，可做一些单关节活动；协调运动期的患者可以较随意的做分离运动。本方法强调要早期利用姿势反射、联合反应、共同运动，引导患者的运动反应，之后再从中分离出正常运动成分，最终脱离异常运动模式向功能性运动模式过渡。根据 Brunnstorm 6 阶断分类，应用紧张性颈反射和紧张性迷路反射，以及借用共同运动和联合反应抑制偏瘫肢体的痉挛。每次 30 分钟，每日 1～2 次。主要操作方法：a. 卧位及床上训练。利用紧张性腰反射，根据患者患侧肌张力的表现来决定是否采取患侧卧位，当患者已经出现痉挛，则要减少患者的仰卧位时间，因为仰卧位时，上肢的屈肌及下肢的伸肌处于优势状态，容易加重痉挛；床上训练主要是练习翻身坐起，嘱患者健侧手十指交叉握住患侧手，向患侧方向摆动，健侧下肢屈曲，蹬住床面，利用惯性翻身。b. 坐位训练。主要包括坐位平衡训练、诱发平衡反应、躯干旋转及头颈运动。c. 联合反应和共同运动。主要包括屈肘和伸肘。d. 训练分离运动。主要包括肘关节的分离运动和手指的单指运动训练。e. 作业治疗。在偏瘫治疗后期采用作业治疗，可以提高患者的精细动作，使患者重新恢复生活自理，逐渐重返家庭和社会。

④本体感觉神经肌肉促进法（PNF）：以正常的运动模式和运动发展为基础，采用肢体和躯干的螺旋形式和对角线主动、被动、抗阻力运动，类似于日常生活活动中的功能活动，并通过手的接触、语言命令、视觉引导进行的全面运动治疗。PNF 动作模式要求多关节、多肌群的参与，主要表现为对角线与螺旋运动，动作越自然越好，在运动过程中适当增加阻力可以起到更好地收缩效果。PNF 技术不仅能有效地抑制痉挛，且有更好地促进正常运动产生的功能。每次 30 分钟，每日 1 次。

2）手法治疗　通过被动牵拉、关节负重、肌腱挤压、轻刷和振动等特殊手法，对局部肢体痉挛起到缓解作用。在操作过程中需注意力量的缓慢增加，当感觉到肌肉组织的明显抵抗时，于该位置保持至少 15 分钟，然后放松，重复上述操作。

3）主动运动　通过主动运动训练痉挛肌的拮抗肌肌力，可以改善痉挛肌的痉挛状态。如肱二头肌痉挛可以训练肱三头肌的主动和抗阻收缩，股内收肌痉挛可以训练髋外展肌的主动和抗阻收缩等。

4）功能性活动训练　训练患者在控制痉挛的同时，自主地完成一些日常的生活活动。主要包括床上翻身动作、坐位平衡的维持、站起和步行训练等。每次 20～30 分钟，每日 1～2 次。

5）持续被动牵伸和推拿手法　采用缓慢、持续、温和的牵伸手法对痉挛的肢体进行牵拉，可降低肌张力。如脑瘫患儿的腕屈肌牵伸时，要防止肌肉的拉伤或关节的损伤、脱位，有明显肌痉挛时，避免突然用力过猛造成损伤（图 2－1）。痉挛肌肉具体牵伸时间一般认为每 24 小时至少应有 2 小时使肌肉保持完全伸展状态。另外可配合中医的按摩手法，长时间的肌肉按摩对缓解痉挛有一定的帮助，如按揉法、推拿法、擦法和挤压法等，每次 15～30 分钟，每日进行数次。

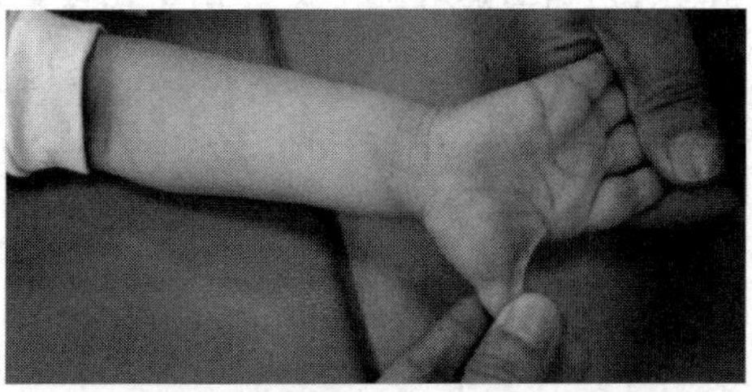

图 2－1　脑瘫患儿腕屈肌牵伸

6）关节负重　关节负重可使关节间隙变窄，从而激活关节内的感受器，引起关节周围的肌肉收缩，达到稳定关节的目的，而长时间的关节负重又有缓解痉挛的作用。临床上，常利用起立床、站立架等，被动地让患者长时间站立，一般 30 分钟左右，可以较好地抑制

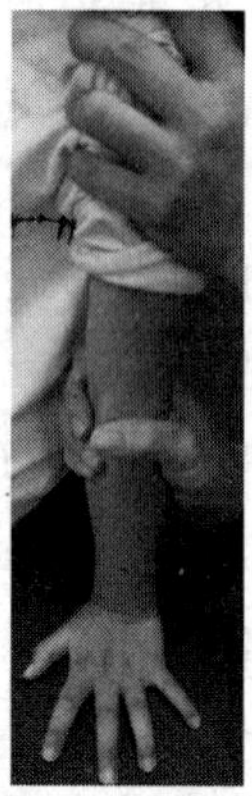
图 2-2 偏瘫患者患侧上肢负重训练

下肢痉挛。还经常利用一些肢体局部负重的体位来缓解痉挛，如坐位时偏瘫患者的患侧上肢负重训练，就是一种有效的缓解患侧上肢痉挛的方法（图 2-2）。

（2）物理因子治疗

1）热疗法　包括各种传导热（温热水、蜡、沙、泥疗等），内生热（超短波）及辐射热（红外线）等。热疗法可以刺激皮肤温度感受器，使肌梭兴奋性下降，缓解肌肉痉挛；减轻疼痛；促进血液循环和新陈代谢，软化结缔组织，防止粘连。常用的有：①温水浴，全身在一定水温的游泳池或 Hubbard 槽中进行治疗，利用温度的作用进行被动关节活动，缓解全身痉挛，或将患肢局部直接浸泡在水温 37～38℃的温水中，持续 20～30 分钟。②超短波，选择温热量，每次 15～20 分钟，10～15 次为一个疗程。③红外线，每次照射 20～30 分钟，每日 1～2 次，15～20 次为一个疗程。

2）冷疗法　寒冷因子的刺激能够抑制肌梭的活动，使神经传导及传导速度降低，从而降低肌肉兴奋性，缓解痉挛。冷疗法常用的有：①冷水槽法，将患肢直接浸泡在冰水中 10～15 秒，然后用毛巾擦干，反复 5～6 次至皮肤发红。②冰块致冷法，使用冰块在痉挛部位的皮肤上间接性反复快速刺激，至皮肤发红，能够有一过性缓解痉挛的作用。

3）生物反馈疗法　应用相应的声、光或仪器仪表的反馈信号系统，让患者直观看到自身瘫痪肢体的痉挛问题并使其尝试放松痉挛的肌群，努力根据反馈指示进行主动活动。每次治疗 30 分钟，每日 1 次，每周 5 次，4 周一个疗程。脱离仪器后独自重复训练 2～3 次，每次 20 分钟左右。

4）振动疗法　是一种促进主动肌的手段，将振动理疗仪频率设置在 100Hz 左右，振幅 0.5～3.5mm 的振动上，施于拮抗肌的肌腱上或腱腹处，持续 10～15 分钟。利用反射性的交互抑制原理使痉挛减轻。

5）功能性电刺激治疗　能够促进上运动神经元瘫痪的主动肌运动和抑制主动肌痉挛。常采用对痉挛肌的拮抗肌群进行电刺激，通过神经的交互支配反射性地降低痉挛肌的张力。治疗初期每次刺激 10 分钟，随着功能的恢复逐步延长刺激时间。

6）超声波疗法　主要用于痉挛程度较重的患者，尤其是肢体长期处于痉挛模式，肌肉纤维发生粘连，严重妨碍功能性活动的患者，超声波疗法具有一定的效果。

（3）辅具应用　目的是预防痉挛引起的关节僵硬和肌肉挛缩，适当矫正已有的挛缩和畸形，改善患者的日常生活活动能力。在肌肉痉挛的情况下，矫形器能在一定程度上通过对痉挛肌的持续牵伸，保持骨骼、关节的稳定，达到减缓肌痉挛、疼痛，预防和（或）矫正畸形，防止关节挛缩，促进正常运动模式建立的作用。如踝足矫形器（AFO）对纠正足的跖屈内翻有效。常用的矫形材料有低温热塑板材、高温热塑板材和石膏。低温热塑板材通常用于较轻的痉挛治疗中，具有预防关节畸形、固定和辅助痉挛康复治疗的作用；高温热塑板材的强度较高，主要用于大关节、下肢的较重的痉挛治疗，石膏则用于痉挛手术后的固定。除了通过矫形器治疗外，还可选用弹性绷带、石膏矫正固定和充气夹板（袋）等方法。

4. 药物治疗　药物治疗是治疗痉挛的主要方法之一。一方面药物治疗使用方便、解除痉挛效果明显；另一方面其缓解痉挛持续时间相对较长，便于康复的运动治疗和训练。通过药物治疗可以使康复治疗更加顺利地进行；提高康复治疗效果；预防并发症，如关节挛缩。

（1）适应证　患者伴有痉挛性疼痛，睡眠减少，癫痫发作和张力异常；所有肌群均可见无选择性的动作，伴有认知障碍的患者；四肢瘫痪患者。

（2）全身用药　一般首选口服的全身药物，包括巴氯芬、替扎尼定和苯二氮䓬类等药（表2－14）。

表2－14　常见全身性抗痉挛用药

药物	用法	作用	副作用
巴氯芬	70mg/d，逐渐加量，最大剂量150mg/d	中枢性肌肉松弛	头晕、乏力、恶心、感觉异常等
地西泮	5mg/d，最大剂量40～60mg/d	中枢性肌肉松弛，抗焦虑、镇静、催眠等	嗜睡、困倦、共济失调、记忆力减退、药物依赖
丹曲林钠	25～50mg/d，最大剂量300mg/d	直接作用于骨骼肌，肌肉松弛剂	乏力、头晕、胃肠道反应、肝脏损害
替扎尼定	2～4mg/d，逐渐增加，最大剂量36mg/d	中枢性肌肉松弛	口干、嗜睡、乏力、眩晕、肝功能问题、直立病和幻觉

1）巴氯芬　是突触前抑制的神经递质γ－氨基丁酸（GABA）的β受体激动剂。可兴奋GABA，加强突触前抑制，减少兴奋性神经递质和P物质释放，改善痉挛、减少屈肌痉挛发作频率和增加ROM，从而改善功能，比较常用。口服应用时从小剂量开始，每次5～10 mg，每日2次，每3日增加5 mg，逐渐增大剂量至最佳效果或出现不良反应，适宜剂量为30～70mg/d，最高日剂量不超过150mg。皮下植入巴氯芬泵经细管导入鞘内，能省去服药的麻烦。鞘内注射巴氯芬可用于治疗僵人综合征，连续使用巴氯芬可能有耐药的现象。因为巴氯芬主要是经过肾脏代谢，所以肾功能不全患者慎用。巴氯芬的不良反应包括镇静、嗜睡、共济失调、无力、疲劳，以及呼吸和心血管抑制等中枢性抑制的表现。

2）苯二氮䓬类药物　主要作用于脑干和脊髓，增加GABA和GABA受体的亲合性，加强突触前抑制，减少单突触和多突触反射，增加ROM，减少反射亢进，从而减轻痛性痉挛和焦虑。苯二氮䓬类药物应从小剂量开始缓慢增加。成人用量，地西泮从每晚5mg缓慢增加到每日60mg，分次服用。氯硝西泮从每晚0.5mg缓慢增加到每日20mg，分3次服用。本类药物的不良反应包括镇静、无力、高血压、胃肠道反应、记忆力受损、精神错乱、抑郁及共济失调。可发生耐药、依赖及撤药现象。

3）丹曲林钠　对脑瘫和脑外伤引起的痉挛尤其有效。通过影响骨骼肌肌浆网钙的释放，减少肌肉收缩，降低肌张力，减少肌阵挛和肌痉挛等。不良反应包括呼吸肌无力、嗜睡、眩晕、乏力、疲劳和腹泻，不引起认知功能减退。极少数患者，特别是治疗时长超过30日且每日剂量大于300mg的青少年和女性患者可发生肝损害。丹曲林钠不宜与替扎尼定等肝毒性药物联用。若用最大剂量治疗4～6周后无效，则应停药。

4）替扎尼定　是安他唑啉的衍生物，中枢性α_2肾上腺素能受体激动剂，其抗痉挛的作用可能是抑制H反射的结果。可以促进甘氨酸的抑制作用，减少兴奋性氨基酸和P物质的释放。长期用药效果较佳，能改善痉挛和阵挛。与巴氯芬合用有协同作用。

5）乙哌立松　商品名为妙纳，属于中枢性肌松弛剂，主要对α、γ系有抑制作用，并抑制脑干、脊髓等中枢内多突触反射及单突触反射，对中枢性肌痉挛早期用药效果较好。通常起始量为成人一次25mg，每日3次，饭后口服。3日后达常规用量一次50mg，每日3

次，每日最大剂量不超过 400mg。

6）其他药物　吗啡、哌替啶等可激动阿片受体，阻止伤害性刺激的传入，在镇痛的同时也可以减轻肌肉的痉挛。复方氯挫沙宗、吩噻嗪类等中枢神经抑制剂，也能降低过高的肌张力。

（3）局部用药　严重的痉挛患者，应用以上疗法效果欠佳者，可用神经化学阻断疗法，在痉挛肢体的末梢神经干或痉挛肌的运动点，经皮注入酚剂等阻滞传导。

1）肌内注射　目前国内外最常用的是肉毒毒素，主要作用于神经－肌肉接头处以抑制神经递质的释放，松弛痉挛的骨骼肌。临床治疗剂量一般按照千克体重、靶肌肉的体积、痉挛严重程度计算。通常最大注射量为每个注射位点 50U，每次不超过 500U。一般 3 个月内不能重复注射，以预防抗体的产生而造成耐药性。一般在注射后 3～10 日产生药效，药效可维持 3～4 个月或更长时间。在注射肉毒毒素后，还应该配合相应的康复训练，以促进肉毒毒素的吸收和内化，促进患者运动功能的恢复。作为局部痉挛的首选用药，肉毒毒素使用应遵循如下原则：①在使用前，使用者应当确保注射后可进行恰当的康复治疗；②使用与否取决于患者的痉挛模式，运动时的痉挛程度，明确治疗目标和达到治疗所需的能力；③在治疗之前，患者和家属或照顾者应给予有关正确的信息，应当同意治疗计划；④肉毒毒素肌内注射应当由临床医生执行，医生应有诊断和处理痉挛的经验，具有功能解剖学方面的知识，懂得如何控制剂量；⑤注射之后要达到最理想的临床效果，还应结合锻炼程序、肌肉牵拉或夹板应用；⑥临床治疗小组应规范的评估治疗效果，在肉毒毒素治疗前后都应该进行一系列的评测，帮助患者和照顾者达到他们的目标。

2）鞘内注射　对常规口服药物反应不良或不能耐受的患者，或其他的物理疗法如电刺激等不起作用的难治性痉挛，以及严重痉挛伴剧烈疼痛的患者可以考虑鞘内注射。常用巴氯芬，所需剂量仅为口服用药的 1%，最初持续释放剂量为 25μg/d，剂量可逐渐增加至抗痉挛的最佳效果，一般维持剂量在 100～400μg/d 范围之内。主要副作用是药物过量导致的呼吸抑制。

3）神经阻滞　应用乙醇、苯酚或局麻药进行神经阻滞，以溶解破坏神经轴索，降低或阻滞神经冲动传递，从而减轻痉挛。注射部位可以是神经干或肌肉注射点，所产生的影响持续时间较长，一般可持续数周或数月，适用于门诊患者，并可重复使用。常用的注射方法包括胫神经封闭、闭孔神经封闭、坐骨神经封闭、股神经封闭、肌皮神经封闭等。

5. 手术治疗　当痉挛的严重状态不能用以上各种治疗缓解时，可选用手术治疗。痉挛的外科处理主要针对四个不同水平的解剖位置：大脑、脊髓、周围神经和肌肉。针对大脑为治疗目标的神经外科主要是在苍白球、腹丘脑核或小脑部位采用手段，目前对痉挛的治疗成效甚微。常用的手术治疗有跟腱延长术、肌腱切断术、周围神经切断术、功能性选择性脊神经后根切断术（FSPR）和脊髓切断术等。脊神经后根切断术属于显微手术，目前得到广泛应用，此法被认为是一种有效地作用于中枢神经系统的治疗方法。该手术通过暴露 L2～S2 的神经后根并采用电刺激仪检测，对显示为异常刺激反应的后根神经束予以切断，其作用机制是切断Ⅰa 纤维，阻断 a 环路。该方法不会影响运动功能，对感觉的影响也较小，主要适用于严重影响生活、护理及其他康复训练的单纯肌痉挛。该手术的禁忌证主要是肌力太弱和固定的挛缩畸形。新近采用的微创经皮射频神经根切断术可以取代脊神经后根切断术，且创伤小。周围神经切断术也被试用于痉挛的治疗，但治疗效果并不理想，且副作用严重。跟腱延长术主要用于因小腿三头肌痉挛而引起的足下垂。

知识链接

小儿脑性瘫痪痉挛治疗推荐

1. 牵张（伸展）训练可作为预防因痉挛引起继发的肌肉、肌腱甚至骨关节畸形的一种方法（推荐强度A级）。

2. 神经–肌肉电刺激可作为增强痉挛肌的拮抗肌肌肉力量的一种选择（推荐强度B级）。

3. 局部肌内注射A型肉毒毒素是缓解局部肌肉痉挛的一种选择（推荐强度A级）。

4. 地西泮是缓解普遍肌张力增高的方法之一（推荐强度A级），替扎尼定、丹曲林钠可考虑使用（推荐强度B级），也可应用口服巴氯芬或鞘内注射巴氯芬（推荐强度C级）。

5. 合理的手术治疗可作为缓解痉挛、矫正畸形、改善功能和生活质量的一种选择（推荐强度A级）。

《中国脑性瘫痪康复指南（2015）》

6. 心理治疗　由专业的心理治疗师进行心理安慰、支持和疏导。治疗过程中，治疗师应多与患者沟通，鼓励患者增强战胜疾病的自信心，主动配合康复治疗。患者家属应给予患者精神上、生活上无微不至的关心，使其保持有规律的生活和健康的心态，提高生活质量。

7. 中医传统康复治疗

（1）中药口服　①邪滞经络者用羌活胜湿汤加减：葛根、木瓜、全蝎、桂枝、蜈蚣等；②痰火阻络者：半夏、胆南星、石菖蒲、茯苓、牡丹片、玄参、竹茹、橘皮等；③肝风内动者用四物汤合芍药甘草汤加减：当归、川芎、熟地黄、全蝎、地龙、蜈蚣、天麻、钩藤等；④气血两虚者用八珍汤合芍药甘草汤加减：人参、茯苓、白术、甘草、芍药、熟地黄、当归、川芎等。⑤督脉损伤者用右归丸加木瓜、甘草、白芍等。

（2）针刺疗法　主穴：阳陵泉、足三里（双侧）。辨证取穴：气虚血瘀者，加气海、三阴交、脾俞、膈俞等穴；阴虚阳亢者，加太冲、太溪、风池、肝俞等穴；风痰阻络者，加风池、丰隆、阴陵泉、脾俞等穴；气滞血瘀者，加血海、膈俞、合谷等穴。上肢可加肩髃、外关、曲池等穴；下肢可加环跳、阳陵泉等穴。适用于偏瘫所致痉挛的治疗。

（3）艾灸疗法　艾灸具有散寒解痉的作用，在一定程度上可缓解痉挛。以患侧穴位为主，取穴为足三里、曲池、悬钟。肘关节：能屈不能伸者，可灸手三里、上肢井穴等；能伸不能屈者，可灸内关、曲泽、上肢井穴等。下肢：能伸不能屈者，可灸阴陵泉、太溪、下肢井穴等；能屈不能伸者，可灸阳陵泉、昆仑、下肢井穴等。

（4）推拿疗法　推拿手法是传统康复疗法的一种，具有促进血液循环、松解软组织粘连的作用，同时还可以调节神经功能，因此，在一定程度上可以缓解痉挛。常用的手法包括：滚法、拿法、捏法、推法、揉法、拍法等方法。

（四）健康教育

为了使痉挛的康复计划得以顺利实施，健康教育可以帮助患者提高参与积极性，使患者清楚痉挛的可防性和可控性，减轻患者的精神压力和思想负担。教会患者日常生活中常需掌握的防护知识，如需要合理的卧位、坐位姿势，能够起到良好的自我控制痉挛的作用；指导患者学会自我观察易受挤压部位的皮肤，防止出现压疮。学会自我护理，如对有尿潴留、习惯性大便秘结者，能够自我导尿和物理手段排解大便，及时做好个人皮肤卫生清理以减少诱因的存在。主动积极地配合康复治疗。具体的健康教育内容要根据患者的个体情况进行制定，包括姿势指导、心理疏导、生活护理、功能训练指导等。

扫码“学一学”

第四节　挛缩的康复

案例讨论

【案例】

患者，男，30岁，因摔伤致左肱骨干粉碎性骨折而行手术内固定治疗，目前术后一个半月，左肩、肘关节活动受限。

查体：视诊：肩、肘关节挛缩畸形，左侧肩、肘关节疼痛，活动受限，活动时疼痛加剧，VAS评分6分。各关节被动ROM测量：肩关节：前屈0°～90°，后伸0°～20°，外展0°～70°，内旋0°～45°，外旋0°～25°；肘关节：主动屈曲40°～90°，被动屈曲40°～100°，伸展受限；前臂：旋前0°～45°，旋后0°～45°。左上肢肩关节前屈、后伸、外展、内收肌力均为4级；肘关节屈、伸肌力均为3级；前臂旋前、旋后肌力均为3级。

【讨论】

1. 引起该患者关节挛缩的原因是什么？
2. 该患者存在的主要功能障碍包括哪些方面？
3. 请为该患者制订有效的康复治疗方案。

挛缩是长期制动患者常见的并发症，挛缩使关节功能明显受限，常继发压疮、畸形等不良后果，一旦发生，很难完全好转，会给患者带来很大的痛苦。因此，挛缩重在预防及早期干预。康复治疗通过对原发疾病的干预，开展早期预防、适度的康复功能训练，减少挛缩发生。对于发生挛缩的患者，应帮助挛缩患者提高生活质量及其功能。

一、概述

（一）定义

挛缩是由外伤、手术或疾病等各种原因长期制动所导致的关节、关节周围软组织、肌肉、韧带和关节囊等失去原有弹性，表现出肌肉、肌腱长度缩短，引起关节主、被动活动受限的病理状态。挛缩的后遗症常表现为关节活动功能降低或消失，不仅影响疾病的康复，还可造成患者日常生活活动能力受损，降低患者生活质量。

考点提示　挛缩的定义。

（二）病因、发病机制

1. 病因　关节挛缩的形成不仅与肢体瘫痪及限制活动有关，也与痉挛及重力的影响使四肢处于不适当的强制肢位有关。

（1）关节病损　常见疾病有骨折、关节病变及损伤、滑膜及腱鞘疾病、骨性关节病等。

骨、关节、软组织创伤或手术后，早期为减轻损伤局部出血、水肿、疼痛及炎症反应，减少进一步损伤或再发损伤，常以石膏或夹板固定病变部位，关节被迫长期维持于一个位置。特别是不适当的外固定或超时间的外固定，导致关节周围的软组织因受不到牵拉而自动缩短、失去弹性，疏松结缔组织出现增生性变化，胶原成分增多，密度增大而变成较密结缔组织，逐渐丧失活动性造成挛缩。

（2）肌肉痉挛　因各种原因所致的中枢神经系统瘫痪，常见疾病有脑卒中、脑外伤、脊髓损伤、脑瘫等，使原始反射释放引起肌肉痉挛，破坏了原动肌和拮抗肌之间的动态平衡，可造成静态下肌纤维长度缩短，使关节长期维持于痉挛特有的体位，产生制动的效果，还可使关节软骨承受的压力加大，更易造成关节源性挛缩。痉挛是挛缩的原发因素，挛缩是痉挛最严重的后果之一，形成恶性循环。

（3）深度烧伤　常见疾病为烧伤。烧伤的创面必须通过肉芽组织的形成来修复，其中肉芽组织内存在有丰富的成纤维细胞和细胞外基质成分，其中胶原纤维增生，排序紊乱，产生大量瘢痕，导致皮肤挛缩，延展性下降；瘢痕挛缩的力量呈渐增性，又可使关节结构破坏，引起更多的纤维组织的损伤与修复，使瘢痕黏连广泛、致密，加重关节挛缩。

（4）肌肉无力　周围神经病损等可使肌肉失去神经支配导致迟缓性瘫痪，产生肌肉萎缩，肌肉横断面积减少，肌纤维挛缩；肌肉的创伤、感染、退行性变等可引起肌肉结构和肌筋膜结构的改变，使肌膜弹性下降、硬化，整块肌肉的延展性丧失，导致内在性肌肉挛缩。

（5）长期卧床　长期患病和伤残导致患者卧床不起，因肌肉长期的收缩活动减少，或长时间维持某种体位，很容易造成肌肉的废用性萎缩，关节软骨退行性变或萎缩，关节周围软组织废用性缩短等，均可使关节活动受到限制、僵硬、导致失用性挛缩。

2. 发病机制　限制关节活动导致肌纤维间结缔组织、胶原纤维增生；关节囊纤维化，疏松结缔组织变为致密结缔组织，使关节周围软组织短缩短，活动范围减少；关节变得僵硬，甚至强直畸形，严重者关节可能完全不能活动。

（三）分类

1. 关节源性挛缩　挛缩直接由关节构成体（如软骨、滑膜和关节囊等）本身的病变引起，如关节创伤、制动、炎症、感染或退行性变等。上肢挛缩以肘、腕关节和手指畸形多见，下肢挛缩以膝、踝关节多见。

2. 肌肉性挛缩　由肌肉本身的疾病或外在的疾病引起肌肉结构的改变，导致内在性肌肉挛缩。主要有炎症（如肌炎、多肌炎等），退行性变（肌肉营养不良等），缺血性疾病（如糖尿病、周围血管病等），痉挛状态（如脑卒中、脊髓损伤等），迟缓性瘫痪（如肌肉不均衡等），机械性（如错误的坐、卧体位等）。

3. 软组织源性挛缩　软组织源性挛缩由关节周围软组织、肌腱、韧带、皮肤及皮下组织疾病引起。如跨越关节的烧伤后瘢痕形成和瘢痕挛缩、腱鞘及滑膜炎、韧带的撕裂伤等。

（四）主要功能障碍

1. 运动功能障碍　人体正常活动能力的维持与关节、肌肉、韧带的灵活性与柔韧性密切相关，其很好地维持了关节和软组织的运动功能，挛缩导致这些组织结构发生了病理性改变，造成运动功能障碍。共包含以下几个方面。

（1）关节活动度障碍　挛缩使肢体或关节固定于某种姿势状态下，关节囊的柔韧度和弹性减低或消失，关节不能完成正常的生理运动和多个方向的活动，主动和被动运动范围均达不到正常值，终末端抵抗感明显，甚至不能活动。

（2）肌力减退　挛缩使患侧关节活动范围受限显著，导致关节附近肌群长期处于收缩不充分的状态，肌萎缩明显，肌容积减少，肢体周径变小，关节稳定性下降，不能完成抗重力和（或）抗阻力运动。

（3）痉挛　挛缩使痉挛的程度加重，使关节长期受限于痉挛导致的特有的体位，只能以少数的姿势与固定的运动模式进行活动，限制了关节的自然活动。

（4）加重瘫痪肢体功能障碍　神经瘫痪后所导致的肌无力和肌痉挛状态，均可使肢体随意运动控制能力降低，关节缺乏运动，引起挛缩形成；挛缩又使肢体运动更加不灵活，不能完成功能性动作，平衡和协调能力障碍，导致步态异常、不稳和运动协调性降低，从而加重瘫痪痪肢体的功能障碍。

考点提示　挛缩的分类、主要功能障碍。

2. 日常生活活动能力影响　挛缩可严重的影响日常生活活动能力，涉及上肢会影响到患者的个人卫生、穿衣、进食、写字、烹饪等日常生活及工作；涉及下肢会影响患者的行走、上下楼梯、如厕、乘坐交通工具等日常生活中的动作和功能活动。

3. 疼痛　原发病及挛缩均可致肢体疼痛，疼痛可为持续性，也可为活动时加重，使患者更不愿活动患肢而影响其功能的恢复。

4. 心理障碍　挛缩所导致的上述功能障碍，原发病、长期的肌肉肌腱及关节的局部病理性改变所致的疼痛，烧伤瘢痕、关节功能障碍等对个人形象的影响，均会加重患者的心理负担，治疗进展缓慢的患者甚至会放弃康复治疗。因此，在治疗期间需注意给予患者心理疏导，使患者增强战胜疾病的信心，主动配合治疗，提高生活质量。

二、康复评定

详细了解患者的基础身体状况，关节挛缩的致病原因、发生、发展的过程，以及治疗的情况，注意是否曾有过粗暴的牵拉关节史等。仔细检查关节周围挛缩瘢痕的情况及特点，应注意关节周围温度、湿度、肌肉弹性等。对烧伤后的肥厚性瘢痕应注意其质地、弹性、色泽、感觉、厚度等。严重的关节挛缩和皮肤瘢痕常会导致关节脱位和畸形，应结合X线片，了解关节及挛缩周围组织的异常改变。除此之外，还要进行运动功能、日常生活活动能力、疼痛和精神心理评定。

（一）运动功能评定

1. 关节活动度评定　关节活动范围检查是评定挛缩最常用的方法。对烧伤所致关节挛缩的评定，如受累部位仅局限于单一关节，应对其关节活动度进行评定；如受累部位较多，还应该进行上肢或下肢整体功能的评定。

2. 肌力评定　常采用徒手肌力测定法，按0～5级肌力记录检查结果，并与健侧对比，肌力达到3级以上时，也可用器械测定法。

3. 肢体围度测量　关节挛缩发生后，由于肌肉萎缩等的发生，关节周围肢体周径也会减小，可对关节周围肢体周径进行测量。为了了解肌肉萎缩程度，常选择肌腹位置进行测量，测量需双侧对比进行。临床上常用的肢体围度测量部位有：上臂，肩峰下10cm；前臂，尺骨鹰嘴下10cm；大腿，髌骨上缘上10cm；小腿，髌骨下缘下10cm。

4. 步态评定　对于下肢关节如膝关节、踝关节等，发生关节挛缩后常可引起步态的改变，因而需对患者进行步态评定。

5. 痉挛评定 常采用改良 Ashworth 痉挛量表进行评定。

知识拓展

挛缩与痉挛的区别

1. 概念 ①痉挛：是一种由牵张反射高兴奋性所致的，以速度依赖的紧张性牵张反射、伴腱反射亢进为特征的运动障碍，是肌张力增高的一种形式。②挛缩：是外伤或疾病等各种原因需长期制动所导致的关节周围的软组织、肌肉、韧带和关节囊等失去原有弹性，引起关节的主动和被动活动范围受限。

2. 治疗 ①痉挛经过被动手法治疗可缓解，痉挛肌肉收缩时肌电图可检测到肌电信号并进行康复训练治疗。②被动手法治疗挛缩效果差，挛缩肌肉收缩时肌电图不能检测到肌电信号，此种情况只能接受外科矫形。

3. 鉴别 关节活动度评定中如发现关节活动范围减小且终末端阻力大，应注意鉴别是挛缩还是痉挛，或是二者兼而有之。可应用神经干阻滞法进行鉴别：如鉴别小腿三头肌是痉挛还是挛缩时，可用 2%利多卡因 15～20ml，行胫后神经阻滞，0.5～1.5 小时后测量踝背屈的关节活动范围，如关节活动范围改善则为痉挛，反之则为挛缩。

（二）日常生活活动能力评定

日常生活活动能力（ADL）评定包括躯体的日常生活活动能力（PADL）和工具性日常生活活动能力（IADL），PADL 评定常选用改良 Barthel 指数量表，称为 MBI（modified Barthel index），不仅可以评定功能，还可以判断预后。IADL 常采用修订后的功能活动问卷（FAQ），需要全面评定 PADL 和 IADL 时，常采用功能独立性评定（FIM）量表。

（三）疼痛评定

疼痛评定常采用视觉模拟评分法（visual analogue scale，VAS）评分。

（四）精神心理评定

精神心理评定常采用简易智能精神状态检查量表（MMSE）评定认知功能，采用汉密尔顿焦虑量表（HAMA）和汉密尔顿抑郁量表（HRSD）评定患者的心理状态。

三、康复治疗

关节挛缩形成后，根据患者病情轻重，可行相应的康复治疗或者手术治疗促进患者关节功能的恢复。关节挛缩康复治疗的基本目的是恢复关节的正常活动范围、关节周围肌肉的肌力，以及减轻疼痛、挛缩，改善运动功能障碍及日常生活活动能力障碍，提高患者生存质量。目前治疗方法主要是非手术康复治疗及手术松解治疗。

（一）关节挛缩的预防

挛缩大都是因关节活动受限或肢体长期固定于一种体位等造成的，挛缩一旦形成，治疗效果不理想，且病程长，造成的功能障碍多，患者需要承受很大的痛苦。故而，预防关节挛缩出现更重要，是保证运动功能的重要措施。早期注意减少导致挛缩形成的病因，即可预防或减少挛缩的出现。预防挛缩的方法也是治疗的方法，常持续整个康复过程。

1. 体位摆放 体位摆放是防止不正确体位导致肌肉、韧带等长期处于短缩状态，失去伸缩性和弹性所采取的预防措施。在早期卧床阶段，为了预防挛缩形成，或者减轻挛缩的后果，需保持关节于正确的体位，使肌肉萎缩和关节囊的挛缩粘连处于最低限度，可以借助枕头、毛毯等软性织物保持关节的位置。对于有明显挛缩倾向的患者可用石膏或矫形器。保持良好体位必须与体位变换相结合进行。根据导致挛缩形成的疾病性质不同，正确的体位摆放可分为功能位和良肢位两种（表 2－15）。

表 2－15　功能位和良肢位的区别

关节	功能位	良肢位
肩关节	外展 45°、屈曲 20°、内旋 25°位	仰卧保持前伸位，侧卧保持屈曲 90°位
肘关节	屈曲 100°位	伸展位
腕关节	背伸 10°～30°位	背伸 10°～30°位
手指	对掌位	伸展位
髋关节	屈曲 20°、外展 10°、外旋 10°位	仰卧保持伸展位，侧卧保持屈曲位
膝关节	屈曲 20°位	屈曲 10°位
踝关节	跖屈 10°位	背屈位

（1）功能位　功能位是从功能需要的角度出发而设计的，可长期保持的永久性体位，即使出现了关节的挛缩或强直也可以发挥肢体的最佳功能状态。功能位多用于骨关节系统病变或外伤、手术后；周围神经系统病变或损伤后；烧伤和长期卧床患者。上肢各关节的功能位以便于完成个人卫生、进食等日常自理活动为目标，下肢各关节的功能位以便于行走为目标。

（2）良肢位　良肢位是为了防止或对抗中枢神经系统损伤后痉挛模式的出现，早期诱发随意运动而设计的一种临时性、治疗性体位，患者运动功能达到分离运动阶段后即可不必再进行良肢位摆放。多用于中枢神经系统损伤的患者，如脑梗死、脑出血、脑外伤等脑部病变的患者。

2. 关节活动度维持训练　防止关节发生活动受限所采取的预防措施，其目的是确保肌肉和构成关节的软组织的柔韧性，维持关节的正常活动范围，防止因关节长期制动而导致挛缩形成。根据关节的解剖特点和生理运动范围，进行各个轴位，全关节范围的活动。每天必须把所有受累肢体未制动的关节都活动一遍，每一关节重复活动 10 次，要耐心而轻柔地进行，且控制在无痛范围内。注意保持重要关节的活动范围：如肩关节屈/伸、水平外展/外旋；肘关节屈/伸；腕关节掌屈/背伸；手指的屈曲及拇指的外展；髋关节屈/伸；膝关节屈/伸和踝关节与足趾关节的屈/伸等。

考点提示　挛缩的预防方法。

（二）挛缩的治疗

出现挛缩的患者在疾病早期都因为各种原因被迫制动，制动造成挛缩，挛缩又导致患者活动水平下降，形成恶性循环。患者可通过被动运动、关节松动和被动牵伸技术、关节牵引术，使关节周围软组织和关节囊松弛，恢复弹性，能使轻、中度的瘢痕组织变得柔软、有弹性，长度得到延伸。

1. 运动疗法　运动疗法以增加关节运动范围为目的，关节可以做被动运动、主动助力运动、主动运动、抗阻力运动，同时增强肌力、耐力和功能性运动。可通过关节松动和软组织牵伸技术、关节牵引术，使关节周围组织及关节囊松弛，恢复弹性，能使中、轻度的瘢痕组织柔软，弹性和长度得到改变。可以根据患者的具体情况选择其中的一项或多项治疗方法。严重的关节外瘢痕必要时可经手术松解和整形延长术，改善局部条件，术后再进行关节的功能训练。

（1）被动运动　被动运动是矫治关节挛缩的最基本、最简单的手段。主要是利用软组织的可塑性，使其产生弹性和塑性延长，防止纤维挛缩和松解粘连，既具有预防作用，也具有治疗作用。

1）徒手被动活动训练　患者自身或在治疗师帮助下完成关节运动，以维持和增大关节活动范围的训练方法。患者取舒适、放松体位，肢体充分放松；治疗师一手固定肢体近端，一手托住肢体远端，避免代偿运动；动作缓慢、柔和、平稳、有节律，避免冲击性运动和暴力；操作在无痛范围内进行，活动范围逐渐增加，以免损伤；可出现酸痛或轻微的疼痛，但可耐受，不应引起肌肉明显的反射性痉挛或训练后持续疼痛；从单关节开始，逐渐过渡到多关节；不仅有单方向，而且应有多方向的被动活动；患者感觉功能不正常时，应在有经验的治疗师指导下完成被动运动；每一动作重复 10～30 次，2～3 次/天。

2）持续被动运动（continuous passive motion，CPM）　应用 CPM 治疗仪进行持续被动运动，此方法能改善局部血液、淋巴循环，促进关节软骨再生和修复，促进韧带、肌腱的修复，防治制动导致的关节挛缩。使用时注意速度由慢到快；关节活动角度可根据患者的耐受程度逐渐增加，直至最大关节活动范围；使用时间可每日持续 5～16 小时，也可每次连续 1 小时，3 次/日，连续 2～4 周。

（2）关节松动　关节松动技术是治疗师在患者关节活动允许范围内完成的一种手法操作技术，目的是治疗关节活动受限、僵硬、挛缩等，是由患者被动完成的恢复关节生理运动（屈伸、内收/外展、内旋、外旋）和附属运动（滑动、滚动、分离等）的活动。关节松动术共分Ⅳ级手法，每次治疗时一种手法可以重复 3～4 次，治疗的总时间在 15～20 分钟，每天 1 次。操作时手法运用的方向主要是根据关节的解剖结构和治疗目的而定，治疗师一手固定关节的一端，另一手在尽量接近关节间隙的位置松动另一端，先将近、远端关节面进行分离，然后在关节活动允许的范围内，大范围、节律性地来回推动关节，每次均接触到关节活动的终末端，并能感觉到关节周围软组织的紧张为Ⅲ级手法，适用于治疗关节僵硬患者；在关节活动的终末端，小范围、节律性地来回推动关节，每次均接触到关节活动的终末端，为Ⅳ级手法，适用于治疗关节周围组织粘连、挛缩患者。治疗时，手法应超过关节僵硬点，且要不断询问患者的感觉，根据患者的反馈来调整手法强度。关节松动前可用热疗增加结缔组织弹性，松动后用冷疗减少水肿和出血。应用此法时应注意防止发生骨折，一般多与牵伸相结合以提高疗效。

（3）牵伸　牵伸是通过外在力量拉长挛缩组织，以增加挛缩组织长度和关节活动范围的方法，目的是使组织纤维在牵伸力的作用下发生弹性延长和塑性延长。由治疗师控制牵伸方向、时间和速度，其基本原则有两点：一是每次牵伸要达到关节当时所能达到的最大活动范围，二是用力程度以患者疼痛能耐受为限。一般每次牵伸持续 10～30 秒，重复 10～20 次。因挛缩的组织弹性较小而脆性较大，故开始牵伸时速度要慢，力度要小，再逐渐增加运动量，切不可用力过大、过猛，以免造成新的损伤。牵伸力量的方向与挛缩的方向相反，在可动范围内缓慢移动肢体至关节活动受限处，并固定近端关节，活动远端关节以牵伸挛缩组织；对于有肌肉跨越两个关节的挛缩，应当同时牵伸两个联带关节（如腓肠肌跨越膝和踝关节，如果腓肠肌出现挛缩，牵伸膝关节会使踝关节更难背屈，所以最好同时牵伸膝和足跟部，使该肌全部受到牵伸，伸展性改善）。牵伸的强度视病情而定，挛缩较轻的关节每次运动只需在可动范围内反复牵伸 10 次，但每次牵伸均需在极限位置（屈或伸，外展或内收）处停留 8～10 秒，以牵拉肌腱，使缩短的肌腱出现弹性延长；挛缩较重时适当增加牵伸时间和次数，每次被动牵伸需连续进行 20～30 分钟，且必须使关节活动范围尽可能达到最大，但是以不引起严重疼痛为限。对于严重的挛缩，被动牵伸前应配合蜡疗、红外线等，使组织加温到 40～43℃，以改善结缔组织的黏弹性增加牵伸的效果。被动牵伸前进行关节松动可以增加关节活动度，避免软组织的压迫或撕裂。

（4）牵引　利用牵引的重力作用，使挛缩和粘连的纤维产生更多的塑性延长，改善关节功能状态的方法。常采用滑轮、绳索、墙壁拉力器等器械，在挛缩肢体远端按需要方向施加适当重量进行牵引。一般中度挛缩可以每日牵引 2 次，每次 20～30 分钟，严重时可以增加。牵引前在关节囊或肌肉肌腱结合部位加热。

（5）主动运动　主动运动可改善血液循环，强化肌肉力量，促进神经支配恢复，预防挛缩形成或改善挛缩造成的功能障碍。

1）肌力训练　从疾病急性期开始，在保证需制动关节稳定的情况下，未制动的关节即要进行主动运动，制动关节进行肌肉等长收缩训练；制动解除后，病变关节应立即开始进行关节活动训练和肌力增强训练，关节活动在每个活动平面上都要进行，每天 2～3 次，每次每个轴位活动 10～20 次。已出现挛缩的关节可先进行被动运动，再进行肌力增强训练，根据肌力情况选用主动助力运动、主动运动和抗阻运动训练，以增加关节活动范围和肌肉收缩力量。还可进行关节体操训练和日常生活活动训练，以提高肢体功能，增加耐力，提高生活自理能力，活动的时间视病情而定。

2）步态训练　因关节僵硬和挛缩，肌力减退、肢体瘫痪等原因，常可出现步态的改变和行走障碍，要将增加关节活动度，增强肌力训练和步态训练结合起来。可应用拐杖、助行架等辅助装置，增加患者站立行走的时间，纠正错误步态。

2. 物理因子治疗　物理因子治疗常与运动治疗同时进行促进关节功能的恢复。在治疗前、后均可采用蜡疗、光疗、红外线、超声波、超短波、微波治疗等手段。物理因子治疗具有镇痛，缓解肌痉挛，软化瘢痕，松解粘连，改善胶原纤维韧性，增加挛缩组织的延展性，减少运动阻力的作用。主动或被动运动之前进行热疗，关节松动和被动牵伸后用冷疗。

3. 矫形器的应用　矫形器是目前康复中的一个重要辅具，矫形器之所以能用于纠正畸形和提高关节活动度，是由于它提供一个温和持久的牵伸力长时间作用于肌腱、韧带和关节囊等部位或瘢痕组织，影响其胶原重塑和组织生长，提高组织延展性。通过装配合适的支具或夹板，在关节功能训练后，用支具或夹板将关节固定在一个比较适当的抗挛缩位置，治疗性张力作用于短缩的关节周围结缔组织和肌肉，经过一段时间，张力引导这些组织重新塑形，其长度增加，防止挛缩进展，保持关节治疗的效果。如果以保持肢体功能为目标，最好在制动早期即开始将矫形器作为预防手段应用，而不应在发生了关节挛缩后才采用。治疗关节挛缩的矫形器有静力型、静态进展型和动力型三大类型。

（1）静态矫形器　如颈部矫形器，可以预防颈部植皮后的瘢痕挛缩；膝踝足矫形器可以防止膝踝关节损伤、中枢神经系统病损或烧伤后造成的小腿三头肌的挛缩。

（2）动态矫形器　此类矫形器多由金属或塑料固定部分肢体，附加橡胶带或弹簧牵引，其优点既有按照需要定向持续加力的作用，又有在牵伸的同时进行主动运动的作用。

（3）低温热塑板材矫形器 特别适用于手臂等小关节挛缩。作用原理是当被动运动达到运动极限时用热塑矫形器维持活动范围，等待2～3天后挛缩组织已蠕变时再进行第二次被动活动，增加关节活动范围，然后重塑矫形器，如此反复进行。

4. 压力治疗 压力治疗又称加压疗法，是指通过对人体体表施加适当的压力，以预防或抑制皮肤瘢痕增生，防治肢体肿胀的治疗方法。早期的瘢痕组织可以采用弹性的压力绷带、压力性装置（间歇式梯度压力治疗仪）对瘢痕进行压力治疗，可以有效地减少瘢痕生长，使其变软，增强弹性。

5. 作业治疗 作业治疗可以帮助患者增强自主生活的能力，辅助以行走步行器、轮椅等进行室外活动，一方面可以促进患者关节功能的恢复，另一方面有利于患者与人群的交流沟通，增强生活的自信心。

6. 中医治疗 临床上用于关节挛缩治疗的药物中，除了常规的非甾体类抗炎药对症止痛处理及伴有肌痉挛的关节挛缩可应用抗痉挛药物进行治疗外，还可采用多种中药熏蒸处理。中药熏蒸治疗可以有效减少瘢痕形成，促进局部血液循环，减少瘢痕对关节的限制性和关节囊的挛缩，能够改善关节的运动范围。同时，中药有消炎、止痛等治疗效果，可以有效预防和治疗关节挛缩，中药气流中微小的固体颗粒也可对患处起到刺激、摩擦、按摩等作用，可有效软化、松解瘢痕组织。

7. 手术松解及术后康复 如果关节挛缩已经发生，限制了关节的功能，则需要行松解手术。临床上，可依据患者的身体基础状况及挛缩的具体情况采取不同的手术方式。随着科学技术的发展，医疗技术的提高，医疗材料及工具的现代化，治疗关节挛缩的手术方式也在不断发展进步。如皮肤瘢痕可行瘢痕切除术和瘢痕Z字延长术、皮瓣转移修复术、关节周围组织切断、延长修复术等，以达到改善关节运动范围的目的。临床上用的手术方式还有股四头肌成形术、关节镜下射频消融松解术等。同时，对于一些关节受到严重创伤或创伤后晚期不可逆严重关节挛缩，治疗仍比较困难，有学者曾采用关节置换进行治疗。归纳起来，对于关节挛缩患者进行手术治疗，需要综合考虑发病原因、患者的病情严重程度及患者手术耐受情况等，选择最为合适的手术方案，并且应尽量早期治疗，避免事倍功半。手术后的康复非常重要，一般在2～3天后即行康复治疗，以主动运动为主，辅助被动功能训练，并且逐日加强训练时间和运动强度，防止挛缩和粘连的发生。辅助CPM机治疗，也能较好地防止挛缩和改善关节的活动度。通过CPM机带动关节缓慢持续屈伸运动，可防止关节内外粘连，同时通过持续运动，可加速关节液的更新代谢，并将关节液均匀涂布于关节面上，进而增加关节软骨的营养和代谢，同时可加快关节内外组织血液循环，促进消肿和纤维素的吸收，松解关节粘连，有利于关节活动度的恢复。

8. 心理治疗 患者因长期卧床，不适当的姿势摆放，关节的局部病理性改变及烧伤的瘢痕挛缩等因素造成的关节功能障得，可产生较严重的心理疾患，对功能的恢复信心不足，加之关节功能恢复训练时间较长，可能加重患者的心理负担。此时的心理治疗尤为重要，能使其增强战胜疾病的自信心，主动配合康复治疗，达到事半功倍的效果。心理治疗要有医务人员和患者家属共同参与，心理治疗人员应注意建立良好的医患关系，使患者身心放松，解除其内心痛苦，纠正或重建某种行为等。

根据挛缩的发病机制可知，挛缩是可以早期预防的，因此，应告知患者及其家属预防挛缩的重要性，在日常生活中多加注意。对于关节、肌肉、良肢位摆放及关节活动度维持训练，可有效预防关节挛缩的发生。对关节挛缩患者进行健康教育，可以帮助患者减轻焦虑情绪，增强患者治疗的积极性，从而达到更好的治疗效果。让患者对关节挛缩发生的自然过程、病因和发病机制，以及对患者日后正常生活可能造成的影响等方面有一个初步的认识。告知患者日常生活中要注意适当调整生活方式，尽量避免可能使关节挛缩加重的不利因素。让患者了解其关节挛缩发生的具体部位、病情严重程度等，告知患者及其家人最适宜的治疗方法和预期恢复的结果，并说明可能出现的意外，以取得患者及其家人的理解和配合。让患者及其家人明白家庭的支持、乐观的心态在康复过程中所起的积极作用。

扫码“学一学”

第五节　膀胱、肠道功能障碍的康复

案例讨论

【案例】

秦某，男，63 岁，1 年前车祸致 L1～L2 椎体粉碎性骨折，出现双下肢功能障碍、大小便失禁。后行 L1～L2 椎体骨折钢板内固定术，术后双下肢功能无明显改善，小便失禁，便秘。

诊断：脊髓损伤（运动平面 L3，感觉平面 L2，ASIA C 级）。

【讨论】

1. 该患者目前的主要功能障碍有哪些？
2. 该患者需要做哪些膀胱功能评定？
3. 对于该患者肠道功能障碍，可采取哪些康复治疗措施？

膀胱和肠道功能障碍是临床常见的并发症。膀胱功能障碍主要影响正常排尿，造成尿失禁、遗尿、尿潴留和尿路感染等，未及时治疗还会发生尿路结石，膀胱、输尿管反流等问题。肠道功能障碍表现为便秘、大便失禁等肠道并发症。长期二便失禁者并发会阴、骶尾部皮肤炎症或压疮概率大大增加。这些不仅影响患者的生活质量，也严重影响患者的社会参与。

一、膀胱功能障碍

（一）概述

膀胱和尿道的功能主要为低压储尿、控尿和排尿，这些都是反射活动，在中枢神经和周围神经的控制下协调完成。本节主要介绍临床常见的神经源性膀胱。当神经系统病变导致神经源性膀胱功能障碍，即可出现一系列尿失禁、排尿困难、尿潴留、皮肤压疮、泌尿系统感染等并发症，对患者的生活和工作产生严重影响。神经源性膀胱功能障碍是动态进展的，必须对患者的储尿及排尿功能，临床表现及全身情况进行动态评估和分型，并以此为依据选择适宜的膀胱管理方法。早期开始，正确处理，终身护理和随访，最大程度地避免尿路并发症的发生，提高患者的生存质量。

1. 定义　神经病变或损害引起的膀胱或（和）尿道功能障碍，称为神经源性膀胱。由于这类疾病同时伴有尿道功能障碍和膀胱尿道功能协调性异常，因此，有人将其称为神经源性膀胱尿道功能障碍。

2. 常见病因 神经源性膀胱既可由先天性原因，如脊髓发育不良，也可由后天性原因、损伤或疾病引起，常见病因如下。

（1）颅内病变 如脑血管意外、颅内肿块、多发性硬化和帕金森病等，既可影响皮质中枢，也可影响上节段的传导路径。轻症者可引起无抑制性膀胱，重者可导致反射性膀胱。

（2）脊髓损害 当所有至脊髓排尿中枢的传导路径遭到破坏时，引起反射性神经源性膀胱。最常见的脊髓损害是脊髓损伤、脊髓肿瘤、椎间盘疾病和多发性硬化。

（3）马尾损伤 外伤和肿瘤使马尾受累时引起膀胱功能障碍，常为自主性膀胱。

（4）后根和脊髓感觉传导通路损害 该损害常导致低反射或无反射性膀胱，造成大容量膀胱。常见原因为糖尿病、脊髓结核病等。

（5）前角损害 这些损害引起非收缩性膀胱，多为脊髓灰质炎所致。

（6）药物不良反应 各种不同药物对自主神经系统作用不同，可导致膀胱功能障碍。三环类抗抑郁剂、抗组胺药和苯妥英钠等均可引起膀胱排空不全。

3. 分类

（1）传统分类 包括感觉麻痹性膀胱、运动麻痹性膀胱、自主性膀胱、反射性膀胱和无抑制性膀胱。

（2）根据尿流动力学结合膀胱和尿道功能障碍的类型分类 临床上多采用Wein分类法（表2－16）。

表2－16 尿流动力学和功能分类

失禁	A	由膀胱引起 无限制性收缩 容量减少 顺应性低 正常（因认知、运动等原因引起）
	B	由流出道引起 膀胱颈压下降 外括约肌压下降
潴留	A	由膀胱引起 逼尿肌反射消失 容量大/顺应性高 正常（因认知、运动等原因引起）
	B	由流出道引起 高排出压，伴低尿流率 内括约肌协调不良 外括约肌协调不良 括约肌过度活跃（括约肌或假性括约肌协调不良）
潴留和失禁	由膀胱引起，无抑制性收缩合并逼尿肌活动下降	

（二）康复评定

1. 生理功能评定

（1）尿流率测定 主要反映排尿过程中逼尿肌与尿道括约肌相互作用的结果，即下尿路的总体功能情况。主要参数有最大尿流率、尿流时间及尿量等。尿流率受性别、年龄和排尿量等因素的影响。

（2）膀胱压力容积测定 通过测定膀胱内压力与容积间的关系，反映膀胱功能。正常膀胱压力容积测定为：①无残余尿。②膀胱充盈期内压维持在0.49～1.47kPa，顺应性良好。③没有无抑制性收缩。④膀胱充盈过程中，最初出现排尿感觉时的容量为100～200ml。⑤膀胱总容量400～500ml。⑥排尿及终止排尿受意识控制。

（3）尿道压力分布测定　沿尿道连续测定并记录压力，以了解尿道功能，主要参数有最大尿道闭合压、功能性尿道长度。

（4）括约肌肌电图　检测尿道外括约肌功能。正常排尿周期中，膀胱充盈期间，尿道外括约肌呈持续活动，排尿时肌电活动突然终止，排尿完毕，肌电活动重新出现。病理情况可见：①逼尿肌收缩时，括约肌肌电活动同时增强，即逼尿肌－括约肌协同失调。②膀胱充盈过程中，突然出现括约肌肌电活动静止，患者出现不自主漏尿。

（5）尿液动力学和B超或X线同步联合检查　用稀释的碘溶液代替生理盐水充盈膀胱，可在尿流动力学检查时同步获得各项参数及膀胱尿道形态变化。

（6）膀胱容量与残余尿量简易测量法　在社区无法进行尿流动力学检测时，可进行简易膀胱容量与残余尿量测定，以粗略评估膀胱功能。①残余尿测定：患者自行排尿后，立即插入导尿管，所导出的尿液容积即为残余尿量。②膀胱容量测定方法：排空膀胱后，缓慢注入生理盐水（温度为37℃），直到生理盐水不再滴入时，所灌入盐水体积即为膀胱容积。然后开通膀胱与水柱的通路，所得水柱即为膀胱压力。

2. 心理功能评定　对于出现焦虑的患者可使用焦虑自评量表（SAS）或汉密尔顿焦虑量表（HAMA）进行评定，对于出现抑郁的患者可使用抑郁自评量表（SDS）或汉密尔顿抑郁量表（HRSD）等进行评定。

3. 日常生活活动能力评定　可使用Barthel指数量表对患者日常生活活动能力进行评定。

4. 社会参与能力评定　可使用世界卫生组织生活质量100（WHOQOL－100）量表对患者社会参与能力进行评定。

（三）康复治疗

1. 目标

（1）控制或消除尿路感染。

（2）保持或改善上泌尿系统状况，使膀胱在贮尿期保持低压并能适当排空。

（3）具有适当控尿能力。

（4）尽量不使用导尿管或造瘘。

（5）能更好地适应社会生活并尽量满足职业需要。

考点提示　神经源性膀胱的治疗目标。

2. 失禁型障碍的治疗　其原则为促进膀胱贮尿。

（1）抑制膀胱收缩、减少感觉传入及增加膀胱容量　①药物治疗：抗胆碱能制剂可减少膀胱收缩能力，如羟丁酸，10～15mg/d，青光眼、肠梗阻患者，妊娠期女性禁用。②神经阻滞：选择性骶神经根切断。③行为治疗：用于认知障碍患者，制定排尿方案的同时进行必要的排尿训练，即定时排尿，每隔2～5天排尿间隔时间增加5～10分钟，直至合理的间隔时间为止。

（2）增加膀胱出口阻力　①药物治疗：α－肾上腺素能药物和β受体阻断剂可增加尿道压力。如麻黄碱，25～100mg/d；丙米嗪，睡前服用，儿童25mg/d，成人100～200mg/d，高血压、心绞痛、甲亢患者禁用。②手术治疗：发病一年后确定括约肌功能不能恢复者可行人工括约肌置入。③行为疗法：生物反馈，有规律排尿刺激等。④辅具应用：可使用外部集尿器、间歇性或持续性导尿及尿流改道。

3. 潴留型障碍的治疗　原则为促进膀胱排空。

（1）增加膀胱内压与促进膀胱收缩　①行为治疗：目的为保持规律的排尿；减少残余尿量（小于 100ml）；维护膀胱输尿管的瓣膜功能、避免反流；减少泌尿系感染。有 Crede 法手法治疗，用拳头由脐部深按压向耻骨方向滚动，以避免耻骨上加压致尿液反流引起肾盂积水。同时，用 Valsave 屏气法可增加腹压。另外，可通过牵张、叩击耻骨上、会阴区、大腿内侧，挤压阴茎、肛门等，促进或引发反射性收缩，寻找触发点，刺激后诱发排尿等。手法中以坐位、站位排尿较为有利。②药物治疗：胆碱能制剂氧贝胆碱（氨甲酰甲胆碱），40～100mg/d，增加膀胱内压促进排尿。溃疡病、哮喘、甲亢、肠梗阻患者禁用。③支持治疗：可应用间歇或留置导尿管。④电刺激：直接作用于膀胱及骶神经运动支，可采用经皮电刺激或直肠内刺激。

（2）减低膀胱出口阻力　①解除梗阻：如根据不同原因作前列腺切除和尿道狭窄修复或扩张术。②尿道内括约肌经尿道膀胱颈切除和 YV 膀胱颈成型术，药物治疗采用 α 受体阻断剂，如酚苄明，10～40mg/d，小剂量开始，逐渐增量，不良反应为体位性低血压。盐酸特拉唑嗪（高特灵），2mg/d，主要用于降低膀胱出口压力。③尿道外括约肌、尿道扩张，阴神经阻滞和尿道外括约肌切开术均有效。药物治疗可采用巴氯芬，30～100mg/d。

（3）间歇性导尿　清洁间歇性导尿，每 4～6 小时导尿一次，或者根据摄入量制订，每日 2～3 次，膀胱容量最好在 400～500ml。残余尿少于 80ml 时可停止导尿或每日 1 次导尿，以帮助清除残余尿沉渣。可教育患者或其家属在医生示范指导下学习，方法为具备手功能患者肥皂洗手后，坐位下直接用清洁的手接触导管插入尿道，导尿管外部可涂油以润滑。男性患者要注意尿道口朝腹部方向以避免尿道峡部的损伤。导尿管可以浸泡在苯扎溴铵（新洁尔灭）等无黏膜刺激的消毒制剂中。也有研究认为导尿管用生理盐水冲洗即可，并不增加感染发生率。

考点提示　间歇性导尿每 4～6 小时导尿一次，或者根据摄入量制订，每日 2～3 次，膀胱容量最好在 400～500ml。

（4）保留导尿　保留导尿为术后或疾病早期常用的方法，易引起菌尿，待病情稳定后应争取早日去除。若流出道梗阻没有解决则仍需持续导尿。一般脊髓损伤后 4～6 周，膀胱功能不稳定，采用留置导尿，并在拔除导尿管后观察 5～6 小时，以明确膀胱功能变化情况。此后可去除留置导尿管，以减少菌尿及感染发生。保留导尿时要注意导尿管的正常方向和固定方法，导尿管方向应朝向腹部，以防止出现耻骨前弯的压疮和突然的尿道拉伤。增加液体出入量保持足够的尿流，减少尿沉淀。集尿袋注意排空以避免尿液反流膀胱，也不能持续保持集尿袋开放，使膀胱失去充盈机会而造成小膀胱。同时应注意导尿管质地和粗细，每周应更换导尿管。

（5）尿流改道　耻骨上造瘘或回肠代膀胱。

4. 心理治疗　治疗师应以心理安慰和支持疏导的方法为主，多疏导患者，向其介绍排尿障碍康复的成功案例，鼓励患者积极参加康复训练，掌握清洁间歇导尿方法。培养自信心，积极参加社会活动，融入社会生活。对于心理障碍严重者，可对其进行支持性心理治疗、行为疗法、生物反馈疗法等。

5. 中医传统康复疗法

（1）中药治疗　按照辨证论治的原则参考用药，如以排尿无力或遗尿为主者多属膀胱气化失司，肾气不固，可用缩泉丸、无比山药丸，金匮肾气丸；排尿困难多为瘀血壅塞，尿道闭阻，用抵挡汤、大黄牡丹汤、失笑散、猪苓汤；尿潴留多见气不化水，饮湿内停，用五苓散、苓甘五味姜辛汤；尿路感染及结石者属湿浊下注，用萆薢分清饮、排石冲剂等。

（2）针灸按摩　可选曲骨、中极、复溜、三阴交、肾俞、命门、关元、气海等穴位，可针可灸，亦可点按、揉摩。

（3）中药外敷　如用生田螺、葱白、麝香少许（也可用冰片代替）、面粉；或车前草、连须葱白；或甘遂、薏苡仁适量打粉或捣烂敷脐部，每次 30 分钟，一日数次。

6. 神经源性膀胱并发症处理　控制尿路感染。

（1）及时进行导尿，注意无菌操作。

（2）进行膀胱训练，促进自行排尿的恢复。

（3）已发生感染时，应根据尿培养及药敏试验选择有效抗生素。

（4）及时排除膀胱结石等并发症。

（5）反复发作严重感染者，应考虑行耻骨上膀胱造瘘术。

7. 健康教育　应让患者及家属了解详情，做好思想准备，帮助患者树立信心，主动参与康复，掌握清洁间歇性导尿等方法，注意预防尿路感染，提高日常生活活动能力。

二、肠道功能障碍

排便是协调性活动，同排尿一样受意识控制，本节主要介绍临床常见的神经源性肠道功能障碍。当中枢神经系统或周围神经受到损害后可引起肠道功能障碍，主要表现为便秘、大便失禁或大便排空困难。康复的目的是帮助患者建立一个定期排便的模式，解除或减轻患者排便困难的痛苦，预防并发症的发生，从而提高患者的生活质量。

（一）概述

排便是协调性活动，受意识控制，乙状结肠与直肠充盈扩张引起神经冲动传至圆锥部的脊髓骶节段中枢后产生反射活动，传出冲动再从骶节段中枢发出，引起直肠收缩和 EAS 协调性舒张，引起排便反射。排便抑制是靠 IAS、EAS、盆底肌静息张力和反射性收缩维持。肛管内的静息张力由 IAS 张力性收缩维持。咳嗽或腹压增加时引起 EAS 反射性收缩使肛管向相反方向扭转，以防止粪便漏出。直肠扩张牵拉耻骨直肠肌，产生便意。扩张的直肠使 IAS 反射性舒张（直肠肛门抑制性反射 RAIR），将粪便推送到肛管上部，刺激肠壁感受器，EAS 收缩，关闭直肠颈，并机械地阻止 IAS 进一步舒张，从而维持大便节制。

1. 定义　神经源性肠道功能障碍是肠道失去中枢神经支配造成感觉、运动障碍，使结肠活动和直肠肛门功能发生紊乱，导致结肠通过时间延长，肛门括约肌失去自主控制，直肠平滑肌与盆底横纹肌协调性被打乱，表现为便秘、大便失禁等肠道并发症。长期失禁者可并发会阴、骶尾部皮肤炎症或压疮，长期便秘者可伴腹痛、呕吐，食欲减退等。

2. 病因与分类

（1）无抑制性直肠　由大脑上运动神经元损伤引起，如脑卒中、多发性硬化、脑肿瘤及外伤等。

（2）反射性直肠　即上运动神经源性直肠，骶反射中枢以上脊髓的运动神经元及感觉通路受损，而骶髓第2～4节段相应的周围神经依然完好，则直肠功能是属于反射性的。由于副交感神经性排便仍有功能，其肛门内括约肌维持正常的休息张力，而当直肠充盈刺激直肠黏膜时即引起反射性松弛，即反射性排便，常见于四肢瘫痪、多发性硬化、血管性疾病及脊髓空洞症患者。

考点提示 上运动神经源性直肠是指骶反射中枢以上脊髓的运动神经元及感觉通路受损，而骶髓第2～4节段相应的周围神经依然完好。

（3）自主性直肠 自主性直肠即无反射性直肠，由于脊髓或周围神经损伤，致使骶反射弧受损，副交感神经对内括约肌的正常抑制作用消失，内括约肌因而收缩，加上副交感神经性排便反射亦因该神经损伤而消失，结果肠道蠕动减少，肠内容物推进缓慢，水分过度吸收，大便硬结、便秘、引起大便潴留。

（二）康复评定

1. 生理功能评定

（1）肛门直肠测压（ARM） 常用灌注式测压法，分别检测肛门括约肌静息压、肛门外扩肌的收缩压和排便时的松弛压、直肠内注气后有无直肠肛门抑制反射（RAIR）出现，以及测定直肠的感知功能和直肠壁的顺应性等。ARM有助于评估肛门括约肌、直肠有无动力和感觉功能障碍。

（2）直肠动力学检查 在肛门内放置一根三腔管，记录肛门直肠内压力，同时在肛门外括约肌插入一根银电极，记录肌电活动。充盈直肠内气球，直肠内压间歇性上升伴肛门压力下降，当肠内压达到1.96～2.94kPa时，外括约肌肌电图出现静止，此时肛门内压力趋于0，直肠压力上升至肠道容量150～300ml时，即产生排便，气球同时排出。EMC和直肠、肛门内压力变化参数评估神经源性直肠排便障碍可作为临床参考。

2. 心理功能评定 对于出现焦虑的患者可使用汉密尔顿焦虑量表（HAMA）或焦虑自评量表（SAS）进行评定，对于出现抑郁的患者可使用汉密尔顿抑郁量表（HRSD）或抑郁自评量表（SDS）等进行评定。

3. 日常生活活动能力评定 可使用Barthel指数量表对患者日常生活活动能力进行评定。

4. 社会参与能力评定 可使用世界卫生组织生活质量100（WHOQOL－100）量表对患者社会参与能力进行评定。

（三）康复治疗

1. 排便训练 早期有效的肠道管理训练是神经源性直肠患者重要的肠道康复手段。

（1）目标 使大部分患者自己能在厕所便器上利用重力和自然排便的机制独立完成排便；具备在社会活动期间内能控制排便的“社会节律”功能。

（2）原则 急性期过后即应该鼓励患者开始进行排便训练。①尽量沿用伤前的排便习惯。②避免长期使用缓泻剂，可使用大便软化剂，用量个体化。③当出现问题时应该找出何种原因引起。④如果患者有陪护，尽量安排在有陪护的时间进行训练。⑤如果患者不是每天排便，不应该强迫患者每天进行。⑥向患者讲解有关排便障碍有关的问题，取得患者的理解和配合，鼓励患者主动参与解决问题。

（3）训练方法 ①行为管理：养成每日定时排便的习惯，每日早餐后胃肠反射最强。②排便体位：排便体位以蹲、坐位为佳，如不能蹲坐。则采用左侧卧位较好。③肌肉训练：站立和步行可减少便秘。腹肌和骨盆肌肉的力量在排便动作中作用非常重要，应进行腹肌训练和呼吸训练，如仰卧起坐，腹式深呼吸和提肛运动。

（4）排便方法　餐后半小时进行腹部按摩，或用手指轻柔地按摩肛门周围，刺激排便反射产生。一般认为凡直肠具有顺应性且括约肌能反射性舒张的患者可采用手指刺激反射性排便。操作时应用手指指腹绕肛管做环状运动，动作要缓慢。定时刺激使肛门括约肌和盆底肌收缩可促进排便中枢反射形成。如上述方法无效，可用手法清除大便，操作应轻柔，避免损伤肛门和直肠黏膜及肛门括约肌。

2. 饮食管理　适当进食高纤维素食物，如糙米、全麦食品、蔬菜、水果等；高容积和高营养食物。便秘时多吃桃、杨梅、樱桃等食物；腹泻时加茶、白米、苹果酱等。应每日摄入适量的水，每日2～2.5L为宜，不包含酒精、咖啡和利尿剂，减少高脂肪、高蛋白质食物摄入。

3. 针对便秘的药物治疗　目的是软化粪便，促进肠道动力，刺激排便，而不是造成水泻。可选用下列药物。

（1）容积性泻药　又称膨松剂，如小麦麸皮、玉米麸皮、魔芋、琼脂、甲基纤维素、车前子制剂等。

（2）渗透性泻药　口服盐类渗透性泻药，如硫酸镁、硫酸钠等。过量或反复使用盐类渗透性泻药，可引起高镁血症、高钠血症等。糖类渗透性泻药如乳果糖。

（3）刺激性泻药　又称接触性泻药，主要作用为刺激肠道蠕动，促进排便。①蒽醌类植物性泻药：主要作用于大肠，如大黄、番泻叶、芦荟等。②双苯甲烷类：如酚酞，口服肠道分解后可刺激肠黏膜蠕动，产生排便。

（4）润滑性泻药　①液体石蜡：可软化粪便，适用于避免用力排便者。②甘油制剂：如开塞露可软化粪便和对肛门直肠产生刺激性作用，促进排便。③多库酯钠：宜短期使用，用于排便无力患者。

4. 灌肠法　当栓剂或手指刺激无效时，常采用灌肠法。长期使用能产生依赖性，并有直肠损伤和自主反射异常等副作用。顺行性灌肠法（ACE）对治疗无效的大便失禁儿童来说是被普遍接受的一种治疗方法。即手术将阑尾开口于腹壁形成导管样通道，以能定期灌洗结肠。ACE有许多改良方法，包括不反转阑尾、各种皮瓣技术及简化的腹腔镜技术（LACE）和用于年龄较大患者的方法。此方法的并发症和致病率较低，但要求患者具有活动能力，并且手的功能良好。一般认为此方法最适合于肛门括约肌松弛的患者。

5. 心理治疗　应多与患者交流，鼓励患者正确认识疾病，消除心理障碍，鼓励患者积极参加康复训练，培养信心，积极参加社会活动，融入社会生活。

6. 电刺激　治疗包括肛门外括约肌电极置入，促进或抑制排便功能。

7. 手术治疗　神经移植或结肠、回肠造瘘术。

8. 中医传统康复疗法

（1）中药治疗　按照辨证论治的原则参考用药。如年老体弱、排便艰涩多属大肠传导失司，肾气无权，可用济川煎；腹胀胸闷、大便不畅多为食滞气阻，用五磨汤、大柴胡汤、枳实导滞丸；大便秘结为热结肠，用麻仁丸；疲乏食少、排便无力多为气虚下陷，用补中益气汤；面白眼花、大便干燥属血虚便秘选四物汤合增液汤。

（2）针灸按摩　可选天枢、足三里、气海、大肠俞、支沟、长强、上巨虚等穴位，可针可灸，亦可点按、揉摩。

（3）中药灌肠　如用大承气汤煎煮药汁保留灌肠。

9. 健康教育

（1）饮食中必须有适量的纤维素，主食要适当吃些粗粮和杂粮，不可过于精细，同时应注意每日摄入足够量的饮食，以刺激肠道蠕动。

（1）足量饮水以预防大便干燥，早饭前或起床后喝杯水有轻度通便作用，可适当食用一些含脂肪多的食品，如核桃仁、花生米、芝麻等，它们都有良好的通便作用。

（2）积极参加文体活动；腹都按摩；多进行膈肌、腹肌、肛门肌锻炼，提高排便动力。

第六节　性功能障碍的康复

扫码“学一学”

案例讨论

【案例】

患者，男，45 岁，有 15 年的性功能障碍史。在行房事时常发生阳痿、早泄、不能勃起或挺而不坚、射精无力或无射精，偶有房事不能现象。近半年来症状逐渐加重，房事不能进行，晨勃起 3～4 天出现 1 次。常规检查，外生殖器无明显异常；实验室检查，尿糖++++，血糖 10.2mmol/L；彩色多普勒检查，阴茎海绵体供血不足。

【讨论】

1. 该患者属于什么类型的性功能障碍？
2. 如何对该患者实施康复评定？
3. 对该患者可采取哪些康复治疗措施？

随着现代社会的快速发展，人们固有的思想与观念也在急剧地发生碰撞与改变，如竞争意识的提高，工作节奏的加快，不良生活习惯的养成，精神与心理负担的加重，以及日益减少的体育运动时间，都直接或间接地导致了各种类型的性功能衰减和性功能障碍疾病的不断发生，严重影响患者的身心健康、生活质量、家庭和谐及稳定，成为一个普遍的社会问题。

一、概述

（一）定义

性功能是一个复杂的生理过程。正常性功能的维持依赖人体多系统的协作，涉及神经系统、心血管系统、内分泌系统和生殖系统的协调一致，除此之外，还须具有良好的精神状态和健康的心理。当上述系统或精神心理方面发生异常变化时，将会影响正常性生活的进行，影响性生活的质量，表现出性功能障碍。

性功能障碍是性行为和性感觉的障碍，常表现为性心理和生理反应的异常或者缺失，是多种不同症状的总称。男性性功能障碍主要包括性欲障碍、阴茎勃起障碍和射精障碍等，据统计 40～70 岁男子中有 52%患有不同程度的性功能障碍。女性性功能障碍的发病率也很高，有人认为可占成年妇女的 30%～60%。

考点提示　性功能障碍是指患者在性行为和性感觉两方面存在的障碍，常以患者的心理和生理异常为临床表现，是多种不同症状的总称。

（二）病因

造成性功能障碍的原因大致可以分成三类：生物因素、精神心理因素和文化因素。

1. 生物因素 性功能障碍可能由遗传，健康状况，激素水平，年龄，疾病（包括慢性病、神经精神系统疾病、内分泌疾病、生殖器官病变）等多种原因所引起。药物、长期大量酗酒或吸毒者，也会出现性功能障碍。

2. 精神心理因素 精神心理因素对性功能的影响比较突出，包括错误的性观念、过去性经历的影响、环境因素、人际关系紧张和各种外界因素所造成的负性情绪等。

3. 文化因素 由于宗教和文化背景的影响，某些人对性生活存在偏见（如认为“一滴精十滴血”），认为性交会损耗元气，主观上要放弃或减少性活动，容易造成性压抑。

（三）临床表现

性功能障碍总体上可分为功能性性功能障碍和器质性性功能障碍两大类。男性性功能障碍包括性欲障碍、阴茎勃起障碍、性交障碍和射精障碍。女性性功能障碍包括性欲障碍、性唤起障碍、性高潮障碍、性交疼痛等。

1. 性欲障碍 包括性厌恶、性欲低下、性欲亢进。

2. 阴茎勃起功能障碍 是指阴茎持续不能达到和维持充分的勃起以获得满意的性生活。

3. 性交障碍 性交障碍的临床表现为性交昏厥、性交失语、性交癔病、性交猝死、性交恐惧症等。

4. 射精障碍 包括不射精、延迟射精、逆行射精、射精无力、早泄和痛性射精等。其中，不射精症是指阴茎能正常勃起和性交，但是不能射出精液，或是在其他情况下可射出精液，而在阴道内不能射精。逆行射精是阴茎能勃起和进行性交活动，并随着性高潮而射精，但精液未能射出尿道口外而逆行经膀胱颈反流入膀胱。

5. 性唤起障碍 指持续性或反复发生不能获得和维持足够的性兴奋，表现为主观性兴奋、性器官及身体其他部位性反应的缺失。包括阴道的润滑、阴蒂及阴唇的感觉，以及阴道平滑肌舒张等作用的减退。

6. 性高潮障碍 指经充分的性刺激和性唤起后，仍然发生持续性或反复的达到性高潮困难、延迟或缺如。

7. 性交疼痛障碍 包括性交痛（反复或持续性性交时阴道疼痛），阴道痉挛（反复或持续性阴道外 1/3 平滑肌不自主痉挛性收缩，干扰阴茎的插入），非接触式性交痛（由非直接性交活动引发的反复发作或持续性生殖器疼痛）。

上述症状可以单独出现，亦可同时出现，称为混合性性功能障碍。

考点提示 勃起功能障碍是男性性功能障碍患者最常见的一种障碍，易受精神心理、药物、器质性病变等因素影响而发生。

二、康复评定

（一）病史

可采取交谈和填写表格的形式。在采集患者病史的同时也应了解其配偶的性欲与性功能状态，以判断是否对患者有影响。主要了解内容应包括阳痿发生的起因、严重程度，病程及精神心理因素的影响，体位移动是否引起阴茎硬度改变，非性交时有否正常勃起，性欲、射精有无改变，既往疾病与服药史、吸烟及酗酒史等。根据其病史常可获得鉴别心理性与器质性阳痿的初步印象。为便于门诊患者陈述其勃起功能障碍的有否及其严重程度，沟通患者与医师间的联系，提高门诊工作效率，可采用勃起功能障碍国际指数（IIEF）问卷调查表。女性患者可采用“女性性功能积分表（IFSF）”将性功能障碍量化。

（二）体格检查与实验室检查

每个患者均应全面体检以除外肝、肾、心血管疾病。检查重点应注意性腺及第二性征发育状况；了解周围血管搏动状态及会阴肌肉反射和感觉等血管神经功能。实验室检查包括：血尿常规、肝肾功能、血糖等，必要时行糖耐量试验除外隐性糖尿病。内分泌检查需测定睾酮及泌乳素，必要时测 LH 和 FSH。

（三）精神心理测试

夜间阴茎勃起试验（NPT）。

1. 邮票试验和断裂式监测带　较简便，可监测夜间睡眠状态下阴茎勃起的程度。正常成年男性夜间睡眠状态下可有 3～6 次勃起，每次持续 25～35 分钟。

2. 硬度监测仪（NPT 仪）　可同时监测阴茎勃起的硬度、勃起的程度、持续时间及勃起次数。正常成年男性，每夜勃起次数 3～6 次，维持 15 分钟以上，阴茎根部胀大 3cm 以上，阴茎头部胀大 2cm 以上，硬度＞70%为正常。低于以上指标，硬度＜40%应考虑器质性勃起功能障碍。

（四）阴茎血流检查

1. 罂粟碱+酚妥拉明或前列腺 E_1+酚妥拉明阴茎勃起试验　正常者注射后 4～5 分钟阴茎勃起。勃起后测量站立位勃起阴茎与下肢轴线的角度：＞90°者为正常；＜60°且勃起时间推迟往往提示有动脉病因；注射后迅速勃起但维持时间＜30 分钟或勃起角度＜60°意味有静脉瘘的可能。＞60°且＜90°者为可疑。

2. 肱动脉阴茎动脉压力梯度　应用 Doppler 8～10MHz 超声听诊器测肱动脉及阴茎背动脉收缩压。正常人两者梯度＜2.7kPa（20mmHg），老年人可达 3.9kPa（30mmHg）。梯度＞3.9kPa 提示阴茎动脉供血不全。

3. 阴茎动脉肱动脉血压指数（PBI）　阴茎动脉收缩压与肱动脉收缩压比值＞0.75 为正常；＜0.6 表示供血不足。40 岁以上者 PBI 往往在 0.6～0.75 之间。

4. 阴茎海绵体造影　用于罂粟碱试验不能充分勃起、阴茎动脉供血良好，考虑静脉回流过快而导致的静脉瘘性 ED。

5. 阴部内动脉造影　用于罂粟碱试验勃起反应差，PBI＜0.6 考虑动脉供血不足。

（五）神经系统检查

1. 阴茎生物震撼阈检查　检查从阴茎传向骶髓的神经对震动的感觉阈，是一种简单有效的筛选试验。

2. 躯体感觉诱发电位　评价周围神经传入刺激至大脑中枢的速度。

（六）女性性功能的评定

1. 问卷调查　调查前，首先要询问患者详细的病史、性活动史，生育和月经状况；其次要了解患者儿童期及青春期有无遭遇性虐待、乱伦、强奸或性骚扰的经历；第三要了解伴侣双方对性的期待，以及有无来自社交、工作和家庭方面易引起焦虑的各种问题。目前，临床上有关性功能问卷约有 100 余种，现介绍以下两种。

（1）女性性功能指数（FSFI）　包括 6 个分量表，19 个问题，问卷内容容易理解，项目评分简单，有明确的参考价值，可准确区分女性患者是否存在性唤起障碍和性高潮障碍，主要用于诊断近 4 周有性生活的异性恋女性不同类型的 FSD，是理想的临床应用 FSD 问卷（表 2－17）。

表 2－17　女性性功能指数评估（FSFI）

1. 在过去的 4 周里，您有性需求或是性兴趣（冲动）的频率是?					
□5＝经常	□4＝大多数	□3＝有时（多于一半）	□2＝一些时候（少于一半）	□1＝几乎没有或没有	
2. 在过去的 4 周里，您如何评价您的性需求或性兴趣程度?					
□5＝非常高	□4＝高	□3＝温和的	□2＝低	□1＝非常低或者根本没有	
3. 在过去的 4 周里，在性活动或性交时，您多久会被唤醒?					
□5＝几乎经常	□4＝大多数（大于一半）	□3＝有时（大约一半）	□2＝有时候（小于一半）	□1＝几乎从不或从不	□0＝没有性生活
4. 在过去的 4 周里，在性活动或性交时，您如何评价您的“性兴奋”程度?					
□5＝非常高	□4＝高	□3＝温和的	□2＝低	□1＝非常低或者根本没有	□0＝没有性行为
5. 在过去的 4 周里，在性活动和性交中，您对性唤起有信心吗?					
□5＝非常高的信心	□4＝高信心	□3＝温和的信心	□2＝低信心	□1＝低信心或没有信心	□0＝没有性行为
6. 在过去的 4 周里，您有多少次对您的性唤醒满意?					
□5＝几乎经常	□4＝绝大多数（多于一半）	□3＝有时（大概一半）	□2＝很少数（小于半）	□1＝几乎从不或从不	□0＝没有性行为
7. 在过去的 4 周里，您在性活动中要多久变得润滑（湿）?					
□5＝几乎经常	□4＝绝大多数（多于一半）	□3＝有时（大概一半）	□2＝很少数（小于一半）	□1＝几乎从不或从不	□0＝没有性行为
8. 在过去的 4 周里，您在性活动中使阴道变得润滑的困难程度是?					
□5＝非常困难或根本不可能	□4＝非常困难	□3＝困难	□2＝轻微的困难	□1＝没困难	□0＝没有性行为
9. 在过去的 4 周里，在性活动中您能保持润滑多长时间?会持续到结束吗?					
□5＝几乎经常或经常	□4＝大多数时间（大于一半）	□3＝有时（大概一半）	□2＝少数（小于一半）	□1＝几乎没有或没有	□0＝没有性行为
10. 在过去的 4 周里，在您性活动时保持润滑（“湿”）的困难程度是?					
□5＝非常困难或根本不可能	□4＝非常困难	□3＝困难	□2＝轻微的困难	□1＝没困难	□0＝没有性行为
11. 在过去的 4 周里，当你过性生活时，多久使您达到性高潮?					
□5＝几乎经常或经常	□4＝大多数时间（大于一半）	□3＝有时（大概一半）	□2＝少数（小于一半）	□1＝几乎没有或没有	□0＝没有性行为
12. 在过去的 4 周里，当你过性生活时，您达到性高潮的困难程度是?					
□5＝非常困难或根本不可能	□4=非常困难	□3＝困难	□2＝轻微的困难	□1＝没困难	□0＝没有性行为
13. 在过去的 4 周里，您对您在性活动中达到性高潮的能力满意吗?					
□5＝非常满意	□4＝比较满意	□3＝一半满意一半不满意	□2＝有点不满意	□1＝非常不满意	□0＝没有性行为
14. 在过去的 4 周里，您对您和性伴侣之间的亲密情感程度有多满意?					
□5＝非常满意	□4＝比较满意	□3＝一半满意一半不满意	□2＝有点不满意	□1＝非常不满意	□0＝没有性行为

续表

15. 在过去的4周里，您对您和性伴侣之间的性关系有多满意？					
□5＝非常满意	□4＝比较满意	□3＝一半满意一半不满意	□2＝有点不满意	□1＝非常不满意	□0＝没有性行为
16.在过去的4周里，您对您性生活总体的满意程度是？					
□5＝非常满意	□4＝比较满意	□3＝一半满意一半不满意	□2＝有点不满意	□1＝非常不满意	□0＝没有性行为
17.在过去的4周里，在性交进行（阴茎插入阴道）时，您有疼痛或不舒服的经历吗？					
□5＝几乎没有或没有	□4＝有些时候（小于一半）	□3＝有时（大概一半）	□2＝大多数时候（大于一半）	□1＝几乎经常或经常	□0＝从没有尝试插入
18.在过去的4周里，您在阴茎插入阴道到结束后感到阴道疼痛或不适的频率是？					
□5＝几乎没有或没有	□4＝有些时候（小于一半）	□3＝有时（大概一半）	□2＝大多数时候（大于一半）	□1＝几乎经常或经常	□0＝从没有尝试插入
19.在过去的4周里，您在阴茎插入阴道时或过后感到阴道疼痛或不适的程度是？					
□5＝非常低	□4＝低	□3＝轻微的	□2＝高	□1＝非常高	□0＝从没有尝试插入

说明：下列问题就过去4周内您的性感受和性反应而设定，为了准确评估您的性功能状况，请您真实清楚地回答下列问题。

（2）盆腔脏器脱垂/尿失禁性功能问卷（PISQ－12） 主要评定子宫、膀胱、阴道壁和直肠等盆腔脏器因神经、肌肉病变和损伤导致的脱垂或膨出，以及尿道括约肌松弛、断裂导致的尿失禁，对患者在性生活时的性欲、性兴奋、性高潮、疼痛及有无障碍产生进行评估。

2. 体格检查 阴道内及穹隆区域充血、糜烂、白带增多、子宫内膜异位症结节、前庭大腺脓肿放疗等，引起的阴道狭窄或瘢痕形成宫颈活动性疼痛。通常与子宫内膜异位症和盆腔淤血综合征密切相关，直肠内肿块、触痛、提肛肌痛、尿道与膀胱触痛，阴道痉挛，可通过触诊及体格检查发现。

3. 肌电检测 ①低张力肌电活动：与盆底肌肉松弛有关，如性唤起障碍、无性高潮等。②高张力肌电活动：与盆底肌肉痉挛和疼痛有关，如性交痛肌肉不放松。

4. 肌电改变（肌肉不协调及肌力不足表现） 静息波幅不定，收缩波幅下降，变异系数升高。恢复反应时间为肌肉开始和结束收缩反应时间延长，肌肉反应减慢、不协调。产后盆底功能障碍，如阴道口有异物感，通常与阴道松弛、阴道嗳气有关。

对所有患者都需要了解是否服用了影响性欲的药物和性功能的药物，了解有无干扰下丘脑－垂体轴功能或导致女性性激素缺陷的疾病或治疗史。如：性欲减退——性激素分泌减少；性唤起障碍——性神经损伤及抑郁；性高潮障碍——性神经损伤及阴蒂损伤；性交疼痛——阴道、会阴损伤、阴道干涩；阴道松弛或痉挛——盆底肌组织损伤。

三、康复治疗

（一）治疗技术

治疗性功能障碍患者需要采取综合方法，对患有器质性疾病的患者要积极治疗原发病，药物引起者停用药物。

1. 性教育及心理治疗 加强性知识指导，消除对性问题的顾虑和恐惧，纠正错误性观念及性交方法，使夫妻性生活协调。心理治疗强调个体化治疗方案，常用的有精神分析法、厌恶疗法、系统脱敏疗法、家庭疗法等。

2. 性行为治疗　主要是通过性感集中训练，使患者逐渐适应、熟悉性交过程，提高患者对性反应的自身感觉，充分享受性交的快感，减轻对性交的焦虑和恐惧。治疗过程中对方应避免对患者性体验、性自尊心和性幻想的不良刺激，避免有害的性引诱活动。耻骨尾骨肌训练对于在分娩后有盆底肌肉松弛现象或耻骨尾骨肌不发达的女性特别有效。“性感集中训练治疗”分为四个阶段，即非生殖器性感集中训练；生殖器性感集中训练；阴道容纳与活动；完成性交。

3. 药物治疗　治疗勃起功能障碍，首选磷脂二酯酶5型（PDE－5）抑制剂，如西地那非、伐地那非、他达拉非等。早泄可选用选择性5－羟色胺再摄取抑制剂。口服左旋多巴、麻黄素等有促进射精作用。三环类抗抑郁药是治疗性恐怖症和抑郁的首选药物。雌激素替代治疗可增加阴蒂的敏感性和性欲，减轻性交疼痛。对于有焦虑情绪或抑郁症等心理疾病时进行相应的药物治疗。

4. 物理治疗　电动按摩器可以促进男性射精。使用振荡器、阴茎模型可增加女性的刺激。

5. 手术治疗　主要是针对阴茎本身疾病，如伴有包皮口狭窄的包皮过长和包茎患者，可采用手术治疗，一方面有利于阴茎的充分勃起，同时切除包皮显露龟头可增加其对刺激的敏感性，有利于射精。

6. 中医治疗　中药治疗和针灸治疗对性功能障碍有一定的效果，可辨证施治。

（二）治疗方法

1. 男性康复治疗方法

（1）真空负压助勃装置　适用于器质性阳痿。但弹力环应在30分钟内松解以免造成阴茎缺血。白血病及应用抗凝剂者不能采用。

（2）内分泌治疗　原发性性腺功能低下者可用睾酮替代治疗；继发性性腺功能低下者采用绒毛膜促性腺激素和促性腺激素释放激素联合治疗；高泌乳素血症可用多巴胺激动剂溴隐亭治疗。

（3）阴茎海绵体内注射血管活性药物　适用于各种神经性阳痿及某些血管性阳痿和糖尿病性阳痿。特点是患者可自我注射达到家庭治疗的目的。心理性阳痿也往往能在注射后满意性交，从而减轻焦虑并缓解心理压力，达到治愈。常用的血管活性药物有罂粟碱、酚妥拉明、前列腺素E_1等。注射罂粟碱的并发症是阴茎异常勃起和反复多次注射后引起的海绵体纤维化；注射前列腺E_1的并发症是阴茎疼痛，为减少并发症，目前人们多采用联合用药，如前列腺素E_1与罂粟碱和（或）酚妥拉明、前列腺E_1与普鲁卡因联合注射。

（4）勃起功能障碍的其他药物治疗　①育亨宾：α_2肾上腺素能受体阻断剂。增加海绵体动脉血流，适用于血管性阳痿。②万艾可：PDE－5抑制剂。增加海绵体内cGMP浓度，促进海绵体血管扩张。

（5）静脉漏性阳痿的手术治疗　包括阴茎背深静脉结扎术与切除术，阴茎脚海绵体静脉结扎术，阴茎脚折叠术，阴茎海绵体与尿道海绵体剥离术，白膜与静脉缝扎术，腹壁下动脉与阴茎背深静脉吻合术，腔内背深静脉栓塞术等。效果不一，远期效果不甚理想。

（6）阴茎动脉血管重建术　适用于有确切的阴茎动脉病变者。手术方式有腹壁下动脉与阴茎背动脉或海绵体吻合术，大隐静脉搭桥股动脉与阴茎背动脉、海绵体动脉吻合术等各种手术达15种之多。

（7）阴茎假体植入术　有半硬性假体、可伸展性假体、可冲胀式假体及液压式可屈性假体。

2. 女性康复治疗方法　产后女性性功能障碍的特殊类型：产前性功能正常，由于参与性活动的组织、器官、神经、性激素等受到妊娠分娩的影响而发生变化甚至损伤，或性激素分泌明显改变，从而导致的性功能障碍。哺乳期女性更易产生性交疼痛，这与激素分泌有关，易引起阴道干涩。产后性功能障碍与年龄无关，为产后发生、发展的疾病，其发病率高。主要表现为一系列阴道症状（性交疼痛、阴道干涩、阴道松弛）。

性治疗可分为：①性心理治疗，咨询、性行为治疗（较为陌生），性治疗药物（西医、中医治疗）；②性辅助品的使用，润滑剂、振荡器；③康复治疗（通常采用的方法），声、光、热、电、磁、冲击波等盆底康复治疗。

（1）性心理治疗　认知疗法：分析其不合理信念或错误推理，避免其羞耻感，令其觉得谈性是较为自然的话题。以达到治疗目的为解决方法。其他疗法如家庭系统疗法、催眠疗法、行为疗法等。

（2）性行为治疗　放松训练、性高潮肌肉感觉训练与性感集中训练（非生殖器性感集中训练、生殖器性感集中训练、插入训练、抽动训练）。

（3）性治疗药物　通过增加血流，从而改善性唤起，可使用增强性欲的药物（如万艾可）。中医治疗：肾阳虚——温肾扶阳。疏导解郁——以情胜情，移情易性，顺性从欲。中医治疗主要目的为提高性欲。

（4）盆底康复治疗　增加耻骨尾骨肌的敏感性，增强盆底肌肉的收缩力，消除羞耻感。盆底收缩训练，对于缓解女性的阴道松弛、无力有益，有时亦可治疗疼痛。对于更年期妇女的慢性盆底痛可进行盆底训练，而产后女性则需慎重选择，需了解疼痛的病因，再进行治疗。生理基础为盆腔肌肉反射与节律性阴道神经活动有关，导致生殖器唤起的增强。盆底康复治疗包括膈肌锻炼法，手法按摩（瘢痕松解、内脏松弛法等），肌肉收缩锻炼，电刺激，生物反馈法，盆底康复器（阴道哑铃）和磁刺激等。

（5）盆底肌自主收缩训练　分部位训练盆底肌，也就是深层肌和浅层肌分别训练。

（三）盆底肌功能训练

具体方法：姿势为双腿屈曲稍分开，取平卧位，吸气时收缩肛门，持续时间为3～5秒、呼气时平复放松并反复练习。治疗师嘱被训练者做肛门收缩运动，而不能臀部或腿部发力，即会阴、肛门同时收缩，如突然感觉有便意但必须忍住，每日反复练习数次，3～5分钟/次，直至掌握。

1. 浅层盆底肌训练方法（图2-3）

（1）脑中形成骨盆下方开口的三维图像，肌肉募集（图2-3a）。

（2）从前到后收缩肌肉，尝试将耻骨和尾骨靠近。不要收缩盆底深层肌，也不要有上提的感觉。仅集中注意力前后收缩，不要缩肛（图2-3b）。

（3）尽力将左右两侧的坐骨结节靠近彼此（图2-3c）。

（4）前后左右交叉收缩，不要有“上提”收缩盆底肌的感觉（图2-3d）。

（5）长收缩　收缩保持5秒，放松5秒，重复5次。强烈和快速收缩：最强烈的快速收缩肌肉，不超过2秒，然后完全放松，重复5次。

（6）概括讲，呼气的同时，类似用盆底去轻轻地“吸吮奶昔”，如同用嘴唇微抿小口吸吮的感觉。

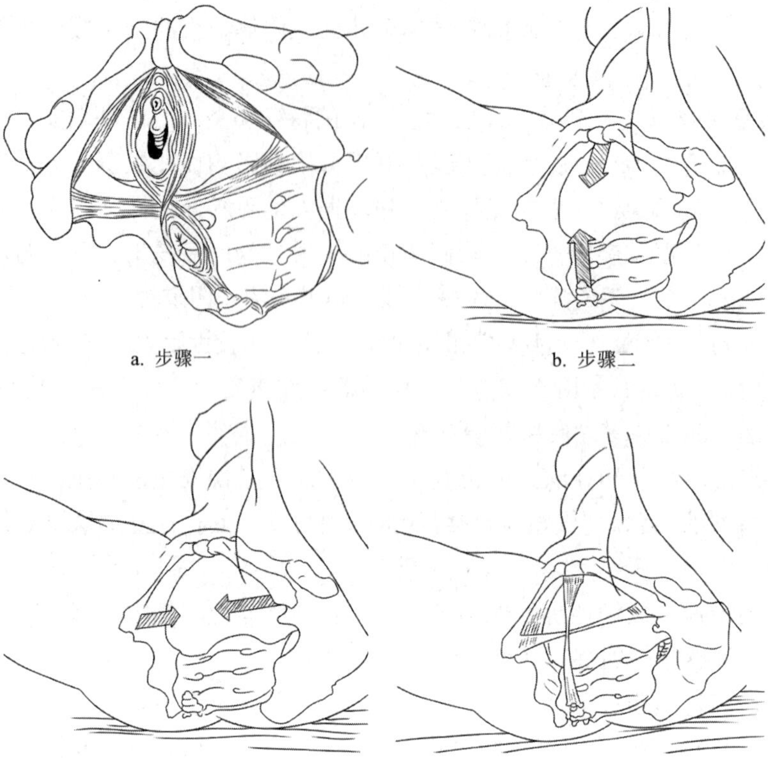

a. 步骤一　　b. 步骤二

c. 步骤三　　d. 步骤四

图 2－3　浅层盆底肌训练

2. 深层盆底肌训练方法（图 2－4）

（1）大脑中设想深层盆底肌的三维图像，我们要练习的肌肉在骨盆中部开口 5cm 以上。

（2）蹲下尝试将肌肉向上向内拉，收缩会将肛门向上和向内提，不要收缩肛门括约肌，仅向上提肛门（图 2－4a）。

（3）想象盆底是一张吊床，不仅收缩中部，整体的吊网都收缩（图 2－4b）。

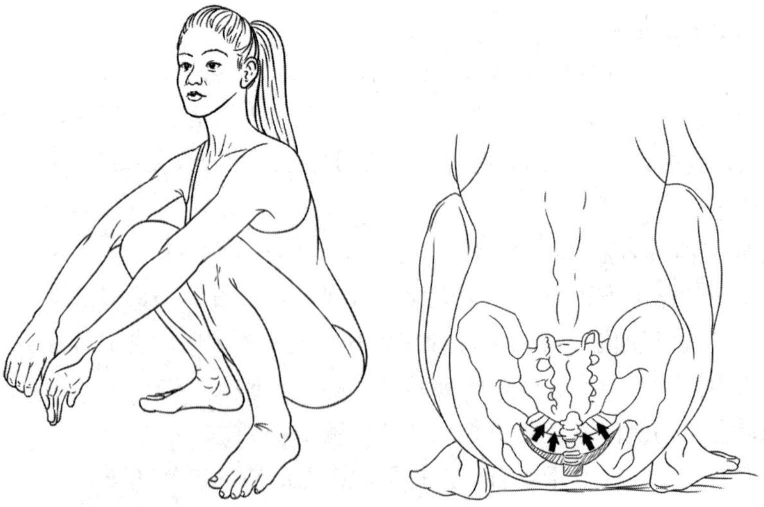

a. 步骤一　　b. 步骤二

图 2－4　深层盆底肌训练

（4）呼气的同时，用盆底去深深地“吸吮奶昔”，如同用嘴唇深吸吮的感觉。

3. 电刺激　选取的神经－肌肉刺激治疗仪为 PHENLX 系列（法国）。具体方法是对被治疗者连接好电极片与专人专用的阴道电极，刺激电流强度逐渐增大，由 0mA 开始至 30～60mA，以被治疗者感觉无不舒适感为限。作用为唤醒本体感受器，肌肉被动锻炼，性生活时控制盆底肌达到性高潮，出现性快感，促进局部血液循环，性激素分泌。

4. 生物反馈　通过阴道内的测压装置，测定阴道收缩力，个体化指导患者识别特定肌群，提高盆底肌肉收缩能力。方法（15 次治疗）：85Hz，50μs 和 25Hz，500μs 的电刺激，0～32Hz，320～740μs 的电刺激和生物反馈；83Hz，500μs 的电刺激和生物反馈，20～80Hz，20～320μs 的电刺激和生物反馈；A3 反射的生物反馈训练模块，各种场景的生物反馈训练模块，各种体位都能使盆底肌肉收缩，从而达到性快感。手法治疗对于性交疼痛，疼痛部位及阴道按摩是一个良好的治疗方法。

5. 电刺激联合生物反馈加用盆底肌肉康复器（阴道哑铃）　盆底肌肉康复器对于松弛的患者有较好的作用，盆底肌力特别差的患者需长期治疗，若松弛缓解后不进行持续治疗，患有慢性便秘、慢性萎缩性疾病时，松弛仍会复发，平时需加强盆底肌锻炼。这是一种加强盆底肌力、促进盆底局部血液循环的方法，协助靶向定位盆底各类肌纤维进行场景反射训练。可以提高阴道紧缩度、增强阴道弹性、提升性生活满意度、改善生活质量。

盆底康复器常分 5 个重量级，编号为 1 到 5，重量逐步增加。大多数平日较少运动的女性盆底肌力可能相对弱，由轻到重地使用盆底康复器，使得患者能够使用与自己盆底肌力匹配的重量，让盆底肌力逐级、分阶段地提升，避免了过度使用与自己盆底肌力不相符、过重的盆底康复器，长期错误的盆底肌负重训练可能损伤盆底肌、筋膜与骨盆的锚定点。

阴道哑铃安全、简便、有效，属初级的生物反馈。由带有金属内芯的医用材料塑料球囊组成，球囊的形状和体积相同，重量从 20～70g 不等，尾部有一根细线，方便从阴道取出（图 2－5）。

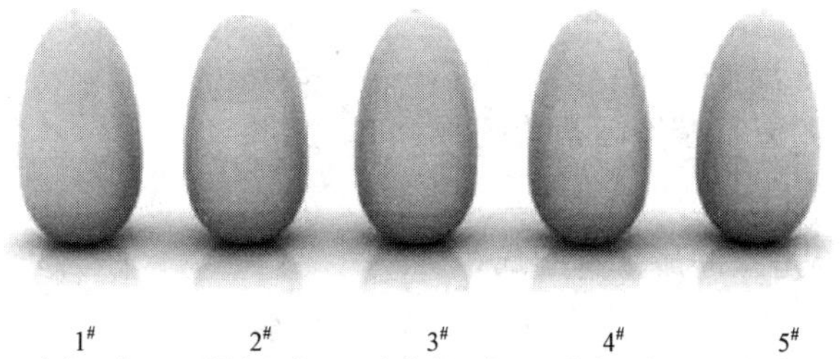
1#
白色20克
2#
橘色32克
3#
米黄色45克
4#
黄色57克
5#
透明色68克

图 2－5　阴道哑铃

患者结合电刺激和生物反馈，回家自行训练阴道哑铃和日常习惯性的盆底肌肉收缩训练，两到三个月盆底肌力可以达到明显的提高。对因阴道松弛宽大引起的性功能障碍有很好的治疗效果。

6. 磁刺激　进行骶神经刺激，可收缩盆底肌肉，增加性感受。神经刺激引起肌肉收缩，增加性感受，起到镇痛作用。包括会阴伤口瘢痕的缓解。推荐使用此种方法。

（四）健康宣教

（1）男女双方要共同学习一些性知识，消除精神上的紧张、焦虑情绪，以解除心理负担，男方应多加安慰、爱抚。

（2）性交前要相互交流感情，互相接触身体和抚摸，做到精气相感，情投意合。性交过程中，男方要温文尔雅，动作轻柔。

（3）避免使用可导致性功能障碍的药物。

（4）积极治疗原发疾病。

本章小结

临床常见病症，包括慢性疼痛、压疮、痉挛、挛缩、性功能障碍、膀胱与直肠功能障碍的长期存在，严重影响着人类健康和生活质量，是临床医学各科面临的共同医学难题，也是康复医学科主要的康复治疗内容之一。本章通过对各种常见病症的病因、临床表现、主要功能障碍的评定，对长期慢性疼痛患者，采取药物、物理因子、运动治疗和心理治疗等方法，以减轻患者躯体功能障碍、睡眠障碍、心理障碍、焦虑和抑郁症状；对压疮患者施以正确的评估、积极的预防，可有效预防压疮的发生和恢复；对痉挛和挛缩患者采取综合康复治疗措施，可最大限度地改善患者的异常姿势，纠正异常运动模式，维持姿势平稳和有目的的运动功能；采用间歇性导尿、电刺激、药物、排便训练，饮食管理和传统康复疗法，可缓解因中枢性或周围性神经系统损害造成的神经源性膀胱与肠道功能障碍；对性功能障碍患者积极开展康复治疗与健康宣传教育，增强患者自尊心和自信心，对恢复夫妻之间和谐的性生活、促进家庭和睦、社会稳定具有重要意义。

扫码“练一练”

习　题

一、选择题

A1/A2 型题

1. 压疮发生的根本原因是
   A. 局部组织受压过久　　B. 老龄
   C. 皮肤长期受潮湿、摩擦因素的刺激　　D. 肥胖
   E. 全身营养不良

2. 下列哪个部位不是压疮最常见的部位
   A. 坐骨　　B. 骶骨
   C. 足跟　　D. 膝盖
   E. 股骨大转子

3. 理疗对治疗慢性疼痛的目的是
   A. 减少急性损伤反应
   B. 抑制水肿产生
   C. 降低神经纤维和痛觉感受器的敏感性
   D. 尽快并最大限度地缓解和消除疼痛
   E. 减少组胺等疼痛介质的释放

4. 慢性疼痛三联征主要表现为
   A. 疼痛、睡眠与情绪异常　　B. 疼痛、焦虑与抑郁
   C. 疼痛、睡眠障碍与焦虑　　D. 疼痛、异常感觉与 Tinel 征
   E. 疼痛、情绪异常与 Tinel 征

5. 不能用于痉挛评定的是

A. 钟摆试验　　B. 综合痉挛量表

C. 改良 Ashworth 分级法　　D. 电生理方法

E. 徒手肌力测试

6. 正常排尿时

A. 逼尿肌收缩，括约肌收缩　　B. 逼尿肌收缩，括约肌松弛

C. 逼尿肌松弛，括约肌收缩　　D. 逼尿肌松弛，括约肌松弛

E. 以上都不对

7. 下列哪项不是神经源性膀胱的并发症

A. 压疮　B. 泌尿系感染　C. 肾功能损害　D. 泌尿系结石　E. 便秘

8. 盆底功能障碍性疾病常见和高发于哪个阶段

A. 中年女性　　B. 老年女性

C. 中老年女性　　D. 中青年女性

E. 妊娠期女性

9. 关于早泄的治疗，错误的是

A. 心理治疗　B. 性行为治疗　C. 口服药物　D. 局部用药　E. 手术治疗

10. 下列哪项不属于射精障碍

A. 体外射精　B. 不射精　C. 早泄　D. 逆行射精　E. 射精疼痛

11. 患者，男，62 岁，主诉："右侧肢体活动不灵 1 年余"，右上肢屈肘、手掌屈、手指紧握，可搀扶下行走，右足下垂。曾诊断脑出血。体检：意识清，问话能正确回答，无面瘫及舌瘫。肢体 Brunnstrom 分级右上肢 3 级，右手 1 级，右手指不能伸直，右下肢 3 级，右足呈跖屈状态；右侧肌张力增高；右侧病理征阴性。头 CT 提示左侧内囊区脑软化灶形成。患者右手紧握、手指不能伸直，右足下垂呈跖屈状态。该患者重点要进行什么评定

A. 关节活动度评定　　B. 肌张力评定

C. 平衡评定　　D. 肌力评定

E. 日常生活能力评定

12. 患者，男，30 岁，外伤性 L1 椎体骨折术后 1 年，双下肢活动不能伴大小便功能障碍。诊断为脊髓损伤，ASIA B 级，感觉平面 L2，运动平面 L3。大便每 4～5 天一次，小便失禁，每次自行排尿量 200～250ml。尿流动力学检测示残余尿量 280ml。该患者的肠道处理不宜采取哪项治疗措施

A. 充足的水分、高纤维含量饮食　　B. 大便软化剂

C. 定时规律排便　　D. 灌肠法

E. 直肠造瘘术

13. 患者，男，62 岁，主诉："右侧肢体活动不灵 1 年余"，右上肢屈肘、手掌屈、手指紧握，可在搀扶下行走，右足下垂。曾诊断脑出血。体检：意识清，问话能正确回答，无面瘫及舌瘫。肢体 Brunnstrom 分级右上肢 3 级，右手 1 级，右手指不能伸直，右下肢 3 级，右足呈跖屈状态；右侧肌张力增高；右侧病理征阴性。头 CT 提示左侧内囊区脑软化灶形成。最恰当的诊断是什么

A. 痉挛　　B. 肌张力减低

C. 挛缩　　D. 肌张力正常

E. 肌张力增高

14. 患者，男，20 岁。主因“颈脊髓出血，血肿消除术后 1 个月”入院，目前神志清楚，气管切开，呼吸机辅助呼吸，四肢无主动活动，保留导尿，骶尾部Ⅱ度压疮，诊断为颈脊髓损伤（C1～4）、不全四肢瘫、神经源性膀胱、压疮（Ⅱ度）。该患者的治疗措施不包括

A. 手术治疗　B. 紫外线照射　C. 红外线照射　D. 加强营养　E. 解除压迫

15. 患者，男，56 岁，诉阴茎不能充分勃起以完成性交。有糖尿病病史 5 年。对该患者应采取何种治疗

A. 心理治疗　B. 性行为治疗　C. 口服药物　D. 局部用药　E. 手术治疗

二、简答题

1. 简述挛缩的分类。
2. 简述压疮发生的原因。
3. 慢性疼痛常用的治疗方法有哪些？
4. 简述神经源性肠道功能障碍的健康教育内容有哪些？
5. 简述男性性功能障碍的临床表现及常用治疗方法。

（汪翠燕　钟建国　薛秀琍）

第三章

神经系统疾病的康复

学习目标

1. **掌握** 脑卒中、颅脑损伤、脊髓损伤和周围神经损伤的定义、评定方法和常用康复治疗方法。

2. **熟悉** 脑卒中、颅脑损伤各期的临床表现、功能障碍特点和治疗目标；脊髓损伤的分类、并发症防治、不同损伤平面的功能预后；臂丛神经与坐骨神经损伤的临床表现和治疗目标。

3. **了解** 脑卒中的流行病学特征、危险因素及预防；脊髓损伤的病理特征、矫形器及辅助具的使用；周围神经损伤的病因、其他常见周围神经损伤的康复。

4. 能运用已掌握的评定方法和康复治疗技术，对脑卒中、颅脑损伤、脊髓损伤和周围神经损伤的患者进行常规的评定与治疗，并对患者在治疗或训练过程中出现的问题进行简单处理。

5. 具有与患者及其家属进行良好沟通，与相关医务人员进行专业交流和团结协作开展康复治疗工作的能力。

神经系统疾病是指神经系统的构成部分，包括脑、脊髓、周围神经和肌肉，由于已知的炎症、肿瘤、血管、外伤、代谢等因素所引起的疾病。它是一大类非常常见的疾病，包括脑血管病（如脑卒中）、老年性变性疾病（帕金森病）、遗传代谢性疾病、外伤损伤性等多种疾病。该类疾病严重威胁人类的健康，患病后给人造成感觉功能、运动功能、精神意识等方面的功能障碍，因而，对该类疾病的治疗和康复显得尤为重要。限于篇幅，本章主要讲述脑卒中、颅脑损伤、脊髓损伤、周围神经损伤四种常见神经系统疾病的康复。

第一节 脑卒中的康复

扫码“学一学”

案例讨论

【案例】

患者，女，66 岁，因突发头晕加重伴神志不清 6 小时入院，既往有原发性高血压病史多年。入院后经体查及头颅 CT 等相关辅助检查，诊断为“1.脑出血；2.原发性高血压病”。在神经内科治疗半个月，病情稳定，转入康复科进行康复治疗。转入时行康复评定：神清，精神稍差，右侧偏瘫，伴 Broca 失语。运动功能评定，Brunnstrom 偏瘫运动功能评定：手指 1 级，上肢 2 级：开始出现痉挛、联合运动及轻微的屈曲共同运动，下肢 3 级，屈肌协同运动、伸肌协同运动；日常生活活动能力（ADL）评定：Barthel 指数评分 20 分，其中大便能控制 10 分，小便偶尔失禁 5 分，转移需要大量帮助 5 分，其余均不得分。感觉功能评定：患侧（右）浅感觉较健侧减退，对较强的刺激才能感知。患侧被动活动肩、肘、髋、膝等关节活动可；右侧肢体肌力 0～1 级；肌张力改良 Ashworth 分级 2 级，上肢以屈肌痉挛为主，下肢以伸肌痉挛为主；协调与平衡功能评定，坐位平衡 1 级，不能独立站立，上下肢协调性较差；认知评定：MMSE 评分 10 分。

【讨论】

1. 该患者目前主要的康复问题（功能障碍）有哪些？
2. 请为该患者制订一套近期康复治疗方案。

脑卒中是一种急性脑血管疾病，是由于脑部血管突然破裂或因血管阻塞导致血液不能流入大脑而引起脑组织损伤的一组疾病，是神经系统的常见病和多发病，常常造成患者运动、感觉、认知、言语、精神等多方面的功能障碍，给人类生命健康造成巨大的损害，尽管人类医疗技术不断进步，生活水平不断提高，但脑卒中的发病率仍居高不下。因而，及时有效的康复治疗对脑卒中后的功能恢复起着极其重要的作用，它能减少残疾、改善预后，提高其日常生活能力或重返社会。

一、概述

（一）定义

脑卒中（stroke）又称脑血管意外（cerebral vascular accident，CVA）或脑中风，是一组突然起病、具有高发病率、高致残率和高死亡率等特点的急性脑部血管疾病，是神经系统的常见病和多发病。临床上以起病急骤，出现局灶性神经功能缺失并且维持 24 小时以上为特征，包括缺血性卒中（ischemic stroke）和出血性卒中（hemorrhagic stroke），前者包括脑血栓形成、脑栓塞和腔隙性脑梗死，后者包括脑出血和蛛网膜下腔出血。虽然不同类型的脑卒中患者的临床特点、药物治疗等有所不同，但针对其各种障碍所进行的康复治疗措施大致相同，故把这些急性脑血管病的康复通称为脑卒中康复。

脑卒中是我国成年人致死、致残的首位病因，具有发病率高、致残率高、死亡率高和复发率高的特点。过去 10 余年来，我国脑卒中发病率处于持续上升阶段。中国国家卒中筛查数据显示，我国 40～74 岁人群首次脑卒中标准化发病率由 2002 年的 189 人/10 万上升到 2013 年的 379 人/10 万，平均每年增长 8.3%，2013 年我国居民脑卒中发病率为 345.1 人/10 万，年龄标准化发病率为 246.8 人/10 万。2017 年，我国城市居民脑卒中死亡率为 126.48 人/10 万，农村脑卒中死亡率为 157.00 人/10 万，均大幅高于其他疾病，且存活者致残率约为 80%。

新发脑卒中和既往脑卒中均以缺血性为主。我国脑卒中发病的地理分布表明，脑卒中发病率、患病率、死亡率基本表现为“北高南低，中部突出”的趋势。其发病具有明显的季节性，寒冷季节发病率高，尤其是出血性脑卒中的季节性更为明显。城乡差距改变，近年来，农村地区脑卒中患病率、死亡率已经超过城市。性别差异明显，其患病率、死亡率男性显著高于女性。

考点提示 脑卒中的定义、类型。

（二）病因

引起脑卒中的病因是多方面的，可以是一种原因，也可以是几种原因同时作用的结果。2016 年发表在《柳叶刀》杂志上的来自 32 个国家的 INTERSTROKE 研究结果显示，全球 90.7%脑卒中与高血压、糖尿病、血脂异常、心脏疾病、吸烟、乙醇摄入、不健康饮食、腹型肥胖、体力活动不足和心理因素等 10 项可纠正的危险因素相关。

1. 高血压 高血压是最重要的和独立的脑卒中危险因素，血压对脑卒中的作用呈剂量反应关系，且没有阈值，收缩压或舒张压每增加 10mmHg，脑卒中的发病风险增加 1.4～1.8 倍。高血压状态会造成血管内膜损伤，进而可激活凝血系统，造成血管狭窄，导致脑卒中发生。

2. 糖尿病 糖尿病也是缺血性脑卒中的独立危险因素，糖尿病患者罹患脑卒中的可能性是非糖尿病患者的 3.82 倍；糖尿病病程每增加 10 年，患者患脑卒中的优势比将增加 2.16 倍，糖化血红蛋白每增加 2%，脑卒中的发病危险性将增加 1.94 倍。高血糖会导致缺血再灌注的严重损伤，且使脑卒中后神经功能缺损症状更严重。

3. 血脂异常 高脂血症易引发血液黏稠度增加，使脑动脉硬化速度加快。高胆固醇血症与缺血性脑卒中的发生关系密切。

4. 心脏病 心脏病是公认的脑卒中独立危险因素，有心脏病的人患脑卒中的危险显著增加。心脏病包括心脏瓣膜疾病、冠状动脉粥样硬化性心脏病、非风湿性心房颤动、二尖瓣脱垂、心脏黏膜瘤和各种原因所致的心力衰竭等均会增加脑卒中的发病率，有效防治这些疾病可降低脑卒中的发生率。

5. 吸烟和酗酒 吸烟与脑卒中呈现剂量反应关系，吸烟时间越长，吸烟量越大，脑卒中的发病风险将越高。吸烟者脑卒中发生风险是非吸烟者的 2～4 倍。长期大量吸烟可导致血管舒缩功能下降及动脉粥样硬化加快，从而增大脑卒中的发病风险。每周饮酒 300 g 以下（轻度及中度饮酒）可以降低脑卒中发病风险，而每周饮酒 300g 以上（大量饮酒）则会增加脑卒中的发病风险。酗酒者脑卒中的发生率是一般人群的 4～5 倍，特别是容易增加出血性脑卒中的危险。

6. 饮食 膳食中饱和脂肪酸、胆固醇和钠的摄入量过多会显著增加脑卒中的死亡风险，而蔬菜与水果的摄入与脑卒中呈负相关。此外，高盐高糖饮食促进高血压、糖尿病的发生，进一步影响脑卒中的发生。

7. 心理因素 2010 年发表的 INTERSTROKE Ⅰ期病例对照研究结果显示，与对照组相比，社会心理压力增加 30%的总体脑卒中风险，抑郁亦可增加总体脑卒中风险达 35%。

8. 其他脑卒中的危险因素 包括体力活动不足、体重超重或肥胖、高同型半胱氨酸血症、代谢综合征、滥用药物、炎症与感染；此外还有高龄、性别、种族、气候、脑卒中家族史等。这些危险因素有些是可以预防的，在康复工作中及时进行脑卒中三级预防知识的宣教，对可控的危险因素早期加以干预，将可降低脑卒中的发生率、致残率及死亡率。

考点提示 脑卒中的主要危险因素。

知识链接

缺血性脑卒中的医院内二级预防

1. 对部分缺血性脑卒中患者，可以考虑使用 MRI 为初步诊断提供附加信息或计划后续治疗，但不建议常规使用。

2. 准备进行颈动脉内膜剥脱术（CEA）或支架治疗的非致残缺血性脑卒中患者（MRS 评分 0～2 分），非侵入性成像应在入院后 24h 内常规进行。在计划随后的二级预防治疗时，不推荐常规应用非侵入性的 CTA 或 MRA 影像学检查确定缺血性脑卒中患者是否存在颅内动脉狭窄或闭塞。对一些缺血性脑卒中患者，通过非侵入性的 CTA 或 MRA 影像学检查为后续二级预防性治疗提供附加信息是合理的。

3. 建议进行心脏监测筛查心房颤动和其他需要紧急心脏介入治疗的严重心律失常。心脏监测至少应该在前 24h 内完成。对于一些缺血性脑卒中患者，长期心脏监测为后续二级预防治疗提供附加的信息是合理的。

4. 缺血性脑卒中发生后，通过检测空腹血糖、糖化血红蛋白或口服葡萄糖耐量试验，对所有患者进行糖尿病筛查是合理的。

5. 对于动脉粥样硬化性缺血性脑卒中患者，若已进行最佳剂量的他汀类药物治疗，常规检测血胆固醇水平可能有助于筛选适用人类枯草溶菌素转化酶 9 抑制剂治疗的患者，从而降低随后的心血管疾病死亡率、心肌梗死或脑卒中风险。

（三）诊断要点

脑卒中的诊断常根据病史、临床表现、实验室检查进行综合分析，CT 或 MRI 可提供确诊依据（表 3-1）。

表 3-1 临床常见脑卒中诊断及鉴别

内容	脑血栓	脑梗死	脑出血	蛛网下腔出血
发病年龄	中老年多见	青壮年多见	中老年多见	各组年龄均有
起病情况	多在安静时	不定	多在活动时	多在活动时
发病缓急	较缓（小时）	最急（秒、分）	急（分、小时）	急（分）
意识障碍	较少	较少	多见	常一过性
头痛	无	少有	意识清楚者有	剧烈
呕吐	少见	少见	多见	多见
偏瘫	有	有	有	少见
脑膜刺激征	多无	多无	偶见	明显
脑脊液	清	清	压力高，血性	压力高，血性
CT	脑内低密度区	脑内低密度区	脑内高密度区	蛛网膜或脑室内高密度区

（四）主要功能障碍

脑卒中发生后，引起的功能障碍是多方面的，常见的功能障碍如下。

1. 运动功能障碍 运动功能障碍是脑卒中后最突出的问题，因病灶部位的不同会引起各种不同的障碍现象。从躯体瘫痪的部位和数量特点上分别有偏瘫、单瘫、交叉瘫、四肢瘫和脑神经麻痹。从瘫痪的性质上分别有弛缓性瘫痪和痉挛性瘫痪。早期多表现为迟缓性瘫痪，在恢复过程中逐渐出现痉挛性瘫痪，呈上运动神经元性瘫痪，并因反射活动和肌张力的异常导致姿势异常、协调功能和平衡功能的障碍。

在各种运动障碍中最典型的是偏瘫。其特点是随着脑功能的改变和病情发展，偏瘫部位出现肌张力和运动模式的不断改变，表现为曲线性转化，肌张力由弛缓逐渐增强而后很快进入痉挛，随后再逐渐减弱向正常肌张力状态恢复。在进入痉挛后，同时伴随着共同运动、联合反应等异常运动模式的出现和反射活动的异常，如屈肌屈曲反射、非对称性紧张性颈反射、对称性紧张性颈反射、对称性紧张性迷路反射等重新出现。此转化过程会因各种病理因素的存在而长期停滞在某阶段。

考点提示 脑卒中患者典型的痉挛模式。

2. 感觉功能障碍 脑卒中患者会出现不同程度的感觉缺失或者异常，以偏身感觉障碍最常见。其中包括一般感觉障碍，如浅感觉的痛、温、触觉；深感觉的关节位置觉、震动觉、运动觉等；复合感觉障碍，如皮肤定位感觉、两点间辨别觉、体表图形觉、实体觉和重量觉障碍；特殊感觉障碍最常见有偏盲。偏盲是因患者半侧视野缺陷导致，表现为看不到盲侧空间的物体，因此产生身体姿势异常和生活的困难。

3. 认知功能障碍 感知是客观事物通过感觉器官及其传入系统对所接受的刺激在大脑中的直接反映。认知是大脑对感知信息进行处理、储存、记忆和应用的过程，是脑的高级功能，包活注意、记忆、思维等心理活动。当大脑不同部位出现不同程度损伤时将会导致相应的感知功能障碍，主要类型有失认症和失用症等。认知功能障碍是脑卒中患者发生率较高的症状，也是致该类患者日常生活活动能力下降，工作和家庭生活严重受限的主要因素之一。脑卒中后可出现多种认知功能障碍，主要有注意障碍、记忆障碍、思维障碍等。严重的认知障碍表现为痴呆，痴呆会给患者日常生活和康复治疗带来极大的困难。

4. 言语功能障碍 言语功能障碍主要表现有失语症和构音障碍等。

（1）失语症　失语症是因脑功能受损所致的语言能力障碍，多发生在优势半球，表现为对后天所获得的各种语言符号（听、说、读、写等）的表达及认识能力的受损或丧失。如果脑卒中病变影响大脑语言区，引起患者听、说、读、写障碍，表现为答非所问或者虽能听懂但口述和书写困难，严重者既无法听懂，也无法表达，交流十分困难，可出现失语症。脑卒中患者约有 1/3 伴发失语症。单纯的失语患者表现为在意识清醒、无精神障碍及严重智力障碍，无视觉和听觉缺损，无口、咽、喉等发音器官肌肉瘫痪和共济失调情况下，却听不懂别人和自己的讲话，说不出自己要表达的意思，不理解也写不出患病前会读、会写的字句等。脑卒中患者因脑功能的损害，在失语症发生的同时常合并有认知障碍、构音障碍及其他高级神经功能障碍，使得失语症更难确定。单纯的失语症主要有运动性失语、感觉性失语、传导性失语、命名性失语、经皮质性失语、完全性失语等。

（2）构音障碍　在脑组织病损后与言语产生有关的肌肉麻痹、肌力减弱和运动不协调而引发的言语障碍。患者表现为听和理解正常，能够正确的选择词汇，能按语法排列词汇，但在说话中出现发音困难，说话费力，音调、音量急剧变化，吐字不清，严重者完全不能讲话或丧失发声能力。

5. 心理障碍 抑郁症是脑卒中患者最多见的心理障碍，表现为情绪低落、对事物缺乏基本的兴趣、做事动作迟缓、长期失眠、体重下降、常伴有焦虑，各种症状常有夜晚较轻，白天严重等特点。抑郁症若存在会明显影响康复的疗效。

6. 吞咽障碍 脑卒中患者急性期的吞咽障碍发生率为 30%～50%。正常的吞咽运动过程可分为三个阶段：即口腔期、咽喉期、食管期。当脑血管意外发生时，主要影响前两期，出现流口水、进食呛咳、误咽、口腔失用等障碍。

7. 其他障碍 脑卒中患者还可出现其他的功能障碍，如智力障碍、精神障碍，以及大、小便控制障碍等。少数患者会在后期出现些并发症，常见的并发症有肩关节半脱位、肩手综合征、废用综合征、误用综合征等。

知识拓展

急性缺血性脑卒中诊断流程

急性缺血性脑卒中诊断流程应包括如下5个步骤：

第一步，是否为脑卒中？排除非血管性疾病。

第二步，是否为缺血性脑卒中？进行脑CT、MRI检查排除出血性脑卒中。

第三步，脑卒中严重程度？采用神经功能评价量表评估神经功能缺损程度。

第四步，能否进行溶栓治疗？是否进行血管内机械取栓治疗？核对适应证和禁忌证。

第五步，结合病史、实验室、脑病变和血管病变等资料进行病因分型（多采用TOAST分型）。

推荐意见：①按上述诊断流程处理疑似脑卒中患者。②对疑似脑卒中患者应行头颅平扫CT或MRI（T1/T2/DWI）检查。③应进行必要的血液学、凝血功能和生化检查，尽量缩短检查所需时间。④应行心电图检查，有条件时应持续心电监测。⑤运用神经功能缺损量表评估病情程度。⑥在不影响溶栓或取栓的情况下，应行血管病变检查；必要时根据起病时间及临床特征行多模影像评估，以决定是否进行血管内取栓。

二、康复评定

脑卒中的综合评定，对于选择康复治疗方案及疗效分析都是十分必要的。

（一）脑损伤严重程度和神经功能缺损程度评定

1. Glasgow 昏迷量表 该量表是一种有效评估患者昏迷程度的方法，在脑卒中的早期能够初步评判脑损伤严重程度，较客观反映患者的意识状况。它从睁眼反应、语言反应和肢体运动三个方面进行评估，三者分数相加，总分即为昏迷指数，最高分为15分，表示意识清楚；12～14分为轻度意识障碍；9～11分为中度意识障碍；8分以下为昏迷；分数越低则意识障碍越重。

2. 美国国立卫生研究院脑卒中量表（NIHSS） 美国卫生保健政策研究所（AHCPR）脑卒中后康复指南建议，评价脑卒中患者时，尽可能使用效度好、标准化的量表，以保证得到可信的资料。最新版《中国脑卒中康复治疗指南》推荐使用美国国立卫生研究院脑卒中量表（national institute of health stroke scale，NIHSS）。根据此表评分可以判断脑卒中的严重程度和可能的预后，并对患者进行分级。NIHSS得分与预后密切相关：16分以上预后极可能是死亡或严重功能不全，而6分以下则预示恢复良好。根据NHSS测试，神经功能缺损严重的脑卒中患者，其预后也很差，具体见表3－2。

表 3-2 美国国立卫生研究院脑卒中量表（NIHSS）

项目	评分
1. 意识与定向力	
①意识水平	
清醒	0
嗜睡	1
昏睡	2
昏迷	3
②定向力问题（现在的月份和患者的年龄。回答必须正确，接近的答案不给分）	
两项均正确	0
一项正确	1
两项均不正确	2
③定向力命令（睁闭眼，健侧手握拳与张开）	
两项均正确	0
一项正确	1
两项均不正确	2
2. 凝视功能（只测试水平凝视功能）	
正常	0
部分凝视麻痹	1
完全性凝视麻痹	2
3. 视野	
无视野缺失	0
部分偏盲	1
完全偏盲	2
双侧偏盲	3
4. 面瘫	
正常	0
轻微	1
部分	2
完全	3
5. 上肢运动（如果坐位，上肢前屈至90°，手掌向下；如果卧位，前屈 45°，观察上肢是否在 10 秒钟前跌落）	
保持 10 秒	0
不到 10 秒	1
不能抗重力	2
直接跌落	3
截肢或关节融合	UN
6. 下肢运动（下肢卧位抬高 30°，测评是否在 5 秒钟内跌落）	
保持 5 秒	0
不到 5 秒	1
不能抗重力	2
直接跌落	3
截肢或关节融合	UN
7. 肢体共济失调（指鼻试验和跟膝胫试验）	
无共济失调	0
上肢或下肢共济失调	1
上下肢体均共济失调	2
截肢或关节融合	UN
8. 感觉	
正常	0
部分缺失	1
明显缺失	2
9. 忽视	
没有忽视	0
存在一种类型的忽视	1
存在一种以上的忽视	2
10. 语言	
没有失语	0
轻中度失语	1
重度失语	2
完全性失语	3
11. 构音障碍	
正常	0
轻度至中度障碍	1
重度障碍	2

（二）运动功能评定

脑卒中后运动功能的评定是一项综合性的评价，包括肌力、肌张力、痉挛程度、关节活动、反射、平衡功能等方面的评定。常用评定方法有 Brunnstrom 偏瘫运动功能评定法、简化 Fugl-Meyer 运动功能评定法、改良 Ashworth 痉挛评定量表等。另外，对于平衡功能评定有 Berg 平衡评定方法。

1. Brunnstrom 偏瘫运动功能评定法 瑞典物理治疗师 Brunnstrom 将脑血管意外后肢

体偏瘫恢复过程结合肌力、肌张力变化情况分为六个阶段进行评定。这六个阶段反映了偏瘫的发生、发展和恢复的过程。而这个过程会因患者的病理变化、医疗干预的程度、方式方法和环境因素等不同，致使恢复过程停留在不同的某个阶段而不再进步。在躯体运动恢复程序上常表现出一定的自然规律，特点是：先躯干后四肢；先下肢后上肢；先四肢近端后远端；上肢先屈曲模式后伸展模式，下肢先伸展模式后屈曲模式；先出现反射活动后转为随意运动；先出现粗大的运动，后出现分离的、有选择的精细运动（表 3–3）。

表 3–3 Brunnstrom 偏瘫运动功能评定

分期（级）	特点	上肢	手	下肢
1	无随意活动	无任何运动	无任何运动	无任何运动
2	引出联合反应、共同运动	仅出现共同运动模式，仅有极细微屈伸	仅有极细微屈伸	仅有极少的随意运动
3	随意出现的共同运动	可随意发起共同运动	钩状抓握，不能伸指	坐和立位上，有髋、膝、踝共同性屈曲
4	共同运动模式打破，开始出现分离运动	出现脱离共同运动的活动：肩 0°肘屈 90°时，前臂旋前、旋后，肘伸直，肩可屈 90°，手背可触及腰骶部	能侧捏及松开拇指，手指有半随意的小范围伸展活动	坐位屈膝 90°以上，使脚向后滑动；足跟着地时踝关节能背屈
5	分离运动为主，痉挛明显减弱	上肢外展 90°（肘伸展，前臂旋前）；上肢前平举及上举过头（肘伸展，前臂能旋前、后）	能做球状和圆柱抓握，手指同时伸展，但不能单独伸展	立位，髋伸展位能屈膝；立位，膝伸展位，足稍向前踏出，踝能背屈
6	精细、协调、控制运动，接近正常水平	痉挛基本消失，协调运动正常或接近正常	能进行各种抓握，能全范围伸指及进行单个指活动，但比健侧稍差	立位髋能外展超过骨盆上提范围；立位，小腿能内旋、外旋，伴足内外翻

考点提示 Brunnstrom 各期上肢、手、下肢的特点。

2. 肌力评定 通常采用 MMT 徒手肌力检查，还可采用器械肌力评定。

3. 肌张力评定 脑卒中所致的中枢神经损害为上运动神经元损伤，其运动功能障碍的发生主要是肌张力异常所致，并以痉挛性为主要特征。对严重痉挛者需进行痉挛程度的评定，目前广泛使用的评定是改良 Ashworth 分级评定法。

4. 平衡功能的评定

（1）三级平衡评定标准 ①Ⅰ级平衡：人体在各种静止姿势状态下维持重心稳定；②Ⅱ级平衡：人体在不受外力干扰基础上，能够在一定的范围内进行随意运动而重心稳定；③Ⅲ级平衡：人体能够在抵抗一定的外力干扰下，维持各种姿势重心稳定。评定时对脑卒中患者通常选用坐位、站立位进行三级评定。

（2）Berg 平衡量表 Berg 平衡量表是评定平衡功能的标准化量表，该量表将平衡功能从易到难分为 14 项，每项分为 5 级，即 0、1、2、3、4，最高得 4 分，最低得 0 分，总积分最高为 56 分，最低分为 0 分。

5. 协调功能评定 可运用指鼻试验、跟–膝–胫试验进行评定。

6. 步态评定 偏瘫患者多表现有划圈步态、长短步态、膝过伸步态等。评定时可根据医疗机构的设备条件选择相应的评定方法，常用的方法有目测观察法、足迹分析法、步态分析仪评定法等。

（三）感觉功能评定

1. 浅感觉功能评定 浅感觉功能评定主要对偏瘫侧的触觉、痛觉、温度觉、压觉分别进行评定。

2. 深感觉功能评定 深感觉功能评定重点对偏瘫侧肢体的关节位置觉、震动觉、运动觉等进行评定。

3. 复合感觉评定 复合感觉评定是对皮肤定位感觉、两点辨别觉、体表图形觉、实体觉和重量觉分别进行评定。

4. 特殊感觉评定 脑卒中患者如累及内囊、大脑枕叶等部位，可导致偏盲，需对是否存在偏盲进行评定，可进行视野粗测及精确视野测定。

（1）视野粗测检查 让患者背光与检查者对坐，相距 60cm，各自用手遮住相对眼睛（患者遮左眼，检查者遮右眼）。对视片刻，保持眼球不动，检查者用示指自上、下、左、右从周边部向中央缓慢移动，直至患者看到手指为止。检查者与患者的视野进行比较，可粗测患者的视野是否正常。

（2）精确视野检查 需用视野计。

（四）认知功能评定

脑卒中后因大脑损害的部位、范围、性质、程度的不同，会引发形式多样、程度不一的认知功能障碍。认知是一种人们了解外界事物的活动，即知识的获得、组织和应用过程，它是一个体现功能和行为的智力过程，是人类适应于周围环境的才智。常用的方法有：简易精神状态检查量表 MMSE，洛文斯顿作业法认知评定成套试验记录表 LOTCA 等。

（五）语言言语功能评定

语言障碍是指在口语和非口语的过程中词语的应用出现障碍，表现在形成语言的各个环节中，如听、说、读、写、单独或多个部分受损所导致的交流障碍。主要有失语症，其常用评定方法有波士顿诊断性失语症检查（boston diagnostic aphasia examination，BDAE），西方失语症成套测验，汉语标准失语症检查，汉语失语成套测验（ABC）等。

（六）日常生活活动能力评定

1. 日常生活活动能力（ADL）评定 日常生活活动能力评定是脑卒中临床康复常用的功能评定，其方法主要有 Barthel 指数或改良 Barthel 指数、FIM 功能独立性测量、Kenny 自理评定、Katz 分级法等。

2. 生活质量（QOL）评定 QOL 是在世界卫生组织（WHO）推荐的健康新概念的基础上创立的评价指标，可分别进行主观的生活质量评定和相对客观的生活质量评定。可参考“生活满意指数”和“生活质量指数”量表进行评定。

（七）心理与精神功能评定

1. 抑郁的评定 优势半球前部的梗死常引发精神抑郁。可依据患者的情绪表现进行分析，常用评定方法有：汉密尔顿抑郁评定量表和汉密尔顿焦虑评定量表，电脑辅助心理测试分析系统等。

2. 痴呆筛查 是否存在痴呆会直接影响临床康复进展和康复效果，常采用简明精神状态检查法（痴呆筛查）进行筛查。

（八）其他功能障碍评定

对脑卒中患者在临床康复中需进行综合性评定和个体性评定。除上述各项外，根据患者的个体功能情况可选择性地做吞咽功能评定、膀胱及直肠功能评定；并发障碍如肩关节半脱位、肩手综合征时，还需进行关节活动度评定、疼痛评定、肢体围度评定等。

三、康复治疗

脑卒中康复是脑卒中整体治疗中不可或缺的关键环节，可预防并发症，最大限度地减轻功能残疾，改善预后。因而，康复专业人员应及时与临床医师合作，对患者病情及神经功能缺损进行综合评估，确定康复治疗开始时间，制定康复治疗方案及疗程，在病情稳定的情况下应尽早开始康复治疗。

（一）治疗目标

脑卒中康复的最终目标是改善脑卒中患者的各种功能障碍，提高其生活质量。具体来说就是采用一切有效措施预防脑卒中后可能发生的残疾和并发症，改善受损器官功能，提高患者的日常生活能力和社会适应能力。康复目标在临床上分为近期目标和远期目标。近期目标较为具体，以后必须根据患者情况随时进行修正，定期进行康复评定，评定是否达到目标，如果达到则制定新的目标及计划，如果没有达到，要分析病因，变更目标，修正康复内容。

（二）治疗原则

1. 早期康复介入 脑卒中早期康复一直是康复领域专家推崇的理念。但在康复介入的具体时间上，却说法各一。《中国急性缺血性脑卒中诊治指南 2018》推荐意见：“在病情稳定的情况下应尽早开始康复治疗，对轻到中度神经功能障碍的缺血性脑卒中患者可在发病 24 小时后进行床边康复、早期离床期的康复训练，包括坐、站、走等活动。康复治疗不是在临床其他各科治疗之后，而是必须综合到整个治疗的全过程。

2. 重视康复评定 在对脑卒中患者进行康复治疗时，必须以康复评定作为制定治疗方案的前提，并在康复过程的各个阶段通过再次评定来衡量康复疗效及修订康复方案，且以终末评定作为临床康复治疗结束的依据，使其贯穿于脑卒中治疗的全过程。

3. 主动参与、循序渐进 康复过程中患者的主动参与和家属的积极配合是保证康复效果的重要条件，因而要求在良好医患沟通的基础上，引导患者及其家属的主观参与能动性。躯体各功能的恢复是渐进性的，并遵循发展的自然规律，如偏瘫患者运动障碍从坐位到步行的恢复顺序是坐稳、站立，单腿独立负重，站立位双下肢重心转移等，所以康复治疗不可急于求成，一蹴而就。

4. 全面康复、综合治疗 脑卒中后的功能障碍是多方面的，并且形成相互的影响和互相的制约，如运动障碍与言语障碍、认知障碍并存时，需分工合作，综合治疗，不可偏重。需通过治疗小组采用综合的治疗方案，给予全面的康复治疗。

5. 辅以常规临床治疗 包括临床药物治疗和手术治疗。脑卒中后的神经功能恢复、血压血糖控制、血栓预防等治疗不可缺少临床药物治疗，有些严重的后遗症、并发症甚至需要手术治疗。因此，康复治疗过程中，应该注意患者的病史病情及变化，随时和临床医师沟通，以便及时处理和治疗。

考点提示 脑卒中康复的治疗原则。

（三）治疗方法

1. 急性期康复治疗 脑卒中急性期通常指发病后 1～3 周，相当于 Brunnstrom 分期的Ⅰ～Ⅱ期，此期患者从患侧肢体无主动活动到肌肉张力开始恢复，并有较弱的屈肌与伸肌共同运动。本期康复治疗目标：预防压疮、呼吸道和泌尿道感染、深部静脉炎或血栓形成，以及关节挛缩和变形，同时促进瘫痪肢体肌力恢复、维持一定的肌张力和关节活动度，为恢复期功能训练做准备。

（1）良肢位摆放　良肢位是一种从预防和治疗角度出发而设计的一种临时性体位。可以防止或对抗痉挛模式的出现，维持功能性体位，为以后康复治疗打下良好基础。

1）仰卧位时　患者仰卧时，头部枕于枕头上，不要使胸椎屈曲；患侧肩胛骨下方垫一个枕头，使肩前伸，肘部伸展，腕背伸，手指伸开；患侧下肢伸展位，在患侧臀部及大腿下面放置一个枕头，防止患腿外旋，踝关节于中立位，摆放时顺手托起足跟，防止足跟韧带萎缩而引起足下垂，不在床尾和足部堆放物品压双足。当患肢处于弛缓期时，可用足托维持患肢踝关节于中立位，以防踝跖屈内翻（图 3－1）。患者需仰卧位与其他体位交替。

2）健侧卧位时　有利于患侧的血液循环，可减轻患侧肢体的痉挛，预防患侧浮肿。健侧卧位时，头仍由枕头支持，以确保患者舒适。躯干与床面保持直角，不要向前成半卧位；患侧上肢由枕头在前面垫起，上举约 100°；患侧下肢向前屈髋、屈膝，并完全由枕头垫起，足不能悬在枕头边缘；健侧肢体放在床上，取舒适位置（图 3－2）。

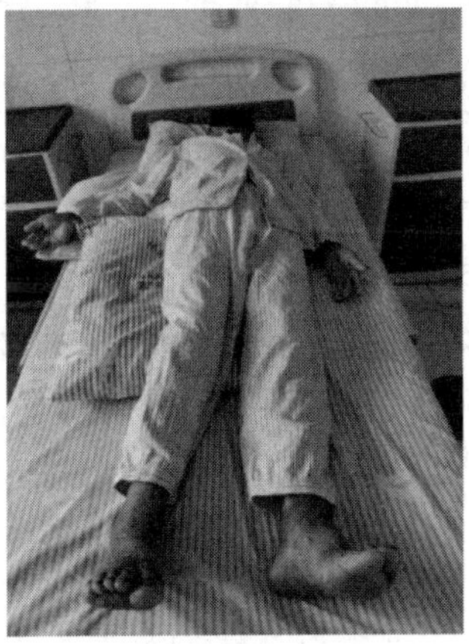

图 3－1　仰卧位

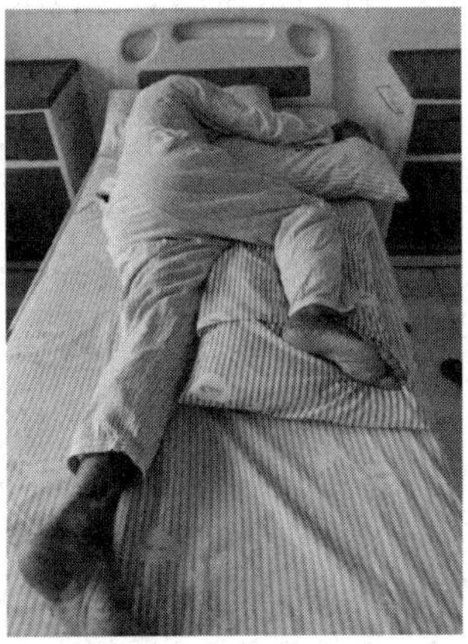

图 3－2　健侧卧位

3）患侧卧位时　可以增加对患侧的刺激，并使患侧被拉长，从而减少痉挛，此时健手可以自由活动。正确的患侧卧位是：头部稍前屈，躯干稍向后倾，后背用枕头稳固支持，患侧上肢前伸，与躯干的角度不小于 90°，手心向上，手腕被动背伸；患侧下肢伸展，膝关节稍屈曲（图 3－3）。训练者可将一只手放在患侧肩后，使肩胛骨前伸。如果前伸不够充分，患者常主诉肩痛或不舒适。

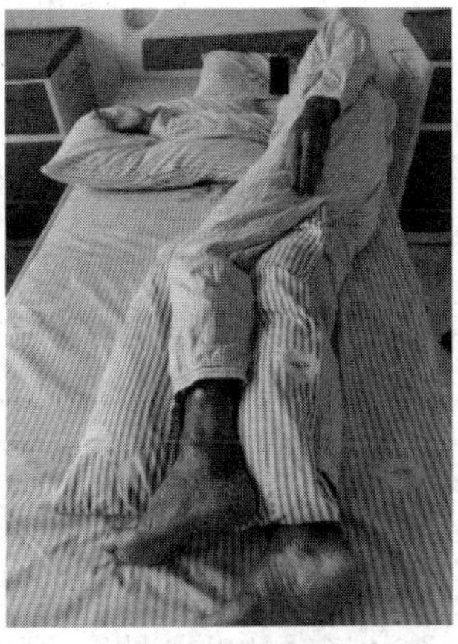

图 3－3　患侧卧位

（2）体位转移　体位转移是指人体从一种姿势转移到另一种姿势的过程，包括翻身法、起床法、移向床头法，从卧位到坐位、从坐位到站位、轮椅与床、轮椅与坐便器之间的转移等。在急性期，主要的体位转换就是翻身法。每 2 小时定时翻身 1 次是预防压疮的重要措施，开始以被动为主，待患者掌握翻身要领后，由患者主动完成（图 3－4）。

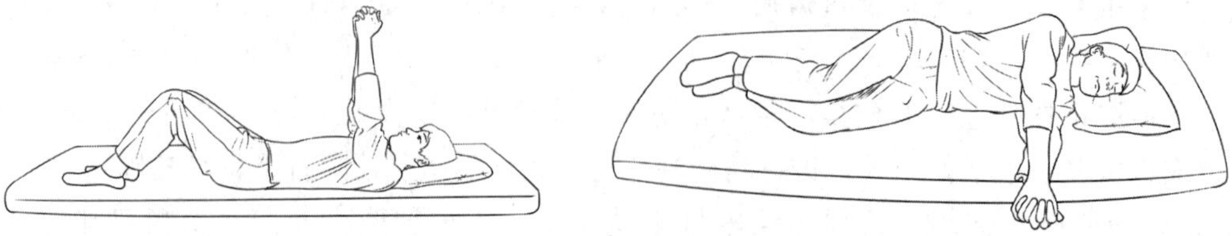

a. 步骤一　　b. 步骤二

图 3－4　主动翻身

（3）被动活动　目的是防止肌肉萎缩、关节挛缩及变形等，促进全身功能恢复。早期开始，一般可在病情平稳后 2～3 天进行。患者应取仰卧位，两侧均要进行训练，先做健侧，后做患侧。一般每日 2～3 次，每次 5 分钟以上。活动某一关节时，近端关节必须予以固定，手法要轻柔适度，避免产生疼痛。速度要缓慢有节奏，一般一个动作需要 3～5 秒。各关节运动方向均要进行训练，每个运动 3～5 次为宜。一般在无疼痛状态下完成各关节正常活动范围，不得出现超关节活动范围的运动，尤其是要防上肩部软组织损伤。对伴有疼痛的关节，训练前可进行热敷等物理疗法。

（4）床上活动　目的是使患者独立完成各种床上的早期训练后，达到独立地完成从仰卧位到床边坐位的转换。①上肢自助被动运动：借助健肢力量进行摆肩、夹腿、摆髋、翻身、起坐等被动运动。②桥式运动：仰卧位，双侧上肢放于体侧，双下肢屈髋屈膝，足平踏床面，伸髋并将臀部抬离床面，维持此姿势 5～10 秒。

（5）床边坐起训练　采用仰卧位经侧卧位坐起训练法。

（6）坐位平衡训练　正确坐姿，床边坐位平衡，坐位操以加强平衡训练。

（7）床到轮椅（或椅）转移和站立训练　均可酌情进行。

（8）神经促进技术　可酌情选用 Bobath 技术、Brunnstrom 技术、Rood 技术和 PNF 技术。

（9）物理因子治疗　常用的有局部的机械刺激（如用手拍打肌肉表面）、冰刺激、神经–肌肉电刺激等。功能性电刺激与生物反馈疗法对防止肌肉萎缩、维持关节活动度、促进正常运动模式形成有一定疗效，可酌情应用。

（10）言语治疗　有言语障碍者应进行评估和治疗。

（11）ADL 的训练　主要对床上的进食、穿衣和个人卫生进行评估和训练。

（12）心理治疗　由于发病后时间较短，一般一时不能接受现实，所以常有否认、拒绝、恐惧、焦虑、抑郁等多种心理障碍。首先评定患者现在的心理障碍程度，再根据患者心理障碍情况进行心理治疗，必要时，可加用适当药物配合治疗。

（13）传统疗法　常用的有中医推拿及中医针灸等。

2. 恢复早、中期康复治疗　脑卒中恢复早、中期是指发病后 4 周～12 周，相当于 Brunnstrom 分期的Ⅱ～Ⅳ期。此期患者患侧肌肉痉挛减轻，开始出现选择性肌肉活动。本期康复治疗目标：抑制痉挛与共同运动模式、诱发分离运动、促进正常运动模式形成；促进和改善偏瘫肢体运动的独立性、协调性；达到Ⅲ级坐位平衡；初步达到Ⅲ级站位平衡；达到治疗性步行能力；改善床椅、如厕转移、室内步行、个人卫生等日常生活能力。

（1）上肢功能训练　重点是抑制由于共同运动、联合反应、异常姿势等构成的异常运动模式，诱发上肢，特别是手的分离运动。其训练的主要目的是训练肩关节控制力和防止肩胛骨的退缩、下降及不全脱位。训练时关节活动顺序应先近端关节后远端关节，一般大关节活动恢复较早、较好，手的精细动作恢复较慢、较差。发生肩关节不全脱位的患者，需加强肩关节周围肌肉力量的训练，ADL 评分 60 分以上的患者生活可基本自理，仍需继续加强患侧上肢及手功能康复训练。

（2）下肢功能训练　重点是抑制由于共同运动、联合反应、异常姿势等构成的异常运动模式，诱发下肢，特别是脚的分离运动，必要时安装下肢足内翻矫正支具。

1）双下肢交替屈伸运动　休息时，尽量避免足底刺激，防止跟腱挛缩与足下垂。

2）髋关节内收、外展的控制训练　患者仰卧位，双膝屈曲，健侧下肢保持中立位，患侧下肢在内收、外展时保持不同的角度，进行髋关节的内收、外展的控制训练。

3）桥式运动　患者仰卧位，屈双膝，双足撑于床面，嘱患者抬起臀部并保持骨盆呈水平位。治疗者站在患者患侧，一手把住患者膝关节处，另一只手刺激臀部，促进患侧髋关节伸展。

4）下肢屈曲、伸展的控制训练　患者取仰卧位，治疗者站在患侧，治疗者一手控制患足，保持足背屈、外旋，另一手控制膝部，嘱患者主动屈曲并缓慢伸展膝关节。

5）踝背屈训练　患者取仰卧位，治疗者站在患侧，患脚支撑在床上，治疗者用一只手固定踝关节，另一只手协助患者踝关节做背屈、外翻。

6）屈髋、屈膝训练　患者仰卧位，治疗者站在患侧，治疗者一手托住患足，患者屈膝并将患肢放到床下，在髋伸展的状态下，由治疗者协助患者将患脚抬至床面。

7）伸髋、屈膝、背屈踝训练　患者仰卧位，治疗者站在患侧，患腿屈膝垂于床边，伸髋，治疗者托住患者患足使其处于背屈位，并向头侧运动（即屈膝），协助患者在伸髋状态下继续进行屈膝和背屈踝训练。

（3）平衡训练　重点进行Ⅲ级坐位平衡训练和Ⅰ、Ⅱ、Ⅲ级立位平衡训练。对躯干肌和臀肌恢复比较差者，增加跪位和爬行位的训练。

（4）ADL 训练　以提高患者日常生活活动能力为主，主要进行个人卫生、穿脱衣服、两便处理、坐位与站位转换、步行等训练，以及支具、矫形器的使用。

（5）言语治疗　有言语障碍者应进行评估和治疗。

（6）认知功能训练　认知功能障碍有碍于患者受损功能的改善，因此，有认知功能障碍者认知功能训练应与其他功能训练同步进行。

（7）物理因子治疗　此期可用功能性电刺激、肌电生物反馈治疗。上肢重点是伸肌，下肢重点是屈肌。

（8）作业治疗　主要是日常生活活动训练，包括患者的主动移动、进食、个人卫生、更衣、洗澡等基本日常生活活动的训练，以及做家务、使用交通工具、认知与交流等应用性日常生活活动训练。可选用一些适用的装置帮助训练，如便于进食的特殊器皿、改装的牙刷、各种形式的器具及便于穿脱的衣服。

（9）传统康复治疗　常用的是针灸治疗，按照针灸学理论选取穴位并给予治疗。

3. 恢复后期康复治疗　脑卒中恢复后期是指发病后 4～6 个月，相当于 Brunstrom 分期的Ⅴ～Ⅵ期。此期康复目标：抑制痉挛与共同运动模式、修正错误运动模式；改善和促进精细与技巧运动；改善和提高速度运动；提高实用性步行能力；熟练掌握 ADL 技能，提高生活质量。

（1）上肢功能训练　重点是改善和促进手的精细和技巧运动；改善和提高速度运动；对于仍然有痉挛与共同运动模式的患者，继续采用抑制共同运动、促进分离运动的方法。对于手功能恢复较差者，应进行利手交换训练，使患者能自如地应用健手替代利手。

（2）下肢功能训练　重点进行改善步态、步态协调性和复杂步行训练，提高实用性步行能力。对于仍然有痉挛与共同运动模式的患者，应采用抑制共同运动、促进分离运动的方法。

（3）ADL训练　目的是争取生活自理，重点进行必要的家务，修饰动作（洗脸、刷牙、剃须、梳头、化妆、剪指甲等），户外活动，入浴和上下楼梯训练等。

（4）言语治疗　同恢复早、中期康复治疗。

（5）认知功能训练　同恢复早、中期康复治疗。

（6）心理治疗　由于病程延长，患者对康复训练及治疗效果会出现疑问，故应加强患者对治疗的信心，以保证治疗顺利进行。此期患者患侧肢体能自主活动，分离运动平稳，协调性良好，但速度较慢。

4. 后遗症期的康复治疗　一般认为6个月至1年后患者即进入后遗症期，但言语和认知功能在发病后1～2年还会有不同程度的恢复。对后遗症期患者如再进行肢体功能提高的康复治疗则意义不大，应将重点放在整体ADL水平的改善上。

（1）手杖和助行器的使用　不要过早地使用，恰当地使用手杖和助行器，把它们作为步行训练的一种过渡也是可行的。

（2）轮椅的使用　可使患者尽早脱离病床，获得坐位的安全感和手的合适支撑；可使患者的移动简单化；患者可获更大的独立性。

（3）支具、自助具的使用　支具能支持体重、预防挛缩畸形、控制不随意运动；使站立相稳定、摆动相容易控制，得到接近正常的步行模式。自助具能帮助患者改善日常生活能力。

（4）环境改造　使后遗症期的患者容易完成日常生活活动，对家庭中的某些部分做必要的和可能的改造是很重要的。

（5）职业训练或指导　对功能恢复较好、又在工作年龄阶段的患者，应根据其具体情况进行就业指导和职业训练。

（6）对长期卧床者的照顾　对长期卧床患者来说，要注意提高机体抵抗力和免疫力，注意预防并发症。在家属的帮助下，对患者进行经常性的床上或椅上（包括轮椅）活动及精心护理。

（四）继发障碍的康复治疗

脑卒中后患者由于疾病造成的功能障碍及在治疗中的废用、误用，可引起多种继发障碍，如骨质疏松、肩痛，肩手综合征、压疮、静脉血栓等。

1. 肩关节功能障碍

（1）肩手综合征　临床上主要表现为上肢疼痛、感觉异常、血管功能障碍、水肿、出汗异常及营养障碍。可采用适度抬高患肢并配合被动活动，同时联合应用中频电刺激、激光疗法、微波、超短波、中药外敷治疗等措施。对于肩痛、手肿胀明显的患者，可采取局部应用类固醇激素注射治疗，冰水交替刺激患手、手指缠绕线绳等物理方法配合应用。

（2）肩关节半脱位　对于严重肌肉无力、有发生肩关节半脱位危险的脑卒中患者，使用电刺激联合传统运动治疗降低肩关节半脱位的发生率；对于肩关节半脱位患者，早期建议使用肩托或肩臂悬吊防止恶化；肩关节周围肌群叩击，有助于肌力促进，改善肩关节半脱位的程度。

（3）肩痛　脑卒中后肩痛有很多原因，具体机制仍不明确。可能的原因有：肩关节半脱位、异常的肌张力、患肢不恰当的体位保持和处理、反射性交感神经营养不良综合征、臂丛神经和周围神经损伤、肩袖撕裂、粘连性关节囊炎、丘脑痛等。脑卒中早期避免用力牵拉肩关节，局部经皮神经电刺激、持续肩关节松动训练、保护肩关节等措施可以预防和治疗肩痛；应避免肩部过度屈曲、外展运动和双手高举过头的动作，这些活动很难控制肩部外展范围而导致肩痛；低频电刺激可提高肩关节无痛性活动范围，减轻疼痛程度；对痉挛造成的肩痛，局部注射 A 型肉毒毒素可减轻肩痛，必要时局部注射类固醇激素、口服盐酸乙哌立松等对渗出、痉挛、疼痛均有明显缓解作用。

2. 骨质疏松　脑卒中偏瘫后长期卧床、负重减少会造成继发性骨质疏松，加之大部分绝经后女性及老年男性集中此时患病，老年人本身骨量减少。病后少动，迅速加重骨质疏松，常见的症状有关节肿痛、背痛。脑卒中后定期进行骨密度检查，早期康复训练，站立负重有抗骨质疏松的作用；另外，骨质疏松治疗仪和音波振动治疗仪均有助于减轻骨质疏松的危害；一、二、三线抗骨质疏松药物的择机使用是预防和治疗骨质疏松的重要措施。

3. 压疮　脑卒中后意识不清或大面积梗死、中等以上出血量，老年患者肢体功能障碍较重，卧床期如果不能及时翻身拍背减压，均可产生骶尾部、足跟部的压疮。可采用标准的评价方法，如 Braden 量表对脑卒中患者进行压疮危险性评估，至少每天检测一次，以预防压疮的发生。压疮的干预措施包括：适当的体位、定时翻身（1 次/2 小时），减少局部压力充气垫应用，清洁床面和进行皮肤护理，及时清理大小便，改善全身营养状况，可以预防压疮的发生。对已出现的压疮部位，应及时解除压迫，进行疮面处理，紫外线治疗和增加营养，必要时考虑外科治疗。

4. 下肢深静脉血栓　是脑卒中后数周内非常严重的并发症。因此，所有脑卒中的患者均应评价深静脉血栓的风险，以早期采取预防措施，防止其发生。早期预防常用的方法有：①下肢主动运动和被动运动。②抬高下肢（卧床时）和穿压力长筒袜。③下肢外部气压循环治疗。④对主动活动差者，进行下肢肌肉低频脉冲电刺激。对已出现下肢深静脉血栓者，可采用华法林或低分子肝素抗凝治疗、血管外科手术取栓治疗或介入治疗。

5. 抑郁　是脑卒中后以持续情感低落、兴趣减退为主要特征的心境障碍。常用的有心理辅导治疗，药物治疗。药物方面可选择性较多，如以情绪低落为主，可给予盐酸氟西丁；伴有焦虑的可给予盐酸帕罗西汀片；厌食或情绪淡漠的可给予奥氮平片；胃肠道副作用大的，可给予舍曲林治疗。无论哪种药，服用后一周以上才能起效。

6. 坠积性肺炎　患者长期卧床，或吞咽功能障碍，可以引起吸入性肺炎和坠积性肺炎，前者可以通过治疗原发病和吞咽功能训练预防，后者可以通过呼吸功能训练、主动咳嗽和体位排痰减少其发生。

7. 其他　脑卒中还伴有其他临床病症，如呃逆、呕吐、癫痫、精神障碍、夜尿频繁，应分别给予中西医结合药物、针灸等治疗，以免妨碍肢体功能的恢复。呃逆可给予口服或注射甲氧氯普胺，也可用中药旋复代赭汤治疗；呕吐常属于原发的胃肠功能障碍，可给予胃动力药，如效果不好应用中医辨证施治调理；癫痫往往是继发性的，无论是破坏性病灶还是刺激性病灶，均常规给予抗癫痫药，常用丙戊酸钠片 0.6～1.2g，口服治疗。持续癫痫状态，给予适量地西泮注射液或咪达唑仑注射液控制；精神障碍无论语无伦次，还是攻击行为、消极淡漠，均给予奥氮平 5mg，每晚口服；夜尿频繁的多是慢性前列腺炎或前列腺增生，可给予非那雄安、坦索罗辛片，分早晚口服。

考点提示 脑卒中后继发障碍的治疗。

（五）预后及影响因素

脑卒中后一般有三种结局，其一是受损功能完全恢复，回归社会；其二是仍有不同程度的功能障碍，需要继续进行功能锻炼和适应，一部分回归家庭，一部分选择合适的工作继续就业，回归社会；其三是死亡。

一般认为，本病运动功能的恢复可从发病后数日开始，3 个月时进入恢复平台期，6 个月内 90%的患者运动功能的恢复达到顶点。恢复的一般顺序为：先近端后远端，先下肢后上肢，大关节比小关节恢复得早。如能及时且坚持足够长时间的康复治疗，肢体功能和日常生活能力将会有不同程度恢复。

影响脑卒中康复预后的因素很多，与病变的部位、病灶大小、功能障碍的严重程度等有密切关系，而患病后开始康复的时机、方法是否得当、患者本身参与康复的主观能动性的强弱，是能否获得最佳康复效果的决定性因素。影响其预后的因素还有：高龄患者康复预后较低龄患者差，认知障碍严重者康复预后不良，抑郁和焦虑患者功能恢复差，运动持续不能者预后不良，昏迷时间长、持续大小便失禁、本体感觉功能障碍、两次以上脑卒中发作等预后差。

第二节　颅脑损伤的康复

扫码“学一学”

案例讨论

【案例】

患者，女，38 岁，车祸伤后致运动障碍 5 个月。受伤后行头颅 CT 提示“脑挫伤、原发性脑干损伤、颅底骨折”，现患者不能站立，不能行走。

查体：言语不清，记忆力、定向力、计算力、注意力下降，四肢肌力 4 级，指鼻试验不准确，闭目难立征阳性。双侧跟腱挛缩，坐位平衡 1 级，ADL 大部分依赖。

【讨论】

1. 该患者主要的康复问题（功能障碍）有哪些？
2. 该患者应进行哪些康复评定？
3. 请为该患者制订有效的康复治疗方案。

随着交通事故增多，颅脑损伤的发生率呈现逐年上升的趋势，而医疗水平的提高，使这些患者的存活率升高，存活下来的患者很多会遗留不同程度的功能障碍，这些障碍影响患者的家庭生活和工作。为了减少致残率、改善残存功能，使患者最大限度地恢复身心和社会功能，康复治疗已成为颅脑外伤治疗中至关重要的一环。

一、概述

（一）定义

颅脑损伤（traumatic brain injury，TBI）是由于外界暴力作用于头部所致的脑部损伤，可导致意识丧失、记忆缺失及神经功能障碍。具有发病率高、伤情复杂、遗留的功能障碍多，以及多发于青壮年的特点，男性多于女性，两者比例为 2:1。在受伤原因方面，交通事故为首要原因，其次为高空坠落、运动损伤、跌倒和火器伤等伤及头部所致。

（二）损伤的分类

颅脑损伤的类型繁多，不同的致伤因素可造成不同类型的颅脑损伤。

1. 按损伤方式　分为闭合性损伤和开放性损伤。前者指脑组织不与外界相通，头皮、颅骨和硬脑膜的任何一层保持完整；后者指脑组织与外界相通，同时头皮、颅骨、硬脑膜三层均有损伤。

2. 按损伤病理机制　在颅脑损伤的全部病理生理过程中，脑组织不仅可因暴力的直接作用产生原发性损伤，还可出现继发性损伤而使伤情复杂化。

（1）原发性脑损伤　是暴力作用于头部时直接造成的脑损害，如脑震荡、脑挫裂伤、原发性脑干损伤、弥漫性轴索损伤等。原发性脑损伤的病变性质与严重程度在受伤当时已经确定，并立即出现相应的临床症状与体征。

（2）继发性脑损伤　指在受伤一定时间后在原发性损伤基础上出现的脑病变，主要有脑水肿、颅内血肿、颅内高压、脑疝等，其症状和体征是在伤后逐步出现或加重，因而不同于原发性脑损伤，且其严重程度并不一定与原发性脑损伤的严重程度一致。

3. 按血肿部位　颅内血管损伤出血是脑损伤的常见表现之一，如果出血在颅腔内某一部位积聚形成占位性病变，即为颅内血肿（图 3－5）。血肿达到一定体积，可以压迫脑组织，引起颅内压增高，最终导致脑疝危及生命。

（1）硬脑膜外血肿　血肿位于颅骨与硬脑膜之间。

（2）硬脑膜下血肿　血肿位于硬脑膜下腔。

（3）脑内血肿　血肿位于大脑皮层或脑白质深部。

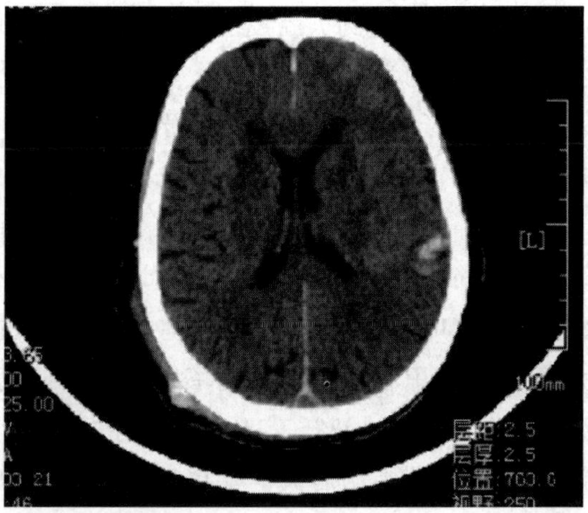

图 3－5　左侧颞叶挫伤伴血肿

知识链接

三种颅内血肿的鉴别诊断

1. 硬脑膜外血肿 临床表现为意识障碍，通常在伤后数小时至1～2天内发生；瞳孔改变，患侧瞳孔先缩小，再扩大，对光反射消失，眼睑下垂，对侧瞳孔亦随之扩大；神经系统改变，偏瘫等；生命体征变化，常为进行性血压升高、心率减慢和体温升高。CT检查可明确血肿定位、出血量，了解脑受压及中线结构移位、脑水肿等情况。

2. 硬脑膜下血肿 临床表现为慢性颅内压增高症状，如头痛、恶心、呕吐、视乳头水肿等；神经系统症状，如偏瘫、失语、癫痫等；脑萎缩和脑供血不足症状，如智力障碍、精神失常和记忆力减退等。CT检查有助于诊断。

3. 脑内血肿 血肿部位在大脑皮层或脑白质深部，临床表现以进行性意识障碍为主，与硬脑膜下血肿相似，可能有中间清醒期。CT检查有助于诊断。

（三）主要功能障碍

1. 意识障碍 大多数颅脑损伤患者在受伤早期存在意识障碍，表现为嗜睡、昏睡、浅昏迷、深昏迷等，不同程度意识障碍往往预示伤情的轻重程度。

2. 认知障碍 认知是指人脑记忆、存储、处理和应用信息的能力。颅脑损伤后常见的认知障碍是多方面的，有注意力分散，思想不能集中，记忆力减退，学习困难，归纳、演绎推理能力减弱等。认知障碍的存在会严重影响康复治疗的效果，减慢康复进程。因此，认知障碍的康复在颅脑损伤的康复治疗中显得尤为重要。

3. 情绪行为障碍 情绪情感是人对于客观事物是否符合自己需要的一种反应。情绪情感障碍在颅脑损伤的功能障碍中表现较为突出，大多数患者表现为焦虑或抑郁，少数严重的患者会出现行为障碍，如情绪失控、打人毁物、自伤自残等行为。

4. 运动功能障碍 颅脑损伤后所致的运动功能障碍和脑卒中后的运动功能障碍相似，但临床症状又比脑卒中后的运动障碍表现复杂。可因锥体束损害表现为偏瘫、单肢瘫、双侧瘫、痉挛、姿势异常、平衡障碍，也可出现共济失调、震颤、舞蹈样动作等锥体外系表现。

5. 感觉障碍 颅脑损伤患者若损伤到大脑皮层感觉区，会引起感觉异常或缺失。感觉功能障碍在临床工作中易被忽略，因为不易被医务人员或家属察觉，患者由于本身的感觉障碍更是对外界刺激不敏感，因而会造成意想不到的损伤，如温度觉障碍患者易造成烫伤，痛触觉障碍患者易造成挤压伤等。因此，我们在临床上要注意提醒患者对患侧肢体的保护，防止二次损伤。

6. 言语障碍 颅脑损伤患者最常见的言语障碍是失语症和构音障碍。

（1）失语症 是指大脑语言中枢损伤造成的语言能力丧失或受损，主要表现为听、说、读、写四个方面的障碍。颅脑损伤患者失语症发病率统计，发病初期闭合性损伤者发病率为12%～15%，开放性损伤者发病率为14%～23%。随着原发病的恢复，3个月后，闭合性损伤者的失语症症状迅速恢复。颅脑损伤后失语症患者常见的是口语表达障碍，主要表现为命名障碍和言语错乱。①言语错乱：主要表现在颅脑损伤早期，临床表现为错乱性言语，其特点是失定向，即对人物、时间、地点等不能辨认；言语流畅，无语法错误，但答非所问；缺乏自知力，不能合作，说出的话让人无法理解。②命名障碍：颅脑损伤后患者若出现命名障碍，此症状会持续很长时间，主要表现为不能说出或不能正确说出物品的名称。

（2）构音障碍 颅脑损伤构音障碍是由于言语发音肌群受损后不协调，张力异常所致，临床表现为说话费力缓慢、用力、发紧、发音不准、鼻音重、音量失控伴面部表情改变等。

7. 其他功能障碍 颅脑损伤后会出现其他一些功能障碍，有吞咽障碍、迟发性癫痫、ADL 能力障碍等。

（1）吞咽障碍 颅脑损伤后患者出现神经性吞咽障碍，表现为液体或固体食物进入口腔，吞下过程发生障碍或吞下时发生呛咳。

（2）迟发性癫痫 颅脑损伤后约有 50%的患者在伤后半年到一年内有癫痫发作的可能，称为迟发性癫痫。

（3）ADL 能力障碍 由于上述多种功能障碍的存在，导致患者日常生活能力障碍。主要由于认知能力不足及运动受限，在日常自理生活及家务、娱乐等诸方面受到限制。

二、康复评定

颅脑损伤患者多有不同程度的神经功能缺损，表现为意识、认知、情绪行为、运动、言语等原发功能障碍，未及时康复治疗的还会造成不同程度的继发障碍，如关节挛缩、肌肉萎缩、体位性低血压、肩手综合征、足下垂等。因此，在对颅脑损伤患者进行康复治疗之前，必须首先要对各种功能障碍进行科学的评定，以此为依据制订出合理的康复方案。

（一）损伤严重程度的评定

颅脑损伤的严重程度差别很大，主要根据昏迷的程度与持续时间、创伤后遗忘（post traumatic amnesia，PTA）持续的时间来确定。急性期和恢复期可采用不同的方法评定其损伤的严重程度。

1. 格拉斯哥昏迷量表（glasgow coma scale，GCS） 是最常用的一种国际性评定量表（表 3-4），能简单、客观、定量评定昏迷及其深度。该量表通过检查颅脑损伤患者的睁眼反应、言语反应和运动反应三项指标，确定这三项反应的计分后，再累计得分，最后根据总得分结合昏迷时间的长短确定急性期损伤严重程度。

扫码“看一看”

考点提示 格拉斯哥昏迷量表（GCS）通过检查颅脑损伤患者的睁眼、言语和运动反应三项指标，可简单、客观、定量的评定昏迷及其深度。

表 3-4 格拉斯哥昏迷量表（GCS）

项目	检查方法	患者反应	评分
睁眼反应（E）	观察患者	自发睁眼	4
	言语刺激	大声呼唤患者时睁眼	3
	疼痛刺激	捏痛时能睁眼	2
	疼痛刺激	无睁眼反应	1
运动反应（M）	口令刺激	能执行简单命令	6
	疼痛刺激	捏痛时患者推医生的手	5
	疼痛刺激	捏痛时患者撤出被捏的手	4

续表

项目	检查方法	患者反应	评分
运动反应（M）	疼痛刺激	患者身体呈去皮质强直：上肢屈曲、内收内旋、腕指屈曲；下肢伸直，内收内旋，踝跖屈	3
	疼痛刺激	患者身体呈去大脑强直：上肢伸直、内收内旋、腕指屈曲；下肢与去皮质强直相同	2
	疼痛刺激	患者无任何运动反应	1
言语反应（V）	言语交流	能正确会话，并回答检查者他在哪、他是谁及年和月	5
	言语交流	能会话，但言语错乱，定向障碍	4
	言语交流	不规则地说出一些能理解的词，但无意义	3
	言语交流	患者发出声音但不能被理解	2
	言语交流	无语言反应	1

最高积分 15 分为正常，最低积分为 3 分；≤8 分为昏迷，≥9 分示无昏迷；得分越低，昏迷越深，损伤情况越重。

根据 GCS 积分和昏迷时间长短，可将颅脑损伤分为：①轻度：GCS 13～15 分，伤后昏迷时间为 20 分钟以内；②中度：GCS 9～12 分，伤后昏迷时间为 20 分钟至 6 小时；③重度：GCS 6～8 分，伤后昏迷时间在 6 小时以上，或在伤后 24 小时内出现意识恶化并昏迷在 6 小时以上。

在重度颅脑损伤中，持续性植物状态（persistent vegetative state，PVS）约占 10%，是大脑广泛性、缺血性损害而脑干功能仍然保留的结果。PVS 诊断标准；①无意识活动，认知功能丧失，不能执行指令；②能自动睁眼或刺激下睁眼；③有睡眠－觉醒周期；④可有无目的性眼球跟踪运动；⑤不能理解和表达语言；⑥保持自主呼吸和血压；⑦丘脑下部及脑干功能基本保存。以上 7 个条件持续 1 个月以上。

知识拓展

最小意识状态

重度颅脑损伤后意识障碍主要包括昏迷、无反应觉醒综合征（UWS）和最小意识状态（MCS）三个大类，其中无反应觉醒综合征又称为植物状态（VS）。最小意识状态主要表现为患者存在最小、但是清晰的认知自我和周围环境的能力，预后相对更好。

MCS 诊断标准：①完成一些简单指令；②能用手势或言语表示是或否（无论是否准确）；③理解语言表达；④对相关的环境刺激偶尔做出移动或有效的行为，而不是反射性的活动。以上条件出现一项或更多项后方可诊断。改良后昏迷恢复量表（CRS－R）在区分 UWS/VS 和 MCS 中有着重要作用，是目前区分 UWS/VS 和 MCS 的最佳评定量表。

2. 盖尔维斯顿定向力及记忆遗忘检查（galveston orientation and amnesia test，GOAT） GOAT 是评定创伤后遗忘（PTA）的客观可靠的方法（表 3－5），主要通过向患者提问的方式了解患者的连续记忆是否恢复。满分为 100 分，患者回答错误时按规定扣分，100 分减去总扣分即为 GOAT 得分。75～100 分为正常；66～74 分为边缘；＜66 分为异常。一般认为达到 75 分才可以认为是脱离了 PTA。

表 3-5　Galveston 定向遗忘试验（GOAT）检查表

问题	分值
1. 你叫什么名字（姓和名）？	2 分
你什么时候出生？	4 分
你现住在哪里？	4 分
2. 你现在在什么地方：城市名	5 分
在医院（不必陈述医院名称）	5 分
3. 你哪一天入这家医院的？	5 分
你怎么被送到医院里的？	5 分
4. 受伤后你记得的第一件事是什么（如苏醒过来等）？	5 分
你能详细描述一下你受伤后记得的第一件事吗？（如时间、地点、伴随人等）	5 分
5. 受伤前你记得的最后一件事是什么？	5 分
你能详细描述一下你受伤前记得的最后一件事吗？（如时间、地点、伴随情况等）	5 分
6. 现在是什么时间？	最高分 5 分，与当时时间相差半小时扣 1 分，依此类推，直至 5 分扣完为止
7. 今天是星期几？	与正确的相差 1 天扣 1 分，直至 5 分扣完为止
8. 现在是几号？	与正确的相差 1 天扣 1 分，直至 5 分扣完为止
9. 现在是几月份？	与正确月份相差 1 月扣 5 分，最多可扣 15 分
10. 今年是公元多少年？	与正确年份相差 1 年扣 10 分，最多可扣 30 分

根据 PTA 时间的长短，可将颅脑损伤的严重程度分为四级：PTA＜1 小时为轻度；PTA 在 1～24 小时为中度；PTA 在 1～7 天为重度；PTA＞7 天为极重度。

（二）认知功能评定

认知是人们从周围世界获得知识及使用知识的过程。认知功能障碍在颅脑损伤患者中相当常见，不仅导致颅脑损伤患者生活与社会适应的障碍，而且往往影响到其他功能障碍的康复治疗效果，因此进行认知功能障碍的评定有特别重要的意义。评定内容主要涉及认知功能障碍的严重程度、记忆、注意、思维、感知等方面。

1. Rancho Los Amigos（RLA）认知功能分级　根据 RLA 评定标准（表 3-6），颅脑损伤患者恢复过程中的认知与行为变化包括从无反应到有目的反应等共 8 个等级。该等级评定常作为制定治疗计划的依据，在临床上广泛使用。

表 3-6　Rancho Los Amigos 认知功能分级（RLA）

分级	特点	认知与行为表现
Ⅰ级	没有反应	患者处于深昏迷，对任何刺激完全无反应
Ⅱ级	一般反应	患者对无特定方式的刺激呈现不协调和无目的的反应，出现的刺激无关
Ⅲ级	局部反应	患者对特殊刺激起反应，但与刺激不协调，反应直接与刺激的类型有关，以不协调延迟方式（如闭着眼睛或握着手）执行简单命令

续表

分级	特点	认知与行为表现
Ⅳ级	烦躁反应	患者处于躁动状态，行为古怪，毫无目的，不能辨认人与物，不能配合治疗，词语常与环境不相干或不恰当，可以出现虚构症，无选择性注意，缺乏短期和长期的回忆
Ⅴ级	错乱反应	患者能对简单命令取得相当一致的反应，但随着命令复杂性增加或缺乏外在结构，反应呈无目的性、随机性或零碎性；对环境可表现出总体上的注意，但精力涣散，缺乏特殊注意能力，用词常常不恰当并且是闲谈，记忆严重障碍常显示出使用对象不当；可以完成以前常常有结构性的学习任务，如借助帮助可完成自理活动，在监护下可完成进食，但不能学习新信息
Ⅵ级	适当反应	患者表现出与目的有关的行为，但要依赖外界的传入与指导，遵从简单的指令，过去的记忆比现在的记忆更深、更详细
Ⅶ级	自主反应	患者在医院和家中表现恰当，能主动地进行日常生活活动，很少有差错，但比较机械，对活动回忆肤浅，能进行新的活动，但速度慢，借助结构能够启动社会或娱乐性活动，判断力仍有障碍
Ⅷ级	有目的反应	患者能够回忆并且整合过去和最近的事件，对环境有认识和反应，能进行新的学习，一旦学习活动展开，不需要监视，但仍未完全恢复到发病前的能力，如抽象思维，对应激的耐受性，对紧急或不寻常情况的判断等

2. 认知障碍的筛查 临床常用的筛查量表为简明精神状态检查量表（MMSE）和蒙特利尔认知评价量表（MOCA）。MMSE 可对外伤性痴呆进行筛查，此量表共有 30 个项目，主要是检测定向力、计算力、理解力及记忆力等；针对颅脑损伤后轻度认知障碍的患者可用 MOCA 进行快速筛查。

3. 认知障碍的成套测验 颅脑损伤患者常常需要评估多领域的认知功能，因此往往需要进行认知功能的成套测验。临床上较为普遍采用的方法有神经行为认知状况测试（the neurobehavioral cognitive status examination，NCSE）和洛文斯顿作业治疗认知评定（loewenstein occupational therapy cognitive assessment，LOTCA）等。

（1）神经行为认知状况测试 是一个全面的标准认知评定，按患者的认知状况先作初步的筛选，再做定量评估，若筛选合格，则不必再做定量评估；若不合格，则应进一步定量评估。NCSE 测试可以评估患者的定向，专注，语言（理解、复述和命名），结构组织，记忆，计算，推理（类似性、判断）等领域。能较敏感地反映患者认知功能的问题所在及认知障碍的程度，而且操作方便，结果可以图示，比较直观。

（2）洛文斯顿作业治疗认知评定 是以色列希伯来大学洛文斯顿康复医院 1989 年公布的一套认知评定方法，最先用于颅脑损伤后患者认知功能的评定，其将多项作业项目引入认知评定，具有效果肯定，操作简便，条目细化等优势，其重视指导评价后的治疗，能与治疗密切结合，良好的信度和效度也得到了广泛证实。LOTCA 测试内容包括定向、视知觉、空间知觉、动作运用、视运动组织、逻辑思维 6 个方面测试，共 26 个项目，评估详细，需时 30 分钟左右，测试时也可根据临床情况，分 2～3 次完成。

4. 记忆功能的评定 记忆是人对过去经历事物的一种反映，包括识记、保存和回忆三个基本过程，分为瞬时记忆、短时记忆和长时记忆三种。

（1）韦氏记忆量表（WMS） 是国际公认的评定记忆功能的量表，该量表共分为 10 个测试项目，分别评测经历、定向、数字顺序、再认、图片记忆、视觉再生、联想学习、触觉记忆、逻辑记忆、背诵数目，记忆的总水平由记忆商来表示。该量表全面评定了记忆功能，其结果有助于鉴别器质性和功能性的记忆障碍。

（2）Rivermead 行为记忆测试（RBMT） 主要测试日常记忆能力与 WMS 有较高的相关性。包括 11 个项目，满分 12 分。检测患者对日常行为的记忆能力，可帮助治疗师了解患者在日常生活中因记忆功能障碍所带来的不便，以指导治疗师有针对性地设定康复训练计划。

（3）临床记忆量表　用于成人（20～90 岁）。包括 5 个分量表：指向记忆、联想学习、图像自由回忆、无意义图形再认和人像特点联系回忆。各个分量表都是检查持续数分钟的一次性记忆或学习能力。可以鉴别不同类型的记忆障碍，并对大脑功能障碍评定提供参考数据。

5. 注意功能的评定　注意是对事物的一种选择性反应，是心理活动对一定事物的指向和集中。根据参与器官的不同，可将注意分为听觉注意、视觉注意等。

（1）视觉注意

1）视跟踪　让患者目光随检查者的手指或光源作上、下、左、右移动。每个方向记 1 分，正常为 4 分。

2）形态辨认　让患者临摹画出一根垂线、一个圆、一个正方形和大写字母 A，每项记 1 分，正常为 4 分。

3）字母划消测验　是常用的视觉注意的评定方法。英文字母的大小规格按标准要求设置共 6 行，每行有 18 个要划消的字母，随机地分散在每行字母中；要求患者尽快地把目标字母划掉。根据速度、划错数和划漏数评分，100 秒内划错或划漏超过 1 个提示注意有缺陷。

（2）听觉注意

1）听跟踪　受试者闭眼后，在其前、后、左、右及上方摇铃，要求指出摇铃的位置，每个位置记 1 分，少于 5 分为不正常。

2）听认字母　治疗师在 60 秒内以每秒 1 个的速度念无规则排列的字母，其中有 10 个为指定的同一字母，让患者每听到此字母时举一下手，举手 10 次为正常。

3）听词辨认　向患者播放一段短文录音，其中有 10 个为指定的同一个词，让患者每听到此词时举一次手，举手 10 次为正常。

4）数字广度测试　以每秒 1 个的速度念一列数字给患者听，要求患者立即背诵。从两位数开始至不能背诵为止。背诵少于 5 位数为不正常。

5）声辨认　向患者放一段有嗡嗡声、电话铃声、钟表声和号角声的录音，其中有 5 次号角声，让患者每听到号角声时举一下手，举手 5 次为正常。

6）在杂音背景中辨认词　具体做法为给患者播放一段有喧闹集市背景声的短文，其中有 10 个指定的词，让患者每听到此词时举一次手，举手少于 8 次为不正常。

6. 思维的评定　思维是人脑对客观事物的概括和间接反应，反映事物的本质和规律。思维是心理活动最复杂的形式和认知过程的最高级阶段，包括推理、分析、综合、比较、抽象、概括等多种过程，表现于人类解决问题的过程中，以下是评定思维的简易方法。

（1）从一个系列的图形或数字中找出其变化的规律，如“3、5、7、9、11”。

（2）将排列的字、词组成一个有意义的句子，如“哥哥”“电影”“出租车”可组成“哥哥乘坐出租车去看电影”。

（3）比拟填空或给出某些词语的反义词，如“胜利”的反义词是“失败”。

（4）成语或名人名言的解释，如“一石二鸟”“对牛弹琴”等。

（5）假设的突发情况下如何应变，如去机场接朋友遇到塞车，将要迟到该怎么办等。

7. 失认症的评定　失认症是指患者不能认识经由某一感觉（如视觉、听觉和触觉）辨察的事物，这种对感知对象的认识障碍是由于脑部受损使患者对经由视觉、听觉和触觉等途径获得的信息丧失了正确的分析和识别能力。颅脑损伤后失认症临床常见有视觉失认、听觉失认、触觉失认和躯体失认症，还常伴各种忽略症和体像障碍。

（1）视觉失认　是患者对所见的日常物品、熟人相貌、颜色、图画等不能认识的功能障碍，但一经触摸或听到声音或嗅到气味，则常能说出。包括物体失认、相貌失认、色彩失认等，评定主要根据临床表现。

（2）听觉失认　能听到声音，但不能分辨声音的种类，如闭目后不能分辨熟悉的铃声、鸟叫声等。

（3）触觉失认　让患者闭上双目，用手触摸物品，说出物品的名称。触觉失认者不能说出物品的名称，但睁眼后看见物品即可说出名称。

（4）单侧忽略　对受损大脑对侧信息处理功能障碍，对来自受损大脑对侧的身体或空间刺激无反应。常用的评定方法如下。

1）Albert 划消测验　在一张 26cm×20cm 的白纸上画有 40 条线段，每条线段长 2.5cm，要求患者划消每一个线段，最后分析遗漏线段数及偏向。

2）临摹测验　检查者将画好的房子、表盘或花朵出示给患者，要求患者按照样本临摹。只能画出图形的一半，或临摹的图画显著偏向一侧则为异常。

3）二等分线段测验　一张纸的中央划一条 20cm 长的水平直线，让患者目测找出中点，测量左右两侧的线段长度，计算偏离百分数。

4）高声朗读测验　高声朗读一段文字，可以发现空间阅读障碍，表现在阅读时另起一行困难，常漏掉左边的字母和音节。

5）书写试验　带有左右偏旁的汉字选取 10～20 个为一组测试，患者在写出汉字的时候，对左侧的偏旁和笔画有遗漏。

（5）疾病失认　患者不承认自己有病，因而安然自得，对自己不关心、淡漠、反应迟钝，评定主要根据临床表现。

（6）Gerstmann 综合征　包括左右定向失认症、手指失认症、失写症和失算症等。

1）左右定向失认症　检查者叫出左侧或右侧身体某一部位的名称，让患者按要求举起相应部位，或由检查者指患者的一侧肢体，让患者回答是左侧还是右侧，回答不正确即为阳性。

2）手指失认症　检查前先让患者弄清各手指的名称，然后检查者说出不同手指的名称，请患者伸出相应手指，回答不正确者为阳性。

3）失写症　让患者写下检查者口述的短句，不能写者为阳性。

4）失算症　让患者心算，从 65 开始，每次加 7，直到 100 为止，不能算者为阳性。

8. 失用症的评定　失用症是患者在不具有肌肉瘫痪、共济失调、感觉障碍或对动作领会困难的前提下，不能按命令完成以前所能完成的行为动作，包括结构性失用、运动性失用、穿衣失用、意念性失用和意念运动性失用等。

（1）结构性失用　是将物体组合成一定形状的能力出现障碍，患者不能描绘或搭拼简单的图形，评定时可采用搭积木试验、拼图试验等，不能完成则为阳性。

（2）运动性失用　为一侧大脑皮质运动前区轻度受损的结果，引起对侧肢体，尤其是上肢远端的运用障碍。常表现为一侧手指实施精细快速动作或系列灵巧的单个手指的运动障碍，如手指拍打、弹琴样动作有障碍，笨拙而不熟练。无论其复杂或简单，无论是模仿或按言语指令做的动作均有障碍。例如把手插到兜里、肘关节屈曲、伸展等时出现的失用。

（3）穿衣失用 患者对衣服各部位辨认不清，因而不能穿衣。评定时让患者给玩具娃娃穿衣，如不能则为阳性。让患者自己穿衣，如出现正反不分、上下不分、穿衣或系鞋带困难或不能在合理时间内完成均为阳性。

（4）意念性失用 正常的有目的的运动需要经历认识－意念－运动的过程。意念性失用是对复杂精细动作失去应有的正确观念，以致各种基本动作的逻辑顺序紊乱，患者能完成一套动作中的一些分解动作，但不能连贯结合为一套完整的动作，患者可以很好地模仿各种运动。评定时可采用日常用具使用试验和活动逻辑试验，如给患者茶叶、茶壶、暖水瓶和茶杯，让患者泡茶，如果操作顺序混乱，则为阳性。

（5）意念运动性失用 运动的意念不能传达到运动中枢，因此患者不能执行运动的口头指令，也不能模仿他人的动作。但由于运动中枢对过去学会的运动仍有记忆，有时能无意识地、自动地进行常规的运动，如患者不能在指令下拿起牙刷或启动刷牙动作，但是在早晨起床后却可以到盥洗室自发地拿起牙刷，将牙膏挤到牙刷上，然后刷牙。

考点提示 意念性失用和意念运动性失用的区别。

（三）行为障碍评定

对于颅脑损伤患者行为障碍的评定，主要依据患者的临床症状。常见的行为障碍见表 3－7。

表 3－7 颅脑损伤常见的行为障碍

性质	表现
正性	攻击、冲动、脱抑制、幼稚、反社会性、持续动作
负性	丧失自知力、无积极性、自动性、迟缓
症状性	抑郁、类妄想狂、强迫观念、循环性情绪（躁狂－抑郁气质）、情绪不稳定、癔症

下面介绍几种典型的行为障碍。

1. 发作性失控 发作性失控常见于颞叶内部损伤患者，临床表现为无诱因、无预谋、无计划地突然发作，直接作用于身边的人或物，如打砸家具、冲人怒吼、打伤他人等发狂行为，发作时间短暂，过后有自责感。

2. 负性行为障碍 负性行为障碍常见于额叶和脑干部位受损患者，临床表现为精神萎靡、感情淡漠、缺乏主动性、嗜睡、不愿活动，即使最简单、最常规的日常生活活动完成起来也很困难。

3. 额叶攻击行为 额叶攻击行为又称脱抑制攻击行为，因额叶受损引起，临床常见为对细小的诱因或挫折发生过度强烈的反应，表现为间歇性激惹。

（四）情绪障碍评定

对于颅脑损伤患者的抑郁，可用汉密尔顿抑郁量表（hamilton depression scale，HAMD）进行评定。对于颅脑损伤患者的焦虑，可用汉密尔顿焦虑量表（hamilton anxiety scale，HAMA）进行评定。

（五）运动功能评定

颅脑损伤所致运动障碍的评定与脑卒中所致运动障碍的评定相似，见本书相关章节。

（六）言语功能评定

颅脑损伤常见的言语障碍包括言语错乱、构音障碍和失语，评定方法可见《言语治疗技术》相关章节。

（七）吞咽障碍评定

吞咽障碍是重度颅脑损伤后的一种常见的问题。吞咽障碍可引起营养不良、脱水、心理障碍、吸入性肺炎、窒息等并发症。评定方法可见《言语治疗技术》相关章节。

（八）日常生活活动能力评定

颅脑损伤患者 ADL 评定可用 Barthel 指数，但由于颅脑损伤患者多有认知障碍，故更推荐使用功能独立性评定量表（FIM），FIM 不仅评估躯体功能，而且评定了言语、认知及社会功能，比 Barthel 指数更全面。

（九）颅脑损伤预后评定

颅脑损伤患者预后评定常采用综合评定量表和临床预测。

1. 综合评定量表 在入院后立即评估患者的预后，可采用综合评定量表（表 3－8）。该量表最低分为 7 分，最高分为 36 分。7～19 分为预后不良；＞25 分为预后良好；20～24 分为不能判定。

表 3－8 综合评定量表

内容	评分	内容	评分
Ⅰ. GCS 评分	3～15	病理性呼吸	0
Ⅱ. 脑干反射		B 体温 正常	3
A 额－眼轮匝肌反射	5	38～39℃	2
B 垂直性眼反射	4	＞39℃	1
C 瞳孔对光反射	3	C 脉搏 60～120 次/分钟	3
D 水平头－眼反射	2	＞120 次/分钟	2
E 眼－心反射	1	＜60 次/分钟	1
Ⅲ. 运动姿势		D 血压 正常	3
A 正常	2	＞20/12kPa	2
B 去皮质强直	1	＜12kPa	1
C 去大脑强直或弛缓性麻痹	0	V. 年龄 0～20 岁	3
Ⅳ. 生命体征		21～40 岁	2
A 呼吸 正常	2	41～60 岁	1
＞30 次/分钟	1	＞60 岁	0

2. 临床预测 颅脑损伤决定预后的最重要因素是脑损伤的程度。此外，也可以依据症状、体征、电生理检查结果及临床用药情况等方面推测颅脑损伤患者的预后（表 3－9）。

表 3－9 影响颅脑损伤预后的临床因素

影响因素	预后较好	预后较差
昏迷时间	＜6 小时	＞30 天
PTA	＜24 小时	＞30 天
GCS	≥8 分	≤5 分
损伤范围	局灶性	弥漫性
颅内压	正常	增高
颅内血肿	无	有
脑室大小	正常	扩大
脑水肿	无	有
颅内感染	无	有

续表

影响因素	预后较好	预后较差
伤后癫痫	无	有
冲撞所致凹陷性骨折	无	有
脑电图	正常	异常
诱发电位	正常	异常
抗癫痫药物的使用	无须使用	需长期使用
影响精神的药物使用	无须使用	需长期使用

（十）颅脑损伤结局评定

在进行结局评定时，除了神经学表现外，更重要的是要考虑到患者的功能表现，如生活自理能力，恢复工作、学习能力等。评价颅脑损伤患者的治疗结局，临床上常使用格拉斯哥预后量表（glasgow outcome scale，GOS）（表 3－10）。

表 3－10 格拉斯哥预后量表

分 级	简写	特 征
Ⅰ. 死亡（death）	D	死亡
Ⅱ. 持续性植物状态（persistent vegetation state）	PVS	无意识、无言语、无反应，有心跳呼吸，在睡眠觉醒周期的觉醒阶段偶睁眼，偶有呵欠、吸吮等无意识的动作，从行为判断大脑皮质无功能。特点是无意识，但能存活
Ⅲ. 严重残疾（severe disability）	SD	有意识，但由于精神、躯体残疾或由于精神残疾而躯体尚不能自理生活。记忆、注意、思维、言语均有严重残疾，24 小时均需他人照顾。特点：有意识但不能独立
Ⅳ. 中度残疾（moderate disability）	MD	仍有记忆、思维、言语障碍和性格障碍，以及轻偏瘫、共济失调等，可勉强地利用交通工具，在日常生活、家庭中尚能独立，可在庇护性工厂中参加一些工作。特点：残疾，但能独立
Ⅴ. 恢复良好（good recovery）	GR	能重新进入正常社交生活，并能恢复工作，但可遗留有各种轻的神经学和病理学的缺陷。特点：恢复良好，但仍有缺陷

三、康复治疗

颅脑损伤因其损伤部位的多发、损伤的复杂性，其康复不仅是单纯的肢体运动障碍的康复，还牵涉中枢高级功能障碍的康复，而且其康复疗程长，所需费用多，所以颅脑损伤的康复是神经康复学中难度最大的康复之一。

（一）基本原则

1. 早期介入 应从急性期就介入，这是关系到颅脑损伤康复治疗效果好与差的关键。

2. 全面康复 因功能障碍是多方面的，因此其康复治疗必须整体考虑。

3. 循序渐进 在进行功能训练的过程中，时间由短到长，难度由易到难，运动量由小到大。

4. 个体化原则 患者损伤的部位、程度不同，年龄、体质、功能障碍等也差异很大，因此在制订治疗方案时，应因人而异。

5. 持之以恒 功能的恢复和提高是个漫长的过程，要持之以恒。

（二）康复治疗

颅脑损伤的康复治疗可分为三个阶段：急性期康复、恢复期康复和后遗症期康复。每个阶段康复治疗各有其不同的目标与方法。

1. 急性期康复 颅脑损伤患者的生命体征，即呼吸、心跳、血压稳定，特别是颅内压持续24小时稳定在2.7kPa（20mmHg）以内即可进行康复治疗。此期的康复目标是稳定病情，促醒治疗，预防并发症，促进功能恢复。

（1）床上良肢位的摆放 患者应处于感觉舒适的对抗痉挛模式的体位，摆放的方法同脑卒中患者。注意头的位置不宜过低，以利于颅内静脉回流。

（2）综合的促醒治疗

1）药物促醒治疗 创伤可导致神经组织的机械性损伤（原发性损伤）或缺血缺氧性损害（继发性损伤），具有神经保护及修复作用的药物治疗有助于促醒。

2）高压氧治疗 高压氧治疗是颅脑损伤患者的常规治疗，可改善脑部缺氧情况，促进脑功能恢复，在颅脑损伤患者的促醒和功能恢复方面起着重要作用。高压氧的治疗方法：按常规治疗方案，每日一次，每次90分钟，10次为一疗程，可连续数个疗程。

3）电刺激促醒治疗 对于生命体征稳定，颅内无活动性出血，无严重心血管疾病伴心功能不全或心脏起搏器植入，无外伤后频发癫痫或有癫痫病史的颅脑损伤后意识障碍患者应早期应用电刺激促醒治疗方法。主要有正中神经电刺激治疗、深部脑电刺激和脊髓电刺激技术。

4）综合感觉刺激治疗 给予患者听觉、视觉、味觉、触觉刺激及关节挤压刺激等各种感觉传入促进意识水平的改善，如为患者做四肢关节被动活动，用毛巾或毛刷从肢体远端到近端进行擦拭或刺激；选择播放患者曾经熟悉的、喜欢的音乐，并观察其面部表情、脉搏、呼吸等变化，从而了解患者对音乐的反应等方法。利用患者头上放置五彩电灯，通过不断变换的彩光刺激视网膜、大脑皮层，2次/天，1小时/次。

5）中医药针灸治疗 通过辨证施治，施以醒脑开窍单药或组方，并配合针灸治疗，对意识障碍患者的促醒有帮助作用。如采用头针刺激感觉区、运动区、语言区等或刺激百会、四神聪、印堂，太阳等穴位，观察患者反应。

考点提示 颅脑损伤后综合促醒治疗的方法。

知识拓展

知觉的重塑

知觉比感觉更为复杂，在感觉信息传入后，需要多个脑区协同整合和处理才能形成知觉。在康复促醒治疗中，知觉的重塑主要是通过物理能量的输入，直接对中枢神经系统网络的生长进行影响和塑造，造成知觉的重新获得。目前在恢复知觉研究中，主要的康复方法包括经颅磁刺激（TMS）和经颅直流电刺激（tDCS），而这也是重症颅脑损伤后康复促醒的主要发展和研究方向。

（3）保持呼吸道通畅 定时翻身，约2小时一次，并用空掌从患者背部肺底部顺序向上拍打至肺尖部，帮助患者排痰，同时帮助患者做体位排痰引流。

（4）被动关节活动范围训练 每天进行各关节的被动活动，每个关节做5～10遍/次，

3～4 次/天。被动活动肢体时，用力要缓和，以免暴力造成骨折。对易于缩短的肌群和软组织进行牵伸训练，每天 2 次，保持关节、软组织和肌肉的柔韧性，防止挛缩致关节畸形。

（5）呼吸及排痰训练　每天按照由外向正中线，由下向上有节律地叩击、拍打患者胸背部，同时鼓励患者主动进行咳嗽咳痰训练，防止气道分泌物潴留。超短波治疗，超声雾化治疗等有助于消炎及促进排痰。一旦生命体征稳定、神志清醒，应尽早帮助患者进行呼吸训练。

（6）物理因子治疗　对弛缓性瘫痪患者，可利用低频脉冲电刺激疗法增强肌张力、兴奋支配肌肉的运动或感觉麻痹的神经，以增强肢体运动功能。

（7）夹板和矫形器的使用　早期阶段主要用于以下情况：①用肩托防止肩关节脱位；②用分指板防止患者腕手屈曲挛缩；③用踝关节矫形器矫正足下垂和足内翻。正确使用夹板的方法是每间隔 2 小时交替穿脱，应掌握穿脱夹板的正确方法，防止皮肤损伤。

（8）支持疗法　给予高蛋白、高热量饮食，避免低蛋白血症，提高机体免疫力，促进创伤的恢复及神经组织修复和功能重建。经营养监测不能满足患者的需要量时，早期实行胃肠外营养补给。

（9）躁动不安的康复处理　躁动不安是颅脑损伤患者急性期表现出来的一种神经行为综合征，表现为认识混乱、情绪不稳定、身体活动过度频繁、有身体或言语性攻击行为。躁动不安的原因很多，要处理好躁动不安，首先要找准引起躁动不安的原因，如疼痛、尿潴留、体位不适、电解质紊乱、癫痫、脑水肿造成的颅内压增高、亚急性感染或骨骼肌损伤所致的不舒服状态、药物的影响、嘈杂的环境、床褥不清洁等。在躁动的医疗诱因解除后，首选的干预是环境管理，减少或降低环境中的刺激水平。

2. 恢复期康复　颅脑损伤的急性期过后，生命体征稳定 1～2 周后，病情已稳定，即可进行恢复期的康复治疗。此期的康复目标是最大限度地恢复患者的运动、感觉、认知、言语等功能和生活自理能力，提高生存质量。颅脑损伤患者的功能障碍大部分与脑卒中后功能障碍相似，只是在认知和行为障碍等方面的损害程度明显严重，因此这里我们主要介绍认知和行为障碍的康复治疗，其他的可参见脑卒中康复章节。

（1）认知障碍的康复治疗　颅脑损伤的认知障碍主要表现为注意障碍、记忆障碍、思维障碍、失认症、失用症等，可依据评定结果，进行相应的康复治疗。

1）注意障碍的治疗　颅脑损伤患者往往不能集中注意力去做某件事情，易受外界干扰而分散注意力，可用以下方法训练。①猜测游戏：取两个杯子和一个弹球，在患者注视下，治疗师将一个杯子扣在弹球上，让患者指出有弹球的杯子，反复数次。无误后可改用三个或更多的杯子、用两粒或更多不同颜色的弹球等方式增加难度。②删除作业：在白纸上写一行汉字、字母、数字或图形等，让患者用笔删去由治疗师指定的汉字、字母、数字或图形。反复多次无误后，可以进一步增加训练的难度，如增加行数、大小写字母混合出现、插入新字母等。③听数字训练：治疗人员念一串数字，要求患者当听到某一数字时举手示意；然后在听到其中的两个数时举手示意等，逐渐增加难度。④时间感训练：给患者一个秒表，让他按治疗师指令启动秒表，并于 10 秒时自动按下停止秒表。如此反复进行练习，随后可以逐步延长秒表走动时间以增加训练难度，进而还可在与患者交谈分散其注意力的情况下进行上述训练。⑤数目顺序训练：让患者按顺序说出或写出 0～10 的数字，或用数字卡片排列，成功后，加大数字系列，反复进行。随后改为让患者按奇数或偶数的规律说出或写出一列数字，并由治疗师任意改变起点数字。还可增加难度，进行该列数字的算术处理，由易到难。

2）记忆障碍的治疗　包括内部记忆辅助、外部记忆辅助和环境适应。①内部记忆辅助：在患者某方面已有明显缺陷的情况下，在其本身内部以另一种损害较轻或较好的功能去记住新信息的方法。如果患者的语言性记忆较差就鼓励其用形象性记忆，反之亦然。内部记忆辅助主要依靠一些助记术，如复述法、图像法、编故事法、首词记忆法、数字分段、PQRST法等。下面介绍几个常用方法。a. 首词记忆法：把所要记忆内容的每一节第一个字词或关键词抽出来，编成熟悉或好记的一个短语或句子，以利记忆。b. 编故事法：按自己的习惯和爱好，把需要记忆的词和句子编成一个自己熟悉的故事。c. PQRST 法：P（preview）先预习要记住的内容；Q（question）向自己提问与内容有关的问题；R（read）为回答问题而仔细阅读资料；S（state）反复讲述阅读过的资料；T（test）用回答问题的方式检验自己的记忆。②外部记忆辅助：是指利用身体以外的“提示”或“辅助物”来帮助记忆的方法，适用于年轻、记忆问题不太严重、其他认知障碍少的患者。常用的工具有记事本、时间表、地图、闹钟、手表、手机、各种电子辅助物等。③环境适应：适用于记忆系统失去足够功能的患者。通过环境的重建，满足他们的日常生活的需要。如门上贴大的名字或颜色鲜艳的标签，简化环境，突出要记住的事；门后挂一把无用的钥匙可以提醒患者出门时别忘了带钥匙等。

进行记忆训练时应注意每次训练时间不宜过长，以免患者疲劳，开始要求患者记忆的内容要少，而信息呈现的时间要长，以后逐步增加信息量；学习材料应结合实际，是与患者日常活动密切相关的，干预前与患者沟通，了解他们想要学习记忆的材料。

3）思维障碍的治疗　颅脑损伤患者常表现为解决问题的能力下降，训练其解决问题的能力就是改善其思维障碍的有效方法。

①报纸信息提取：取一张报纸，让患者把各种信息分门别类（表 3－11）。

表 3－11　报纸中的各类信息

信息内容	提取正确时的得分
报纸名称	10
日期	10
头版头条新闻	10
天气预报	10
患者感兴趣的栏目	10
电视节目	10
体育节目	10
招聘广告	10
保健品或化妆品广告	10
家用电器广告	10

②排列顺序：让患者把数字、字母、年、月、日按规律排序（表 3－12）。可将数字、字母、年、月、日制成独立的卡片，每次一组，打乱顺序后让患者重新排序，正确时给予相应的分数。

表 3-12　排列顺序

序列	范围	排列正确时的得分
数目	1～20	20
字母	A～Z	20
星期	星期一～星期日	20
月份	1～12 月	20
年份	1991～2009 年	20

③物品分类：给患者 5 大类不同种类日用物品或食品的卡片，每类各有 5 种（表 3-13），打乱后让患者分类，正确时给予相应的分数。在每组内，如排列不完全对时，可按每对一小项给 4 分计算。

表 3-13　物品分类

类别	内容	分类正确时的得分
食物	西红柿、鸡蛋、牛奶、香肠、苹果	20
家具	书桌、沙发、床、椅子、书柜	20
衣物	衬衫、长裤、背心、裙子、鞋子	20
家用电器	电视机、洗衣机、电冰箱、电扇、微波炉	20
梳洗用品	牙刷、肥皂、梳子、毛巾、洗发水	20

④从一般到特殊的推理训练：向患者提供一类事物的名称（表 3-14），让患者通过向治疗师提问的方式，推导出究竟为何物。

表 3-14　从一般到特殊的推理

类别	目标事物	推理正确时的得分
食物	胡萝卜	20
工具	钳子	20
植物	柳树	20
职业	教师	20
动物	鸭子	20

⑤计算和预算：让患者进行简单的加、减、乘、除计算，再做出一个家庭预算，如每月工资用在房租、水电、伙食、衣着、装饰、文化、娱乐、保健医疗和预算外支出等方面的分配是否合理。

4）失认症的治疗　常见的失认症的训练方法如下。①单侧忽略训练法：不断提醒患者集中注意其忽略的一侧；站在忽略侧与患者谈话和训练；忽略侧给予触摸、拍打、挤压、擦刷、冰刺激等感觉刺激；让患者用健手摩擦忽略侧肢体；将患者所需物品放在忽略侧，让患者用健手越过中线去拿取；在忽略侧放置色彩鲜艳的物品或灯光提醒其对患侧的注意。②视觉失认训练法：面容失认采用亲人照片，让患者反复观看，然后混到几张照片中，让患者挑出亲人照片。颜色失认采用各种颜色的图片和拼版，先让患者辨认、学习，然后进行颜色匹配和拼出不同的图案，反复训练。③Gerstmann 综合征训练法：左右失认通过反复辨认身体的左方和右方，再辨认左方和右方的物体，左右辨认训练可贯穿于康复训练和日常生活活动中。手指失认先确认五个手指名称，然后给患者任一手指以触觉刺激，让患者说出该手指名称，反复在不同的手指上进行。失算给患者一些简单的加、减、乘、除运算数字，从单位数开始，逐渐增加难度，还可通过玩扑克牌、掷骰子等活动训练患者心算能力。失写患者可以辅助其书写并告知所写材料的意义，着重训练健手的书写。

5）失用症的治疗　根据患者的损伤和相应功能障碍有针对性地进行，尽可能在真实的生活环境中，通过活动分析法进行训练。①结构性失用：训练患者摆放家庭常用物品，可让治疗师先示范，然后患者模仿，开始练习时可给予提醒，逐渐进展到自行操作，还可让患者复制几何图形、搭积木、拼图等。②穿衣失用：治疗师可用衣服暗示、提醒指导患者穿衣，也可用语言指示或亲手教患者穿衣。最好在上衣、裤子和衣服左右标上明显的记号以提醒患者注意。③意念性失用：治疗时可选择日常生活中一些由系列动作组成的完整动作来进行训练，如泡茶后喝茶；洗菜后切菜；摆放餐具后吃饭等。由于顺序常混乱，治疗师除将分解动作一个一个地训练以外，还要对下一个步骤给予提醒；或用手帮助患者进行下一个运动；直到有改善或基本正常为止。④意念运动性失用：由于患者不能按治疗师命令进行有意识的运动，但过去学习过的无意识运动常能自发地发生，这是运动记忆基本完好的表现。治疗时要设法按要求触发其无意识的自发运动，如要让患者刷牙，命令他刷牙是不能完成的；让他假装刷牙也不能完成；让他模仿治疗师刷牙也不一定能完成，但将牙刷放在他手中，却能完成一系列的刷牙动作。因此要常启发患者的无意识活动，以达到成功的目的。

知识拓展

计算机辅助训练系统

随着计算机技术的发展，计算机辅助技术与认知康复领域的结合越来越密切，可用于注意、记忆、知觉、思维等方面的训练。现在常用的有计算机辅助认知功能评定与治疗软件，计算机远程认知康复，以及虚拟现实技术。其中虚拟现实技术是应用计算机来设计动态三维的场景画面，模拟现实生活中的一些场景，而患者需要佩戴一个传感显示装置，将其与外界隔开，完全投入到虚拟场景中去执行相关的认知任务。计算机辅助训练系统优点在于刺激可以在高度受控制的方式下提供，给予的反馈即时、客观、准确，患者自己可以完成训练，也可以自己控制治疗的进程，因而节省了治疗师的劳动。此外，操作的趣味性较大，患者往往乐于使用。

（2）行为障碍的康复治疗　目的在于消除患者不正常、不为社会所接受的行为，促进其亲近社会的行为。治疗方法如下。

1）创造适当的环境　创造关心、爱护、顺应患者活动能力的环境，避免那些刺激患者不良行为的因素。

2）必要的药物　应用对改善行为有效而副作用少的药物。如卡马西平、普萘洛尔、锂盐、奥氮平等对攻击行为或焦虑有效；氟西汀、帕罗西汀、西肽普兰等对症状性抑郁有效。

3）行为治疗　通过修饰某一行为，来抑制或鼓励某一行为模式。具体包括：①对恰当的行为给予奖励；②在不恰当的行为发生后的短时间内，拒绝一切奖励性刺激；③发生不恰当行为后，应用预先声明的惩罚；④在极严重或顽固的不良行为发生后，给患者以他所厌恶的刺激，如氨气等。

3. 后遗症期康复　经过临床处理和正规的急性期、恢复期康复治疗后，各种功能已有不同程度的改善，治疗上以社区及家庭重新融入性训练为主。此期的康复目标是使患者学会应付功能不全状况，学会用新的方法代偿功能不全，增强患者在各种环境中的独立和适应能力，促进患者回归家庭与社会。

（1）加强日常生活活动能力的训练，强化患者自我照料生活的能力，逐步适应外界环境。

（2）当患者的功能无法恢复到理想状况时，可使用矫形器和辅助器具提高日常生活活动能力。

（3）利用家庭或社区环境尽可能开展力所能及的认知与语言训练，如读报纸、看电视、语言的理解、表达训练等，以维持或促进认知、言语功能的进步，防止退化。

（4）对患者进行有关工作技能的职业训练，可在模拟情况下练习操作，以利于其重返工作岗位。

（5）物理因子治疗与传统治疗如针灸、按摩、中药等也起着很好的作用，高压氧治疗也可考虑应用。

第三节　脊髓损伤的康复

扫码“学一学”

案例讨论

【案例】

患者，男，22 岁，车祸伤后双下肢活动障碍 20 天，现留置导尿，不可独坐、独站和独行，日常生活不能自理。X 线检查示胸 7 椎体爆裂骨折。

查体：双下肢肌张力降低，双下肢肌力 0 级，胸 10 平面以下感觉缺失，肛门括约肌无自主收缩，直肠无深压觉存在。

【讨论】

1. 该患者主要的康复问题（功能障碍）有哪些？
2. 该患者应进行哪些康复评定？
3. 请为该患者制订有效的康复治疗方案。

脊髓损伤因地域、文化和统计时间不同而有很大差别。脊髓损伤不仅病死率高，致残率也高，生存的患者多数生活质量很差，如长期卧床、生活不能自理、大小便不能自控等，这给脊髓损伤患者的生活带来极大不便。因此，我们要从预防着手，积极早期强化治疗，注重功能康复，降低脊髓损伤患者的病死率和致残率。

一、概述

（一）定义

脊髓损伤（spinal cord injury，SCI）是由于各种原因引起的脊髓结构和功能损害，造成损伤水平以下脊髓功能（运动、感觉和自主神经功能）的障碍，引起不同程度的四肢瘫或截瘫，是一种严重致残性损伤，给患者、家庭和社会造成巨大负担。由于脊髓损伤造成的损害几乎涉及身体各个系统，脊髓损伤的康复评定和康复治疗需要多学科团队模式的参与，增加了开展脊髓损伤康复的复杂性。

（二）病理特点

脊髓为极易受损伤的柔软组织，损伤主要有震荡伤、撕裂伤、挫伤、离断伤等形式，震荡伤可于伤后数日恢复功能，较重的损伤可见以下病理改变。

1. 原发性脊髓损伤　脊髓由外力在瞬间造成的损伤称为原发性脊髓损伤，形态学所见有出血、水肿、循环障碍致组织缺血坏死。脊髓损伤后30分钟，脊髓灰质多处片状灶性出血，伤后3小时，灰质出血增多，出血呈离心性，沿着纵轴扩展，白质中尚无明显改变；伤后6小时，灰质神经细胞肿胀溃变，急性损害位于灰质中心部位。若损伤程度严重，可累及相邻白质，出现白质出血，轴突水肿。伤后12小时，灰质呈梭形出血性坏死，白质轴突退变，24小时损伤部位灰质、白质均坏死，48小时完全坏死。

2. 继发性脊髓损伤　脊髓损伤后，损伤组织及其周围的存活组织对创伤产生一系列分子水平的反应，此神经组织反应对损伤部位会造成进一步损害，称为继发性损伤。继发性变化以损伤部位为中心，在一定时间内发展，结果使最初病灶周围原来完整的组织发生自身破坏性病变，其所造成的损伤范围要几倍于原发性损伤。继发性损伤的主要改变是损伤部位的出血，血管收缩、微血栓形成、局部缺血、缺氧、毛细血管通透性增强、水肿及肿胀等，此外还包括分子生物学的多种变化。

（三）分类

1. 按脊髓损伤的原因分类　致病因素不同分为外伤性和非外伤性脊髓损伤。外伤性脊髓损伤的原因多为交通事故，工矿事故，高处坠落，运动损伤（如跳水、体操等）及暴力行为（如刀枪伤）等，发达国家比发展中国家发病率高，主要以青壮年为主，男性多于女性。脊柱，脊髓的病变（如肿瘤、脊髓炎、血管畸形等）是引起非外伤性脊髓损伤的主要原因。

2. 按脊髓损伤的部位分类　脊髓损伤的部位可反映功能障碍的严重性，损伤水平越高其功能丧失越大。

（1）四肢瘫　指由于椎管内的颈段脊髓神经组织受损而造成颈段运动和（或）感觉的损害或丧失。四肢瘫导致上肢、躯干、下肢及盆腔器官的功能损害，即功能受损涉及四肢。

（2）截瘫　指椎管内神经组织损伤后，导致脊髓胸段、腰段或骶段运动和（或）感觉功能的损害或丧失。截瘫时，上肢功能不受累，但是根据具体的损伤水平，躯干、下肢及盆腔脏器可能受累。

3. 按脊髓损伤的完全程度分类　分为完全性脊髓损伤和不完全性脊髓损伤，临床检查应注意脊髓休克的问题，脊髓休克期间无法对损害程度做出正确的评估，完全性脊髓损伤应在脊髓休克结束后确定。球海绵体反射、肛门反射的出现是脊髓休克期已过的标志。

考点提示　脊髓休克期已过的标志。

知识链接

球海绵体反射和肛门反射

球海绵体反射的反射中枢位于骶髓的第2～4节段，检查方法为用戴手套示指插入肛门，另一手刺激龟头（或阴蒂），阳性时手指可以感觉肛门外括约肌的收缩。肛门反射是神经反射中浅反射的一种，检查方法为用棉花签轻划或用大头针轻刺患者肛门周围会阴部皮肤，正常时，即刻见肛门收缩。

（1）不完全性脊髓损伤　神经损伤平面以下，包括最低骶髓节段（S4～S5）保留任何感觉和（或）运动功能（即存在“骶残留”）。感觉骶残留包括身体一侧或两侧肛门皮肤黏膜交界处（S4～5皮节）轻触觉或针刺觉，或直肠深部压觉（DAP）存留（正常或受损）。运动骶残留指直肠指诊检查时肛门括约肌存在自主收缩。

（2）完全性脊髓损伤　最低骶髓节段（S4～S5）感觉和运动功能丧失（即没有“骶残留”）。

知识拓展

部分保留带（ZPP）

此术语只用于完全损伤，指感觉和运动平面以下一些皮节和肌节保留部分神经支配。保留感觉和（或）运动功能的最低节段即为感觉和运动ZPP的范围，应分为4个平面分别记录（R－感觉、L－感觉、R－运动和L－运动）。

4. 常见的临床综合征

（1）中央综合征　是最常见的临床综合征，常见于颈椎病患者发生过伸性损伤时（常见原因为摔伤）；可伴或不伴骨折和脱位。临床表现为不完全损伤，上肢无力重于下肢。

（2）脊髓半切综合征　又称Brown－Sequard综合征（多见于刀刺伤），有代表性的情况为单纯的脊髓半切，导致同侧损伤平面及以下本体感觉、振动觉和运动控制丧失，以及对侧痛觉和温度觉丧失。单纯脊髓半切综合征少见，临床上往往出现脊髓半切综合征和中央综合征的特点。

（3）前柱综合征　较少见，病史常见脊髓前2/3血运减少或缺血。后柱功能保留，但皮质脊髓束和脊髓丘脑束功能受损。临床表现包括损伤平面及以下运动功能、痛觉和温度觉功能丧失，而轻触觉和关节位置觉有所保留。

（4）马尾综合征　涉及马尾部腰骶神经根，而脊髓本身可能无损伤。神经根损伤为下运动神经元损伤，常导致下肢弛缓性瘫痪（受累的肌肉取决于损伤平面）及肠道和膀胱无反射。各种感觉模式均可受损，可能有部分或全部感觉丧失。骶反射即球海绵体反射和肛门反射可消失。

（5）圆锥综合征　临床表现与马尾综合征类似，但损伤位置更高（L1和L2部位），常见于胸腰段脊柱损伤（图3－6）。根据损伤的平面不同，损伤类型可以同时具有上运动神经元损伤（脊髓圆锥损伤）和下运动神经元损伤（神经根损伤）的表现。某些病例临床上很难与马尾综合征区分，圆锥高位损伤可能保留某些骶段反射。

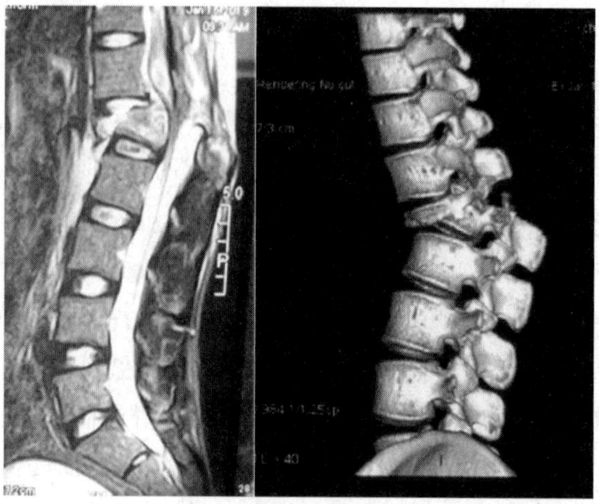

图 3－6　腰 1 椎体爆裂性骨折致圆锥损伤

（6）脊髓震荡　指暂时、可逆的脊髓或马尾神经生理功能丧失，可见于只有单纯性压缩性骨折，甚至放射线检查阴性的患者。一般认为这种情况脊髓并没有机械性压迫，也没有解剖结构的破坏，另一种假设认为脊髓功能丧失是由于短时间压力波所致。此型患者常见反射亢进但没有肌肉痉挛。

（四）主要功能障碍

1. 运动功能障碍　肌肉瘫痪是运动功能障碍的主要原因，根据受损部位不同主要表现为四肢瘫和截瘫。长期缺乏活动后常导致肌肉萎缩，关节挛缩，甚至骨关节畸形，此外损伤水平以下后期常出现肌肉痉挛和反射亢进。

2. 感觉功能障碍　感觉障碍是指机体对各种形式刺激（如痛、温度、触、压、位置、振动等）无感知、感知减退或异常的一组综合征。在完全性损伤，紧接损伤平面以上可有感觉过敏，而在损伤平面以下所有感觉完全消失。不完全性损伤，损伤部位靠前，则受损平面以下的感觉障碍为痛觉、温度觉障碍；损伤部位在后，则为触觉及本体感觉障碍；损伤部位在一侧，则为对侧的痛觉、温度觉及同侧的触觉和深部感觉障碍。

3. 自主神经调节功能障碍　T6 水平以上的脊髓损伤对内脏的恶性刺激和来自损伤水平以下的其他不良刺激引发的突发性高血压、头痛，面部潮红、多汗，恶心，皮肤充血和心动过缓等症状的阵发性症候群。脊髓休克期后即可发生，主要由于脊髓损伤后，自主神经系统中交感与副交感调节功能失衡所引起，脊髓损伤水平以下的刺激一旦引起交感神经肾上腺素能递质突然释放就会发生。

4. 呼吸功能障碍　脊髓损伤特别是高位脊髓损伤患者因呼吸肌神经支配出现障碍而瘫痪，正常呼吸功能无法维持。C1～C3 脊髓损伤患者由于肋间肌和膈肌均发生瘫痪可出现呼吸暂停；C4 以下损伤者肋间肌瘫痪，膈肌可部分维持运动功能；下颈段或上胸段脊髓完全性损伤的患者膈肌功能虽得以保留，但肋间肌和上腹部肌肉常伴有麻痹而影响正常胸壁运动。同时气道内分泌物增多，咳嗽无力，也可造成通气功能障碍和肺部感染。

5. 膀胱功能障碍　脊髓休克期因膀胱逼尿肌完全麻痹，失去收缩力而导致尿潴留，可持续数周到数月。脊髓休克期后，损伤水平以下的脊髓逐渐恢复功能，损伤在圆锥以上者，产生不随意性排尿，但不能完全排空，故残余尿较多。损伤在圆锥及马尾的患者逼尿肌无收缩和无反射，膀胱成为储尿囊，患者出现排尿困难或充溢性尿失禁。

6. 直肠功能障碍　脊髓损伤后很多患者立即表现为麻痹性肠梗阻，通常出现于伤后24小时，可持续至一周。脊髓休克期后脊髓功能恢复，如果S2～S4节段仍完好，当直肠充盈时可出现反射性排便。若S2～S4损伤，排便反射消失，可致大便潴留。另由于体壁神经受损，肛门外括约肌和盆底肌松弛，大便通过失去抑制的直肠时出现大便失禁。

7. 性功能和生殖功能障碍　男性颈髓和胸髓损伤患者多数均可有勃起，具有勃起能力的患者大部分在伤后6个月内恢复，其余均在1年内恢复。其中23%可以成功进行性交，10%可以射精，5%具有生育能力。女性脊髓损伤的患者，不论节段平面和受损程度如何，除生殖器官的感觉丧失外，其卵巢功能很少发生长期紊乱，大部分患者伤后6个月即恢复月经，可以正常怀孕和分娩。

8. 心理障碍　脊髓损伤患者面对突发而来的横祸，往往感到茫然不知所措，对疾病或外伤所致的残疾毫无认识，属于心理反应休克期。此期过后，患者往往不相信残疾的来临及其严重性，此为否认期。随着时间的推移，患者逐渐认识到残疾将不可避免，此时其性情变得粗暴，情绪变得焦虑和抑郁，此为焦虑抑郁期。此期过后会逐步承认现实，对残疾状态能够接受，能比较正确地对待身边的人和事，此为承认适应期。

二、康复评定

（一）神经学评定与功能分级

用于神经学分类的国际标准体格检查包含2个组成部分（感觉和运动），检查的项目将用于确定感觉、运动、神经平面，并产生反映感觉、运动功能特点的评分，并确定损伤的完全程度。患者检查应取仰卧位（肛诊可取侧卧位），以保证能将治疗各阶段的检查结果进行有效对比。如损伤早期存在脊柱不稳，又无支具稳定的情况下，侧卧位行肛门指诊时应采用轴向翻身（即脊柱无扭转）的方法，或用仰卧位检查来替代。

1. 神经损伤平面的评定　神经损伤平面指身体两侧有正常的感觉和运动功能的最低脊髓节段，该平面以上感觉和运动功能正常（完整）。实际上，身体两侧感觉、运动检查正常的神经节段常不一致。因此，在确定神经平面时，需要确定4个不同的节段，即右侧感觉平面、左侧感觉平面、右侧运动平面、左侧运动平面。T2～L1损伤无法评定运动平面时可以用感觉平面来确定神经平面。美国脊髓损伤学会（american spinal cord injury association，ASIA）和国际脊髓损伤学会（ISCOS）根据神经支配的特点，选取一些关键肌和关键点，通过对这些肌肉和感觉点的检查，可以迅速确定神经损伤平面。

考点提示　10个关键肌和28个关键点及对应的平面。

（1）运动损伤平面的评定　通过身体两侧各10个关键肌（表3-15）的检查进行确定。

根据身体两侧具有3级及以上肌力的最低关键肌进行确定，其上所有节段的关键肌肌力必须为5级，身体左右侧可以不同。同时采用MMT肌力评分法，每块肌肉的正常功能得分为5分，将两侧各关键肌的分值相加，肌力评定分的总和即为运动功能评分，正常人两侧运动平面总分值为100分。运动功能评分，是全身残存运动功能计量评定的指标，在确定运动损伤平面的同时，用这一评分来表示运动功能的变化。采用积分方式使不同损伤平面患者的严重程度可以横向比较。

扫码“看一看”

表 3－15　运动关键肌

平面	关键肌	平面	关键肌
C5	屈肘肌（肱二头肌、肱肌）	L2	屈髋肌（髂腰肌）
C6	伸腕肌（桡侧腕长伸肌、桡侧腕短伸肌）	L3	伸膝肌（股四头肌）
C7	伸肘肌（肱三头肌）	L4	踝背伸肌（胫前肌）
C8	中指屈指肌（指深屈肌）	L5	跗趾伸肌（足跗长伸肌）
T1	小指外展肌（小指外展肌）	S1	踝跖屈肌（腓肠肌、比目鱼肌）

（2）感觉损伤平面的评定　通过身体两侧（右侧和左侧）各 28 个关键点的检查进行确定（表 3－16）。根据身体两侧具有正常针刺觉（锐/钝区分）和轻触觉的最低脊髓节段进行确定，身体左右侧可以不同。每个关键点要检查针刺觉和轻触觉，并按三个等级分别评定打分。0=缺失；1=障碍（部分障碍或感觉改变，包括感觉过敏）；2=正常；NT=无法检查；不能区别钝性和锐性刺激的感觉评分为 0 分。正常者则身体一侧针刺觉和轻触觉的感觉总积分各为 112 分，感觉评分反映感觉功能的量化改变。

表 3－16　感觉关键点

平面	关键点
C_2	枕骨粗隆外侧 1cm（或耳后 3cm）
C_3	锁骨上窝与锁骨中线交点
C_4	肩锁关节顶部
C_5	肘前窝外侧
C_6	拇指近节背侧皮肤
C_7	中指近节背侧皮肤
C_8	小指近节背侧皮肤
T_1	肘前窝内侧
T_2	腋窝顶部
T_3	锁骨中线第 3 肋间
T_4	锁骨中线第 4 肋间（乳头水平）
T_5	锁骨中线第 5 肋间（T 4～T 6 的中点）
T_6	锁骨中线第 6 肋间（剑突水平）
T_7	锁骨中线第 7 肋间（T 6～T 8 的中点）
T_8	锁骨中线第 8 肋间（T 6～T10 的中点）
T_9	锁骨中线第 9 肋间（T8～T10 的中点）
T_{10}	锁骨中线第 10 肋间（脐水平）
T_{11}	锁骨中线第 11 肋间（T 10～T12 的中点）
T_{12}	锁骨中线腹股沟韧带中点
L_1	T12 与 L2 连线中点处
L_2	大腿前内侧，腹股沟韧带中点（T12）和股骨内侧髁连线中点
L_3	膝关节上方股骨内侧髁
L_4	内踝
L_5	足背第三跖趾关节
S_1	足跟外侧

续表

平面	关键点
S_2	腘窝中点
S_3	坐骨结节或臀下皱襞
S_4～S_5	肛周 1cm 范围内，皮肤黏膜交界处外侧（作为 1 个平面）

2. 脊髓损伤严重程度的评定　根据美国脊髓损伤学会残损分级分为 A、B、C、D、E 五个等级（表 3-17）。

表 3-17　ASIA 损伤分级

分级	损伤程度	运动和感觉功能
A	完全性损伤	S4～S5 节段无任何感觉或运动功能保留
B	感觉不完全性损伤	在神经损伤平面以下，包括 S4～S5 节段无运动但有感觉功能保留，且身体任何一侧运动平面以下无 3 个节段以上的运动功能保留
C	运动不完全性损伤	神经损伤平面以下有运动功能保留，并且神经损伤平面以下超过一半的关键肌肌力小于 3 级（0～2 级）
D	运动不完全性损伤	神经损伤平面以下有运动功能保留，并且神经损伤平面以下至少一半（一半或以上）的关键肌肌力大于或等于 3 级
E	正常	所有节段的感觉和运动功能均正常，且患者既往有神经功能障碍

考点提示　美国脊髓损伤学会残损分级标准。

3. 损伤平面和功能预后的关系　对完全性脊髓损伤，脊髓损伤平面确定后，康复目标基本确定。不同平面的完全性脊髓损伤患者的功能预后见表 3-18。

表 3-18　脊髓损伤平面与功能预后的关系

损伤水平	功能预后	支具、轮椅、自助具
C4	完全不能自理生活，全部依靠他人帮助	长靠背式电动轮椅
C5	桌上动作自立，其他全部靠他人帮助	电动轮椅、平坦地面可使用长靠背手动轮椅
C6	能部分自理生活，需中等程度帮助	手动轮椅操纵圈上缠上橡胶，多种自助具
C7	能自理生活，可做轮椅转移（平面）及驱动轮椅	手动轮椅，残疾人专用汽车，多种自助具
C8	能自理生活，在轮椅上能独立，不能走路，只能治疗性站立	带骨盆长下肢支具、双拐，必须轮椅，残疾人专用汽车
T1～T2	能自理生活，在轮椅上能独立，完全不需要必须轮椅，别人协助可自己上下轮椅，治疗性站立	必须轮椅，需要长下肢支具，可驾驶有手动装置的轿车
T3～T12	能自理生活，能治疗性步行	手动轮椅、长下肢支具、双拐
L1	能自理生活，家庭支具功能性步行	长下肢支具、轮椅、双拐
L2	能自理生活，实用性支具步行	长下肢支具、轮椅、双拐
L3～L5	能自理生活，能社区功能性步行	短下肢支具、残疾人汽车

（二）自主神经功能评定

自主神经功能障碍包括异常的血压和心率调控、排汗和体温调节异常等，是脊髓损伤后常见的后果。目前对于自主神经功能的评定可使用 2012 年版脊髓损伤后残存自主神经功能国际标准评定表（表 3-19）。

表 3-19　自主神经标准评定表

患者姓名：................

一般自主神经功能

器官/系统	检查结果	异常情况	检查标记
心脏的自主神经调控	正常		
	异常	心动过缓	
		心动过速	
		其他心律失常	
	不详		
	不能评定		
血压的自主神经调控	正常		
	异常	静息收缩压低于 90mHg	
		体位性低血压	
		自主神经反射异常	
	不详		
	不能评定		
排汗的自主神经调控	正常		
	异常	损伤平面以上排汗增多	
		损伤平面以下排汗增多	
		损伤平面以下排汗减少	
	不详		
	不能评定		
体温调节	正常		
	异常	体温升高	
		体温降低	
	不详		
	不能评定		
支气管-肺系统的自主神经和躯体神经调控	正常		
	异常	不能随意呼吸，完全需要呼吸机支持	
		随意呼吸受损，部分需要呼吸机支持	
		随意呼吸受损，不需要呼吸机支持	
	不详		
	不能评定		

解剖学诊断：（☒圆锥上　☒圆锥　☒马尾）

下尿路，肠道和性功能

器官/系统		评分
需要排空膀胱的感知		
防止漏尿（尿失禁）的能力		
膀胱排空方式（说明）		
肠道		
需要排便的感觉		
防止漏便（大便失禁）的能力		
随意肛门括约肌收缩		
性功能		
性唤起（勃起或润滑）	心理性	
	反射性	
性欲高潮		
射精（限于男性）		
月经来潮的知觉（限于女性）		

2=正常功能，1=神经功能下降或改变

0=完全丧失控制

NT=由于先前存在的或伴发的问题，不能评定

（三）膀胱功能评定

尿流动力学检查能对下尿路功能状态进行客观定量的评估，是脊髓损伤患者下尿路功能评估的重要手段，也是脊髓损伤导致的神经源性膀胱治疗方案制定的重要依据。常用的尿流动力学检查包括自由尿流率测定、尿道压力测定、充盈期膀胱测压等多项内容。在无法进行尿流动力学检查时，可进行简易膀胱容量与压力测定（图 3-7），以粗略评估膀胱功能。

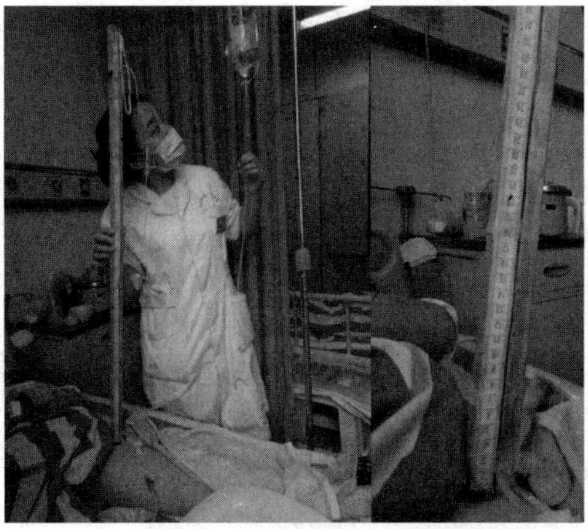

图 3–7 简易膀胱容量与压力测定

知识链接

简易膀胱容量与压力测定

将测压管垂直固定于测压标尺旁，将测压标尺挂在输液架的一侧→将 500ml 的生理盐水瓶加温至 35～37℃，将刻度标记贴于瓶上→插上输液管进行排气并悬挂在输液架另一侧→将三通管分别与输注生理盐水的输液管和测压管的下端相接→嘱患者尽可能排空膀胱后，取仰卧位或坐位→插入无菌导尿管，排空膀胱内的尿液，记录导尿量（残余尿量）→固定导尿管→将导尿管的开口与三通管另一端相连，确认各管道连接通畅→调节输液架使测压管的零点（先少量灌入部分生理盐水以调零）与患者的耻骨联合在同一水平面上→打开输液调节器以适当的速度向膀胱内灌入生理盐水→观察每进入一定的容量，测压管中的水柱波动（以 cmH_2O 代表压力的变化）→记录容量改变对应的压力改变（每进入 50ml 液体量对应水柱波动的数值）→当测压管中的水柱升至 $40cmH_2O$ 以上或尿道口有漏尿时→停止测定→撤除测定装置，引流排空膀胱，拔出导尿管，记录导尿量并进行分析。

（四）日常生活能力评定

1. 截瘫患者 采用改良的 Barthel 评定量表（modified barthel index，MBI）进行评定。

2. 四肢瘫患者 需用四肢瘫功能指数法（quadriplegic index of function，QIF）进行评定。QIF 评定内容共 10 项，前 9 项主要是与日常生活有关的各项动作，包括转移、梳洗、洗澡、进食、穿脱衣服、轮椅活动、床上活动、膀胱功能、直肠功能；第 10 项是护理知识测验；总分为 100 分。该方法内容全面，得分比例合理，能够科学、有效、准确地反映出四肢瘫患者日常生活活动的能力。

（五）其他评定

包括肌张力、关节活动度、平衡功能、疼痛、心理功能等方面的评定。

三、康复治疗

（一）康复目标

脊髓损伤康复的目标是使损伤的患者重新获得为生存而活动的能力，最终目的是回归家庭、回归社会。但脊髓损伤因损伤水平和程度的不同，每个患者的具体康复目标是不同的。确定不同损伤水平患者的康复目标通常以生活能否自理、轮椅上能否独立、能否步行作为重要依据。对于完全性脊髓损伤，脊髓损伤水平确定后，其康复目标基本确定（表 3－20）；对于不完全性脊髓损伤，需根据残存肌力功能状况，参考患者的年龄、体质、有无其他并发症等情况调整康复目标。脊髓损伤可分为早期康复和中、后期康复。

表 3－20　不同脊髓损伤水平患者的康复目标

损伤水平	目标制定	训练计划
C5	利用辅助具进食，使用手控电动轮椅，在他人帮助下完成从床到轮椅的转移	肌力训练（三角肌、肱二头肌），制作和训练使用进食自助具，长坐位及平衡训练，关节活动度维持训练
C6	徒手翻身，坐起，自己穿简单的衣服，利用头上三角架或横木做转移动作，用抓握支具抓物	徒手翻身训练，坐起训练，肌力训练（伸腕肌），驱动操纵圈的手动轮椅训练
C7	生活基本自理，独立完成坐位式的减压，用滑板做各种转移动作	日常生活动作训练，各种转移训练，肌力训练（三角肌、胸大肌、肱三头肌、背阔肌）
C8～T2	独立床上活动，独立轮椅活动，独立处理大小便，独立穿衣，写字，使用通信工具	强化上肢肌力和耐力训练，坐位减压训练，练习轮椅后轮平衡和上下马路沿，技巧性轮椅操作训练，带骨盆长下肢支具，双拐站立训练
T3～T12	生活自理，轮椅上独立，治疗性步行	站立平行训练，平行杠内迈步、摆至步、摆过步训练
L1～L2	生活完全自理，轮椅上独立，家庭支具功能性步行	步行训练，上、下楼梯训练，上、下坡训练，跌倒爬起训练
L3～L5	生活完全自理，社区功能性步行	佩戴踝关节矫形器，四点步、摆至步、摆过步训练，步行训练，上、下楼梯训练，上、下坡训练，跌倒爬起训练

（二）早期康复治疗

脊髓损伤早期康复治疗应分阶段进行，包括卧床期和轮椅活动期，预防和减少脊髓功能的丧失是最重要的，任何可能造成脊髓损伤加重的救治都应该避免。卧床期为伤后 2～4 周之内，应在配合临床治疗的同时，积极预防和干预并发症的发生发展，主要在床边训练。轮椅活动期为伤后第 4～8 周，此期患者可逐步离床乘轮椅进入 PT 室或 OT 室，对残存肌力进行肌力和耐力的训练，并为过渡到恢复期的训练做准备，为提高日常生活活动能力奠定坚实基础。

1. 保持正确体位　保持在床上的正确体位可以促进肢体功能恢复，有助于预防关节挛缩、畸形和压疮。

（1）仰卧位　双上肢放于身体两侧，用软枕支撑使其稍高于肩部水平；肩下垫枕，确保两肩不致后缩；肘关节呈伸展位；腕关节背伸，通常用夹板固定于功能位；手指自然屈曲，颈髓损伤者可以握毛巾卷。髋关节呈伸展位，在两腿之间放 1～2 个枕头以保持髋关节轻度外展；膝关节伸展，但要防止过伸展；踝关节背屈，足趾伸展；足跟放一垫圈以防压疮。

（2）侧卧位　双肩均呈屈曲位，下面的上肢直接置于床上，上面的上肢放在胸前的枕头上。下面的髋膝关节伸展直接置于床上，上面的髋膝关节屈曲放在枕头上，踝关节自然背屈，足趾伸展。

2. 呼吸及排痰训练　对高位脊髓损伤患者，由于损伤平面以下呼吸肌瘫痪，胸廓活动能力及肺活量降低，尤其是急性期，呼吸道分泌物增多且排痰能力下降，容易发生肺部感染与肺不张。为增加肺活量，清除呼吸道分泌物以保证呼吸道通畅，减少肺部感染的发生率，应每日进行两次以上的呼吸及排痰训练。

（1）呼吸肌肌力训练 指导患者运用腹式呼吸，先从放松缓慢开始，逐渐用手法或使用沙袋将一定阻力施予患者腹部等方式，锻炼呼吸肌的负荷能力。阻力施加时应循序渐进，开始训练时最好进行血氧饱和度的监测，以患者感到稍许呼吸困难但血氧饱和度仍维持在95%以上为度。

（2）增加胸壁运动 以不影响脊柱稳定性为前提，有目的性地进行被动牵伸双上肢，增加胸壁运动，或者指导或协助患者进行床上翻身活动。

（3）排痰训练 每天按照由外向正中线，由下向上有节律地叩击、拍打患者胸背部，同时鼓励患者主动进行咳嗽、咳痰训练，防止气道分泌物潴留。

3. 关节活动度训练 生命体征稳定后，尽早进行。在脊柱外固定或不影响脊柱稳定条件下，床边维持关节活动度训练。从近端到远端，每个关节在各轴向生理活动范围内活动，动作轻柔、缓慢，每日1～2次。

知识拓展

关节被动活动注意事项

1. 髋关节屈曲时要同时外展，外展不得超过45°，以免损伤内收肌群；髋关节内外旋要在屈髋、屈膝90°状态下进行；下段胸椎或腰椎骨折时，屈髋、屈膝要在无痛范围内进行，勿使腰椎活动。

2. 颈髓损伤的患者被动活动腕关节和手指时，在腕关节背伸时应保持手指屈曲，在手指伸直时必须同时屈腕，即禁止同时屈曲腕关节和手指，以免造成伸肌肌腱的损伤。通过保持屈肌腱的紧张度达到背伸腕的抓握功能，并可防止手内侧肌的过度牵张。

3. 腰椎平面以上损伤的患者，髋关节屈曲及腘绳肌牵伸运动特别重要，只有当直腿屈髋达到或超过90°时（即长腿坐位）才有可能独立坐位，这是各种转移运动和床上活动的基础。

4. 早期坐起训练 为了防止体位性低血压，在保证脊柱稳定性的前提下应早期（伤后或术后1周左右）开始坐起训练，逐渐从卧位转向半卧位或坐位。坐起训练时从30°开始，观察患者有无不良反应（头晕、眼花、心慌、无力、恶心等），如无不良反应，则可将床头升高15°维持继续训练，直到90°；如有不良反应，则将床头调低，恢复原体位，以后减少升高的角度及速度，使患者逐渐适应后再抬高床头，完成训练。

5. 起立床站立训练 站立训练宜在伤后或术后第3周以后开始进行，患者经过坐起训练后无体位性低血压等不良反应即可考虑进行站立训练。训练时应保持脊柱的稳定性，佩戴腰围，下肢可穿弹力袜以增加回心血量。具体训练方法：将患者置于起立床上，从倾斜30°开始，每日2次，每日逐渐增加倾斜的角度，以不出现头晕等不适症状为度。早期用起立床站立有调节血管紧张性，预防体位性低血压、骨质疏松、泌尿系统感染、肺部感染等优点。

6. 肌力训练 在保持脊柱稳定的前提下，所有能主动运动的肌肉都应当强化训练，防止发生肌肉萎缩或肌力下降，也为后期代偿动作的进行做好准备。

（三）中后期康复治疗

一般需在伤后2～3个月以后，在巩固和加强早期康复训练效果的基础上进行。对患者加强残存肌力和全身耐力训练的基础上进行熟悉轮椅及生活技巧的训练，对有可能恢复步行的患者进行站立和步行的训练。此期的康复目标为最大程度恢复患者的功能，借助一切可能的康复手段提高患者日常生活能力和工作能力，为配合患者回归家庭、重返社会做好准备。训练内容包括以下几个方面。

1. 肌力训练 根据损伤平面的不同，一般主要是针对三角肌、肱二头肌、肱三头肌、背阔肌等肌群进行肌力训练，肌力训练可加强上肢支撑力和维持坐、立姿势的能力，为日后手控制轮椅或用拐杖步行打下基础。

2. 翻身训练 翻身是有重要意义的床上功能活动，可以用于床上的体位变换和减压，以及帮助穿脱裤子。脊髓损伤患者应 2 小时翻身一次，鼓励患者尽可能发挥自己的残存肌力，不能独立翻身的给予必要的协助和指导。对使用导尿管和各种引流管的患者，应先固定好以防脱离，并注意保持各种管道的通畅。

（1）颈脊髓损伤患者的翻身训练 C6 损伤的患者由于缺乏伸肘和屈腕能力，手功能丧失，躯干和下肢完全瘫痪，故只能利用上肢摆动的惯性将头颈、肩胛带的旋转力通过躯体和骨盆传到下肢完成翻身动作。C7 损伤的患者可以利用腕关节残存肌力进行翻身。

（2）胸腰脊髓损伤患者的翻身训练 可直接利用肘部和手的支撑向一侧翻身。

3. 坐起及坐位训练 这些功能性动作是患者独自进行转移和穿、脱衣服等日常生活活动的基础，因此患者应在治疗师的辅助和指导下掌握这些基本动作。

（1）坐起训练 C6 以下完全损伤患者，先向左侧翻身，利用左肘支撑变成双肘支撑，再将身体转向左肘支撑，顺势右肘伸展为手支撑，重心移向右手，左肘伸展为手支撑，完成坐起动作；亦可利用上肢的屈肘功能钩住系于床尾的绳梯或头上方的并排绳索坐起。T10 以下损伤患者上肢完全正常，部分躯干和下肢瘫痪，坐起动作的完成相对容易。

（2）长坐位支撑训练 患者双侧肘关节伸直，双手支撑床面，双肩下降，抬起臀部。

（3）长坐位平衡训练 患者保持长坐位，双上肢置于身后稍外侧，双手支撑；保持平衡后，可变成单手支撑，未支撑的上肢先向侧面抬起，然后向前、向上抬起，头和躯干可轻度偏向支撑的一侧；在此基础上，再双上肢抬起进行坐位平衡训练。达到静态坐位平衡后，再进行动态坐位平衡训练。

（4）长坐位移动训练 患者双下肢呈外旋位，膝关节放松，双手靠近身体，在髋关节稍前一点的位置支撑，肘关节伸展，前臂旋后，抬起臀部，同时头、躯干向前屈曲，使臀部向前移动。向侧方移动（如向左移动）时，右手紧靠臀部，左手放在与右手同一水平，离臀部约 30cm 的地方，肘伸展，前臂旋后或中立位，躯干前屈，抬起臀部，头、肩和躯干向左侧移动。

4. 转移训练 根据患者脊髓损伤平面、残存肌力、关节活动度等情况选择不同的转移动作方法。C5 损伤患者可以利用屈肘功能，用上肢抱住治疗师的颈部，在其帮助下完成床与轮椅间的转移；C6 损伤患者伸肘功能不良，需借助辅助具完成转移；C7 损伤患者因具有良好的坐位平衡和上肢肘关节屈伸活动，故可自由进行转移。四肢瘫患者只能完成相同高度之间的转移，而多数截瘫患者经过训练后能够转移到任一高度的平面。做转移动作时，头、肩和躯干应保持前倾以维持身体平衡。

（1）床–轮椅间的转移

1）利用滑板转移　轮椅与床成30°夹角，刹闸，卸下靠近床侧扶手，将滑板架于床和轮椅之间，患者通过一系列的支撑动作转移到床上。

2）利用头上方吊环转移　轮椅与床成30°夹角，刹闸。先将腿抬至床上，靠近床侧的手支床，在用力撑起时，另一伸入头上方吊环内的手用力向下拉，抬起臀部，转移到床上。

3）侧方转移　轮椅与床成30°夹角，刹闸。一手支撑床面，一手支撑远离床侧的轮椅扶手，同时向下用力撑起躯干转移到床上。

4）垂直转移　轮椅与床成90°夹角，距离床边约30cm处刹闸。分别将手腕置于同侧膝下，通过屈肘动作将下肢抬至床面。四肢瘫患者因躯干控制能力差，所以需用前臂勾住轮椅把手以保持平衡。打开轮椅闸，向前驱动轮椅至紧贴床沿，刹闸，双手扶住轮椅扶手向上支撑，向前移动到床上。

5）平行转移　轮椅与床平行放置，刹闸。卸下靠近床侧的扶手，将双腿抬至床面，外侧腿交叉置于内侧腿上。应用侧方转移的方法，一手支撑床面，一手支撑远离床侧的轮椅扶手，头和躯干前倾，双手同时向下用力撑起躯干转移到床上。

（2）轮椅–坐便器间的转移　当床–轮椅间转移动作熟练后，患者就可进行如厕训练。坐便器的侧方转移方法同床–轮椅间的侧方转移；前方转移方法是将轮椅直对坐便器，两腿分开，双手置于坐便器外上方的扶手上，同时向下用力撑起身体，像骑马一样骑在坐便器上。

（3）轮椅–地面间的转移　驱动轮椅发生跌倒时，患者应能自行从地面转移到轮椅上。

1）前方转移　将轮椅摆好置于自己前方，患者跪位，双手支撑轮椅扶手，将身体上提，放松一只手，迅速扭转身体坐于轮椅上。

2）后方转移　将轮椅置于自己后方，双手从身后支撑轮椅边缘，低头抬臀使臀部靠向轮椅椅座，坐于轮椅上。

3）侧方转移　将轮椅置于自己侧方，患者一手支撑轮椅椅座，一手支撑地面，双手同时向下用力，使下肢直立并弯腰，臀部置于椅座上，支撑地面的手在腿上向上移动，直至身体坐直。

5. 轮椅训练　对于脊髓损伤患者来讲，轮椅是替代其下肢的重要代步工具，轮椅应用训练是提高患者生活质量的重要保证。C4损伤患者四肢功能全无，训练使用颏控或气控操纵电动轮椅；C5损伤患者利用手的粗大移动功能拨动电动轮椅上的杆式开关，可以手控操纵电动轮椅；C6损伤患者利用屈肘力带动伸腕的手，推动加大手轮圈摩擦力的轮椅，因患者手不能抓握，需用手掌根部推动轮椅手轮圈，推动轮椅时应戴手套保护，以防手腕部受伤；C7以下损伤患者能驱动标准轮椅自由活动，可以进行轮椅的平衡和技巧训练等。

（1）平地轮椅驱动训练　患者首先保持正确的坐姿，即坐于轮椅正中，抬头，眼看前方，背向后靠，髋关节保持90°。

1）向前驱动轮椅训练　将轮椅闸打开，双上肢后伸，肘关节稍屈曲，双手紧握轮椅手轮圈的后半部分，上身前倾，双上肢同时向前推并伸直肘关节，当肘关节完全伸直时，放开手轮圈，如此重复进行。

2）方向转换和旋转训练　患者用一只手驱动轮椅即可改变方向。如在静止状态下转换方向，可用一只手固定一侧的手轮圈，另一只手驱动另一侧手轮圈，以固定车轮为轴使轮椅转换方向。如在原地使轮椅旋转 180°，可使左右轮一侧向前，一侧向后。即向相反方向驱动，便可完成轮椅 180° 旋转。

（2）抬前轮，用后轮保持平衡训练　轮椅上下台阶、越过障碍物、遇到不平整路面或快速行驶时，均需将轮椅的前轮抬起，掌握稳定地将轮椅前轮抬起的动作是扩大轮椅活动范围的重要条件。

1）在治疗师的辅助下练习　治疗师坐于患者身后，抬起前轮，使患者处于平衡位置；向前驱动时轮椅进一步后倾，向后驱动时轮椅保持直立运动；让患者体会动作、掌握要领、反复练习，成功之后再在治疗师不接触的保护下进行练习，直到患者掌握这一技巧。

2）独自抬前轮训练　患者双手紧握轮椅手轮圈的后半部分，完成轮椅向前——向后——再向前的驱动动作。在再次向前驱动时突然加力，同时躯干后倾，前轮即可抬起。训练时治疗师应在后面保护，以免患者发生危险。

（3）上下台阶训练　掌握用后轮保持平衡的技术即可进行上下台阶的训练。

1）上台阶　患者面对台阶，轮椅前轮离其数厘米远；用轮椅后轮保持平衡，将前轮抬起置于台阶上；稍向后退使前轮退到台阶边缘；双手置于手轮圈的恰当位置，身体前倾，用力向前驱动轮椅完成后轮上台阶的动作。

2）下台阶　患者背对台阶，轮椅后轮后退至台阶边缘；身体前倾，缓慢控制后轮下降；再向后驱动轮椅使前轮从台阶上放下；轮椅原地旋转 180° 完成动作。

（4）坐轮椅上下楼梯的训练　此训练方法难度和危险系数均较大，根据患者的具体情况选用不同的训练方法。

（5）安全跌倒和重新坐直的训练　患者在驱动轮椅时，有发生跌倒的可能。在即将跌倒时，患者应迅速扭转头部，一只手抓住同侧的车轮，另一只手抓住对侧的扶手。在训练的过程中，应使轮椅把手着地，尽量避免患者的头着地；发生跌倒后，用双手拉动轮椅前部提起躯干，一手放于地上，一手抓住对侧的车轮向后用力，臀部向前上方移动，使跌倒的轮椅朝直立位转动，双手逐步向前移动，直至轮椅直立。

6. 站立及行走训练　完全性脊髓损伤患者站立及行走的基本条件是上肢有足够的支撑力，躯干有一定的控制能力；对于不完全性损伤者，则要根据残存肌力的情况确定步态的预后。不同脊髓损伤水平的患者，其训练的内容及选用的步行矫形器不同。

（1）平行杠内站立训练　开始站立时间为 5～10 分钟，以后可逐渐延长，患者无不适感。患者站于平行杠内，先将一只手抬高离开平行杠保持平衡，后练习上肢在各方向运动的站立平衡。当能够独立完成平行杠内站立时，即可进行骨盆控制训练，为步行做准备。

（2）平行杠内步行训练　进行功能性步行训练时，多数患者需用矫形器以固定膝关节，并使双足保持在背屈位，增加下肢承受体重的能力。步行训练最初在平行杠内进行，并要掌握步行技巧，是以后借助腋杖行走的基础。训练方法同持腋杖行走。

（3）持腋杖步行训练　训练前先进行腋杖的平衡训练，然后进行各种步法的练习。

1）摆至步　双腋杖同时向前伸出，患者身体重心前移至腋杖，利用上肢支撑力使双足离地，将双腿向前摆至双腋杖的稍后方。此种步行方式实用性强，比较稳定，是一种简单、安全的步法，适用于道路不平、人多、拥挤的环境使用，但速度较慢（图 3－8）。

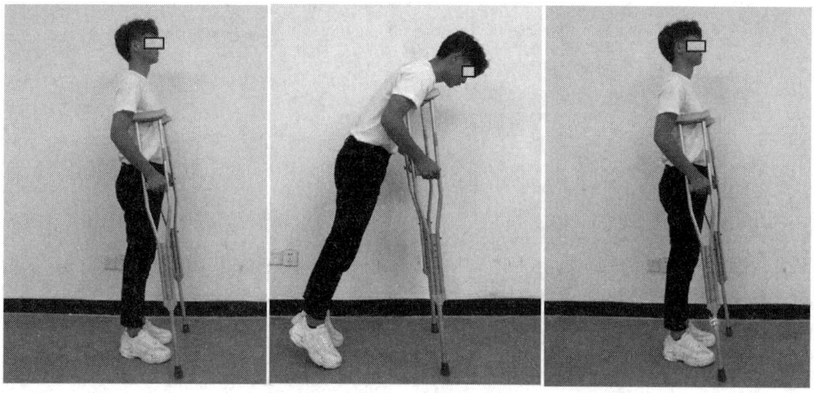

图 3-8 摆至步

2）摆过步 双腋杖同时向前伸出，患者支撑把手，身体重心前移，用力向前摆动身体，使双足超过双腋杖的着地点，再将腋杖向前移动取得平衡。此种步行方式速度最快，适用于路面宽阔、行人较少的环境，但开始训练时易出现膝关节屈曲、躯干前屈而发生跌倒，应注意保护患者（图 3-9）。

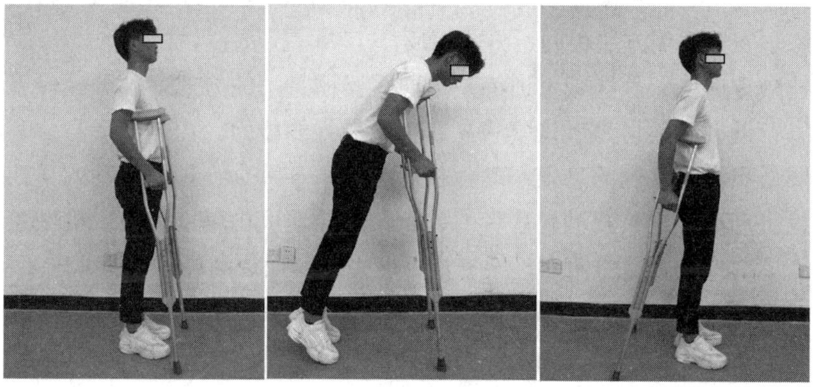

图 3-9 摆过步

3）四点步 先伸出左腋杖→迈右腿→伸出右腋杖→迈左腿，完成一个步行周期，如此反复进行。此种步行方式速度较慢，但稳定性好，步态与正常步行相近似，练习难度小，适用于骨盆上提肌肌力较好的双下肢运动障碍者（图 3-10）。

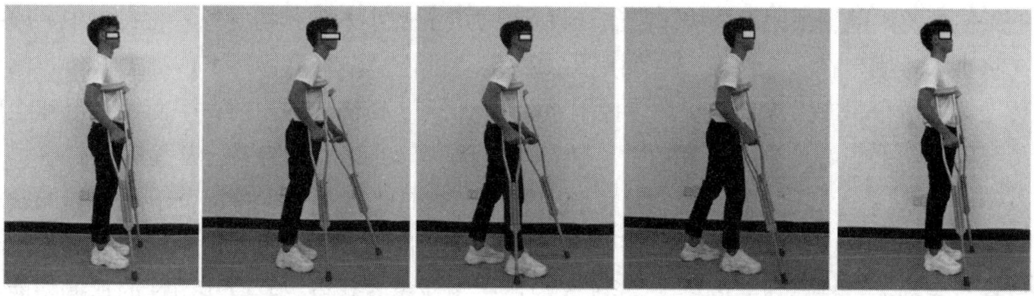

图 3-10 四点步

4）两点步 伸出一侧的腋杖和对侧的足，再伸出另一侧的腋杖与相对应的足，如此交替进行。此种步行方式常在掌握四点步法后练习，虽稳定性稍差，但速度较快，步行环境与摆过步相同（图 3-11）。

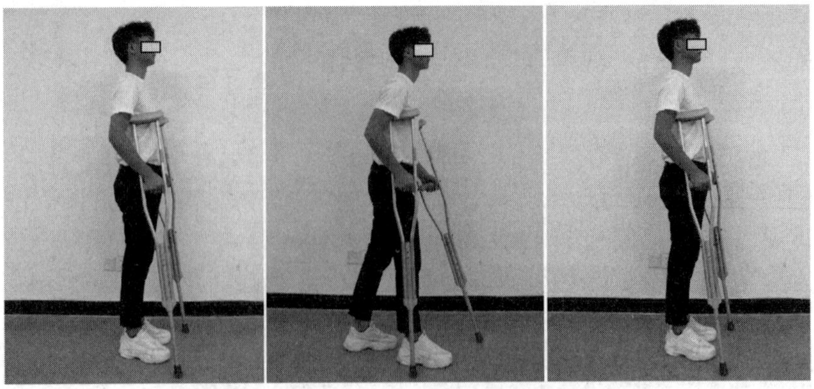

图 3-11 两点步

（4）安全跌倒和重新站立训练　有家庭或社区功能性步行能力的患者必须训练的项目，以免跌倒时发生损伤和跌倒后不能自行站立，最初训练可在垫上进行，并需治疗师辅助。安全跌倒训练时患者面向垫子站立，双下肢站立不动，双腋杖轮流向前移动，直至髋关节和躯干充分屈曲，伸手即可触及地面。用一侧腋杖保持平衡，另一手放开腋杖并支撑地面，再用支撑地面上的手保持平衡，另一手放开腋杖，支撑到地面上，身体俯卧于地面。重新站立训练与安全跌倒方法相同、方向相反。

（5）悬挂减重训练　悬挂减重训练是指通过器械悬吊的方式，部分减轻患者体重对下肢的负担，以帮助脊髓损伤患者恢复独立或辅助步行的能力。由于患者身体有减重吊带的保护，可以降低患者对跌倒的恐惧心理，从而有利于各种直立训练活动的早期进行。通常是在活动平板上利用减重装置减轻患者的体重，按照速度由辅助人员或机械左右交替使下肢步行。训练早期减轻体重的 40%，根据步行能力恢复而逐渐减轻负重量。

6. 作业治疗

（1）日常生活活动训练　脊髓损伤的患者通过运用适当的辅助设备，进行日常生活活动训练，如洗脸、洗手、刷牙、梳头、剪指甲、刮胡子、穿脱衣服、进食、自我导尿等。大多数截瘫患者可独立完成修饰和个人卫生活动。

（2）矫形器及辅助具的使用　不同损伤平面的脊髓损伤患者在作业治疗中可使用以下矫形器、辅助具。

1）颈髓损伤　①C4 以上损伤：选配电动轮椅，早期活动时可佩戴颈托。尝试使用利用下颌控制的电动轮椅，用口棒（制作一只 15～20cm 的小木棒，指导患者含在口中）或头棒（将小木棒固定在一个头圈上，利用头颈的运动进行操作）进行写字、键盘操作、阅读翻页、拨电话号码或操控自动化环境控制系统等。②C5 损伤：利用前臂平衡矫形器和上肢悬吊装置，帮助患者控制上肢和前臂，使得手向头和口的移动更容易，从而完成打字、进食、穿脱上衣、个人卫生等活动；使用腕关节固定支具，既可以保持腕关节及手指的功能位，还可以在支具上固定笔、勺子等，进行写字、进餐练习；使用有齿轮结构的腕手矫形器进行捡拾物品、持笔写字等练习。③C6 损伤：为使患者获得更具有实用性的抓握功能，可使用腕驱动的抓握矫形器；也可利用万能袖带、书写辅助具等，帮助患者独立完成进食、刷牙、书写等动作。④C7、C8 损伤：患者生活基本能自理但抓握力弱，此类患者仍可继续学习使用腕驱动抓握支具和耐力训练。

2）T1～T4 脊髓损伤　常规配置普通轮椅、坐便器、洗澡椅、拾物器。符合条件者可配备截瘫步行矫形器（RGO 等）或髋膝踝足矫形器（HKAFO），配合助行架、拐杖、腰围等进行治疗性站立和步行。多数患者夜间需要踝足矫形器（AFO）维持足部功能位。

3）T5～L2 脊髓损伤　大部分患者可通过截瘫步行矫形器（RGO）或膝踝足矫形器（KAFO）配合步行架、拐杖、腰围等进行功能性步行，夜间使用踝足矫形器（AFO）维持足部功能位，常规配置普通轮椅。

4）L3 及以下脊髓损伤　多数应用踝足矫形器（AFO）、四脚拐或手杖等可独立步行，但部分患者仍需要轮椅。

（四）脊髓损伤并发症的防治

脊髓损伤患者可出现多种并发症，严重的并发症也是致残和死亡的主要原因，因此预防和减少并发症对于提高脊髓损伤患者的生存质量，降低医疗费用有着重要的意义。

1. 呼吸系统并发症　脊髓损伤患者呼吸功能障碍的发生主要与参与呼吸的肌群功能受损有关。特别是颈髓损伤的患者，由于膈肌和肋间肌等呼吸肌不能正常工作，咳嗽的力量明显减弱，痰不易咳出，易发生肺不张、肺炎，甚至要依赖呼吸机维持生命。为增加肺活量，清除呼吸道分泌物以保证呼吸道通畅，减少肺部感染的发生率，脊髓损伤患者应进行呼吸和排痰训练。具体治疗方法如下。

（1）呼吸训练　指导患者先进行缓慢的、放松的腹式呼吸，逐渐过渡到在患者膈肌上施加一定的人工阻力，或在患者上腹部放置沙袋，增强呼吸肌的负荷能力。

（2）排痰训练　包括体位引流，手法治疗及正确咳嗽。胸部叩击、震颤最好在体位引流后进行，叩击、震颤后应鼓励患者咳嗽以排出痰液。痰液比较黏稠者，应加做雾化吸入。

（3）增加胸壁运动　在不影响脊柱稳定性的前提下，有目的性地进行被动牵伸双上肢，增加胸壁运动，或者指导患者进行床上翻身活动。

（4）必要时切开气管　对于上颈段脊髓损伤后四肢瘫痪、呼吸无力、通气量很低的患者，应及早行气管切开并给予吸氧。放置气管套管可以减少死腔气量，又便于在必要时连接人工呼吸机。气管切开或使用呼吸机期间，根据病情可使用抗生素控制呼吸道感染。

2. 排尿障碍及泌尿系感染　脊髓损伤患者中排尿障碍及泌尿系感染是常见和重要的并发症，尿路感染如不及时处理可导致慢性肾衰竭，而肾衰竭是脊髓损伤后的主要死亡原因。脊髓不同节段的损伤可对膀胱和尿道括约肌功能产生不同的影响，脊髓休克期膀胱主要是排空障碍，表现为尿潴留，需要膀胱引流；脊髓功能恢复期，膀胱还出现贮尿障碍。为达到保护肾脏功能，提高控尿能力，减少残余尿量，预防泌尿系感染，常规治疗措施如下。

（1）间歇导尿　间歇导尿是协助膀胱排空的“金标准”，包括无菌间歇导尿和清洁间歇导尿。间歇导尿对于脊髓损伤后神经源性膀胱患者是可行的、安全的，有助于减少泌尿系感染和菌尿的发生，导尿次数可根据残余尿量情况进行调整，少于 100ml 时可停止导尿。此外排尿日记可以记录间歇导尿时间和导尿量，可避免膀胱过度膨胀，有利于上尿路保护。

（2）排尿训练　目的是通过各种训练方法诱发排尿反射，加强膀胱的排空功能。①通过刺激“触发点”，如叩击耻骨上区、摩擦大腿内侧、牵拉阴毛、挤压阴茎头部、扩张肛门等，促使出现自发性排尿反射。②排尿时进行排尿意识的训练，让患者做正常排尿动作，使协同肌配合以利于排尿反射的形成。③腹压排尿训练时，用手挤压下腹部或屏气将尿排出，但此方法在膀胱内压力增高又未排出尿液时应慎用，否则会引起尿液反流，甚至会形成肾盂积水、逆行感染等严重后果。④通过电刺激提高盆底肌肉训练的效果，或教育患者如何收缩盆底肌肉改善尿失禁。⑤正确选用集尿器。通过膀胱训练，利用定时排尿、叩击、刺激“触发点”挤压下腹等措施，高位脊髓损伤患者只要处理得当都能形成反射性膀胱。

脊髓损伤患者出现泌尿系感染时，治疗上则根据尿培养结果选择敏感抗生素，保持排尿通畅，必要时留置导尿，在排尿通畅的基础上多饮水及输液，以控制感染。

3. 肌肉痉挛 脊髓损伤患者一般在伤后3～6周出现肌肉痉挛，6～12个月达到高峰。痉挛可出现在肢体整体或局部，使患者非常痛苦，常规治疗措施如下。

（1）去除诱因 膀胱充盈或感染、结石、尿路阻塞、压疮、便秘、疼痛、精神紧张及机体其他感染或损伤是诱发痉挛的常见诱因。因此在患者反复发生痉挛时要注意是否有并发症发生，及时去除诱因是缓解痉挛最有效的治疗方法之一。

（2）物理因子治疗 关节活动范围训练、牵张运动、站立训练、冷疗、温热疗法、交替电刺激等。

（3）药物治疗 适用于全身痉挛，常用药物有巴氯芬片（力奥来素）、替扎尼定、地西泮（安定）、丹曲林（硝苯呋海因）等，对痉挛严重、口服药不良反应比较大或其他治疗效果不理想的患者，可考虑鞘内注射。

（4）神经阻滞治疗 药物神经阻滞术发展迅速，已成为缓解肌肉痉挛的主要方法之一，最适合解决局部痉挛，对全身的影响最小，常用的包括神经溶解技术和化学神经阻断技术。神经溶解技术指神经干或肌肉运动点进行苯酚或者无水乙醇注射技术；化学神经阻断技术是采用A型肉毒毒素（BTX）进行神经–肌肉接头注射技术。其中A型肉毒毒素作为局部痉挛治疗的首选药物，在治疗脊髓损伤后所导致的肢体痉挛已取得较好的临床疗效，且无明显不良反应。主要作用于神经–肌肉接头处（运动终板），以抑制突触前膜对神经递质的释放，使痉挛的骨骼肌松弛。

（5）矫形器的使用 可通过各类矫形器来减轻痉挛，如踝足矫形器可以控制踝关节的痉挛，功能位矫形器可以使前臂、腕、手关节保持在功能位，其作用除了能防止肌痉挛的加重外，还能防止挛缩，应早期积极采用。

4. 深静脉血栓 是脊髓损伤后循环系统主要的并发症，常见有小腿肌肉内小静脉丛血栓形成和髂股静脉血栓形成。深静脉血栓的发生率为40%～100%，但具有下肢肿胀、发热、肢体局部温度升高等临床表现的只占15%。完全性下肢瘫痪者发生的概率最大，未发现和未处理的深静脉血栓可导致肺栓塞和突然死亡，因此必须对此并发症有所认识。深静脉血栓重在预防，平时应鼓励患者积极进行肢体的主动或被动运动，以改善肢体血液循环状态，防止血栓形成；长期卧床时应适当抬高下肢有助于血液回流；可用足底静脉泵、穿梯度弹力袜等方法，行双下肢气压治疗，利用机械性原理促使下肢静脉回流。一旦血栓形成应禁止剧烈活动，同时进行抗凝溶栓治疗。

5. 自主神经反射异常 T6节段平面以上的脊髓损伤患者往往会发生自主神经反射紊乱，其特点是突然出现的血压升高、面部潮红、头痛、心动过缓和过度出汗，常伴有焦虑。自主神经反射紊乱是由于损伤平面的伤害性刺激引起自主神经活动亢进所致。处理原则如下。

（1）尽快找出和消除诱因 首先检查膀胱是否充盈，导尿管是否通畅，直肠内有无过量粪便充填，有无嵌顿、压疮、痉挛，局部有无感染等。然后检查衣帽、鞋袜、矫形器有无压迫或不适，并立即予以解决。

（2）改变体位 立即抬高床头或采取端坐位，使静脉血集中于下肢，以减少回心血量，降低心排血量。

（3）降压 轻症者可以口服钙拮抗剂，较严重时可静脉注射利尿剂或硝酸甘油类药物，以直接扩张血管，但要注意血压反跳现象。如果血压超过200/140mmHg，而药物效果不佳时，可以考虑采用硬膜外麻醉的方法阻断交感神经节以控制血压。

6. 压疮　压疮是脊髓损伤患者的主要并发症，给患者带来很大的痛苦，并严重影响患者的康复训练。处理压疮的关键是预防，可采取以下措施：①定时变换体位，防止患者某一部位长时间持续受压。②可用软枕、海绵等将骨突部位垫高，减轻骨突部位受压。③改善全身营养状况，根据患者的病情制定合理的膳食，保证摄入的营养全面均衡。④保持皮肤的清洁和干燥，局部皮肤发红时应及时减压，避免皮肤外伤。⑤向患者及其家属进行防治压疮的教育。

7. 疼痛　脊髓损伤后常伴有各种各样的疼痛，表现为损伤平面以下呈扩散性的感觉异常性疼痛，常为烧灼痛、针刺痛、麻木或跳痛，一般为自发性，约有 40%的 SCI 患者的疼痛可影响日常生活。

（1）疼痛分类　目前最常用的是按神经生理特征分类，可分为周围神经痛（包括马尾）、中枢痛、内脏痛、肌肉张力或机械性痛和心理源性痛。

（2）疼痛治疗　多数脊髓损伤患者的疼痛只有在影响功能的情况下才必须治疗，如果不影响功能就不一定需要治疗，以避免止痛治疗本身的不良反应。治疗时应明确疼痛的原因及诱因，采取综合治疗。中枢性疼痛较难治疗，常选用三环类抗抑郁药。躯体性疼痛的治疗如下。

1）预防性措施　疼痛可由感染、压疮、痉挛、吸烟、情绪波动、极度温度变化等因素诱发，因而避免或治疗诱因可有效地防治疼痛。保持良好的营养及卫生状态、正确地处理骨折和软组织损伤、适当的关节活动，以及正确的体位均有助于防治疼痛。

2）心理治疗　可采用放松技术、催眠术、暗示技术、生物反馈及气功等；可采用群体心理治疗、个别或家庭治疗及对患者家庭成员进行帮助。

3）运动及物理因子治疗　运动有助于增加关节活动度，增强肌力，改善心理状态；电疗、热疗、水疗和按摩有助于减轻局部炎症，改善血液循环，这些均有助于治疗慢性疼痛。

4）药物治疗　一般使用非甾体抗炎药，在极度严重的疼痛时可考虑使用麻醉镇痛药。

5）神经干注射　在疼痛相关的神经干处局部注射无水乙醇或 2%～5%苯酚以解痉止痛，采用激素注射也有一定效果。

8. 异位骨化　异位骨化多指在无骨的部位形成骨组织，通常在脊髓损伤后 1～4 个月出现，可持续发展 1 年余，发生率为 16%～58%。其发病机制不明，局部损伤（主要是关节的过度牵拉引起的损伤）可能是诱因，通常发生在损伤水平以下，以髋关节最多，其次是膝关节。为预防异位骨化的发生，对脊髓损伤患者进行关节被动活动时动作应轻柔，不可采用暴力。发生异位骨化后，局部多有炎症反应，患者可表现为低热，局部肿胀、硬块，影响关节活动，有些患者有疼痛感，治疗上可用非甾体抗炎药抑制早期反应，可做关节活动度练习，少用或不使用钙剂。骨化成熟后（通常 1 年后）可考虑手术切除。

9. 骨质疏松　脊髓损伤患者的骨质疏松是废用综合征的表现之一，卧床时间越长，骨质疏松越严重。长时间的制动，缺少重力的刺激，骨骼中钙极易丢失，应定期检查骨密度，积极防治骨质疏松、预防病理性骨折。防治的方法强调早期康复训练，尽早离床活动，每天保证 2 小时以上的站立训练是减少骨质疏松的最佳选择。此外，还应适当进行体育锻炼和补充钙质，经常晒太阳，适量补充维生素 D。

10. 排便障碍　90%的脊髓损伤患者出现排便异常，便秘为其主要特征，由于缺乏胃结肠反射，结肠蠕动减慢及直肠排便反射消失而使水分过多被吸收所致。治疗的关键是促进肠蠕动及训练排便反射。无论患者是否有便意，可根据患者脊髓损伤前的排便规律，每 1～

3日排便一次。必要时服用缓泻剂或用肥皂水灌肠，亦可在排便前直肠内注入开塞露及按摩腹部（由右下腹开始沿结肠走向按摩），尽可能在坐位下排便，或戴一次性手套扩张肛门括约肌，并向腹部加压，如此坚持，多可养成顺利排便的习惯。此外，应多食含纤维素高的食物，多吃蔬菜、水果，以利于排便。

（五）康复护理

脊髓损伤早期，护理人员在皮肤管理、尿路管理、呼吸管理中发挥着重要的作用，恢复期患者在病房中继续康复训练时需要护理人员的协助。因此康复护理从脊髓损伤早期即与临床护理紧密结合，成为脊髓损伤康复的重要组成部分。

1. 正确变换体位 脊髓损伤造成患者肢体运动功能障碍，每日平均卧床时间明显延长，正确的体位和体位变换对预防压疮、减少肢体挛缩、畸形和保持关节活动度有重要意义。在脊柱不稳定或刚刚稳定时，如颈椎术后患者，除有手术内固定和颈部围领外固定外，翻身时由2～3人共同为患者做“轴向翻身”，头和躯干必须同时翻转，否则会使颈椎部位扭动，造成严重后果。

2. 皮肤与压疮护理 对卧床患者每1～2小时翻身一次，以防止压疮发生，翻身时勿将患者在床上拖动，以防皮肤擦伤。每次变换体位时，应简单检查患者骨突处的皮肤情况，在骨突处应用软垫，保持床铺平整，保持患者皮肤清洁干燥。

3. 呼吸系统护理 因严重的呼吸障碍直接威胁生命，故在脊髓损伤急性期的护理管理中，呼吸的护理管理最重要。鼓励患者多做深呼吸运动，帮助排出呼吸道分泌物；痰液不易排出时，可使用祛痰剂或给予超声雾化吸入。

4. 饮食护理 指导患者多食富含纤维素的食物，以防便秘。在后期康复训练过程中加强高蛋白食物的摄入，以增加体能、抗病能力和身体免疫力。

5. 排尿功能的护理 脊髓损伤后患者多有排尿功能的障碍，因此多数需留置导尿或行间歇导尿。留置导尿管时注意保持尿道通畅，保持尿道口和会阴部的清洁，防止引起尿路感染；对于长期需要行间歇导尿患者，应教会患者及其家属间歇导尿技术，并指导患者合理饮水，正确记录排尿日记。

6. ADL训练的护理 指导和督促患者将训练内容应用于日常生活活动中，如进食训练在中、晚餐时进行，穿脱衣训练在早晨或晚间进行；训练过程中鼓励患者尽量自己完成所有的训练步骤，必要时才给予协助；让家庭成员共同参与训练过程，指导患者家属学会用最恰当的方式帮助患者生活自理。

7. 心理护理 心理护理贯穿整个病程始终，护士应指导家属了解患者心理，给予心理支持，引导患者配合临床及康复治疗。

（六）其他康复措施

1. 高压氧治疗 脊髓损伤后神经细胞水肿及氧自由基引发的脂质过氧化，造成微循环障碍，使脊髓组织因缺血缺氧发生变性。阻止神经元和胶质细胞变性死亡，是脊髓损伤早期治疗的主要目的，高压氧可阻止或逆转脊髓损伤后的继发性病理改变，具有促进脊髓运动和感觉传导功能的作用。实验证明越早治疗效果越好，对中后期的治疗效果仍需进一步深入研究。

2. 功能性电刺激 功能性电刺激（functional electrical stimulation，FES）使用低频脉冲电流刺激肌肉，已成功应用于辅助上肢完成进食、抓握和书写的动作。FES还可以通过外科手术的方式，将电极植入骶前神经根，辅助患者控制肠道或膀胱功能。

3. 脑－机接口（brain－computer interface，BCI）技术　BCI技术是从大脑中获取脑电信号并把它们加工成效应器的指令来执行患者的预期行动。因其避开了传统的脑→脊髓→肌肉传出通路中的脊髓环节，从大脑获取脑电信号经一系列处理后作用于外部系统或肌肉系统，对脊髓损伤的康复治疗独辟蹊径。BCI技术目前在脊髓损伤的应用主要为基于脑－机接口的康复机器人、基于脑－机接口－功能性电刺激（BCI－FES）技术的功能重建，以及基于脑－机接口的感觉功能恢复。

4. 肌肉功能重建　主要用于上肢功能障碍者。C5损伤患者可将三角肌后部肌肉及转移来的肌腱移植到肱三头肌肌腱上，重建伸肘功能；将肱桡肌固定在腕伸肌上，并将拇长屈肌腱固定在桡骨掌面，将拇指的指间关节固定，以重建拇、示指的侧捏功能；C6损伤者可将桡侧腕长伸肌腱固定在屈指肌上，重建手指的抓握功能；C7损伤者可将肱桡肌固定在拇对掌肌上，以恢复拇对指功能。

5. 针灸按摩　脊髓损伤的肢体如果长久在一个位置上不动，就会引起肌肉关节或韧带的挛缩。通过适当的按摩和牵伸，可以改善关节的活动范围。针灸对预防肌肉萎缩，增强肌力，减缓疼痛等有良好的疗效。

6. 心理康复　脊髓损伤发生后特别是青年人心理反应是强烈的，可造成严重的心理刺激，甚至发生心理变态。由于心理障碍，患者悲观失望、丧失信心，明显影响了康复效果，所以应重视心理治疗，对患者进行适当的和有针对性的心理治疗，最大限度地调动患者参与康复的积极性，对于缓解病情，提高疗效和改善预后、提高其生活质量都有很大帮助。目前常用的心理治疗方法有认知疗法、行为疗法、精神支持疗法等。

7. 职业康复　脊髓损伤患者多为青壮年，劳动就业是他们的基本要求，也是他们的基本权利。在康复医疗机构中要为患者进行职业咨询及就业训练，首先须了解患者的职业兴趣、文化程度、曾受过的职业训练，专长、工作经历、对未来职业工作的愿望，然后为患者做就业前的职业能力评估。根据测定结果，有的患者不用经过特殊培训即可回到原来的职业岗位，有的经过培训可从事新的职业或到福利工厂就业。

第四节　周围神经损伤的康复

扫码“学一学”

案例讨论

【案例】

患者，男，52岁，车祸伤后右肩部疼痛伴右肩关节活动异常2小时入院，X线检查：右肩胛骨粉碎性骨折线，骨折端对位对线尚可，患者目前已经住院10天。查体：右肩外展、外旋功能受限，右上肢除远端屈腕屈指（小指除外）外，余肌群呈弛缓性麻痹，肩、肘等关节均不能活动，上臂后侧、外侧及前臂背侧，手背等处感觉麻木。

【讨论】

1. 该患者目前兼有哪种周围神经损伤？
2. 该患者应进行哪些康复评定？
3. 请为该患者制订一套有效的康复治疗方案。

一、概述

（一）定义

周围神经是指中枢神经脑和脊髓以外的所有神经，连于中枢神经和全身各系统器官之间，由神经节、神经干、神经丛及神经终末装置组成。一般分为脑神经（嗅神经、视神经除外），脊神经及内脏神经，多为混合性神经。包含一种以上的神经纤维，则称为混合性神经。

周围神经损伤是指神经丛、神经干或其分支受到外力直接或间接作用而发生的损伤，如挤压伤、牵拉伤、挫伤、撕裂伤、切割伤、火器伤、医源性损伤等。主要病理变化是损伤使轴突断裂后，轴突远侧的轴浆运输发生障碍，轴突由于得不到必需的营养，由近端向远端发生变性、解体，而发生瓦勒（Wallerian）变性。损伤后可造成感觉、运动功能障碍，若不及时进行正确有效的治疗，愈后效果极差，可导致终身残疾。

（二）病因

周围神经损伤的原因有多种，外伤性损伤、压迫性损伤是临床上最常见的原因。常见原因有以下几个方面。

1. 外伤性损伤 如产伤或分娩时的牵拉伤、车祸及摔伤、刀割伤、电锯伤、玻璃割伤、枪弹伤和弹片伤等，根据是否有与外界相通的伤口情况又分为开放性和闭合性外伤损伤。

2. 压迫性损伤 如腕管综合征（正中神经在腕管受压）、肿瘤、血肿等造成的局部神经受压。

3. 缺血性损伤 如肢体缺血挛缩，神经亦受损。

4. 医源性损伤 如药物注射性损伤、手术误伤、放疗中放射性烧伤等。

5. 其他 如代谢性或结缔组织疾病引起的继发神经损伤、化学物质中毒导致的神经损伤等。

（三）损伤程度与分类

英国学者 Seddon 于 1943 年提出的神经损伤分类方法曾被普遍接受却很少使用，他将损伤分为以下 3 类。

1. 神经失用（neurapraxia） 周围神经较轻的挫伤或受压，轴突保持完整，伴有髓鞘的局部节段性轻度水肿或碎裂。神经传导功能暂时中断，但数天或数周后完全恢复。

2. 轴索断裂（axonotmesis） 神经内膜和施旺（Schwann）细胞完整，轴索部分或完全断裂，损伤的远端出现瓦勒变性，运动和感觉功能部分或完全丧失。神经功能多可完全恢复，因再生速度约为每天 1～2mm，故需时较久。

3. 神经断裂（neurotmesis） 神经的连续性中断，神经功能完全丧失。神经断端出血、水肿，日后形成瘢痕。神经断裂必须手术修复，术后神经功能可恢复或不完全恢复。

澳大利亚学者 Sunderland 提出了更加实用的神经损伤分类方法，这种分类方法更方便临床使用。他把周围神经损伤由轻至重分为Ⅰ～Ⅴ度。不同的损伤程度表现为神经解剖上的不同损伤结构：Ⅰ度为髓鞘，Ⅱ度为轴突，Ⅲ度为神经内膜管及其内容物，Ⅳ度为束膜，Ⅴ度为整个神经干。

（1）Ⅰ度损伤 同 Seddon 分类中的神经失用，轴突的连续性存在，可有节段性脱髓鞘，轴突传导丧失。

（2）Ⅱ度损伤 同 Seddon 分类中的轴索断裂，轴突与髓鞘受损，神经内膜组织未受损。

（3）Ⅲ度损伤　神经纤维横断，神经束内神经纤维损伤而神经束膜完整。有自行恢复的可能，但多为不完全恢复。

（4）Ⅳ度损伤　神经束损伤断裂，仅神经外膜保持完整，神经干的连续性仅靠神经外膜维持，需手术修复。

（5）Ⅴ度损伤　神经干完全离断，造成断端间不同长度的缺损。这类损伤仅见于开放性损伤，一般在早期手术探查中即可确诊，并需手术修复。

考点提示　Sunderland 五度分级法把周围神经损伤由轻至重分为Ⅰ～Ⅴ度。

（四）临床表现

1. 运动障碍　表现为该神经支配的肌肉或肌群均麻痹，弛缓性瘫痪、肌张力消失，久之肌肉萎缩。

2. 感觉障碍　表现为感觉减退或消失、感觉过敏，主观有麻木感、感觉异常、自发疼痛等。

3. 反射障碍　一条周围神经完全断离后，所支配的腱反射消失。但在神经部分损伤时反射活动也消失，此时传入或传出部分并未完全切断，所以反射不是一项反映神经损伤严重程度的可靠指标。

4. 自主神经功能障碍　早期因血管扩张、汗腺分泌停止，表现为皮肤潮红、皮温增高、干燥无汗等。晚期因血管收缩而表现为苍白、皮温降低、自觉寒冷，皮纹光滑，指甲增厚、纵嵴、弯曲，生长缓慢等。

5. 反射性交感神经营养不良　又称灼性神经痛（causalgia），系指富含交感神经纤维的正中神经或胫神经等周围神经受损伤后，受伤肢体出现持续性烧灼样剧痛和明显的自主神经功能障碍的临床综合征。

考点提示　反射性交感神经营养不良的定义。

（五）常见的周围神经损伤

常见的周围神经损伤有臂丛神经损伤、桡神经损伤、正中神经损伤、尺神经损伤、坐骨神经损伤、腓总神经损伤、胫神经损伤和腕管综合征等。

二、康复评定

通过详细的病史采集和体格检查，可初步判断神经受损的部位和程度。康复评定的目的在于进一步确定病损的性质、判断预后，从而确定康复目标，制订康复计划，评价康复疗效。具体评定内容如下。

（一）感觉功能评定

感觉功能评定包括浅感觉检查（痛觉、温度觉、触觉），深感觉检查（位置觉、运动觉、振动觉），复合感觉检查（皮肤定位觉、两点辨别觉、实体觉、图形觉），此外还可做 Von Frey 单丝压觉试验。周围神经病损后可出现感觉消失、感觉减退和感觉过敏，感觉减退区常处于感觉消失区的边缘，且感觉消失区往往较实际损伤小。

周围神经损伤后感觉功能恢复的评定可参考英国医学研究会（the British medical researchcouncil，BMRC）的分级评定表（表 3－21）。

表 3-21 周围神经损伤后感觉功能恢复评定表

恢复等级	评定标准
0 级（S0）	感觉无恢复
1 级（S1）	支配区皮肤深感觉恢复
2 级（S2）	支配区浅感觉和触觉部分恢复
3 级（S3）	皮肤痛觉和触觉恢复，感觉过敏消失
4 级（S3+）	感觉达到 S3 水平外，二点辨别觉部分恢复
5 级（S4）	完全恢复

（二）运动功能评定

1. 肌力评定 常用徒手肌力检查法（MT），按 0～5 级的肌力检查记录，并要求与健侧对比。当肌力达到 3 级以上时，也可用器械测试法，包括握力测试、捏力测试、背肌力测试、四肢肌群肌力测试等。

2. 关节活动范围测定 测量患肢各关节、各轴位的关节活动范围，包括主动、被动关节活动范围测定，并与健侧对比。

3. 患肢周径的测量 用皮尺或容积仪测量受累肢体周径并与其相对应的健侧肢体周径对比。

4. 运动功能恢复等级评定 由英国医学研究会提出，将神经损伤后的运动功能恢复情况分为 6 级。此法简单易行，是评定运动功能恢复最常用的方法，对高位神经损伤者较实用（表 3-22）。

表 3-22 周围神经损伤后运动功能恢复评定表

恢复等级	评定标准
0 级（M0）	肌肉无收缩
1 级（M1）	近端肌肉可见收缩
2 级（M2）	近远端肌肉均可见收缩
3 级（M3）	所有重要肌肉能抗阻力收缩
4 级（M4）	能进行所有运动，包括独立的或协同的
5 级（M5）	完全正常

（三）反射检查

常用的反射有肱二头肌反射、肱三头肌反射、桡骨膜反射、膝腱反射、踝反射等。进行反射检查时，必须双侧对比，需在患者充分合作下进行。

（四）自主神经功能检查

常用发汗试验，无汗表示神经损伤，从无汗到有汗则表示神经功能恢复，而且恢复早期为多汗。常用的方法如下。

1. Minor 淀粉-碘试验 即在患肢检查部位涂抹 2.5%碘酒，待其干燥后再扑以淀粉，若有出汗则局部变为蓝色。

2. 茚三酮试验 即将患手指腹印压在涂有茚三酮的试纸上，出现蓝紫色指纹，则表示有汗。

（五）神经干叩击试验

神经干叩击试验即 Tinel 征，局部按压或叩击神经干，局部出现针刺性疼痛，并有麻痛感向该神经支配区放射为阳性，表示为神经损伤部位。若从神经修复处向远端沿着神经干叩击，Tinel 征阳性则是神经恢复的表现，因此 Tinel 征对神经损伤诊断及功能恢复的评估有重要意义。

（六）日常生活活动能力评定

日常生活活动能力（ADL）评定包括躯体的日常生活活动能力（PADL）评定和工具性日常生活活动能力（IADL）评定。常用的标准化 PADL 评定有 Barthel 指数、Katz 指数、PULSES 评定、修订的 Kenny 自理评定等；常用的 IADL 评定有功能活动问卷（FAO）、快速残疾评定量表（RDRS）等。

（七）电诊断检查

周围神经电诊断检查能较好地反映神经、肌肉所处的功能状态，具有诊断和功能评定的价值，对判断周围神经病损的部位、范围、性质、程度和预后等均有重要价值。定期进行检查，可监测病损神经的再生与功能恢复的情况。常用方法如下。

1. 肌电图检查 肌电图检查对周围神经病损有重要的评定价值，可判断失神经的范围与程度及神经再生的情况。由于神经损伤后，受累神经出现变性和坏死多在神经损伤后 3 周左右才出现，故最好在损伤后 3 周进行肌电图检查。

2. 神经传导速度测定 神经传导速度测定对周围神经病损是最为有用的，既可用于感觉神经也可用于运动神经的功能评定，有助于确定受损部位。一般也在损伤 3 周后进行。可以确定传导速度、动作电位波幅和末梢潜伏时、感觉神经电位波幅和潜伏时等。神经损伤时，传导速度减慢。

3. 体感诱发电位（SEP） 体感诱发电位灵敏度高、重复性好，对病变可定量、定位。对于周围神经邻近中枢部位的损伤，或在重度神经损伤和神经吻合术后初期，常规肌电图难以查处的病变，此时可从头部记录体感诱发电位，测定周围神经的传导速度，判定障碍的程度，了解神经再生的情况。

知识拓展

神经损伤的肌电图和体感诱发电位检查

肌电图是将肌肉、神经兴奋时生物电流的变化描记成图，来判断神经、肌肉所处的功能状态。正常的肌肉松弛状态没有兴奋，不产生电位，描记图形呈一条直线，称电静息。轻微收缩时，呈单个或多个运动单位电位称单纯相。中度收缩时，有些电位相互重叠干扰，有些仍可见清晰的单个电位称混合相。最大程度收缩时，运动单位电位密集、杂乱、互相干扰，称干扰相。神经损伤 3 周后，肌电图呈现失神经支配的纤颤、正相电位。神经修复后随着神经功能逐渐恢复，纤颤和正相电位逐渐减少、消失，并出现新生电位，逐渐转为复合电位，直到恢复为混合相和干扰相肌电图。同时，还可利用肌电图，测定单位时间内传导神经冲动的距离，称为神经传导速度。正常四肢周围神经传导速度一般为 40～70m/s。神经受损时，神经传导速度减慢，神经断裂时为 0。由于肌电图检查也会受一些因素干扰，其结果应与临床结合来进行分析判断。

体感诱发电位即刺激周围神经引起的冲动，传播到大脑皮层的感觉区，从头部记录诱发电位，以了解感觉通路是否处于正常生理状态。神经断裂后，特别是臂丛神经损伤，肌电图测定感觉神经传导速度比较困难，从头部记录诱发电位是提高诊断准确性和观察神经恢复情况的一种有效方法。

三、康复治疗

康复治疗的目的是早期防治各种合并症（炎症、水肿等）；晚期促进受损神经再生，以促进运动功能和感觉功能的恢复，防止肢体发生挛缩畸形，最终改善患者的日常生活和工作能力，提高生活质量。康复治疗应早期介入，介入越早，效果越好。治疗时根据病情的不同时期进行有针对性的处理。

（一）总体康复治疗

1. 早期治疗 一般为发病后 5～10 天，首先要针对致病因素，去除病因，减少对神经的损害，预防关节挛缩的发生，为神经再生做好准备；其次，对神经功能恢复有利。具体措施如下。

（1）受累肢体各关节功能位的保持 应用矫形器、石膏托甚至毛巾将受累肢体各关节保持在功能位。如垂腕时将腕关节固定于背伸 20°～30° 功能位，足下垂时将踝关节固定于背伸 90° 功能位等。

（2）受累肢体各关节的主、被动运动 由于肿胀、疼痛、不良肢位、肌力不平衡等因素，周围神经损伤后常易出现关节挛缩和畸形，故受累肢体各关节应早期做全范围各轴向的被动运动，每天至少 1～2 次，以保持受累关节正常活动范围。若受损程度较轻，则进行主动运动。

（3）受累肢体出现肿胀的处理 肿胀多与损伤后血液循环障碍、组织液渗出增多有关。可采用抬高患肢、弹力绷带包扎、做轻柔的向心性按摩与受累肢体的被动活动等措施。此外，肿胀早期冰敷可使局部血管收缩，渗出减少；物理因子如蜡疗、超短波、局部外敷药物等均可改善局部血液循环，促进组织液及渗液吸收，改善肿胀症状，故可根据病情及症状选择使用。

（4）物理因子的应用 早期应用超短波、微波、红外线等温热疗法，既有利于改善局部血液循环，促进水肿、炎症吸收，又有利于促进神经再生。有条件时可用水疗。

（5）受累部位的保护 由于受累肢体的感觉缺失，易继发外伤，应注意对受累部位的保护，如戴手套、穿袜等。若出现外伤，选择适当的物理因子进行物理因子治疗，如紫外线治疗，以促进伤口早期愈合。

（6）促进神经再生治疗 研究发现，纤溶酶原激活物、神经生长因子、神经营养因子、重组促红细胞生成素、人组织激肽释放酶、维生素 B 族及其衍生物、中药制剂、免疫抑制剂等在神经损伤修复的研究中均有促进神经再生修复的作用。

目前，神经生长因子（NCF）、甲钴胺、维生素 B_1、B_{12}、复合辅酶等神经营养药物应用较多，中药神经生长液（主药为当归、黄芪、红花、菟丝子、牛膝等），实验结果表明其具有很好的促进神经损伤修复和抗衰老作用，并已被应用于临床。

2. 恢复期治疗 急性期炎症水肿消退后，即进入恢复期。此期的重点是促进神经再生、保持肌肉质量、增强肌力和促进感觉功能恢复，最大限度地恢复患肢功能，改善其日常生活和工作能力。

（1）神经–肌肉电刺激疗法 周围神经损伤后，肌肉瘫痪，可采用神经–肌肉电刺激疗法以保持肌肉质量，迎接神经再支配。失神经支配后头 1 个月内肌肉萎缩最快，宜及早进行神经–肌肉电刺激治疗，失神经后数月仍有必要施用神经–肌肉电刺激治疗。通常选用三角形电流进行电刺激，此外还可选用指数形、间调波调制中频电流等进行治疗。

（2）肌力训练　受累神经支配的肌肉肌力为0～1级时，进行被动运动、肌电生物反馈等治疗；受累神经支配的肌肉肌力为2～3级时，进行助力运动、主动运动及器械性运动；但应注意运动量不宜过大，以免肌肉疲劳，随着肌力的增强，逐渐减少助力。受累神经支配的肌肉肌力为3～4级时，可进行抗阻练习，以争取肌力的最大恢复。同时进行速度、耐力、灵敏度、协调性与平衡性的专门训练。

（3）ADL训练　在进行肌力训练时应注意结合功能性活动和日常生活活动训练。如上肢练习洗脸、梳头、穿衣、伸手取物等动作，下肢练习踏自行车、踢球动作等。治疗中不断增加训练的难度和时间，以增强身体的灵活性和耐力。

（4）作业治疗　根据功能障碍的部位及程度、肌力及耐力的检测结果，进行有关的作业治疗。上肢周围神经损伤患者可进行木工、编织、泥塑、打字、修配仪器、套圈、拧螺丝等操作，下肢周围神经损伤患者可进行踏自行车、缝纫机等练习。

（5）感觉训练　先进行触觉训练，选用软物（如橡皮擦）摩擦手指掌侧皮肤，然后是振动觉训练。后期训练涉及对多种物体大小、形状、质地和材料的鉴别，可将一系列不同大小、不同形状、不同质地、不同材料制成的物体放在布袋中让患者用手触摸辨认，如钥匙、螺钉、回形针、扣子、硬币、橡皮块等。训练原则是：由大物体到小物体，由简单物体到复杂物体，由粗糙质地到纤细质地，由单一类物体到混合物体。

（6）矫形器的应用　矫形器对周围神经损伤患者可预防、矫正挛缩畸形，动力性矫形器可帮助瘫痪肢体完成某些功能性活动，下肢的某些矫形器还有承重作用。对于功能恢复不完全或不能恢复的功能，应根据患者的具体情况选择合适的矫形器进行代偿。注意矫形器重量宜轻，尺寸要合适，避免对感觉丧失部位的压迫。如足部肌力不平衡所致足内翻、外翻、足下垂，可用踝足矫形器矫正；大腿肌群无力致膝关节支撑不稳、小腿外翻、屈曲挛缩，可用膝踝足矫形器矫正。

（7）心理治疗　周围神经损伤患者常常伴有不同程度的心理问题，表现为情感脆弱、焦虑、抑郁等。通过医学宣教、心理疏导等方式，让患者了解疾病的性质、程度和康复治疗方案，消除或减轻患者的心理障碍，使其发挥主观能动性，积极地进行康复治疗。

（8）手术治疗　对保守治疗无效而又有手术指征的周围神经损伤患者应及时进行手术治疗，闭合性神经节后损伤一般先保守治疗3个月，如没有神经再生及好转的迹象，需进行手术干预。根据神经损伤的不同情况可采用神经吻合术、神经松解术、神经移位术、自体神经移植术等。

考点提示　神经–肌肉电刺激疗法的治疗作用。

（二）常见周围神经损伤的康复治疗

1. 臂丛神经损伤

（1）概述　臂丛神经由C5～C8前支和T1前支大部分纤维组成，这些纤维出椎间孔后先组成上、中、下三干，在前斜角肌外缘由C5、C6组成上干，C7为中干，C8、T1组成下干。三干向外下方延伸，于锁骨中段平面，各干分为前、后两股。上、中干前股组成外侧束，下干前股为内侧束，三干的后股组成后束。各束在喙突平面分出神经支，外侧束分为肌皮神经和正中神经外侧头，内侧束分出尺神经和正中神经内侧头，后束分出腋神经和桡神经。正中神经内、外侧头分别在腋动脉两侧至其前方组成正中神经。临床上常将臂丛神经分为上臂丛（C5～C7）和下臂丛（C8、T1）损伤，上臂丛或上干损伤时，因冈上肌、冈下肌、三角肌、小圆肌、肱二头肌等麻痹表现为肩外展和屈肘功能障碍。下臂丛或下干损伤时，表现为尺神经支配肌肉麻痹及部分正中神经和桡神经功能障碍。

（2）病因　多由牵拉伤所致，常见汽车或摩托车事故，高处坠落伤，重物压伤肩颈部，机器绞轧伤及胎儿娩出时过度牵拉等。若暴力使头部与肩部向相反方向分离，可引起臂丛上干损伤，重者可累及中干。若患肢被机器皮带或传送带卷入，向头侧牵拉，可造成臂丛下干损伤。牵拉暴力过重可造成全臂丛损伤，甚至神经根从脊髓发出处撕脱。

（3）诊断要点

1）病史　有相应的外伤史或其他致伤臂丛神经的病史。

2）症状体征　由于上述解剖结构的特点，臂丛神经损伤可造成不同表现。①上臂丛神经损伤：表现为上肢近段肌肉麻痹，肩肘关节运动障碍，即冈上肌、冈下肌、三角肌、小圆肌、肱二头肌等瘫痪或部分瘫痪，肩关节外展与外旋障碍，肘不能屈曲，但伸肘及手指活动可。上肢外侧感觉缺失或减退，拇指感觉减退。②下臂丛神经损伤：表现为手的功能丧失或严重障碍，即手指不能伸屈，但掌指关节可伸直，肩、肘、腕关节功能尚好。手部小肌肉受累，萎缩，出现特殊的手，如“爪形手”“猿形手”。根性撕脱时，患侧常出现 Horner's 征。上肢内侧尤其是前臂内侧及手部尺侧感觉丧失或减退。③全臂丛损伤：早期，整个上肢麻痹，各关节不能主动运动，但耸肩运动存在。上肢感觉除臂内侧部分区域存在外，其余全部丧失，腱反射亦消失。根性撕脱时，患侧常出现 Horner's 征。后期上肢肌肉萎缩，关节挛缩、僵硬，被动运动亦受限。④腱反射：减弱或消失，但反射检查仅在患侧减弱或消失、健侧存在时才有意义。常用反射检查（表 3－23）。

表 3－23　臂丛神经常用反射检查

反射	传入神经	低级中枢	传出神经
肱二头肌腱反射	肌皮神经	C5～C6	肌皮神经
桡骨膜反射	桡神经	C5～C8	正中神经、桡神经
肱三头肌腱反射	桡神经	C5～C8	桡神经

3）特殊检查　电诊断检查。

（4）康复评定

1）运动功能评定　包括肌力评定、关节活动范围评定、患肢周径测量等。

2）感觉评定　常用评定方法为英国医学研究会提出的分级法（MCRR，1954）。①浅感觉：痛觉、温度觉、触觉。②深感觉：运动觉、位置觉、震动觉。③复合感觉：两点分辨觉、实体觉。

3）疼痛评定　通常采用目测类比法（VAS）、简化 McGill 疼痛问卷和压力测痛法等评定方法。

4）特殊检查　①Tinel 征检查。②诱发试验：慢性神经卡压损伤时，可通过加重神经受压的方式来诱发疼痛、麻木、无力等，如屈腕试验诱发腕管综合征。

5）电诊断检查　对判断周围神经损伤的范围、部位、性质与程度有重要价值。

6）手功能评定　根据损伤部位评定手的抓、握、捏等功能。

7）日常生活活动能力评定。

（5）康复治疗

1）早期康复　去除病因，消除炎症水肿，减轻对神经的损害，预防挛缩畸形的发生。①针对病因进行治疗。②运动治疗：保持功能位，预防关节挛缩变形；上臂丛神经损伤时，其功能位置为三角巾悬吊患肢，肘关节屈曲 90°；下臂丛神经损伤时，功能位置为夹板固定呈半握拳状，手中可握半圆形小棍或纱布卷。被动运动和按摩，可促进淋巴、血液循环，维持肌张力及关节活动范围。当患者出现主动运动时，应积极进行主动活动。物理因子治疗：根据具体情况选择 2～3 种治疗方法；a. 电疗法。超短波疗法：板状电极，损伤上肢，对置法，微热量，10～20 分钟/次，1 次/天，15～20 次为一疗程；短波疗法：板状电极，损伤上肢，对置法，或电缆电极环绕于患肢，微热量，15～20 分钟/次，1 次/天，15～20 次为一疗程；直流电碘离子导入疗法：对置法或并置法，15～20 分钟/次，1 次/天，15～20 次为一疗程。b. 光疗法：主要采用紫外线疗法，红斑量，于损伤上肢隔 1～2 天照射一次，6～10 次为一疗程。c. 超声波疗法：声头置于损伤上肢部位或手术伤口周围，移动法，功率 0.5～I.5W/cm^2，5～15 分钟/次，1 次/天，15～20 次为一疗程。促神经再生治疗。

2）恢复期康复　防止粘连，促进神经再生，保持肌肉质量，增强肌力和促进感觉功能恢复。①运动治疗：上臂丛神经损伤时，肩关节和肩胛带肌肉的被动运动、主动－辅助运动和主动运动、渐进抗阻、短暂最大负荷训练、等长收缩训练等；下臂丛神经损伤时，作拇指、示指屈曲运动、拇指与小指对掌运动、分指运动、肩胛带肌肉运动训练等；全臂丛神经损伤时，进行上肢各关节的被动运动、助力运动、主动运动等，如有神经断裂则需外科处理。②物理因子治疗：电疗法。a. 神经–肌肉电刺激疗法：以能输出指数曲线波或三角波的低频脉冲电刺激疗法为首选。一般以阴极为刺激电极，将其置于患肌或患肌的运动点上，另一个较大的辅助电极置于肢体近端或躯干，电流的强度以能引起肌肉明显收缩而无疼痛为度，肌肉收缩的次数以不引起过度疲劳为宜，1 次/天。b. 音频电疗法：电极置于损伤部位或其两侧，并置法；或放于损伤上及其对侧部位，对置法，20～30 分钟/次，1 次/天，15～30 次为一疗程。c. 直流电碘离子导入疗法：15～30 分钟/次，1 次/天，15～20 次为一疗程。超声波药物诱入疗法：将需诱入的药物制成耦合剂（如碘甘油等），声头在损伤部位移动，功率 1.5W/cm^2，5～15 分钟/次，1 次/天，15～20 次为一疗程。③作业治疗：可编排一些有目的的活动，如木工、编织、泥塑、雕刻、缝纫、拧螺丝等操作，增强患者的肌力、耐力和协调性。进行手的各种主动运动训练，同时进行 ADL 训练，必要时可采用上肢的固定性、矫形性、功能性及承重性矫形器，以较好地改善肢体活动功能，避免施行某些矫形修复手术。④促进感觉功能的恢复。a. 局部麻木、疼痛：可采用镇静、镇痛剂治疗；冷疗、热疗、经皮神经电刺激（TENS）疗法、干扰电疗法、超声波疗法、激光疗法、直流电药物导入疗法及电针灸疗法等物理因子治疗；必要时交感神经节封闭治疗。b. 感觉过敏：采用脱敏疗法，教育患者使用敏感区，在敏感区逐渐增加刺激。具体方法用漩涡浴疗法、按摩及适应性刺激。c. 感觉丧失：采用感觉重建的方法，用不同的物体放在患者手中，而不靠视力帮助，进行感觉训练。开始让患者识别不同形状、大小的木块，然后用不同织物识别和训练，最后用一些常用的家庭器皿训练。

3）神经吻合术后　应注意改良康复程序，避免术后 2～3 周内进行牵拉神经的运动，必要时可采用夹板限制过度运动。可采用物理治疗，如：紫外线疗法，Ⅰ级红斑量于手术伤口及周围组织，隔日一次，6～12 次为 1 疗程。神经移植术后数天内即可行脊神经相应节段部位照射，Ⅱ级红斑量，2～3 天一次，共 6～8 次。

4）神经痛的处理　轻者可采用冷敷、热疗、TENS 疗法、超声波等物理治疗，或可服用非皮质类固醇类消炎镇痛药及针灸等。重者可采用交感神经节封闭或相应的交感神经节切除。

5）心理治疗　让患者了解神经损伤的性质、程度和康复治疗方案，从而增强战胜疾病的信心，并获得患者的密切配合。患者家属的支持和理解也非常重要。

2. 腋神经损伤

（1）概述　腋神经由 C5～C6 前支组成。腋神经发自臂丛后束，与旋肱后血管伴行向后外，穿四边孔，绕肱骨外科颈至三角肌深面，运动纤维支配三角肌、小圆肌感觉纤维分布在肩部、臂外侧区上部的皮肤。其损伤多由肱骨外科颈骨折、肩关节脱位或被腋杖压迫所致。

（2）诊断要点

1）病史　有相应的损伤或受压病史。

2）症状体征　三角肌瘫痪、萎缩，肩外展功能丧失，外旋无力，肩部变平，肩部、臂外上感觉障碍。三角肌反射减弱或消失。

3）特殊检查　电诊断。

（3）康复评定　请参见本节“臂丛神经损伤"部分。

（4）康复治疗　为保持功能位，预防关节挛缩变形，可使用外展支架或腋下垫一棉纱卷支撑肩关节以预防内收、内旋挛缩。其他治疗参见本节“臂丛神经损伤"部分。

3. 桡神经损伤

（1）概述　桡神经由 C5～8 和 T1 前支组成，运动纤维主要支配肱三头肌、肘肌、肱桡肌、前臂、腕和手的伸肌群，感觉纤维主要分布臂后部、臂下外侧、前臂后面、手背桡侧半、桡侧三个半手指近节背面的皮肤。桡神经损伤常见的原因为外伤、手术、骨折等，在肱骨中段及桡骨颈处骨折时最易损伤，不同损伤部位表现亦不同。高位损伤可引起整个桡神经麻痹；前臂中 1/3 损伤，主要表现为伸指障碍。

（2）诊断要点

1）病史　有相应的外伤或其他造成损伤的病史。

2）症状、体征　由于解剖特点，桡神经各有不同表现。①高位损伤：指在腋下至肘以上部位受损，表现前臂肌肉麻痹、垂腕、前臂伸直时不能旋后，指关节屈曲，拇指内收不能外展（图 3－13）；肘关节、上臂和前臂后面、手背桡侧部位感觉障碍；桡骨膜反射、肱三头肌腱反射减弱或消失。②低位损伤：指肘以下前臂处损伤，主要表现为伸指障碍、无垂腕、手指无感觉障碍。

3）特殊检查　电诊断检查。

（3）康复评定　参见本节“臂丛神经损伤”部分。

（4）康复治疗

1）早期康复　去除病因，消除炎症水肿，减轻对神经的损害，预防挛缩畸形的发生。为保持功能位，预防关节挛缩变形，可使用支具、伸腕关节固定夹板或动力型伸腕伸指夹板，维持腕关节背伸、手指半握拳状。被动运动和按摩，可促进淋巴、血液循环，维持肌张力及关节活动范围。当患者出现主动运动时，应积极进行主动活动。其他治疗参见本节“臂丛神经损伤”。

2）恢复期康复　防止粘连，促进神经再生，保持肌肉质量，增强肌力和促进感觉功能恢复。腕关节背伸，前臂伸直、旋后，手指被动运动，主动－辅助运动和主动运动，着重训练手指伸直、伸拇运动及整个手臂和肩胛带肌肉的主动运动。其他治疗参见本节“臂丛神经损伤”。

4. 尺神经损伤

（1）概述　尺神经由 C8 和 T1 脊神经前支组成，运动纤维主要支配尺侧腕屈肌，指深屈肌，小鱼际肌，第 3，4 蚓状肌，各骨间肌，拇收肌，感觉纤维主要分布在手背尺侧半及手掌尺侧、小指掌面及环指尺侧半掌面和小指、环指及中指尺侧半背面皮肤。尺神经损伤常见的原因为压迫、牵拉、手术、外伤等。

（2）诊断要点

1）病史　有相应的外伤或其他造成损伤的病史。

2）症状、体征　屈腕能力减弱，环指和小指的远节指间关节不能屈曲，小鱼际肌、骨间肌萎缩，小指活动受限，手指分开合拢受限，拇指内收能力消失，呈“爪形手”。感觉障碍主要位于手掌面的尺侧部，小指和环指尺侧半，以及手背部的小指、环指和中指的一半（图 3－14）。

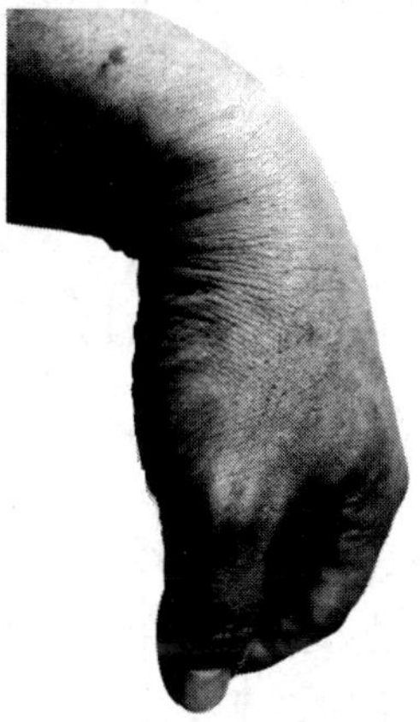

图 3－13　垂腕

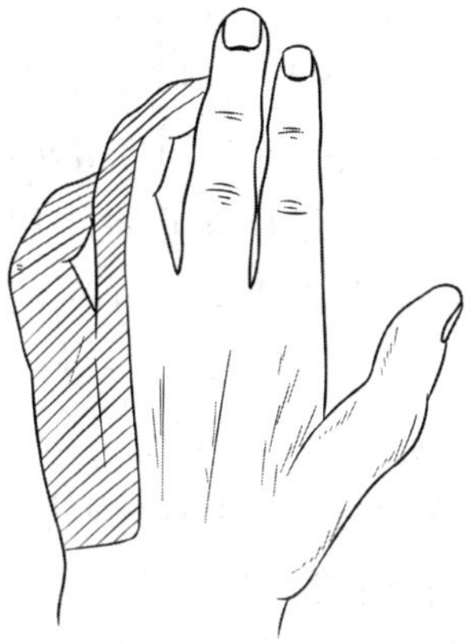

图 3－14　爪形手

3）特殊检查　电生理检查。

（3）康复评定　参见本节“臂丛神经损伤”部分。

（4）康复治疗

1）早期康复　为保持功能位，预防关节挛缩变形。可用石膏或掌指关节阻挡夹板，固定手指呈半握拳状，手内放圆垫，以预防小指、环指掌指关节过伸畸形。其他治疗参见本节“臂丛神经损伤”。

2）恢复期康复　主要进行手指分合运动、伸直运动，尤为第 4 指近节手指运动、第 5 指对掌被动运动和主动运动。其他治疗参见本节“臂丛神经损伤”。

5. 正中神经损伤

（1）概述　正中神经由 C5～C8 和 T1 脊神经前支组成，运动纤维主要支配前臂和手的掌面肌，即旋前圆肌、指浅屈肌、桡侧腕屈肌、掌长肌、指深屈肌、拇长屈肌、旋前方肌、拇短展肌、拇短屈肌外侧头、拇指对掌肌和 1、2 蚓状肌。感觉纤维主要分布在手掌桡侧及桡侧 3 个半手指掌面及中节、远节指背的皮肤。损伤常见的原因为骨折（肱骨髁上骨折）、肘关节脱位、刀枪伤、腕部切割伤和感染等。

（2）诊断要点

1）病史　有相应的损伤病史。

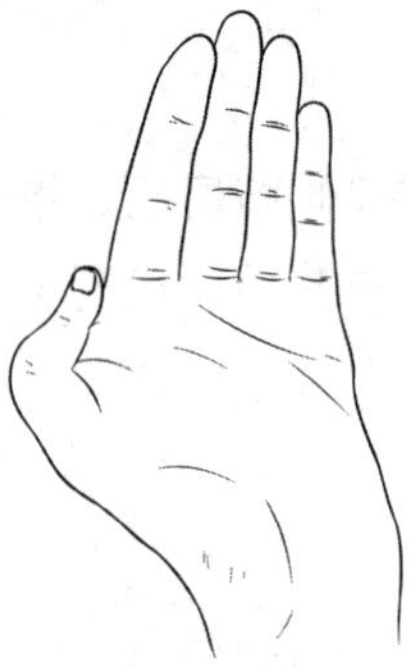

图 3-15　猿形手

2）症状、体征　正中神经损伤多见于前臂下部和腕部，不同部位损伤可有不同表现。①高位损伤（肘部及以上）：前臂肌麻痹，表现为前臂旋前困难，屈腕肌力量减弱，拇、食指不能屈曲，拇指不能做对掌、对指动作，不能捏物，大鱼际肌明显萎缩，手掌变平，拇指紧靠食指，呈“猿形手”。感觉障碍位于手掌面的桡侧半和桡侧三个半手指，示指、中指末节的背面（见图 3-15）。②低位损伤（前臂下部和腕部）：所支配的鱼际肌和蚓状肌麻痹，临床表现拇指不能对掌、大鱼际肌挛缩成猿手。感觉障碍同前。正中神经富有交感神经纤维，患者常表现烧灼性疼痛。桡骨膜反射减弱或消失。

3）特殊检查　电生理检查。

（3）康复评定　参见本节“臂丛神经损伤”部分。

（4）康复治疗

1）早期康复　为保持功能位，预防关节挛缩变形，用夹板或石膏固定掌指关节及指间关节呈半屈状位置，其他治疗同“臂丛神经损伤”。

2）恢复期康复　作屈腕运动、屈手指运动，特别是第 1、2 手指屈曲运动。对指运动，及整个手臂的被动运动和主动运动，拇指对掌运动。其他治疗同“臂丛神经损伤”。

6. 腕管综合征

（1）概述　腕管是一个由腕骨和屈肌支持带组成的骨纤维管道。正中神经和屈肌腱（拇长屈肌腱，2～4 指的屈指深、浅肌腱）由腕管内通过。正中神经出腕管后分支支配除拇内收肌以外的大鱼际诸肌，1、2 蚓状肌，桡侧三个半手掌、手指皮肤感觉。腕管综合征是正中神经在腕管内受压而表现出的一组症状和体征，是最常见的周围神经卡压性疾病。常见原因为外源性压迫、宫腔本身变小、腔内容物增多或体积变大、长期反复使用手腕工作史等，右侧多于左侧。

考点提示　腕管的定义。

（2）诊断要点

1）病史　有长期、反复使用手腕部工作病史，多见于中年女性。

2）症状、体征　拇指、示指、中指和环指桡侧半感觉异常或麻木。夜间加重，很多患者可通过改变上肢的姿势或甩手而得到一定程度的缓解。随后可出现大鱼际肌桡侧肌肉萎缩，拇指不灵活，与其他手指对捏的力量下降。Phalen 试验阳性（即屈腕试验：让患者手腕保持于最大屈曲位，如果 60 秒内出现桡侧三个手指的麻木不适感，则为阳性。阳性率 70% 左右）。

（3）康复评定　参见本节“臂丛神经损伤”部分。

（4）康复治疗　急性期使用腕部支托固定腕于中立位，口服非甾体抗炎药和局部注射皮质类固醇药物。急性期过后进行手及腕部的放松训练，如握拳的放松、缓慢屈伸手腕等。其余治疗参见本节“臂丛神经损伤”部分。

7. 坐骨神经损伤

（1）概述　坐骨神经是全身最粗大、最长的神经，由 L4、L5 和 S1～S3 脊神经前支发出纤维组成，包围在一个结缔组织鞘中。坐骨神经穿梨状肌下孔至臀大肌深面，在坐骨结节与大转子之间下行至股后区，接着在股二头肌与半膜肌之间行走，沿途分支支配股后部的股二头肌、半腱肌和半膜肌，一般在腘窝上方分为胫神经和腓总神经两大终支。损伤常见原因为臀部外伤、髋关节骨折或脱位、臀部肌内注射不当等，可为完全性或部分性损伤。

（2）诊断要点

1）病史　有相应的损伤病史。

2）症状、体征　坐骨神经高位损伤时：引起股后部、小腿、足部肌肉瘫痪，膝关节屈曲障碍，踝关节及足趾运动完全丧失，足下垂。小腿后外侧及足部麻木，感觉丧失。跟腱反射和跖反射减弱或消失。低位损伤因支配股二头肌及半腱肌的分支未受损，膝关节屈曲功能正常，余同高位损伤。

3）特殊检查　电生理检查。

（3）康复评定　参见本节“臂丛神经损伤”部分。

（4）康复治疗　为保持功能位，预防关节挛缩变形，对损伤致肌肉瘫痪者，宜佩戴支具或穿矫形鞋，以防止膝、踝关节挛缩及足内外翻畸形，维持足踝稳定等。进行跟腱牵伸、足背伸及跖屈被动运动、主动－助力运动和主动活动，足趾伸展运动，足跟着地、足尖提起练习或足跟着地练习并进行穿矫形鞋的步态训练。作业治疗可进行踏自行车、缝纫机等练习。其他治疗同“臂丛神经损伤”。

8. 腓总神经损伤

（1）概述　腓总神经是由 L4、L5 和 S1、S2 脊神经前支组成的坐骨神经在腘窝处两个终末分支之一。自腘窝由坐骨神经分出后，向下绕腓骨颈穿腓骨长肌近侧端达腓骨颈前面，分为腓浅神经和腓深神经。其运动纤维支配小腿肌外侧群、前群及足背肌，感觉纤维分布于小腿外侧面、足背和趾背的皮肤。因其位置表浅，损伤较常见，其常见的原因为腓骨头骨折、膝关节挫伤、小腿石膏或夹板固定过紧等。

（2）诊断要点

1）病史　有相应的外伤史。

2）症状、体征　①腓浅神经损伤，足不能外展但能背屈，呈内翻足。②腓深神经损伤使踝关节不能背伸及伸趾，但可以外展，步行时呈垂足步态（图 3－16），晚期出现痉挛性尖足。小腿前外侧肌肉萎缩，小腿前侧、足背部感觉障碍。

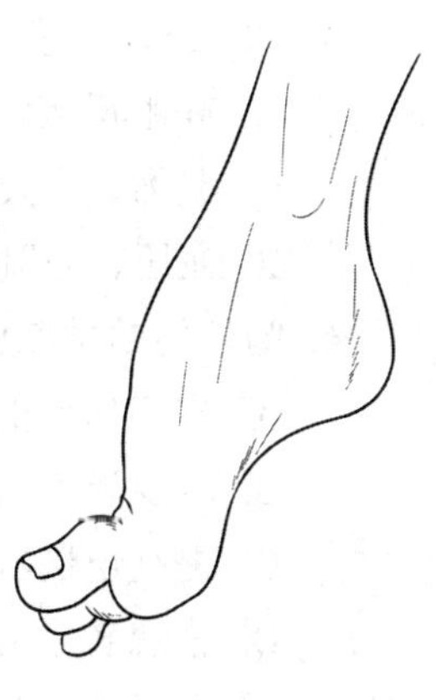

图 3－16　痉挛性尖足

3）特殊检查　电诊断检查。

（3）康复评定　参见本节“臂丛神经损伤”部分。

（4）康复治疗　为保持功能位，预防关节挛缩变形，穿足托、矫形鞋或夹板固定踝关节于 90° 背伸功能位。每日进行跟腱牵伸、踝背伸被动运动、足趾伸展运动，当患者出现主动运动时，应积极进行主动活动及穿矫形鞋的步态训练。其他治疗同“臂丛神经损伤”。

本章小结

脑卒中、颅脑损伤、脊髓损伤和周围神经损伤都属于神经系统疾病中的常见病和多发病，严重威胁着人类的健康。其发病原因复杂多变，主要与高血压、糖尿病、外伤、不健康饮食、不良生活习惯、体育活动不足等因素有关。造成患者在运动、认知、言语、日常生活活动能力、情绪行为及社会参与功能的下降和丧失，给患者、家属及社会带来沉重的心理打击和负担。恢复生活自理能力和一定的认知功能，则是康复医学科及患者面临和急需解决的问题。临床上采取的一切综合康复治疗措施和手段，都需要遵循早期介入，循序渐进，持之以恒、整体康复的治疗原则，充分调动患者主观能动性，最大限度地恢复患者受损的各项功能，提高其生活质量。然而，神经系统疾病的恢复是一个漫长而艰辛的过程，需要多学科、多专业、多领域的合作及患者家属的积极参与和配合，才能达到理想的康复目标。

习　题

扫码“练一练”

一、选择题

A1/A2 型题

1. 脑卒中不包括以下哪种疾病
   A. 脑梗死　　B. 脑萎缩
   C. 脑出血　　D. 蛛网膜下腔出血
   E. 脑栓塞
2. 偏瘫恢复早期存在痉挛的情况下，上肢伸肌协同运动中最先出现的动作为
   A. 肩胛骨前伸　　B. 肩关节内收内旋
   C. 肘伸展　　D. 前臂旋前
   E. 腕和手指的屈曲
3. Glasgow 昏迷量表包括如下项目评定
   A. 睁眼反应、运动反应、言语反应　　B. 刺激、口令执行、言语
   C. 肌力、自发运动、言语反应　　D. 运动、语言、刺激
   E. 血压、心跳、运动、语言
4. 脑外伤的早期康复目标是
   A. 提高患者的觉醒能力，预防并发症
   B. 减少患者的定向障碍和言语混乱
   C. 提高记忆、注意、思维、组织和学习能力
   D. 使患者学会应付功能不全状况，学会用新的方法代偿功能不全
   E. 增强患者在各种环境中的独立和适应能力，回归社会
5. 下列哪项不属于脑外伤后认知功能障碍中知觉障碍的范畴
   A. 失认症　　B. 穿衣失用　　C. 单侧忽略　　D. 结构失用　　E. 失忆症
6. 脊髓损伤水平定位在 C5 平面的关键肌是

A. 屈肘肌　B. 伸腕肌　C. 伸肘肌　D. 中指屈肌　E. 小指外展肌

7. 判断脊髓休克是否结束，叙述不正确的是

A. 损伤平面以下可引出反射表示脊髓休克结束

B. 患者意识清醒表示脊髓休克结束

C. 损伤平面以下出现疼痛感觉和肌肉张力升高表示脊髓休克结束

D. 球海绵体反射的消失为休克期，反射的再现表示脊髓休克结束

E. 损伤平面以下出现肌肉收缩运动表示脊髓休克结束

8. Sunderland 周围神经损伤分度除外

A. 神经失用　B. 轴索断裂

C. 神经纤维横断　D. 神经束损伤断裂

E. 神经挫伤

9. 下面关于周围神经系统的说法不恰当的是

A. 周围神经系统由神经干、神经节、神经丛及神经终末装置组成

B. 功能相同的神经细胞体常集中在一起，位于中枢部的这种细胞体集团称为细胞核，位于周围部的细胞体集团称为神经节

C. 脊神经有 31 对，其前根 C8～L3 含交感纤维，S2～4 含副交感纤维

D. 在一个完整的反射弧中，传入神经元的细胞体在脑、脊神经中

E. 脊神经可形成臂丛和腰骶丛，自主神经可形成腹腔丛等神经丛

10. 常用于检查周围神经的技术不包括

A. 运动神经传导速度　B. 感觉神经传导速度

C. 事件相关电位　D. 迟发反应

E. 体感诱发电位

A3/A4 题型

［11～13］患者，男，67 岁。因突发性右侧肢体无力伴言语不清 23 天入院。查体：BP 140/87mmHg，神志清楚，言语不清晰，右侧鼻唇沟稍变浅，露齿时口角右偏，右侧咽反射减弱；左侧肢体肌力、肌张力正常，右侧肢体肌张力增高，右侧肢体触、痛觉减退。右上肢腱反射亢进，右侧 Hoffmann 征（+），Rossolimo 征（+），Babinski 征（+）。

11. 患者右侧肢体瘫痪，左上肢屈曲运动时，见右上肢少许屈曲运动，则该患者运动功能评定处于 Brunnstrom 偏瘫运动功能评定的哪一级

A. Ⅰ级　B. Ⅱ级　C. Ⅲ级　D. Ⅳ级　E. Ⅴ级

12. 为进一步明确有无单侧忽略，可采用的评定方法是

A. Ashworth 量表　B. 删字测验

C. Barthel 指数　D. 肌力检查

E. ROM 检查

13. 为进一步明确有无记忆障碍，可采用评定的方法是

A. 指鼻实验　B. 韦氏记忆测验

C. Berg 检查　D. FIM 量表

E. MAS 量表

［14～15］患者，女，23 岁，右足下垂 4 小时。患者夜间值夜班时“跷二郎腿”后入睡，晨起醒时发现右足下垂并内翻、右下肢麻木，经按摩及下地行走后右下肢麻木减轻，但足

仍下垂。既往体健。查体：意识清，应答好，无面、舌瘫，小腿前外侧与足背皮肤感觉障碍，右足下垂内翻，右胫前肌肌力 2 级，右下肢肌张力稍低，其余肢体肌力、肌张力正常，双侧病理征阴性。

14. 考虑的诊断是

A. 右坐骨神经损伤　　B. 右腓深神经损伤

C. 右腓总神经损伤　　D. 右腓浅神经损伤

E. 右胫神经损伤

15. 该患者重点进行什么评定

A. 关节活动度评定　　B. 认知功能评定

C. 平衡评定　　D. 肌张力评定

E. 肌力评定

二、简答题

1. ASIA 损伤分级为哪个级别？
2. ASIA 神经损伤平面是哪个平面?
3. 试述周围神经损伤恢复期的康复治疗措施。
4. 脑卒中患者运动功能障碍的康复评定方法有哪些？
5. 试述单侧忽略与偏盲的区别，以及单侧忽略的治疗。

（蒋竞杭　周蜜娟）

第四章

骨骼肌肉疾病的康复

学习目标

1. **掌握** 骨折、颈椎病、腰椎间盘突出症、肩周炎、骨关节病、关节置换术、截肢、手外伤、运动损伤的定义、评定方法和常用康复治疗方法。

2. **熟悉** 骨折的主要功能障碍；颈椎病的临床特征；腰椎间盘突出症的分型、临床表现、康复治疗原则和预后；肩周炎的分型和临床表现；骨关节病的主要功能障碍、康复治疗原则、治疗要点及常见并发症；髋关节置换术的康复治疗目标；截肢的理想残肢要求；手外伤的一般检查方法、手的姿势、手部肌腱分区；各种运动损伤类型的临床特征。

3. **了解** 腰椎间盘突出症的注射疗法；肩周炎的病因、治疗原理；骨关节炎的分类、康复目的、注意事项；关节置换术的适应证及禁忌证；截肢的治疗目的；手外伤康复治疗中的常见问题处理。

4. 能运用已掌握的评定方法和康复治疗技术，对骨骼、肌肉等疾病患者的功能障碍，进行常规的评定与治疗，并对患者在治疗或训练过程中出现的问题进行简单的解决和处理。

5. 具有为患者积极服务的意识和强烈的责任感，与相关医护人员进行专业交流和团结协作开展康复治疗工作的能力，具有较强的突发事件应激处置能力和专业技能。

第一节　骨折后的康复

扫码“学一学”

案例讨论

【案例】

患者，男，35 岁，因“摔伤致左肩部疼痛、活动受限一小时入院”，神志清，精神差，痛苦貌。查体：T 36.5℃，P 78 次/分，R 18 次/分，BP 135/80mmHg，左肩部肿胀，压痛，方肩畸形，上举、外展受限，左上肢末梢血运好，手指活动好，自觉无麻木。完善相关检查，在颈丛麻醉下行骨折切开复位内固定术。

【讨论】

1. 该患者术后主要的康复问题（功能障碍）有哪些？
2. 该患者应进行哪些康复评定？
3. 请为该患者制订有效的康复治疗方案。

骨折多见于儿童及老年人，中青年人也时有发生。患者常为一个部位骨折，少数为多发性骨折。经及时恰当处理，多数患者能恢复原来的功能，少数患者可遗留有不同程度的后遗症。早期康复训练对骨折患者的愈合有着积极的促进作用。

一、概述

1. 定义 骨折是指骨结构的连续性完全或部分断裂。骨折是较常见的外科创伤，在日常生活、体力劳动、体育运动中发生率较高。骨折发生后局部表现为肿胀与瘀斑、疼痛与压痛、功能障碍，检查可见畸形、骨擦音或骨擦感、异常活动等特有体征。X线检查可确诊有无骨折、骨折的类型及骨折移位等，对骨折的治疗有重要指导意义。

2. 骨折愈合的分期 骨折的愈合是一个复杂而连续的过程，需要骨折端紧密接触、充足的血液供应和有利的力学环境。根据组织学和细胞学的变化将骨折愈合分为四个时期：血肿机化期（约需 2～3 周时间）、原始骨痂期（一般伤后 4～8 周完成）、成熟骨板期（称临床愈合期，约伤后 8～10 周内完成）和塑形期（骨性愈合，一般需 1～2 年才能完成），但各期之间相互交织逐渐演进。

3. 病因 导致骨折的原因主要是由于直接或者间接暴力因素，通过直接撞击、纵向传导、杠杆作用等使得肌肉突然收缩而发生骨折；或是由于积累性劳损，如轻微的外力长期、反复作用于特定部位而导致的骨折；或是由于病理性骨折，如骨肿瘤、骨结核、骨质疏松等疾病在无外力或轻微外力的作用下也可发生骨折。

4. 治疗 骨折后的治疗目的是使骨折获得良好愈合，尽可能地保持和恢复损伤部位的解剖和功能。复位、固定和功能锻炼是骨折治疗的三大原则。

骨折后的康复是指在骨折复位和固定的基础上，针对肢体功能障碍的各种原因，早期采取相应的康复措施，通过有计划、有目的的训练，消除创伤及固定的不利影响，促进骨折愈合和恢复骨关节损伤部位的功能，以适应日常生活、工作和学习。

考点提示 骨折治疗的原则。

二、康复评定

骨折后由于组织损伤，肢体长期制动及卧床，出现关节周围软组织挛缩、粘连等导致疼痛、肌肉萎缩和肌力下降、关节活动受限、关节稳定性减弱、骨质疏松、日常生活活动能力下降、心理障碍等功能障碍。正确的对骨折患者评定能确定损伤部位和病因，评价损伤组织、结构的完整性和功能状态，确定患者的日常生活、工作、休闲活动能力，为制订正确的治疗计划和判断疗效提供依据。

1. 一般性检查 生命体征的检查，包括体温、脉搏、呼吸、血压、营养和发育、意识情况和体位姿势等。

2. 肢体长度和周径测量 测量患者患肢的长度和周径并与健侧对比，了解骨折后肢体长度及周径有无改变，用皮尺或钢尺测量。

3. 关节活动度测量 关节活动度既是评价运动功能的客观指标，也是评价康复训练效果的客观指标。测量患者患肢屈曲、外展内收及旋转的角度并做记录，了解关节活动有无受限及受限程度，用特制量角器测量。

4. 肌力评定 肌力评定是骨科康复及检查是否有周围神经受损的重要内容之一。了解患肢及健肢肌力情况，常用徒手肌力检查和器械肌力评定法，临床上以前者多见。

5. 步态分析　用于下肢骨折影响到下肢步行功能者。步态分析方法有实验室分析和临床分析，临床分析常用观察法和测量法。

6. 平衡与协调的评定　评定平衡与协调主要是为了了解是否存在平衡和协调功能障碍，找出引起平衡障碍的环节，确定是否进行治疗，主要有观察法（跪位平衡反应、坐位平衡反应、站位平衡反应），量表法（Berg 平衡量表）。

7. 感觉功能评定　判断有无神经损伤及损伤程度，一般包括浅感觉、深感觉、复合感觉。

8. 心肺功能评定　对长期卧床者、特别是老年人，应注意心肺功能评定。

9. 心理功能评定　对骨折患者出现焦虑、抑郁等心理问题，可用汉密尔顿焦虑量表、汉密尔顿抑郁量表等评定。

10. 日常生活活动能力评定　骨折后遗留有肢体功能障碍并影响日常生活活动能力者，应对其进行评定。通常使用 Barthel 指数或改良 Barthel 指数评定。

11. 电生理检查　对有运动和感觉功能障碍的患肢进行电生理检查，以确定有无神经和肌肉损伤。

12. 疼痛评定　通常用 VAS 法评定疼痛的程度。

考点提示　视觉模拟评分法适用于需要对疼痛强度及强度变化进行评定的患者。

13. 骨折愈合情况　注意骨折对位对线、骨痂形成情况；注意发现是否存在延迟愈合或未愈合、假关节形成、畸形愈合等愈合不良情况；注意有无感染及血管、神经损伤、关节挛缩、骨化性肌炎等并发症。

三、康复治疗

（一）作用

康复治疗的主要作用是促进骨折的愈合，恢复骨折部位正常的功能。治疗原则是在确定骨折断端固定的前提下，尽早进行功能锻炼，防止出现肌肉萎缩、关节挛缩僵硬、骨质疏松等，影响患者日常生活活动能力。早期进行功能锻炼能够较好地加快患者新陈代谢速度，调节患者的情绪，调动患者积极地参与康复锻炼。

扫码“看一看”

（二）适应证和禁忌证

各种类型的骨折经妥善复位、固定处理后均应及时开展康复治疗。对骨折延迟愈合的针对原因进行必要的骨科处理后也应加强康复治疗。若局部出现炎症、病理性骨折时严禁功能锻炼，对骨折与脱位尚未妥善处理时应暂缓功能锻炼。

（三）治疗方法

临床上骨折的治疗原则是复位、固定、功能锻炼，因此，根据骨折后的愈合过程和临床实际情况，将骨折后康复分为早期、中期和后期三个阶段进行。

1. 早期康复　在骨折复位并进行固定或牵引 1～2 周内，局部损伤反应开始减退，生命体征平稳，外固定稳定时即可开始康复治疗。康复治疗的目的是消除肿胀，缓解疼痛，促进骨折的愈合。此期一方面需要缩短固定制动的时间，另一方面要设计合理的康复治疗方案开展功能锻炼。

（1）等长收缩训练　在骨折复位、固定之后，可以开始被固定部位肌肉的等长收缩训练。收缩应当是有节奏的进行，收缩力度从无痛收缩开始逐渐增加力度，每次收缩保持数秒钟后放松，再重复训练。每天 2～3 次，每次 5～10 分钟或更长。注意训练过程中应固定骨折上下两个关节不动。

（2）持续被动关节活动训练　适用于关节内骨折术后、骨折内固定术后无须外固定者，可利用持续被动关节活动器装置进行早期持续、缓慢、无痛范围内的被动活动，并逐渐增加活动范围。

（3）健肢和躯干的正常活动　健侧肢体的正常活动、早期起立床站立、负重训练、长期卧床者的卧位保健操（深呼吸及咳嗽训练、腹背肌训练等），尤其是长期卧床的老年人群，应每日做保健操。

（4）抬高患肢　应将患肢远端抬高并高于近端，近端高于心脏水平，有利于血液回流，消除肿胀。

（5）等张收缩训练　对骨折肢体未被固定的关节，做各个方向的全关节活动范围的主动运动，能有效地减缓肌肉萎缩，维持关节活动度，消除肿胀，从而促进骨折的愈合。

（6）物理因子治疗　常用的方法有温热疗法、直流电疗法、低频磁疗、超声波疗法、神经－肌肉电刺激疗法、压气治疗等。这些疗法有改善肢体血液循环，促进肿胀消退，减轻疼痛，防止肌肉萎缩，减少瘢痕粘连，促进骨痂生长，加速骨折愈合等作用。

2. 中期康复　此期骨折已达到临床愈合、肿胀消退、疼痛消失、外固定去除后，患肢存在程度不同的关节活动受限和肌肉萎缩，此期康复治疗的主要目的是软化和牵拉挛缩的纤维组织，增加关节活动度，增强肌肉力量。

（1）关节活动度训练　恢复关节活动度训练以主动运动为主，根据患者的病情选用助力运动、被动运动等。

1）主动运动　患者每天对受累关节做各方向的运动，动作应平缓，以不引起疼痛和肌痉挛为宜，由一个到多个关节逐渐增加。

2）助力运动　对去除外固定的肢体难以进行主动运动者可采用助力运动。

3）被动运动　对有软组织挛缩或严重粘连者可采用被动运动。

（2）肌力训练　肌力的恢复是恢复关节稳定性的必要条件，也是运动功能恢复的象征。肌力训练能有效地防止继发性、退行性变，对下肢负重尤为重要。训练前要进行肌力评定，根据肌力水平选择训练方法。

1）助力运动　当肌力为 1～2 级时进行，也可采用水疗、神经－肌肉电刺激疗法、被动运动等。

2）主动运动　当肌力为 2～3 级时进行，亦可进行助力运动。

3）渐进抗阻训练　当肌力为 3 级以上时进行。

4）等张收缩训练　按照关节运动方向对受累肌肉进行训练，运动幅度随着关节活动度的恢复逐渐加大。

5）等长收缩训练　有关节损伤时进行。

（3）物理因子治疗　局部紫外线照射可促进钙质沉积与镇痛；温热疗法在功能训练前应用，可促进血液循环，软化纤维瘢痕组织，有助于训练和提高疗效。

3. 后期康复　此期骨折已从临床愈合阶段过渡到骨痂改造塑形期，此时骨折断端已经稳定，能够承受一定的外力。在拆除外固定的情况下，对患肢的肌肉力量和关节活动可作进一步的大范围训练。此时的康复治疗目的在于增加肌力，恢复关节活动度，训练肢体灵活性和协调性，促使生活和工作能力获得最大程度的恢复。

（1）关节松动术　对骨折愈合良好、僵硬的关节，可配合热疗进行手法松动。

（2）关节功能牵引　对比较僵硬的关节可施加适当力量进行牵引，选用手法或者器械进行关节功能牵伸。

（3）肌力训练　继续肌肉力量训练直到患侧与健侧肌力相当为止，常选用等张肌力训练、抗阻肌力训练、渐进抗阻训练、等速肌力训练等。

（4）日常生活活动能力训练　对上肢骨折可采用作业治疗，以增进上肢的功能，改善上肢活动技巧和精确性；下肢骨折者进行正常负重和行走训练，以恢复正常运动功能。

知识拓展

四肢骨折早期康复诊疗原则

（国家卫计委卫办医政发〔2013〕25号）

1. 首次诊疗时间　骨科临床处置完成后24小时内。

2. 康复评定内容

（1）患者一般情况　包括意识、生命体征、睡眠和大小便等基本情况。了解患者总体治疗情况。

（2）康复专科评定　评定骨折部位的疼痛、肿胀情况，肢体神经功能和循环功能，在不影响骨折稳定性的前提下评定关节活动度和肌力等。根据病情评定患者的转移、站立、步行功能及日常生活活动能力。

3. 康复治疗　根据评定结果并结合病情，视情况开展以下康复治疗。

（1）体位摆放与处理。

（2）防治并发症，特别是深静脉血栓、关节粘连、肌肉萎缩和骨化性关节炎等。

（3）骨折局部治疗。消肿、止痛、促进骨折部位的愈合。根据骨折部位及固定方法，实施骨折部位的等长收缩运动和相邻关节主动或被动运动。

（4）根据患者病情，适时开展转移、负重及步行训练，必要时进行辅助器具的使用指导。

4. 注意事项

（1）根据骨折固定方式，制定患肢负重时间进度表。

（2）康复治疗不应引起患者明显疼痛，运动量应当循序渐进。

（3）患者出现以下情况或并发症时，应当调整或暂停康复治疗：生命体征不稳定、发热、肺栓塞、下肢深静脉血栓、骨折固定不稳定、伴发不宜康复治疗的疾病，以及患者不配合等。

四、常见骨折的康复治疗

（一）锁骨骨折

1. 定义　锁骨骨折多为间接暴力所致，少部分为直接暴力所致。锁骨骨折按骨折部位分为外1/3骨折、中1/3骨折和内1/3骨折。

2. 康复评定

（1）骨折愈合情况　注意骨折对位对线、骨痂形成情况；注意发现是否存在延迟愈合或未愈合、假关节形成、畸形愈合等愈合不良情况；注意有无感染及血管、神经损伤、关节挛缩、骨化性肌炎等并发症。

（2）日常生活活动能力的评定　重点评定饮食、写字、更衣等功能障碍。

（3）运动功能　①肌力测定：可采用徒手肌力检查法。②关节活动度测定：测量主动运动关节活动度和被动运动关节活动度。

（4）感觉功能　参照英国医学研究院神经外伤学会（MCRR）于1954年制订的分级标准。①浅感觉：痛觉、温度觉、触觉。②深感觉：运动觉、位置觉、震动觉。③复合感觉：二点辨别觉、立体觉。④叩击试验（Tinel 试验）：判断再生神经纤维生长情况，判断陈旧性神经损伤的部位。

（5）疼痛评定　疼痛的评定在急性期及骨折愈合后存在疼痛后遗症时进行，常采用目测类比法（VAS）、简化 McGill 疼痛问卷和压力测痛法等评定方法。

考点提示　叩击试验的定义、作用。

3. 康复治疗　治疗锁骨骨折以手法复位，“8”字绷带外固定最为常用，少数患者需要手术治疗。新生儿及婴儿锁骨骨折，不需特殊固定，主要避免锁骨局部压迫及肩的过度活动。对幼儿青枝骨折、裂缝骨折及无移位稳定骨折，仅用三角巾屈肘90°悬吊前臂2～3周即可，以解除上肢重力对骨折移位的影响，对常见的中1/3移位骨折一般采用“8”字绷带、肩双圈或肩“8”字石膏、锁骨固定带等方法治疗。这种固定应注意避免患肢血液循环障碍及局部皮肤压迫坏死，如果上肢麻木、青紫，局部压迫部位疼痛则应予适当放松，调整固定，固定期间应尽可能保持挺胸，并后伸肩部。

早期主要活动腕、手关节，可缓慢地用力握拳并保持一定时间，以后可屈伸腕关节，逐渐进行肘关节的屈伸。睡眠时最好仰卧位，在肩胛中间垫一薄枕，避免侧卧位。骨折中期，可活动肩关节，使关节内外旋转（标志是肘窝转向内和转向前），肩关节应禁止上举运动及手提重物运动。解除外固定后（4～6周），患者主要加强肩关节的功能锻炼，因为在固定期间肩关节的活动少，可能导致肩关节一定程度上的僵硬，锻炼应以自主锻炼为主，练习肩关节的外展、上举、后伸、前屈、环转动作。

（二）孟氏骨折

1. 定义　孟氏骨折指尺骨近侧1/3骨折合并桡骨头脱位。可为直接暴力和间接暴力所致。

2. 康复评定

（1）骨折愈合情况　注意骨折对位对线、骨痂形成情况；注意发现是否存在延迟愈合或未愈合、假关节形成、畸形愈合等愈合不良情况；注意有无感染及血管、神经损伤、关节挛缩、骨化性肌炎等并发症。

（2）手与上肢状况　通过视诊、触诊和患者的主动活动，对伤手情况应有基本判断，包括手和上肢的完整性、血液循环、伤口感染、皮肤发汗、瘢痕、畸形、肿胀、萎缩、疼痛，以及关节活动范围。

（3）运动功能　①肌力测定：可采用徒手肌力检查法。此外，握力测定可用握力计测量；捏力测定可用捏力计测量（包括侧捏力、二指捏力、三指捏力）。②关节活动度测定：测量主动运动关节活动度和被动运动关节活动度。

（4）感觉功能　参照英国医学研究院神经外伤学会（MCRR）于1954年制订的分级

标准。①浅感觉：痛觉、温度觉、触觉。②深感觉：运动觉、位置觉、震动觉。③复合感觉：二点辨别觉、立体觉。④叩击试验（Tinel 试验）：判断再生神经纤维生长情况，判断陈旧性神经损伤的部位。

（5）灵巧性和协调性　临床常用九孔柱测试和 Sober 拾物测试。

（6）疼痛评定　疼痛的评定在急性期及骨折愈合后存在疼痛后遗症时进行，常采用目测类比法（VAS）、简化 McGill 疼痛问卷和压力测痛法等评定方法。

（7）日常生活活动能力的评定　重点评定饮食、写字、更衣等功能障碍。

3. 康复治疗　孟氏骨折主要影响前臂旋转运动。在复位固定术后两周内，患者可做握拳动作，并增加次数范围。两周后可增加腕关节和肩关节的活动。解除外固定后，主要加强肘关节及前臂旋转活动。在固定的早期可开始活动手腕关节，手部可握拳、握健力圈；腕部可借助健手的力量予患腕抗阻力屈伸。也就是屈腕时，利用健手的力量阻止屈肌；伸腕时，用健手的力量阻止伸腕；当外固定解除后，逐步进行肘关节屈伸锻炼，但不可操之过急、使用蛮力。旋前、旋后的练习法：两手各抓一支筷子，做手掌向上，手掌向下，再手掌向上的反复练习动作，如果是端坐位或平卧位，可比较两支筷子与地面之间所成的角度。当患侧旋转到不能旋转时，持续数秒钟，然后松弛数秒钟。

（三）盖氏骨折

1. 定义　盖氏骨折是指桡骨下 1/3 骨折，并合并桡尺关节远侧关节脱位。可因直接打击桡骨远端 1/3 段的桡背侧而造成，也可因手掌撑地的传导应力造成。

2. 康复评定　同孟氏骨折。

3. 康复治疗　在骨折固定后，可进行握拳活动，肩部活动不受影响。骨折固定两周后可逐渐活动肘关节，4 周内禁止前臂做旋转运动。解除外固定后，应加强腕、肘关节的活动。但前臂旋转活动应缓慢、循序渐进的进行。肘关节和前臂旋转训练同孟氏骨折。

（四）桡骨下端骨折

1. 定义　桡骨下端骨折多为跌倒时手掌向下或手背的间接暴力所致。可分为伸直型（Colie's 骨折）、屈曲型（Smith 骨折）、桡骨远端背侧或掌侧缘骨折并腕关节的半脱位（Barton 骨折）。

2. 康复评定

（1）骨折愈合情况　注意骨折对位对线、骨痂形成情况；注意发现是否存在延迟愈合或未愈合、假关节形成、畸形愈合等愈合不良情况；注意有无感染及血管、神经损伤、关节挛缩、骨化性肌炎等并发症。

（2）手与上肢状况　通过视诊、触诊和患者的主动活动，对伤手情况应有基本判断，包括手和上肢的完整性、血液循环、伤口感染、皮肤发汗、瘢痕、畸形、肿胀、萎缩、疼痛，以及关节活动范围。

（3）运动功能　①肌力测定：可采用徒手肌力检查法。此外，握力测定可用握力计测量；捏力测定可用捏力计测量（包括侧捏力、二指捏力、三指捏力）。②关节活动度测定：测量主动运动关节活动度和被动运动关节活动度。

（4）感觉功能　参照英国医学研究院神经外伤学会（MCRR）于 1954 年制订的分级标准。①浅感觉：痛觉、温度觉、触觉。②深感觉：运动觉、位置觉、震动觉。③复合感觉：二点辨别觉、立体觉。④叩击试验（Tinel 试验）：判断再生神经纤维生长情况，判断陈旧性神经损伤的部位。

（5）灵巧性和协调性　临床常用九孔柱测试和 Sober 拾物测试。

（6）疼痛评定　疼痛的评定在急性期及骨折愈合后存在疼痛后遗症时进行，常采用目测类比法（VAS）、简化 McGill 疼痛问卷和压力测痛法等评定方法。

（7）日常生活活动能力的评定　重点评定饮食、写字、更衣等功能障碍。

3. 康复治疗

（1）Colie's 骨折以手法复位、小夹板或石膏固定为首选，外固定后应鼓励患者积极进行掌指关节、指间关节屈伸活动。4～6 周外固定解除后进行手及腕关节的自主屈伸训练。

（2）Smith 骨折也是首选手法复位外固定治疗，外固定后，可进行握拳，伸屈指训练，4～6 周外固定解除后，练习腕屈伸活动。值得注意的是 Colie's 骨折在外固定期间不能做伸腕活动，但能做屈腕活动，而 Smith 骨折正好相反。

（3）Barton 骨折仍以手法复位外固定为主，部分不稳定的或者再移位的应考虑手术治疗。背侧缘注意事项与 Colie's 骨折相同，掌侧缘注意事项与 Smith 骨折相同。

（五）股骨颈骨折

1. 概述　各种年龄段均可能发生股骨颈骨折，但以 50 岁以上的老年人最为多见，女性多于男性。由于常在骨质疏松症的基础上发生，外伤、暴力导致的情况可以较轻。而中青年股骨颈骨折常由较大暴力引起。股骨颈骨折的致残率和致死率均较高，已成为导致老年人生活质量下降或死亡的主要威胁之一。

2. 康复评定

（1）骨折愈合情况　注意骨折对位对线、骨痂形成情况；注意发现是否存在延迟愈合或未愈合、假关节形成、畸形愈合等愈合不良情况；注意有无感染及血管、神经损伤、关节挛缩、骨化性肌炎等并发症。

（2）关节活动范围的评定　采用通用量角器测定主动运动和被动运动的髋关节 ROM。

（3）肌力评定　可采用徒手肌力检查法。

（4）感觉功能评定　对浅感觉、深感觉、复合感觉等进行评定。

（5）日常生活活动能力的评定　主要评定步行、负重等功能障碍。

（6）疼痛评定　疼痛的评定在急性期及骨折愈合后存在疼痛后遗症时进行，常采用目测类比法（VAS）、简化 McGill 疼痛问卷和压力测痛法等评定方法。

（7）步态分析　包括临床定性分析（观察法和测量法）和实验室定量分析（动力学分析、运动学分析）。

（8）平衡与协调的评定　主要有观察法（跪位平衡反应、坐位平衡反应、站位平衡反应），量表法（Berg 平衡量表）。

（9）肢体长度及围径的评定　患侧肢体有无萎缩、肿胀及其程度。通常在大腿中央和髌骨上缘，以及其上 10cm、20cm 处测量大腿周径。

3. 临床治疗　分为非手术治疗和手术治疗。

（1）非手术治疗　适用于无明显移位、外展型或嵌入型等稳定型骨折及年龄过大、全身情况差或合并心、肺、肾、肝等功能障碍者。治疗方法主要采用限制患肢活动的外固定。

（2）手术治疗　针对以下情况，可采用手术治疗，如不稳定的股骨颈骨折、65 岁以上的老年人股骨头下骨折、青少年股骨颈骨折有移位者、出现骨折不愈合、畸形愈合等。

4. 康复治疗　非手术治疗后的康复在固定期间进行股四头肌等长训练，踝的屈伸运动，足趾的屈伸运动。不能侧卧，不能内收，以免发生移位。卧床 8 周后逐渐坐起，3 个月后，可扶双拐下地。6 个月后弃拐负重行走。

手术治疗后的康复应根据骨折固定的牢固程度分别对待。加压螺钉与角度钢板联合应用者，术后 3～4 天即可活动，6 周后扶双拐下地，不负重行走。

（六）股骨转子间骨折

1. 概述　股骨转子间骨折是老年人常见损伤。由于老年人骨质疏松，肢体转动欠灵活，下肢突然扭转跌倒所致。可分为稳定型和不稳定型骨折。

2. 康复评定　同股骨颈骨折。

3. 康复治疗

（1）稳定型骨折　原始状态无髋内翻者为稳定型骨折，采用胫骨结节或股骨髁上外展位骨牵引，牵引期间可进行股四头肌锻炼及踝、足屈伸练习。睡气垫床，可双手垫至臀部做抬臀动作，预防压疮。8～12 周骨折愈合较坚实后去除牵引，在床上练习屈伸膝、屈伸髋活动。16 周后摄 X 线片证实骨折愈合后，扶双拐逐步下地负重活动。由于牵引治疗使患者卧床时间延长，可能出现坠积性肺炎、压疮等并发症，故患者死亡率较高。同时，由于牵引可使膝关节僵直，目前主张早期内固定。

（2）不稳定型骨折　不稳定型骨折应采用切开复位内固定，内固定的方法有角度钢板、加压螺钉内固定，动力髋装置，Richards 压缩螺丝钉内固定等。术后可开始伸膝、踝、趾等关节活动。1 周后可在床上活动髋关节。6～8 周后可部分负重，扶双拐下地行走。3～4 个月骨折愈合后，弃拐行走。如果内固定不很牢固，髋关节的活动及下肢部分负重活动须后延。

（七）踝部骨折

1. 定义　踝部骨折多由间接暴力引起，大多数是由踝趾屈曲扭伤和力传导引起的骨折。踝部骨折分型：①1 型，内翻内收型。②2 型，外翻外展型、内翻外旋型，2 型骨折均为三踝骨折。③3 型，外翻外旋型。

2. 康复评定

（1）骨折愈合情况　注意骨折对位对线、骨痂形成情况；注意发现是否存在延迟愈合或未愈合、假关节形成、畸形愈合等愈合不良情况；注意有无感染及血管、神经损伤、关节挛缩、骨化性肌炎等并发症。

（2）关节活动范围的评定　包括踝关节的趾屈、背伸、内收、外展的活动度评定。

（3）肌力评定　包括与踝关节运动相关的肌肉，常用的方法有徒手肌力评定、等长肌力评定、等速肌力评定。

（4）感觉功能评定　包括浅感觉、深感觉、复合感觉的评定。

（5）日常生活活动能力的评定　主要评定步行、负重等功能障碍。

（6）疼痛评定　疼痛的评定在急性期及骨折愈合后存在疼痛后遗症时进行，常采用目测类比法（VAS）、简化 McGill 疼痛问卷和压力测痛法等评定方法。

（7）步态分析　包括临床定性分析（观察法和测量法）和实验室定量分析（动力学分析、运动学分析）。

（8）平衡与协调的评定　主要有观察法（跪位平衡反应、坐位平衡反应、站位平衡反应），量表法（Berg 平衡量表）。

3. 康复治疗　无移位和无胫腓下关节分离的单纯内踝、外踝骨折，在踝关节内翻（内踝骨折时）或外翻（外踝骨折）位石膏固定 6～8 周。有移位的内踝或外踝单纯骨折，1～3 型骨折一般行切开复位内固定。对非手术治疗者，由于没有固定膝关节，故膝关节活动不受影响，应鼓励活动。趾的活动不受影响，应多锻炼。不应做内、外翻动作。5～8 周后摄 X 线片证实骨折已愈合后，拆除石膏练习踝关节的屈伸活动，并逐渐下地活动。应避免踝关节内外翻。对切开复位内固定的踝部骨折，一般要加用石膏外固定，其锻炼方法与非手术疗法相同。

4. 预防

（1）踝关节僵硬的预防　踝关节较长时间地固定，可导致踝关节的僵硬。踝关节僵硬以背屈困难对功能影响较大，由于踝关节背屈困难而难以下蹲。预防踝关节僵硬的关键是让踝关节早期活动，但由于原发损伤的制约而难以实现。在关节制动期间，可进行小腿三头肌的等长收缩，屈伸趾关节，可减少关节外肌肉和肌腱的挛缩。外固定拆除后，患肢不能负重时，可在床上主动练习踝关节的屈伸。

（2）踝关节活动度练习法　①背屈活动度练习法：仰卧位，双下肢伸直，收缩小腿前群肌肉，使足背向小腿前面膝关节靠拢，感到小腿后侧较紧张时，持续 4～8 秒，然后松弛 2 秒，然后重复上述运动。如果原发损伤允许，可以用健足钩着患足足底前部做背屈动作。②踝关节跖屈活动度练习法：仰卧位，双下肢伸直，收缩小腿后群肌，绷紧脚尖向下压，感到踝关节前面紧张时，持续 4～8 秒，松弛 2 秒，重复上述动作。如果原发损伤允许，可以用健足下压患足足背，使足跖屈活动度增加。

（八）脊柱骨折

1. 定义　脊柱骨折是一种严重的损伤，不论在日常生活还是战争中都较为常见，如处理不当，将遗留畸形和腰背疼痛，丧失劳动能力，重者可危及生命或致终身残疾，一般脊柱骨折占全身骨折的 6%，其中造成神经损伤的约占 10%。脊柱骨折多发于脊柱活动多的部位，如胸腰交界部及下界部颈椎，且以前者为最多，约占脊柱骨折位的 70%，其致伤原因是高处坠落致头部、双足及臀部着地、或因弯腰工作时重物自高处坠落于患者的头颈及肩背部、外力使脊柱过度前屈、或由高速运动物体直接撞击脊柱而形成。

2. 康复评定

（1）一般性检查　生命体征的检查，包括体温、脉搏、呼吸、血压、营养和发育、意识情况和体位姿势等。

（2）肌力评定　包括腰背肌肌力及双下肢肌力的评定。

（3）步态分析　包括临床定性分析（观察法和测量法）和实验室定量分析（动力学分析、运动学分析）。

（4）感觉功能评定　局部疼痛，站立及翻身困难，常出现腹痛、腹胀甚至肠麻痹症状。可采用目测类比法（VAS），简化 McGill 疼痛问卷法等评定方法。

（5）心理评定　对骨折患者出现焦虑、抑郁等心理问题，可用汉密尔顿焦虑量表、汉密尔顿抑郁量表等评定。

（6）日常生活活动能力评定　对骨折后遗留有肢体功能障碍并影响日常生活活动能力

者，应对其进行评定。通常使用 Barthel 指数或改良 Barthel 指数评定。

（7）电生理检查　对有运动和感觉功能障碍的患肢进行电生理检查，以确定有无神经和肌肉损伤。

（8）疼痛评定　疼痛的评定在急性期及骨折愈合后存在疼痛后遗症时进行，常采用目测类比法（VAS）、简化 McGill 疼痛问卷和压力测痛法等评定方法。

（9）关节活动度的评定　定期进行脊柱关节活动范围的评定及双下肢关节活动范围的评定。

（10）下肢围径评定　存在下肢肌肉萎缩时进行。

（11）骨折严重程度的评价　椎体楔形变的测量、椎体旋转的测量、腰椎稳定性的测定。

3. 康复治疗

（1）早期（急性期）治疗与康复　①颈椎骨折、脱位治疗：该部位骨折、脱位时常根据损伤的解剖部位、骨质、韧带软组织损伤的范围及对其稳定性的影响和有否脊髓损伤等一并考虑。主要是复位、稳定脊柱并对损伤的脊髓做必要的减压，颅骨牵引常为首选方法。②胸腰椎骨折脱位：脊柱骨折的 70%发生在胸腰段，该段为脊柱生理弯曲的交界处，活动度较大，是脊柱骨折、脱位的好发部位。该段受伤机制种类繁多，治疗方法多样。

（2）中期（愈合期）康复　①运动治疗：包括被动运动和主动运动，被动和主动站立对大多数患者来讲，站立后行走是一个更现实的目标，站立给脊髓损伤患者带来许多好处，包括预防下肢挛缩、减少骨质疏松、刺激循环、减少痉挛和改善肾功能，还可预防泌尿系统感染及压疮的发生、增强食欲。主动运动：悬吊练功二步法，即利用单杠或门框做攀悬动作及引体向上，时间长短视上肢耐力而定，以此锻炼上肢各肌肉及背阔肌。②物理因子治疗：功能性电刺激仪仍起着重要作用。③心理治疗：脊柱骨折特别是合并截瘫的患者，由于截瘫程度、大小便控制能力的不同，再加上诸如年龄、性别、婚姻状况、家庭、子女、职业、经济状况、单位的关心程度不同，其心理障碍类型和程度也不同。

（3）后期康复　①作业治疗：作业治疗有两种方法，一是根据生物力学原理，对高级中枢神经系统正常，而肌力、平衡能力、耐力等方面有障碍而进行的训练方法；二是康复治疗措施，是针对残留功能本身不再有改善的可能，但为了提高患者独立生活水平而进行有关器具、生活、工作环境的改造，提供必要的辅助器具和设备的方法。具体内容如下：提高肌力采取逐渐增加运动负荷的方法，作业活动包括磨砂板、木工等活动；扩大或维持关节活动范围的作业活动包括木工、磨砂板、编织、球类等；改善平衡能力是双上肢上举保持长坐位或倚坐位从各方向施加推力，作业活动包括抛球、编织、木工、手工艺等；提高转移能力包括翻身、坐起动作训练；支撑动作训练，测量臀部抬起高度；上床到下床、上楼到下楼、室内到室外的训练；下肢瘫痪者尤要做从床上移动到轮椅，从轮椅移动到马桶上等训练；日常生活能力的训练包括进食、更衣、如厕、洗漱、驱动轮椅、简单家务等活动，必要时提供辅助器具。②社区康复：是指在各个层次上采取的康复措施。它对一些从医院、康复中心出院回社区的患者，在其功能未恢复而又有潜力进一步恢复的条件下，在社区进行延伸性治疗。

扫码“学一学”

第二节　颈椎病的康复

案例讨论

【案例】

患者，男，61 岁，主诉颈部疼痛 10 余年，加重伴左上肢麻木 1 个月，既往体健。神志清，心肺均未见明显异常。颈部生理曲度变直，颈椎棘突及椎旁两侧压痛阳性，伴左上肢放射性麻木，颈椎活动稍受限。压顶试验及臂丛神经牵拉试验左侧阳性。MRI 片示颈椎病。

【讨论】

1. 该患者主要的康复问题（功能障碍）有哪些？
2. 该患者应进行哪些康复评定？
3. 请为该患者制订有效的康复治疗方案。

颈椎病是国内外常见的一种退行性病理改变为基础的疾病，而且患病趋于年轻化，患病率逐年上升。本病主要表现为头、颈、臂、手及前胸部位的疼痛，并有进行性肢体感觉和运动障碍，严重影响了患者的生活满意度，给患者的生活及家庭社会带来了严重的负担。颈椎病的治疗以非手术治疗为主，采用各种康复治疗技术对颈椎病有明显的优势和良好的治疗效果。

一、概述

（一）定义

颈椎病又称颈椎综合征，是一种以退行性病理改变为基础的疾病，主要是由于椎间盘退变、颈椎骨质增生、韧带钙化或颈部肌肉损伤等因素导致颈椎组织病理变化累及颈神经节、脊髓、椎动脉、交感神经等组织而引起的一系列临床改变的综合征。

（二）病因

颈椎病的发病因素有很多，可分为内因、外因和继发性因素。内因主要有颈部先天性骨关节结构畸形、椎管狭窄、肥胖和糖尿病。外因主要由于颈部急慢性损伤、受凉、环境湿冷、姿势不良等。继发性因素主要有颈椎骨关节的退行性变、椎间盘突出、关节囊松弛、韧带肥厚和骨化等。除此之外，诱发颈椎病的因素也很多，如不良的坐姿和睡姿、寒冷潮湿的刺激、不适当的体育锻炼、头颈部外伤等。

（三）颈椎病的分型

颈椎病根据受累组织结构和临床表现的不同，分为颈型、神经根型、脊髓型、椎动脉型、交感型、食管型颈椎病。如果两种以上同时存在，称为混合型颈椎病。

1. 颈型颈椎病　是在颈部肌肉、韧带、关节囊损伤、椎间盘退变、椎体不稳、小关节错位的基础上，机体受风寒袭击、疲劳、感冒、睡眠姿势不当，使颈椎过伸或过屈，而出现的颈部肌肉僵硬、疼痛、酸胀感和沉重不适。多见于青壮年，为颈椎病的早期阶段。

2. 神经根型颈椎病　由于椎间盘突出、骨质增生、关节突移位等原因在椎管内或椎间孔处出现刺激和压迫颈神经根所致。该型是临床上最常见的类型，高发于 C5～C6 和 C6～C7 间隙，最早表现为颈痛和颈部发僵，也有部分患者出现肩部及肩胛骨内侧缘疼痛。患侧上肢出现放射性疼痛或麻木感，可有感觉沉重及握力减退。疼痛呈灼烧样或刀割样，麻木感呈发作性，也可呈持续性。根据病变部位不同，其临床表现也有所不同。

（1）C3～C4 间隙以上可累及颈丛，出现肩颈部疼痛，向枕后和后脑放射，皮肤感觉障碍。

（2）C4～C5 间隙可累及臂丛，出现肩颈背疼痛，向上臂前外侧和前臂桡侧放射并出现疼痛和麻木感。

（3）C5～C6 间隙项背部疼痛向上肢及拇指、示指放射，前臂桡侧麻木，肱二头肌力减弱，腱反射减弱或消失。

（4）C6～C7 间隙项背部疼痛向上肢后侧及中指放射，中指、环指麻木感，肱三头肌力减弱，腱反射减弱或消失。

（5）C7～T1 间隙肩背部疼痛、麻木感，沿上臂内侧、前臂尺侧至环指和小指，肱三头肌力减弱，腱反射减弱或消失。

3. 脊髓型颈椎病　此型颈椎病多数以慢性、进行性四肢感觉及运动功能障碍为特征，以出现双下肢肌力减弱为诊断该病的重要依据。本型较为少见，多见于 40～60 岁中年人。常见症状为下肢无力、肢体发麻、小腿发紧、抬腿困难、步态笨拙等，也可出现膀胱直肠功能障碍。四肢肌张力增高，反射障碍，肱二头肌反射、肱三头肌反射和桡反射、膝反射和跟腱反射早期活跃，后期减弱或消失。病理反射阳性，其中以 Hoffmann 反射阳性率最高，其次为髌、踝阵挛及 Babinski 征。

4. 椎动脉型颈椎病　主要由于各种原因，如机械性和动力性因素导致椎动脉受到刺激和压迫，而出现血管狭窄造成以椎－基底动脉供血不足为主要表现的一类疾病。另外，椎间盘退变，使椎间隙变窄，颈椎总长度缩短，椎动脉颈椎长度平衡被破坏。典型临床表现为眩晕，可表现为旋转性、浮动性或摇晃性眩晕，头部活动时诱发或加重。发作性头痛，以枕部和头顶部疼痛为主，可向颞部放射，多呈跳痛或刺痛，一般为单侧。下肢无力而猝倒，但意识清醒。偶有患者出现肢体麻木感、感觉异常。

5. 交感型颈椎病　由于外力或椎间盘退变出现椎体节段性不稳定，使得颈部交感神经节和颈椎周围交感神经末梢受到刺激，产生交感神经功能紊乱。该型症状复杂，主要表现为枕部疼痛及头部疼痛或偏头痛，多数表现为交感神经兴奋症状，少数表现为交感神经抑制症状。如眼胀、干涩、视物不清、耳鸣、听力下降、口干、恶心、呕吐、消化不良、心悸、胸闷等全身症状。以上症状与颈部活动有明显关系，如颈部活动较多、劳累的情况下明显，休息后好转。

6. 食管型颈椎病　此型颈椎病是临床上较为少见的类型，主要是由于椎体前缘出现骨质增生，向前突出并压迫食管，甚至压迫刺激膈神经和喉返神经而出现的相应表现。以咽喉疼痛、喉部干涩、吞咽困难、音哑等咽喉和食管症状为主。颈前屈时症状较轻，仰伸时加重。X 线侧位片可见颈椎生理曲度变直甚至反张、前曲度加大、椎体移位、椎体前缘骨质增生、以及食管后壁黏膜炎性渗出、不同程度的溃疡、憩室形成等病理改变为诊断依据。好发于 C5～C6，其次是 C6～C7 和 C4～C5，钡餐检查可见食管受压。

7. 混合型颈椎病　同时存在以上两种或两种以上的症状和体征。

二、康复评定

（一）颈椎活动范围评定

颈椎活动范围评定对颈椎病的早期诊断和严重程度的判断有一定意义。颈椎活动度的正常范围是：前、后、屈、伸各 35°～45°，左、右旋转各 60°～80°，左、右侧屈各 45°。

（二）脊髓型颈椎病的专项评定

不同类型的颈椎病，功能评定方法不同。脊髓型颈椎病的功能评定方法有 Odom 分级法、Fager 分级法、Nurick 颈椎病脊髓功能分型、日本骨科学会脊髓功能评定（JOA 评分法）、国内颈椎病脊髓功能 40 分评分法等。现介绍常用的国内颈椎病脊髓功能 40 分评分法（表 4－1）。

表 4－1　颈椎病脊髓功能 40 分评分法

项目	功能状态	评分
上肢功能（左、右分别评定，每侧 8 分，共 16 分）	无使用功能	0
	勉强握食物进食，不能系扣、写字	2
	能持勺进餐，勉强系扣，写字扭曲	4
	能持筷进餐，能系扣但不灵活	6
	基本正常	8
下肢功能（左、右不分，共 12 分）	不能端坐、站立	0
	能端坐但不能站立	2
	能站立但不能行走	4
	拄双拐或需人费力搀扶勉强行走	6
	柱单拐或扶梯上下楼	8
	能独立行走，跛行步态	10
	基本正常	12
括约肌功能（共 6 分）	尿潴留或大小便失禁	0
	大小便困难或其他障碍	3
	基本正常	6
束带感觉（躯干，共 2 分）	有束带感	0
	基本正常	2

（三）疼痛的评定

颈型和神经根型颈椎病引起颈、肩、背及上肢疼痛，常用的疼痛评定方法有视觉模拟评分法、McGill 疼痛调查表、数字疼痛评分法、口述分级评分法和人体表面积评分法。

（四）日常生活活动能力评定

颈椎病的临床症状会影响到患者的日常生活活动，使得患者的生活质量下降，如影响患者运动、自理、交流及家务活动等。常用 ADL 评定方法有 Barthel 指数或改良的 Barthel 指数。

（五）肌力评定

对患者易受累的肌肉进行肌力评定是十分必要的，评定过程中需与健侧进行比较。常用徒手肌力评定法和握力测定。

1. 徒手肌力评定常　评定的肌肉如下。

（1）冈上肌（肩胛上神经 C5、C6）　主要作用为外展、外旋肩关节。

（2）三角肌（腋神经 C5、C6）　主要作用为屈曲、外展、后伸、外旋、内旋肩关节。

（3）胸大肌（胸内侧神经、胸外侧神经　C5～T1）　主要作用为肩关节屈曲、内收、内旋。

（4）肱二头肌（肌皮神经 C5、C6） 主要作用为肘关节屈曲、前臂旋后。

（5）肱三头肌（桡神经 C6～C8） 主要作用为肘关节伸直。

（6）伸腕肌（桡神经 C6、C7） 主要作用为腕关节伸直。

（7）骨间肌（尺神经 C8～T1） 主要作用为手指的内收、外展。

2. 握力测定 使用握力计进行评定，采用的测试姿势为上肢下垂于体侧，用力握 2～3 次，取最大值，握力测试主要反映屈指肌肌力，正常值为体重的 50%。

（六）肌张力评定

肌张力评定通常采用改良的 Ashworth 法。

（七）感觉功能评定

感觉功能评定主要评定患者的浅感觉，包括痛觉、触觉和温度觉。通过浅感觉的评定能够确定病变的椎体节段，如神经根型颈椎病，示指和中指发麻常因 C6～C7 节段神经根受压而引起。

（八）反射的评定

反射的评定也有助于鉴别颈椎病的类型。脊髓型颈椎病出现腱反射亢进，腹壁反射减弱或消失，锥体束征阳性；神经根型颈椎病出现患侧肱二头肌、肱三头肌腱反射减弱。

（九）肌电图及诱发电位评定

肌电图及诱发电位评定有助于鉴别中枢性或周围性、神经源性或肌源性损伤，对发现神经早期损伤有一定意义，对神经肌肉病变的性质、程度及判断预后有一定参考价值。

（十）颈椎病的特殊检查法

1. 压顶试验 患者端坐，医生一手置于患者头顶，另一手握拳叩击置于头顶之手背，患者若感颈部疼痛不适或向上肢窜痛、麻木即为阳性，提示颈椎病或脊柱损伤（图 4－1）。

2. 椎间孔挤压试验 患者端坐，头部略向患侧后方偏斜，医生双手交叉按住头顶向下施加压力。患者若感到颈痛并向上肢放射即为阳性，提示颈椎病。

3. 椎间孔分离试验 患者端坐，医生一手握住患者下颌，另一手托住患者枕部向上端牵引，患者感觉颈部疼痛和上肢放射痛减轻即为阳性，提示颈椎病（图 4－2）。

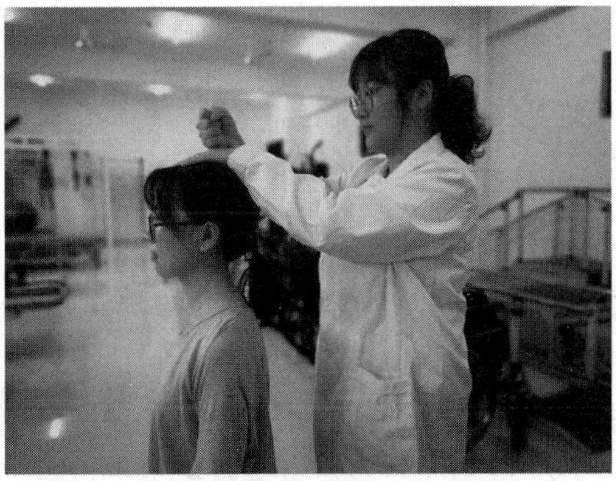

图 4－1 压顶试验

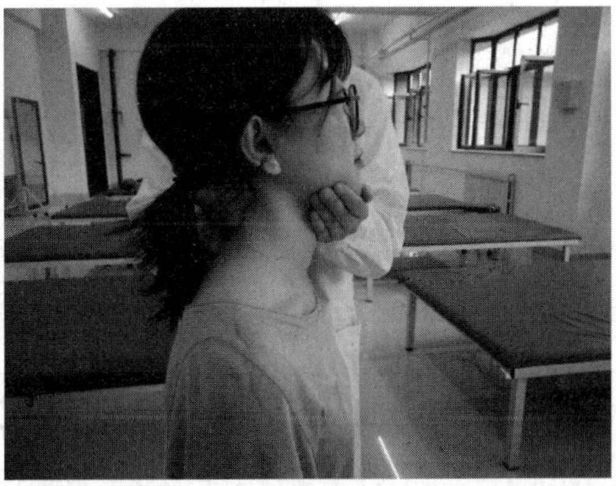

图 4－2 椎间孔分离试验

4. 臂丛神经牵拉试验 患者端坐，医生一手握住患侧手腕，另一手放在患者患侧头部，双手向反方向牵拉，若患者感到颈部疼痛并向上肢放射痛即为阳性，提示颈椎病（图 4－3）。

5. 椎动脉扭转试验 嘱患者头向后仰，并向侧方转动，若出现头晕、头昏、恶心、呕扫码"看一看"

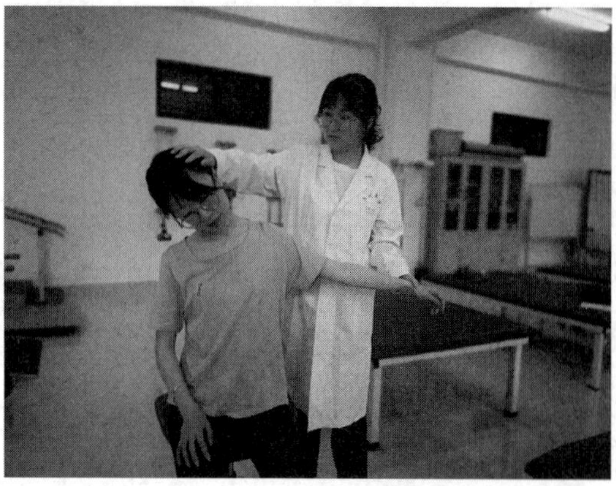

图 4-3　臂丛神经牵拉试验

吐等症状者为阳性，提示椎动脉型颈椎病。

6. 颈椎牵拉试验　患者取坐位，检查者一只手托住患者的下颌，另一只手托住患者的枕部，向上提拉，如果患者疼痛的症状减轻或者消失，则试验阳性，提示椎间孔受到挤压。

（十一）影像学评定

通过影像学检查，能了解患者颈椎生理弧度、椎间隙、椎间孔、椎间小关节及颈椎稳定性的情况，有助于判断颈椎病的严重程度和预后，并对临床诊断有很大的意义。

知识拓展

日本骨科协会（Japan Orthopedic Association，JOA）对脊髓型颈椎病的评定方法：表中 17 分为正常值，分数越低，表明功能越差。

内容	评分		
Ⅰ上肢运动功能			
i 患者不能用筷或勺进食		0	
ii 患者能用勺而不能用筷进食		1	
iii 虽手不灵活，但能持筷		2	
iv 患者能持筷及从事一般家务劳动，但手笨拙		3	
v 正常		4	
Ⅱ下肢运动功能			
i 患者不能行走		0	
ii 患者在平坦区域内行走也需用支持物		1	
iii 患者在平地行走可不用支持物，但上下楼梯时需用		2	
iv 患者在平地行走或上下楼梯时不用支持物，但下肢不灵活		3	
v 正常		4	
Ⅲ感觉障碍	明显	轻度	正常
i 上肢	0	1	2
ii 下肢	0	1	2
iii 躯干	0	1	2
Ⅳ膀胱功能			
i 尿潴留		0	
ii 严重排尿困难		1	
iii 轻度排尿困难		2	
iv 正常		3	

三、康复治疗

颈椎病的治疗多以非手术的保守治疗为主，一般预后较好。只有少数患者，神经、血管、脊髓受压的症状进行性加重，反复出现而影响患者的日常生活和工作，才需手术治疗。康复治疗的目的在于解除血管、神经、脊髓的压迫而引发的相应临床症状和体征，缓解肌肉痉挛，使患者恢复正常的生理功能和工作学习能力，增加颈椎的稳定性。

（一）适应证

适用于颈椎间盘突出症；颈型、神经根型、交感型和椎动脉型颈椎病；早期脊髓型颈椎病；年老体弱或心、肝、肾功能不良，不耐受手术者；严重神经官能症兼有颈椎病；颈椎手术后恢复期的患者。对于脊髓受压严重的脊髓型、椎动脉型及神经根型颈椎病症状严重反复发作、保守治疗无效者应采用手术治疗。

（二）治疗方法

1. 颈椎牵引

（1）目的　颈椎牵引疗法是治疗颈椎病的有效方法之一，其目的是解除颈部肌肉痉挛，恢复颈椎椎间关节的正常对线，拉大椎间隙，减轻椎间盘内的压力，松弛头颈部肌肉，有利于膨出的椎间盘回缩及外突的椎间盘回纳，改变扭曲椎动脉与钩状突之间的关系，以减少在颈椎活动中可能发生的刺激。

（2）方法　常用枕颌带牵引法，患者取坐位或卧位，以坐位多用。①角度：颈椎屈曲，牵引角度小时，最大应力位置靠近颈椎上段；牵引角度增大时，最大应力位置下移，因此应根据 X 线片所明确的病变部位来选择牵引角度。同时参考患者舒适感调整角度。一般上颈段病变宜采用 0°～15°屈曲位，下颈段病变宜采用 20°～30°屈曲位。由于臂丛均由下颈段脊神经组成，因此对神经根型颈椎病多采用 20°～30°屈曲位。②时间：一般 10～30 分钟/次，年老体弱者时间可短些，年轻力壮者时间可长些，1 次/天。③牵引重量：以逐渐增加为好。开始重量为体重的 7%～10%，以后逐次增加 1～2kg，最大达 14～15kg。④方式：多数用连续牵引法，也可采用间歇牵引法，间歇与牵引的时间比例为 3:1 或 4:1，但在间歇时重量不应回复至 0。⑤禁忌证：颈椎及周围组织结核、肿瘤等疾病，脊髓受压严重，牵引后症状加重者禁用；神经根型和交感型颈椎病急性期、颈椎失稳症、脊髓型颈椎病硬膜受压或脊髓轻度受压暂时不用或慎用。⑥注意事项：是否需要牵引及牵引重量应按病情决定。牵引过程中要了解患者反应，如有不适或症状加重应及时停止治疗，寻找原因或更改治疗。对脊髓型颈椎病用颈椎牵引治疗应慎重。

2. 运动治疗　适用于各型颈椎病症状缓解期及术后恢复期的患者。

（1）目的　可增强颈肩背肌的肌力，使颈椎稳定，减少对神经根的刺激，改善颈椎间各关节功能，增加颈椎活动范围，减少肌肉痉挛，纠正不良姿势。

（2）方法　颈椎活动训练要求患者坐位，保持头中立位，嘱患者做头部的前屈、后伸和左右侧屈运动；颈部肌力增强训练要求患者坐位，保持头中立位，躯干直立，嘱患者抗阻力做头部前屈、后伸和侧屈运动。也可进行徒手操、棍操、哑铃操等，有条件时用器械训练。

（3）注意事项　脊髓型颈椎病患者做运动治疗时应避免颈过伸、过屈及旋转的动作，以避免脊髓损伤。

3. 物理因子治疗　具有消炎、止痛、缓解颈部肌肉痉挛，改善神经根和颈部血液循环、消除神经根及周围组织和脊髓的水肿、减轻粘连的作用，常采用短波光疗、超短波、直流电离子导入、中频电疗、超声波等治疗。

（1）直流电离子导入疗法　可导入的药物有冰醋酸、维生素 B_1、维生素 B_{12}、镇痛药、碘离子、乌头、川芎、红花等，作用电极置于颈后，非作用电极置于腰骶部或患侧上肢，电流密度为 0.08～0.1mA/cm^2，每次治疗 20 分钟，每日 1 次，7～10 次为一个疗程。

（2）中频电疗法　常用低频调制中频电疗法，使用时根据病情选择处方，电极并置于颈后或对置于颈后和患侧上肢，每次治疗 15～20 分钟，10 次为 1 个疗程。

（3）超短波疗法　该方法主要通过其深部热透作用，改善脊髓、神经根及椎动脉等组织的血液循环。使用时电极对置于颈后和患侧前臂或颈后单极，微热量，治疗时间为 12～15 分钟，每日 1 次，7～10 次为 1 个疗程。

（4）微波疗法　辐射器置于距离皮肤 3～10cm 处，微热量或温热量，每次 10～15 分钟，10 次为 1 个疗程，适用于各种类型的颈椎病。

（5）超声波疗法　超声波具有机械、热效应两大治疗作用，对脊髓型颈椎病治疗效果较好。常用接触移动法，选用 800～1000Hz 的超声波治疗机，输出功率为 0.1～1W/cm^2，声头在颈后、两侧冈上窝、肩胛区移动，每次治疗时间 8～15 分钟，每日 1 次，15 次为 1 个疗程。也可根据病情选择药物透入疗法，如维生素类药物、氢化可的松等，最好先进行直流电药物离子导入治疗后再进行超声波药物透入，这样治疗效果会更好。

（6）红外线疗法　能有效地扩张血管，加快血流，消除炎症，降低肌张力和神经兴奋性，促进与颈椎病有关的各种运动器官功能的恢复。常采用颈后或肩颈部照射，距离为 30～40cm，每次治疗时间 20～30 分钟，每日 1 次，10 次为 1 个疗程。

（7）磁疗　常用脉冲电磁疗，磁圈置于颈部或患侧上肢，每次 20 分钟，每日 1 次，10 次为 1 个疗程。

4. 推拿和手法治疗　推拿和手法治疗能够缓解患者疼痛和麻木，加宽椎间隙，扩大椎间孔，整复椎体和小关节滑脱，解除神经压迫，缓解肌肉紧张、痉挛，有利于颈椎活动。常用的方法有传统的按摩、推拿手法，旋转复位手法和关节松动术。

（1）传统的按摩、推拿手法　此方法治疗颈椎病对手法的要求很高，而且不同类型的颈椎病的手法治疗差异性较大。常用的手法有按法、揉法、点法、拿法、滚法、牵伸法、扳法等，常规操作：患者取坐位，治疗者立于其后，按揉、拿捏患者颈项两边的软组织，用滚法、揉法放松患者颈部及上肢肌肉，随后嘱患者放松，检查者用双手托住下颌及后枕部，缓慢用力向上拔伸，做颈部拔伸牵引，再用颈部悬牵法纠正颈椎关节脱位，拿捏患者两侧肩部肌肉和患肢，点按压痛点及风池、风府、天宗等穴位，最后叩击、擦搓肩背部，斜牵上肢后，结束治疗。每次 20～30 分钟，每日 1 次，10 次为 1 个疗程。

（2）旋转复位手法　适用于颈椎小关节紊乱和颈椎半脱位等疾病。此方法难度较大，存在一定的风险，应慎用。

（3）关节松动术　关节松动术以生物力学为原理，在关节上施加很少的力量便可使关节做出大幅度活动，对于缓解颈椎病患者的疼痛、活动障碍等具有显著的疗效。应用关节松动术治疗颈椎病，患者的颈部会被动进行运动，从而促进血液流通。此方法治疗颈椎病常用的手法有拔伸牵引、旋转、松动棘突和横突。

（4）针灸疗法　颈椎病也可采用针灸疗法针刺穴位，以大椎，颈 3～7 夹脊穴为主；神经根型颈椎病配穴为天宗、肩髃、外关、合谷；椎动脉型颈椎病配穴为百会、风池、四神聪；交感型颈椎病配穴位百会、内关、合谷；脊髓型颈椎病配穴为肩井、曲池、外关、合谷、环跳、足三里。采用平补平泻手法，以得气为度，留针 30 分钟，中间行针 3 次，以加强刺激，每日 1 次，10 次为 1 个疗程。

考点提示 颈椎病的常用康复治疗方法。

（三）颈椎病的预防

（1）保持良好体态克服一些不良习惯，注意端正头、颈、肩、背的姿势，不要偏头耸肩、谈话、看书时要正面注视。要保持脊柱的正直坐位，均要保持髋膝关节垂直90°，避免长期低头，或枕头过高；长期伏案工作者，应定时改变头部体位，按时做颈肩部肌肉的锻炼。工作1小时后要活动1分钟，保持颈椎周围肌肉的放松。

（2）增强颈肩部肌肉力量加强颈肩部肌肉的锻炼，在工作时间或工作之余，做头及双上肢的前屈、后伸及旋转运动，既可缓解疲劳，又能使肌肉发达，韧度增强，从而有利于颈段脊柱的稳定性，增强颈肩顺应颈部突然变化的能力。

（3）保持乐观精神和平和心态，树立与疾病艰苦抗衡的思想，配合医生治疗，减少复发。

（4）注意颈肩部保暖，避免头颈负重物，避免过度疲劳，坐车时不要打瞌睡。及早、彻底治疗颈肩、背部软组织劳损，防止其发展为颈椎病。

第三节　腰椎间盘突出症的康复

扫码“学一学”

案例讨论

【案例】

患者，男，35岁，工人，主诉：腰痛伴左腿外侧部疼痛1周。1周前患者因弯腰搬运重物，在直腰时突感腰痛，后又出现左下肢疼痛，持续性、烧灼样疼痛，口服止痛药能部分缓解。直走100米即感下肢疼痛难忍。

查体：跛行，痛苦面容，腰椎前屈及左右旋转轻度受限，腰椎左侧凸，生理曲度消失。右侧骶棘肌痉挛，L4～L5、L5～S1棘间及左侧椎旁压痛，并沿坐骨神经向左下肢放射，双下肢肌力正常，左小腿浅感觉减退，膝反射、跟腱反射（++）等，左侧直腿抬高试验30°（阳性），右侧（阴性）。CT：L4～L5椎间盘左后侧突出，约6mm，L5～S1椎间盘轻度突出，无明显椎间盘狭窄。

【讨论】

1. 请问是什么原因导致患者出现腰痛？依据是什么？
2. 该患者应进行哪些康复评定？
3. 请根据患者目前情况制订有效的康复治疗方案。

据统计，50%～70%的人一生曾患有腰腿痛，而腰腿痛大部分源自腰椎间盘突出症。患者往往由于不同程度的疼痛而影响其日常生活和工作。

一、概述

（一）定义

腰椎间盘突出症（lumbar disc herniation，LDH）是指因椎间盘退变，纤维环破裂，髓核突出刺激脊髓、神经根或马尾神经所引起的一系列症状和体征。腰椎间盘突出症是下腰痛最常见的原因之一。腰椎间盘在脊柱的负荷和运动过程中承受强大的应力，易劳损和退变，L4～L5、L5～S1 位于腰椎生理性前凸和骶椎生理性后凸交界部，是腰椎间盘突出的最好发部位。临床上，L4～L5、L5～S1 腰椎间盘突出占 95%。

（二）病因

椎间盘突出症的主要原因是椎间盘退行性改变及损伤。腰椎间盘开始退变发生在 20 岁以后，髓核及纤维环脱水，髓核张力降低，椎间盘厚度变薄，弹性下降；纤维环各层逐渐发生玻璃样变性，裂隙逐渐产生；软骨板发生退变，逐渐变薄并囊性变。

长期积累性劳损是椎间盘退变的主要原因，也是椎间盘突出的主要诱因。日常工作和生活中椎间盘反复受到纵向压力及扭转、屈曲应力，纤维环逐渐产生由内向外的裂隙，髓核往往从该裂隙突出或脱出，从而压迫神经根、脊髓或马尾神经。

（三）临床分型

腰椎间盘突出症的病理形态与临床症状、治疗方式的选择及预后密切相关。随着 CT、MRI 检查的应用，人们对腰椎间盘突出症的认识日益明晰，临床分型亦逐步一致。腰椎间盘突出症若按突出部位分为中央型、后外侧型、外侧型、极外侧型。

临床上，常按照椎间盘突出程度分为以下几种类型。

1. 膨出型　椎间盘均匀突出终板边缘，纤维环内层破裂但表层完整。临床症状较轻，经保守治疗症状多数缓解或治愈。

2. 突出型　纤维环大部分撕裂，髓核局限性突向椎管，为纤维环表层及后纵韧带所覆盖，易引起腰腿痛，一部分患者保守治疗有效，但也有部分常需手术治疗。

3. 脱出游离型　纤维环完全撕裂，髓核突破椎间盘外层的纤维环，直接进入神经脊管内，腰腿痛常见，多需手术摘除脱出的髓核组织。

4. Schmorl 结节及经骨突出型　Schmorl 结节髓核经上下终板软骨的裂隙进入椎体松质骨内，一般仅有腰痛，无神经根症状，多不需要手术治疗。

（四）临床表现

腰椎间盘突出症发病集中在 20～60 岁，男女比例约为 4:1。长期从事重体力劳动、剧烈体育运动、伏案工作及弯腰工作者易患腰椎间盘突出症。

1. 症状

（1）腰痛　大多数患者最先出现的症状就是腰痛，发生率约 90%。临床上以持续性腰背部钝痛多见，平卧位减轻，站立则加剧，这种疼痛一般可耐受，患者可以做腰部轻微活动及慢速行走。主要部位在下腰背部或腰骶部，可向一侧或两侧放射。持续时间少则 2 周，长者可达数月，甚至数年之久。

（2）下肢放射痛　虽然高位腰椎间盘突出（L2～L3、L3～L4）可以引起股神经痛，但临床少见，不足 5%。绝大多数患者是 L4～L5、L5～S1 腰椎间盘突出，表现为坐骨神经痛。典型坐骨神经痛是从下腰部向臀部、大腿后方、小腿外侧直到足部的放射痛，在喷嚏和咳嗽等腹压增高的情况下疼痛会加剧。放射痛的肢体多为一侧，仅极少数中央型或中央旁型髓核突出者表现为双下肢症状。

（3）下腹部痛或大腿前侧痛　在高位腰椎间盘突出症，当 L1、L2、L3 神经根受累时，则出现神经根支配区的下腹部腹股沟区或大腿前内侧疼痛。另外，尚有部分低位腰椎间盘突出症患者也可出现腹股沟区或大腿前侧疼痛，此种疼痛多为牵涉痛。

（4）马尾神经症状　向正后方突出的髓核或脱出、游离椎间盘组织压迫马尾神经，其主要表现为会阴和肛周感觉异常，排便及排尿无力，阳痿（男性），以及双下肢坐骨神经受累症状，严重的可出现大、小便障碍及双下肢不完全性瘫痪等症状，此症状临床上少见。

（5）间歇性跛行　患者长距离行走时引起腰腿痛及麻木加重，当取蹲位或卧床休息后，症状逐渐减轻或消失，使能再次行走，称为间歇性跛行。其产生机制及临床表现与腰椎椎管狭窄者相似，主要由于在髓核突出的情况下，可出现继发性腰椎管狭窄症的病理和生理学基础。对于伴有先天发育性椎管矢状径狭小者，脱出的髓核更加重了椎管的狭窄程度，以致易诱发本症。

（6）肢体麻木和冷感　多与下肢放射痛同时出现，仅有5%左右患者表现为单纯肢体麻木而无疼痛。肢体麻木及冷感的产生主要是由于脊神经根内的本体感觉和触觉纤维受刺激。有少数病例（约5%～10%）自觉肢体发冷、发凉，经测定小腿及足趾皮温降低，尤以足趾为著。有的还可出现单侧或双侧下肢水肿，主要是由于椎管内的交感神经纤维受刺激。

（7）肌肉痉挛和瘫痪肌肉痉挛　多发生在夜间，通常持续数秒至数分钟，主要由于神经根长期受压。腰椎间盘突出症所造成的瘫痪多因根性受损致使所支配肌肉出现程度不同的麻痹症，此种情况十分罕见，轻者肌力减弱，重者失去肌肉功能。

2. 体征

（1）姿势及步态异常　腰椎间盘突出症患者常会腰痛，为减轻疼痛，患者常出现腰椎生理性前凸减小或消失及腰椎侧弯，多向患侧凸。轻症者步态可正常，较重者可出现身体前倾，臀部凸向一侧的跛行，患肢步幅小。

（2）腰椎活动度受限　腰椎间盘突出时，腰椎关节活动受限，且活动时症状明显加重，一般是腰椎前屈、旋转及侧屈关节活动度受限为主。若患者合并腰椎椎管狭窄，后伸活动度亦受限。

（3）压痛及放射痛　腰椎间盘突出的节段、患侧棘突间隙或及椎旁1～2cm会出现压痛，常引起患侧下肢放射性疼痛，重症患者椎旁肌痉挛。压痛点也可出现在受累神经分支或神经干上，如臀部、坐骨切迹、腘窝正中、小腿后侧等。

（4）感觉异常　受累节段神经根支配的区域感觉异常。当患者L4神经根受压时，主要表现为股前区和小腿前内侧感觉异常；L5神经根受压主要表现为小腿外侧和足背内侧感觉异常；S1神经根受压主要表现为足背外侧、足底感觉异常。

（5）运动功能障碍　受累神经所支配的肌肉无力、萎缩。L4神经根受累，胫前肌、股四头肌肌力减弱及肌萎缩，常伴膝腱反射减弱或消失；L5神经根受累，踇趾背伸肌肌力减弱；S1神经根受累，踇长屈肌、小腿三头肌肌力减弱，可伴有跟腱反射减退或消失、小腿三头肌萎缩的表现。

扫码“看一看”

3. 特殊检查

（1）直腿抬高及加强试验　患者取仰卧位，伸膝，被动抬高下肢。正常人神经根有4mm滑动度，下肢抬高到60°～70°始感腘窝不适。腰椎间盘突出症患者神经根受压或粘连使滑动度减少或消失，抬高在60°以内即可出现坐骨神经痛，称为直腿抬高试验阳性。在阳性患者中，缓慢降低患肢高度，待放射痛消失，这时再被动屈曲患侧踝关节，再次诱发放射痛，称为加强试验阳性。

扫码“看一看”

（2）健侧直腿抬高试验　治疗师做健侧直腿抬高动作，如患侧下肢出现坐骨神经放射

扫码“看一看”

痛为阳性。腰椎间盘突出症患者此项检查可为阳性。

（3）股神经牵拉试验　对高位腰椎间盘突出有意义。患者俯卧，患侧膝关节屈曲，上提小腿，使髋关节处于过伸位，出现大腿前方痛即为阳性。在 L2～L3 和 L3～L4 椎间盘突出为阳性，而 L4～L5、L5～S1 此试验为阴性。

（4）屈颈试验及坐位屈颈试验　①屈颈试验：患者取仰卧位，四肢自然放平，检查者一手托于患者枕部，另一手按于患者胸前，徐徐将患者颈部屈曲，若能够引发患者腰痛及下肢放射痛，即为阳性。原理是通过屈颈使枕部离开床面，可令脊髓上升 2cm 左右，并使硬膜及神经根受到牵拉，加重了已经发生病变的神经根的紧张程度，从而引发疼痛。②坐位屈颈试验：患者坐位，双腿伸直，然后颈部前屈，如出现下肢放射性疼痛，或患者为减轻牵拉痛而不自主屈膝，即为阳性。阳性见于椎间盘突出症或坐骨神经受压。

（5）仰卧挺腹试验　通过增加椎管内压力，刺激神经根产生疼痛，以诊断椎间盘突出症，具体操作分 4 个步骤：①病人仰卧，双手放在腹部或身体两侧，以头枕部和双足跟为着力点，将腹部及骨盆用力向上挺起，若患者感觉腰痛及患侧传导性腿痛即为阳性。若传导性腿痛不明显，则进行下一步检查。②患者保持挺腹姿势，先深吸气后暂停呼吸，用力鼓气，直至脸面潮红约 30 秒钟左右，若有传导性腿痛即为阳性。③在仰卧挺腹姿势下，用力咳嗽，若有传导性腿痛即为阳性。④在仰卧挺腹姿势下，检查者用手轻压双侧颈内静脉，若出现患侧传导痛即为阳性。

考点提示　腰椎间盘突出症患者的特殊检查。

4. 影像学检查

（1）X 线片征象　正位 X 线片上可见椎体侧弯、椎体偏斜、旋转、小关节对合不良，椎间隙左右不等；侧位 X 线片示腰椎生理前凸明显减小、消失，甚至反常后凸，腰骶角小；椎体前缘磨角，侧位表现为骨刺，呈水平方向突起；椎体后缘增生后翘，上下关节硬化；椎体不稳，后移；椎体小关节两侧不对称；椎间盘真空现象，在髓核处出现一透亮度略高于椎间盘的区域；后突髓核、纤维环钙化，正侧位片均可见与椎间盘相关的钙化影。

当椎体的软骨板破裂，髓核可经裂隙突入椎体内，造成椎体内出现半圆形缺损阴影，又称为“许莫结节”。

腰椎间盘突出症患者若不合并向椎体后缘突出，临床可无神经根受压体征，但往往因许莫结节把椎体后缘翘起，刺激或压迫了神经根而引起症状、体征。此类患者侧位 X 线片可见椎体后缘三角形翘起阴影，CT 片可见典型的许莫结节的影像。

（2）CT 征象　①突出物征象：突出的椎间盘超出椎体边缘，与椎间盘密度相同或稍低于椎间盘的密度，结节或不规则块，当碎块较小而外面有后缘韧带包裹时，软组织块影与椎间盘影相连续。当突出块较大时，在椎间盘平面以外的层面上也可显示软组织密度影，当碎块已穿破后纵韧带时，与椎间盘失去连续性，除了在一个层面移动外，还可上下迁移。②压迫征象：硬膜囊和神经根受压变形、移位、消失。③伴发征象：黄韧带肥厚、椎体后缘骨赘、小关节突增生、中央椎管及侧隐窝狭窄。④特殊征象：Schmorl 结节。

（3）MRI 征象　①椎间盘突出物与原髓核在几个相邻矢状层面上都能显示分离影像。②突出物超过椎体后缘重者呈游离状。③突出物的顶端缺乏纤维环形成的线条状信号区，与硬膜及其外方脂肪的界限不清。④突出物脱离原椎间盘移位到椎体后缘上或下方。如有钙化，其信号强度明显减低。对于腰椎间盘突出症患者一般推荐 MRI 为影像学检查的首选方法。

应注意的是，无论何种影像学检查，均必须结合病史、症状和体征方能作出最后诊断。

5. 肌电图检查　若患者存在脊神经根损害时，肌电图检查可协助定位诊断和鉴别诊断。

二、康复评定

（一）脊柱功能评定

在患者入院 5 天内进行初期评定，住院期间可根据功能变化情况进行一次或多次中期评定，出院前进行末期评定。

1. 腰椎关节活动度检查　腰椎可沿冠状轴做屈伸运动，沿矢状轴做侧屈运动，沿纵轴做侧旋运动。腰椎的活动除与腰椎的结构有关外，还与年龄、性别、体重等因素有关。腰痛的患者通常有不同程度的腰椎活动受限。可选用通用量角器检查患者腰椎前屈、后伸、旋转及侧屈关节活动度，了解关节活动受限程度。一般正常情况下，腰椎活动度如下：屈 40°、伸 30°，左、右侧屈各 30°，左、右侧旋各 30°。

2. 肌力评定　腰痛的患者常伴有腰背肌、髂腰肌肌力减弱，当神经根或马尾神经受压迫时，尚可表现下肢肌力减弱。通常使用 MMT（徒手肌力检查）、MRS（康复治疗监测系统）等进行评定。准确的肌力测定有助于了解患者的功能状况，并对疗效进行评定。

3. 腰椎生理曲度的检查　腰椎间盘突出症患者常因腰椎旁肌的急慢性病变，腰背肌痉挛，腰椎结构破坏或退行性改变等因素而导致腰椎生理曲度改变，常见的有腰椎生理弯曲减小或后凸畸形，腰椎前凸增加，腰椎侧弯等。

4. 脊柱稳定性评定　腰椎不稳定是腰背痛最常见的原因之一，评价腰椎不稳定的标准有多种。对退行性脊柱不稳定，目前临床多使用过屈、过伸动态 X 线片检查，与邻近的椎间隙成角超过 15° 或移位超过 3mm，就能诊断脊柱不稳定。

（二）日常生活活动能力和工作能力的评定

一般包括 PADL 评定、FIM 评定。腰痛较为常用的是日本骨科学会的下腰痛评分表（表 4－2）。

表 4－2　下腰痛评分表（JOA 评分）

内容	标准	评分
1. 主观症状（9 分）		
（1）下腰痛（3 分）	无	3
	偶有疼痛	2
	频发静息痛或偶发严重疼痛	1
	频发或持续性严重疼痛	0
（2）腿痛或麻痛（3 分）	无	3
	偶有轻度腿痛	2
	频发轻度腿痛或偶有重度腿痛	1
	频发或持续重度腿痛	0
（3）步行能力（3 分）	正常	3
	能步行 500m 以上，可有痛、麻、肌力减弱	2
	步行＜500m，因痛、麻、肌力减弱	2
	步行＜100m，因痛、麻、肌力减弱	0

续表

内容	标准		评分	
2. 体征（6 分）				
（1）直腿抬高（包括腘绳肌紧张）（2 分）	正常		2	
	30～70°		1	
	<30°		0	
（2）感觉障碍（2 分）	无		2	
	轻度		1	
	明显		0	
（3）运动障碍（2 分）	正常（5 级）		2	
	稍弱（4 级）		1	
	明显减弱（0～3 级）		0	
3. 日常生活活动（ADL）受限（14 分）		重	轻	无
	（1）卧位翻身	0	1	2
	（2）站立	0	1	2
	（3）走	0	1	2
	（4）洗漱	0	1	2
	（5）身体前倾	0	1	2
	（6）坐（1 小时）	0	1	2
	（7）举重、持物	0	1	2
4. 膀胱功能（6 分）	正常		0	
	轻度失控		−3	
	严重失控		−3	

注：满分 29 分。

（三）疼痛评定

疼痛评定主要可采用目测类比法（VAS）、简化 McGill 疼痛问卷和压力测痛法等评定方法。

（四）行走能力测定

腰椎间盘突出症患者由于腰痛及神经根、马尾受累导致步态异常，需对患者步行速度、距离、频率、时间、步行困难程度、疼痛程度及步态特点等进行观察及分析，以判定其行走能力。

（五）精神心理评定

精神心理评定包括情绪评定、人格评定等。

（六）Tauffer 和 Coventry 腰椎间盘突出症疗效标准（表 4－3）

表 4－3　腰椎间盘突出症疗效标准（Tauffer & Coventry）

结果	标准
良	背痛和下肢痛大部分（76%～100%）解除 能从事惯常的工作 身体活动不受限制或轻微受限 不经常使用止痛药或不用止痛
可	背痛和下肢痛部分（26%～75%）解除 能从事惯常的工作但受限制，或能从事轻工作 身体活动受限制 经常使用止痛药
差	背痛和下肢痛减轻很少一部分或没有缓解（0～25%）或疼痛加重不能工作 身体活动极度受限 经常使用强止痛药或麻醉药

三、康复治疗

（一）治疗作用

实践证明，经过康复治疗绝大多数腰椎间盘突出症患者可以收效。少数病例因反复发作频繁或症状较重且久治无效，应考虑手术治疗。康复治疗的作用有以下几个方面。

1. 消炎、镇痛 早期制动和休息可缓解脊柱压力，减轻疼痛；服用中药和注射疗法消炎止痛；通过物理治疗，可改善损伤局部血液循环，促进炎症消散，松解粘连，从而减轻疼痛。

2. 兴奋神经、肌肉 针灸、电疗等能刺激肌肉、兴奋神经，使之调理修复，故对因神经根受压时间过长引起的下肢肌肉萎缩、麻木等症状的患者疗效较好。

3. 促进突出物回纳 通过制动休息、牵引、推拿等治疗，促进突出物回纳，或改善突出物与其周围组织的结构关系。同时，局部肌肉、韧带的运动训练也可以使得突出物回纳，并有防止病变继续发展的作用。

（二）治疗方法

腰椎间盘突出症治疗的首要是卧床制动休息。

1. 卧床休息和制动 休息疗法一直是治疗腰痛的常用方法，普遍认为卧床休息可减轻脊柱应力负载，促进软组织恢复，缓解肌肉痉挛及受压迫神经根水肿，从而达到减轻临床症状的目的。

急性期宜制动，睡硬板床 2～3 周，减少病变部位的活动。卧床时间因腰痛程度及原因不同而异，一般的腰痛应休息 1～3 天，而严重的腰痛应休息 2～3 周。卧床休息时可仰卧将双膝、双髋屈，这对 L4～L5 椎间盘突出症患者特别有效，也可选择自感舒适的侧卧、俯卧位。绝对卧床时间一般不宜超过 1 周。卧床休息一段时间症状改善后，应尽量下床做简单的日常生活活动。离床时宜用腰围保护，避免走路或运动时腰骶神经在椎管内反复移动对神经根的刺激。日常活动的量要循序渐进，在不加重腰腿疼痛症状的情况下，直至逐渐恢复正常活动。

2. 药物治疗 腰痛可口服对乙酰氨基酚及非甾体抗炎药（NSAIDs）进行镇痛治疗。对于没有禁忌证的患者，推荐使用 2～4 周的 NSAIDs。而对于不能耐受或禁用 NSAIDs 的腰痛患者，对乙酰氨基酚比较合适。

3. 注射治疗 也可根据病情选用骶管封闭疗法、硬膜外腔注射疗法、超声引导下腰神经根阻滞疗法。

（1）骶管封闭疗法 适用于 L5、S1 椎间盘突出症，是将药液经骶裂孔注射，药液在椎管内上行至患部神经根处发挥治疗作用。所用药液包括确炎舒松 25mg、维生素 $B_1$100mg、维生素 B_{12}200mg、0.25%利多卡因 5ml 和 0.9%生理盐水 10～50ml，注射量一般为 40～70ml，5～7 天一次，3～5 次为一疗程。另外对一些急性发作疼痛较重的患者可采用在压痛点部位行局部注射缓解疼痛症状，常用药有醋酸泼尼松龙、醋酸可的松、利多卡因等。

（2）硬膜外腔注射疗法 适用于 L3、L4 或 L5 椎间盘突出症患者。穿刺部位一般在病变节段，注药量一般为 20ml，常用注射药液成分有 0.25%利多卡因 5ml、维生素 $B_1$100mg、维生素 B_{12}200mg、0.9%生理盐水 10ml、确炎舒松 25mg，每 5～7 天一次，对治疗合适，且穿刺给药正确者，一般一次可见效，5 次为一疗程。

（3）超声引导下神经根阻滞疗法 利用超声显像可直观地分辨组织结构，并在其实时引导下将穿刺针准确地置于靶神经根，注射阻滞药物，一般为 2%利多卡因、曲安奈德 10mg、

0.9%生理盐水混合液，根据患者主观放射感受酸胀不适停止推注药物，药物推注容量小于10ml。每周 1 次，治疗 3～5 次为一个疗程。治疗过程中常规心电监护，治疗后患者平卧 1 小时，观察患者有无特殊不适，双下肢活动无异常后方可离开，嘱患者 3 个月避免剧烈腰部运动。并根据患者疼痛缓解情况确定是否继续下一疗程治疗。

4. 牵引 腰椎牵引是治疗腰椎间盘突出症的有效方法。一般认为有神经根刺激症状时即为适应证。根据牵引力的大小和作用时间的长短，将牵引分为慢速牵引和快速牵引。急性期牵引距离不宜过大，时间不宜过久。

（1）慢速牵引　慢速牵引是指小重量持续性牵引，慢速牵引包括很多方法，如自体牵引（重力牵引）、骨盆牵引、双下肢皮肤牵引等。临床上对腰椎间盘突出症最为常用的是骨盆牵引，持续性骨盆牵引可使腰椎间隙增宽，促使突出物部分还纳，减轻对神经根的机械刺激，松解神经根粘连，同时椎间孔面积也增加，上下关节突关节间隙增宽，对关节滑膜的挤压减轻，使症状缓解或消失。

骨盆牵引时，临床一般采用仰卧位（亦可采用俯卧位）持续牵引，用两个牵引带分别固定骨盆和胸部或腰部进行对抗牵引。牵引重量大时，牵引时间要短，牵引重量小时则时间要长，但牵引重量一般不小于体重的 25%。牵引重量一般从自身体重的 60%开始，逐渐增加到相当于自身体重或增减 10%以内为宜。每日牵引 1～2 次，每次 20～30 分钟。牵引中患者应感到疼痛减轻或有舒适感，如疼痛反而加重或难以忍受，应检查牵引方法是否正确或是否适合牵引。孕妇、严重高血压、心脏病患者禁用该法。慢速牵引由于牵引重量小，作用缓慢，其不良反应较少，但由于牵引时间长，胸腹部压迫重，呼吸运动受到明显的限制，所以对老年人特别是有心肺疾病的患者应特别谨慎，另外慢速牵引重量过大也可造成神经根刺激或损害。

间歇牵引近年来在国内应用也渐广泛，采用电子控制牵引床进行，可根据病情选择牵引时间和放松时间。

（2）快速牵引　多方位快速牵引又称三维多功能牵引，由中医的“拉压复位法”和“旋转复位法”发展而来。该牵引将上述两种方法结合，由计算机控制，瞬间完成，所以称之为快速牵引。多方位快速牵引在治疗时有三个基本动作：水平牵引、腰椎屈曲或伸展、腰椎旋转。该牵引的特点是定牵引距离，不定牵引重量，即牵引距离设定后，牵引重量会随受牵引者腰部肌肉抵抗力的大小而自动调整，并且多在牵引的同时施加中医的正骨手法。

重度腰椎间盘突出、后纵韧带骨化和突出椎间盘的骨化，以及髓核摘除术后的患者都应慎用本法。快速牵引后为减轻牵引的加剧反应和促进病情的好转，可行骶裂孔注射，口服非甾体抗炎药、地巴唑和小剂量的地塞米松。于牵引三日后可加推拿、理疗、针灸等治疗。

5. 物理因子治疗 理疗可有消炎、镇痛，改善局部微循环，消除神经根水肿，粘连松解，促进组织再生，兴奋神经、肌肉等作用。理疗是腰椎间盘突出症康复治疗中不可缺少的治疗手段，在临床上广泛应用。常用的有超短波、微波、高频电疗、中频电疗、直流电药物离子导入、红外线、蜡疗、音频电疗、磁疗等。急性期禁用温热疗法。

（1）高频电疗法　常用的有超短波、短波及微波等疗法，通过其深部透热作用，改善腰背部肌肉、软组织、神经根的血液循环，促进功能恢复。对脊髓型、神经根型颈椎病具有较好疗效。超短波及短波治疗时，电极于腰腹部对置或腰部、患肢斜对置，早期无热量，恢复期微热量，10～15 分钟/次，1 次/天，15～20 次为一个疗程。微波治疗时，将微波辐射电极置于腰背部，早期无热量，恢复期微热量，12～15 分钟/次，1 次/天，15～20 次为一个疗程。

（2）低中频电疗法 电极于腰骶部并置或腰骶部、患侧下肢斜对置，根据不同病情选择相应处方，如止痛处方、调节神经功能处方、促进血液循环处方，20 分钟/次，1 次/天，15～20 次为一个疗程。

（3）直流电药物离子导入疗法 应用直流电导入各种中西药物治疗。常用药物有：中药、陈醋、威灵仙、10%碘化钾、普鲁卡因等。治疗时将浸透药液的药垫放在直流电流的作用电极上（阴离子由阴极导入，阳离子由阳离子导入），作用电极置于颈后部，辅助电极置于患侧前臂或手背。直流电流强度以作用极的衬垫面积计算，一般电流密度成人为 0.04～0.1mA/cm^2，儿童为 0.02～0.08mA/cm^2，每次 20 分钟，每日 1 次，10～15 次为一个疗程。根据病情需要，间隔一周左右可重复治疗。

（4）红外线照射 将红外线灯于腰骶部照射，照射距离 30～40cm，温热量，20～30 分钟/次，每日 1 次，15～20 次为一个疗程。

（5）磁疗 应用中等剂量强度的磁片或磁珠，贴敷在腰骶部和患肢的腧穴上，达到刺激穴位，疏通经络，调和气血，止痛消肿的目的。20～30 分钟/次，每日 1 次，10～15 次为一个疗程。

6. 辅助技术 可选用腰围增强腰部负担，加强腰部保暖；病情较重者可辅以手杖，减轻腰部的负重，提高患者日常生活及自理能力。但腰围不可长期使用，以免造成腰背部肌力下降和关节活动度降低，从而引起废用性肌萎缩，对腰围产生依赖性。腰围佩戴时间一般不超过 1 个月，在佩戴期间可根据患者的身体和疼痛情况，做一定强度的腰腹部肌力训练。

7. 运动治疗 当患者疼痛症状初步消退后，宜尽早开始卧位腰背肌和腹肌肌力训练，此时宜做腰背肌和腹肌的等长收缩训练，或以恢复生理曲度为终止点的动力性训练，以避免增加椎间盘内应力负荷，如在俯卧位垫高腹部使腰椎稍屈曲，然后做抬起上身或下肢至水平位的练习，以及仰卧位抬起头部及肩部的练习，或将两膝屈向胸部使臀部稍稍抬起的练习避免腰椎过屈或过伸的动作。

（1）脊柱柔韧性训练 脊柱柔韧性训练宜取坐位保持骨盆不动，放松腰背肌肌肉做腰椎屈、伸、左右侧弯及左右旋转运动。运动速度平稳缓慢，幅度逐渐增大。避免引起疼痛感觉。再者可选用 MRS 进行上述训练。

（2）腰背肌及腹肌训练 继急性期腰背肌和腹肌训练后，当患者症状进一步好转时，需进一步加强训练，原则上腰背肌和腹肌同时练习，以求脊柱前后肌力平衡且同时增强肌力，但具体应根据腰椎曲度、骶骨前倾角大小及腰背肌、腹肌肌力比值大小而有所偏重。运动训练应每天进行，至少持续 3 个月，以后适当进行巩固性训练。神经根症状消失后应开始恢复脊柱活动度的训练。具体的训练方法如下。

1）腰背肌肌力训练 仰卧位，挺胸，双肘支撑床面，抬起胸部和肩部；“拱桥式”：仰卧位，双腿屈曲，抬起臀部同时挺胸挺腰，犹如“拱桥”；上背伸肌训练：俯卧位，先将头抬起，然后上身和头部抬起，保持 5～10 秒；燕飞式：俯卧位，腹下垫枕，使身体呈“燕飞”状，两手和上臂后伸，躯干和下肢均同时用力后伸，两膝伸直，使头与下肢形成一水平线，保持 5～10 秒，上述每一动作重复 10 次，开始时重复次数宜少，以后酌情渐增，每日至少进行 1～2 次。

2）腹肌训练 仰卧位，抬头，双上肢平伸，上身和头部抬起，使背部离床；下肢抬起：

仰卧位，下肢并拢，抬起双下肢离开床面。以上姿势维持 4～10 秒，重复 4～10 次。

（3）矫正训练　腰椎前凸过大时发生腰椎间盘后突的倾向增加，此时宜进行减小腰椎前凸的矫正练习。方法是着重做增强腹肌及臀肌的练习，使骨盆及骶骨前角减小，腰椎前凸曲度可同时缩小。

8. 行为心理治疗　对于慢性疼痛患者，针对其存在的焦虑、抑郁问题进行心理辅导和康复知识教育，以改善其心理状态和治疗的积极性。

9. 中医康复治疗

（1）针刺治疗　①毫针疗法：取穴为大肠俞、阿是穴、委中、阳陵泉、关元俞。臀部疼痛者加环跳，大腿后侧疼痛者加殷门，大腿外侧疼痛者加风市，小腿疼痛者加承山。手法均用泻法，大肠俞、关元俞直刺 1.5 寸，使针感向下肢传导；阿是穴、委中、阳陵泉直刺 1.0～1.5 寸，可配合三棱针委中放血。②耳穴疗法：取穴为腰骶椎、臀、坐骨神经、神门。毫针刺入后用强刺激，留针 10～20 分钟，也可用耳穴压丸法。③穴位注射疗法：取局部压痛点，用 10%葡萄糖 10～20ml 加维生素 $B_1$100mg，在压痛点按一针多向透刺法，分别向几个方向注入药液。每 3～4 天治疗 1 次，10 次为一个疗程。④艾灸疗法：取穴为肾俞、环跳、阳陵泉，用艾条温和灸 10～20 分钟，或用温针灸。每日 1 次，10 次为一疗程。

（2）推拿治疗　推拿治疗是治疗腰椎间盘突出症的有效疗法，方法安全，简便易行，疗效满意。可降低椎间盘内压力，增加外界的压力，促使突出物回纳，为纤维环的修复创造有利条件；改变突出物的位置，松解粘连，解除或减轻对神经根的压迫；加强局部气血循环，促使受损伤的神经根恢复正常的功能。

操作步骤：①解除腰臀部肌肉痉挛，患者俯卧位，在患者背部、臀部及下肢行滚、按、揉法。②降低椎间盘内的压力，手法或机械进行骨盆牵引，增宽椎间隙，行拔伸法。③增加椎间盘外部的压力，患者俯卧，行腰部有节律地按压，振法，下肢后伸扳法。④调解关节、松解粘连，行腰部斜扳或旋转复位法，在仰卧位，强制直腿抬高，牵拉坐骨神经和腘绳肌，也可达到松解粘连的作用。

根据患者病情，手法应有增减。同时应注意，孕妇、腰椎结核、肿瘤患者禁用手法治疗。

（3）其他治疗　电针、艾灸、头皮针、水针、火罐、中药治疗等。

10. 西方手法治疗　以 Maitland 的脊柱关节松动术和 McKenzie 的脊柱力学治疗法是国外物理因子治疗下腰痛最为常用的方法。

（1）Maitland 脊柱关节松动术　主要手法包括脊柱前后中央前后按压、脊柱中央后前按压并右侧屈、横向推压棘突、腰椎旋转、纵向运动、腰椎屈曲、直腿抬高和腰椎牵引等。治疗技术有多种，没有固定模式。但是无论什么样的技术都必须适合患者的症状、体征、病理变化。常用的治疗技术：有双侧腰痛者用脊柱中央后前按压，有椎间关节僵硬者用脊柱中央后前按压并左、右侧屈，椎体前移和椎间盘突出者用脊柱中央前后按压，有深部肌肉痉挛者用单侧脊柱外侧后前按压，单侧腰部疼痛的患者用横向推棘突，从不痛侧推向痛侧，腰痛伴有一侧下肢痛，用旋转手法或纵向运动，屈曲运动对肌肉痉挛有一定作用。

（2）McKenzie 脊柱力学治疗法　将脊柱疾病分为姿势综合征、功能不良综合征和椎间盘移位综合征。治疗原则分别是姿势综合征需要矫正姿势；功能不全综合征出现力学变形时采用屈曲或伸展原则；椎间盘后方移位时，如果伸展使疼痛向心化或减轻，则采用屈曲原则；神经根粘连则采用屈曲原则。McKenzie 疗法核心内容是指导患者做脊柱伸展运动，帮助患者独立主动地治疗和预防腰痛，只是在必要时对个别患者施以松动术或手法治疗，因此 McKenzie 疗法总体上是一种治疗性体操。

下面介绍 McKenzie 疗法的几种基本方法。

1）俯卧　俯卧平躺，双臂放在身体两侧。双臂自然放松伸直，头转向一侧。做几次深呼吸，全身肌肉放松，保持此姿势 2～3 分钟。

2）俯卧屈肘位伸展运动　此运动练习在俯卧练习的基础上进行。保持俯卧的姿势，将手肘放在垂直于肩膀的下方，使上半身支撑在前臂之上。首先深呼吸几次，然后尽量完全放松下背部的肌肉，保持此姿势 2～3 分钟。若在练习中感觉到突发的疼痛加剧，即增大双臂手肘之间的距离，降低上半身的倾斜角度到可以忍受程度。

3）俯卧伸肘位伸展运动　在本运动练习前，先做一次俯卧和俯卧伸展运动练习。继续保持俯卧的姿势，面向前方。将双手放在肩膀之下，摆出准备做俯卧撑的姿势。伸直双臂，在疼痛可以忍受的程度下尽量撑起上半身（盆骨以上部分）。注意完全放松髋部、臀部和双腿，使背部尽量伸展。保持此姿势 1～2 秒，然后恢复到开始姿势。

4）站立伸展运动　站立位，双脚分开站直，双手放在后腰部，四指靠在脊柱两侧，然后使用双手为支点，使躯干尽量向后弯曲。

5）平躺弯曲运动　仰卧位，双腿屈曲，双脚平放。然后使双膝靠近胸部，抱住双腿，在疼痛可以忍受的程度下轻柔而缓慢地将双膝尽量靠近胸部。保持此姿势 1～2 秒，然后放开双腿，恢复到开始姿势。注意在本项练习时不要抬头，放下双腿时保持双腿屈曲。

6）坐式弯曲运动　此运动在平躺弯曲运动练习一周后进行。坐位，双腿尽量分开，双手平放在腿上，向下弯腰，双手抓住脚踝或者触摸到地面，然后恢复到开始姿势。注意练习时进行弯腰幅度比上一次大一些，保证练习结束后背部尽量弯曲，腰部尽可能地靠近地面。

7）站立弯曲运动　此运动练习在坐式弯曲运动连续练习两周后进行。双脚分开站直，双臂放在身体两侧，向前弯腰，双手在身体承受的范围内尽量向下伸。

11. 预防　近年来，随着人们生活和工作方式的改变，腰椎间盘突出症的发病率也越来越高。正确的劳动姿势和劳动保护，能减少劳动损伤和避免加速腰椎间盘退变，对预防腰椎间盘突出症有着重要的作用。具体预防措施如下。

（1）纠正不良体位、姿势　纠正不良的读写工作姿势，不要长时间维持同一姿势，尤其避免久坐，若需久坐时应以靠垫支撑下背，并使用高背座椅；站立时应维持适当的腰椎前弯角度，久站应该经常换脚，或者利用踏脚凳调整重心；卧床休息时最好选用硬板床。

（2）劳逸结合，注意保护　注意自我调节，避免长期做反复固定动作；避免脊柱过载，以免促使和加速退变；某些需要长时间弯腰或长期伏案工作的人，可以通过不断调整座椅和桌面的高度来改变坐姿；坚持工间操，使疲劳的肌肉得以恢复。

（3）加强运动，提高身体素质　生命在于运动，健康在于运动。运动同样对骨骼－肌肉系统有良好的作用，使骨的强度、韧性增加，延缓骨质的退行性变。生活中多进行一些例如洗热水澡、游泳、步行、慢跑等运动，提高身体素质，锻炼强有力的背部肌肉，可有效防止劳损，减少腰椎间盘突出症的发生。

（三）注意事项

（1）急性期应进行一些不导致腰椎间盘压力过大的训练，如腰部和腹部肌肉的等长收缩；慢性期、亚急性期患者的症状缓解后，可以增加腰肌和腹部肌肉力量训练的强度。

（2）保持良好的情绪和运动量，不能急于求成，循序渐进地进行锻炼。

（3）在日常生活中，不要给椎间盘施加很大的压力，如尽量避免搬重物，如果不得不搬时，要蹲下去，然后腰挺起来，背挺起来，再去搬。

（4）避免剧烈的运动，如跑步、球类的运动。

（5）游泳是比较好的有氧运动方法，慢性期的患者可以参加游泳训练，但要注意水温合适，避免着凉引起的肌肉痉挛和收缩，加重腰椎间盘突出的症状。

扫码“学一学”

第四节　肩周炎的康复

案例讨论

【案例】

患者，张某，女，40 岁，某单位高管。右肩部疼痛逐渐加重 20 余天，行走时疼痛加重，夜间疼痛比白天明显，严重影响睡眠。

查体：颈部活动度良好，无明显压痛。患侧冈上肌、斜方肌有明显的萎缩。肱二头肌长头腱、冈上肌和肩胛下肌附着点有压痛。肌力检查：施加抗阻时疼痛明显，肌力较对侧略有下降。肩部关节活动度检查：前屈 68°、后伸 15°、内收 17°、外展 34°、内旋 10°、外旋 12°。运动速度及协调性检查：右侧上肢落后于左侧。双上肢感觉和腱反射无异常，无病理反射。X 线片检查：右侧肩关节可见有骨质疏松。肌电图检查：双上肢无异常发现。

诊断：右侧肩周炎。

【讨论】

1. 该患者主要的康复问题（功能障碍）有哪些？
2. 该患者应进行哪些康复评定？
3. 请根据患者目前情况制订有效的康复治疗方案。

肩周炎是一种非常常见的骨科疾病，特别是在久坐不动人群中更加普遍。它是以肩部逐渐产生疼痛且夜间为甚，逐渐加重，肩关节活动功能受限且日益加重，到一定程度后逐渐缓解，直至最后完全复原为主要表现的肩关节周围组织的慢性炎症。肩周炎康复治疗目的主要是改善肩部血液循环，加强新陈代谢，减轻肌肉痉挛、牵伸粘连和挛缩的组织，以减轻和消除疼痛，恢复肩关节的正常功能，恢复日常生活自理能力。

一、概述

（一）定义

肩关节周围炎（periarthritis of shoulder）简称肩周炎，是以发生于肩关节周围的肌肉、肌腱、筋膜、滑囊、关节囊等软组织的无菌性炎症为病理基础，表现为肩部疼痛和肩关节运动功能障碍症候群的一种疾病。本病好发于 40～50 岁左右的中老年人，女性发病率略高于男性，左肩稍多于右肩。

广义的肩关节周围炎应包括肩峰下滑囊炎、冈上肌腱炎、肩袖病变、肱二头肌长头腱炎及其腱鞘炎、喙突或喙肱韧带炎、冻结肩、肩锁关节炎、肩峰下撞击综合征等多种疾病，病变可涉及肩关节周围滑囊、肩肱关节腔、肌腱、腱鞘及其他肩关节周围软组织。狭义的肩关节周围炎也就是所谓的冻结肩，病理表现为肩肱关节腔早期有腔内的纤维素样渗出，晚期出现关节腔粘连、容量缩小。冻结肩因具有肩肱关节各方向上的主动运动和被动运动明显受限，并伴有肩部疼痛的特点而被形象命名。

（二）病因

肩关节周围炎并非是单一病因的疾病，其发生与组织的退行性变、慢性劳损、外伤及风、寒、湿的侵袭有关。

1. 肩部因素

（1）肩关节周围软组织退行性变，从而对各种外力的承受能力减弱。

（2）肩关节周围软组织劳损，长期过度劳动，姿势不良等所产生的慢性致伤力均可波及关节囊和周围的软组织，引起关节囊的慢性炎症和粘连。

（3）上肢外伤后肩部固定过久，肩部活动减少，造成局部血液循环不良，肩周组织继发性萎缩、粘连。

（4）肩部急性挫伤、牵拉后因治疗不当等。

2. 肩外因素

（1）颈椎源性肩周炎　指由于颈椎病引起的肩周炎。这种肩周炎的特点为先有颈椎病的体征和症状，而后再发生肩周炎。

（2）冠心病　由于冠状动脉供血不足，造成心肌缺血或缺氧而引起的绞痛，疼痛主要位于胸骨后部，常可放射到肩、上肢或背部，左肩及左上肢尤为多见。尚可引起肌肉痉挛，肩关节运动受限，可诱发肩周炎。

（3）其他邻近部位的疾病　包括肺部结核，膈下疾病、胆道疾病等也可发生肩部牵涉痛。

另外，本病发生尚与精神心理因素、内分泌紊乱及自身免疫反应等有关。

（三）临床表现

1. 肩周疼痛　肩周炎的疼痛多为阵发性疼痛，多数为慢性发作，以后疼痛逐渐加剧或钝痛，或刀割样痛，且呈持续性，气候变化或劳累后，常使疼痛加重。疼痛与动作、姿势有明显关系，随病程延长，疼痛范围逐渐扩大。肩周炎疼痛多局限于三角肌及邻近区域，但是一旦疼痛诱发了肌肉痉挛，疼痛范围可较为广泛，有时还可沿上臂后侧放射至肘部。

2. 关节功能障碍　肩关节功能性活动受限是肩周炎的又一特征。一般肩关节的活动受限发生在疼痛症状明显后的3～4周，早期的肩关节功能活动限制因素可能是疼痛、肌肉痉挛等。晚期的肩关节活动受限则是由于关节囊、韧带等软组织的粘连、挛缩等因素，肩关节明显僵硬，并呈全方位的关节功能活动受限。并且，随着病程发展，疼痛逐渐减轻，关节活动受限的程度却越来越重，肩关节活动受限一般以外展、后伸和内外旋活动受限较为明显。疾病后期，肩关节外展时可出现典型的“扛肩”现象。

知识拓展

外展“扛肩”现象

所谓外展“扛肩”现象，是指肩周炎患者肩关节主动或被动外展时，患侧肩胛骨亦随之向外上方移动，肩部随之高耸，形成扛肩现象。

此现象出现的原因是肩关节周围出现广泛粘连，肩肱关节与肩胸关节之间的运动比例失调，肩关节外展功能受限。在肩周炎患者中，一旦关节囊粘连、挛缩，患者肩关节外展时可出现典型的扛肩现象。

发生扛肩现象时，穿衣、插手、摸兜、梳头、摸背、晾晒衣物等日常活动都会发生困难，严重时甚至会累及肘关节，屈肘时手不能摸背。扛肩现象一方面是通过肩胛骨抬高、后旋再外展来完成代偿运动功能，另一方面也是通过改变位置以保护已有病变的肩肱关节。

除了通过抬高肩胛骨来保护肩关节之外，许多肩周炎患者的肩关节运动也都有相应的保护性表现，如休息时受累侧的上臂通常置于内收、内旋位，行走时手臂的摆动减小，患者经常处于一种略微弯腰的姿势等。

3. 压痛 多数患者在肩关节周围可触到明显的压痛点，在肱二头肌长、短头肌腱，喙突，冈上肌附着点，三角肌前、后缘及肩峰下滑囊处均有明显压痛，尤以肱二头肌长头腱沟为甚。少数呈肩周软组织广泛性压痛，无压痛点者少见。

4. 肌肉萎缩 三角肌、冈上肌、斜方肌等肩周围肌肉早期可出现痉挛，病程晚期可发生废用性肌萎缩，出现肩峰突起，上臂上举、后伸受限等症状。

5. 影像学检查 常规摄片一般无异常改变，年龄较大或病程较长患者可见骨质疏松，但无骨质破坏，亦可见冈上肌腱、肩峰下滑囊钙化征。

（四）临床分期

按肩周炎的发生与发展，大致可分为疼痛期、冻结期和恢复期。各期之间无明显界限，各期病程长短不一，因人而异，差别很大。

1. 疼痛期 又称为早期、急性期或冻结进行期，持续时间约为2～9个月。该期主要的临床表现为肩关节周围的疼痛。疼痛剧烈，昼轻夜重，甚则严重影响睡眠，疼痛性质为持续性疼痛。有的急性发作，但多数是慢性疼痛，有的只感觉肩部不舒适及束缚的感觉。疼痛多局限于肩关节的前外侧，可延伸到三角肌的抵止点，常涉及肩胛区、上臂或前臂。局部压痛点多位于结节间沟、喙突、肩峰下滑囊或三角肌附着处、冈上肌附着处、肩胛内上角等处。由于是局部急骤而剧烈的疼痛反向性地引起肌肉痉挛，肩关节本身还有一定范围的活动度，只是伴有肩关节外展和外旋活动轻度受限。

2. 冻结期 又称为中间期、慢性期或僵硬期，持续时间为4～12个月。该期患者疼痛症状减轻或消失，但压痛范围仍较为广泛。由疼痛期肌肉保护性痉挛造成的关节功能受限已发展到关节挛缩性功能障碍，肩关节功能活动严重受限，肩关节周围软组织广泛粘连、挛缩，呈“冻结”状态。各方向的活动范围明显缩小，以外展、外旋、上举、后伸等最为显著，严重时影响日常生活，如梳理头发、穿脱衣服、举臂抬物、向后背系扣、后腰系带等动作均有一定程度的困难。做外展及前屈运动时，肩胛骨随之摆动而出现“扛肩”现象，严重者可见三角肌、冈上肌、冈下肌等肩胛带肌，尤其是三角肌的废用性萎缩。肩关节外展可低于45°，后伸仅10°～20°，内旋<10°，上举<90°。

3. 恢复期　又称末期、解冻期或功能恢复期，持续时间为5～26个月。该期仅有个别患者仍有轻微的疼痛，大多数患者不仅肩痛基本消失，且随着日常生活，劳动及各种治疗措施的进行，肩关节的活动范围逐渐增加，肩关节周围关节囊等软组织的挛缩、粘连逐渐消除，外旋活动首先恢复，继则为外展和内旋活动。本期大多数患者的肩关节功能恢复到正常或接近正常，不过肌肉的萎缩则需较长时间的锻炼才能恢复正常。值得注意的是，疼痛期的时间长短与恢复期的时间长短相关，即疼痛期时间短者，其恢复期相对也较短，反之，则长。症状的严重程度与恢复期时间长短没有相关性，即症状重者，不一定恢复期长，症状轻者，不一定恢复期短。另外，恢复过程也并非呈直线型发展，肩关节运动功能的改善有时会出现起伏，甚至停滞，甚至部分肩周炎患者的肩关节可能在恢复期后遗留后遗症。

二、康复评定

（一）肩关节功能评定

1. 感觉功能评定　疼痛是肩周炎患者就诊的主要临床症状之一，一般采用视觉模拟评分法（VAS）进行评定。即在纸上面划一条10cm的横线，横线的一端为0，表示无痛；另一端为10，表示剧痛；中间部分表示不同程度的疼痛。让患者根据自我感觉在横线上划一记号，0点到标记处的距离表示疼痛的程度。轻度疼痛平均值为2.57±1.04cm；中度疼痛平均值为5.18±1.41cm；重度疼痛平均值为8.41±1.35cm。

2. 运动功能评定　主要评定肩关节各轴位的关节活动度及肌力。

（1）关节活动度测量　通常选用通用量角器测量患者肩关节屈、伸、外展、内旋及外旋等活动度。评定量表参照Brunnstrom等级评估分级：0分，关节无活动；1分，关节运动达正常活动范围的1/4；2分，关节运动达正常范围的1/2；3分，关节运动达正常范围的3/4；4分，关节运动正常。正常肩关节的活动度：前屈0°～180°，后伸0°～50°，外展0°～80°，内旋 0°～80°，外旋 0°～30°。评定时应注意固定肩胛骨，防止肩胛胸壁间活动，造成肩关节活动度的代偿，导致测量不准确，同时需进行健、患侧对比。

（2）肌力评定　对肩关节周围肌群进行徒手肌力评定，包括三角肌、背阔肌、胸大肌、肩胛下肌等。评定注意选择体位，避免代偿。

（3）心理功能评定　由于患侧肩关节疼痛明显、持续时间较长且关节活动受限，影响睡眠及日常生活活动，常导致患者出现焦虑、抑郁情绪，严重者发展为抑郁症等心理疾病，常选用汉密尔顿焦虑及抑郁量表进行评定。

（二）肩关节活动能力评定

主要对患者的日常生活活动情况进行评定。如患者有穿脱上衣困难，应了解其受限程度；询问如厕、个人卫生及洗漱（梳头、刷牙、洗澡等）受限的程度；了解从事家务劳动如洗衣、做饭等受限情况。针对肩周炎患者的活动能力评定，常采用量表法。

1. 肩关节功能评价量表　根据患者疼痛（P）、ROM、ADL、肌力及关节局部形态等方面进行综合评定，总分为100分。疼痛：患者自觉疼痛的程度和是否影响活动评分，最高30分；ROM，患侧肩关节ROM的大小评分，最高25分；ADL：穿上衣、梳头、翻衣领、系围裙、使用手纸、擦对侧腋窝及系腰带等7项日常生活活动评分，最高5分，共35分；肌力：Lovett六级分级法对肩关节的五大肌群（前屈、外展、后伸、内旋、外旋肌群）的肌力进行综合评分，最高位 5 分；肩关节形态：肩关节有无脱位、畸形、假关节形成及程度进行评分，最高 5 分。其中疼痛、ROM、及 ADL 总分占 90%，M 及 F 总分占 10%。分值越高，肩关节功能越好（表 4–4）。

表 4–4　肩关节功能评价量表

<table>
<tr><th>项目</th><th colspan="3">评分标准</th><th colspan="4">评分</th></tr>
<tr><td rowspan="6">疼痛
（30 分）</td><td colspan="3">无</td><td colspan="4">30</td></tr>
<tr><td colspan="3">有时略痛，活动无障碍</td><td colspan="4">25</td></tr>
<tr><td colspan="3">轻度疼痛，普通活动无障碍</td><td colspan="4">20</td></tr>
<tr><td colspan="3">中度疼痛，尚能忍受</td><td colspan="4">10</td></tr>
<tr><td colspan="3">高度疼痛，活动严重受限</td><td colspan="4">5</td></tr>
<tr><td colspan="3">因疼痛完全不能活动</td><td colspan="4">0</td></tr>
<tr><td rowspan="6">肩关节活动范围
（25 分）</td><td></td><td>6 分</td><td>5 分</td><td>4/3*分</td><td>2 分</td><td>1 分</td><td>0 分</td></tr>
<tr><td>前屈</td><td>＞150°</td><td>149°～120°</td><td>119°～90°</td><td>89°～60°</td><td>59°～30°</td><td>＜29</td></tr>
<tr><td>外展</td><td>＞150°</td><td>149°～120°</td><td>119°～90°</td><td>89°～60°</td><td>59°～30°</td><td>＜29</td></tr>
<tr><td>外旋</td><td></td><td>＞60°</td><td>59°～40°</td><td>39°～20°</td><td>19°～10°</td><td>＜10</td></tr>
<tr><td>内旋</td><td></td><td>＞60°</td><td>59°～40°</td><td>39°～20°</td><td>19°～10°</td><td>＜10</td></tr>
<tr><td>后伸</td><td></td><td></td><td>＞45°</td><td>44°～30°</td><td>29°～15°</td><td>＜14</td></tr>
<tr><td>肌力
（5 分）</td><td>5 级
5</td><td>4 级
4</td><td>3 级
3</td><td>2 级
2</td><td>1 级
1</td><td colspan="2">0 级
0</td></tr>
<tr><td rowspan="8">日常生活活动能力
（35 分）</td><td colspan="2"></td><td colspan="2">容易完成</td><td colspan="2">勉强，疼痛、苦难</td><td>无法完成</td></tr>
<tr><td colspan="2">穿上衣</td><td colspan="2">5</td><td colspan="2">3</td><td>0</td></tr>
<tr><td colspan="2">梳头</td><td colspan="2">5</td><td colspan="2">3</td><td>0</td></tr>
<tr><td colspan="2">翻衣领</td><td colspan="2">5</td><td colspan="2">3</td><td>0</td></tr>
<tr><td colspan="2">系围裙</td><td colspan="2">5</td><td colspan="2">3</td><td>0</td></tr>
<tr><td colspan="2">使用手纸</td><td colspan="2">5</td><td colspan="2">3</td><td>0</td></tr>
<tr><td colspan="2">擦对侧腋窝</td><td colspan="2">5</td><td colspan="2">3</td><td>0</td></tr>
<tr><td colspan="2">系腰带</td><td colspan="2">5</td><td colspan="2">3</td><td>0</td></tr>
<tr><td rowspan="2">局部形态
（5 分）</td><td colspan="2">无异常</td><td colspan="2">轻度异常</td><td colspan="2">中度异常</td><td>重度异常</td></tr>
<tr><td colspan="2">5</td><td colspan="2">3</td><td colspan="2">2</td><td>0</td></tr>
</table>

注：*外旋、内旋、后伸为 3 分。

2. 改良版美国加州大学（UCLA）肩关节评分系统　因患者通常主诉为疼痛，功能和僵硬是次要主诉，所以改良 UCLA 量表采用了量化的方法来定量评估这 3 个参数。总分为 35 分，疼痛 10 分，功能 10 分，主动前屈活动度 5 分，前屈肌力测试 5 分和患者满意度 5 分。可以分为 3 个级别，优秀（34～35 分），良好（28～33 分），一般（21～27 分）及差（20 分及 20 分以下）。优秀及良好（大于 28 分）被认为是满意；一般及差的分数被认为是不满意。其中疼痛、功能活动及满意度由患者主观评价，前屈活动度和肌力由治疗师来客观评价（表 4–5）。

表 4-5　改良 UCLA 评分表

项目	评分	表现
疼痛	1	持续性并且不能忍受、经常服用强止痛药
	2	持续性疼痛但能忍受、偶尔服用强止痛药
	4	休息时不痛或者轻微痛，轻活动时痛，经常服用水杨酸制剂
	5	仅在重体力或剧烈运动时疼痛，偶尔服用水杨酸制剂
	8	偶尔轻微疼痛
	10	不痛
功能程度	1	不能使用患病的手臂
	2	仅能轻微活动
	4	能轻微家务劳动或多数日常活动
	6	能做大部分家务劳动，洗头，购物，驾驶
	8	仅轻微受限，能做举上臂超过肩关节高度的工作
	10	活动正常
主动向前侧屈曲活动（主动前举活动）	5	150°以上
	4	120°～150°
	3	90°～120°
	2	45°～90°
	1	30°～45°
	0	＜30°
向前屈曲力量（即前举肌力）（用手测量肌肉力量测试）	5	5 级（正常）
	4	4 级（良）
	3	3 级（可）
	2	2 级（差）
	1	1 级（肌肉收缩）
	0	0 级（无肌肉收缩）
患者满意度	5	满意，较以前好转
	0	不满意，比以前差

（三）参与能力评定

肩周炎患者功能障碍及活动受限可影响其职业、社会交往及休闲娱乐，降低患者生活质量。

三、康复治疗

（一）治疗作用

（1）消炎止痛，减少渗出。常用的疗法有局部制动、口服镇痛药物和局部痛点封闭、理疗等。

（2）松解粘连，缓解肌肉痉挛，促进局部新陈代谢，改善肩部关节功能。常用的疗法有推拿、针灸、理疗、运动疗法等。

（3）增强萎缩肌肉肌力，恢复关节活动范围。常用的疗法有推拿、运动疗法等。

（二）治疗方法

肩周炎最佳治疗方法是保暖、锻炼和注重预防。原则：急性期消炎止痛，慢性期松解粘连，改善功能。其康复措施具体如下。

1. 运动治疗 适用于冻结期或恢复期。可以改善萎缩肌肉肌力，松解局部粘连，扩大肩部活动范围。运动治疗通常采用主动运动，可带器械做操，也可做徒手体操。既要有足够的锻炼次数和锻炼时间，又要循序渐进，才能取得明显效果。锻炼以引起轻微疼痛为度，但应避免引起剧烈疼痛。一般每日要锻炼2～3次，每次15～30分钟。锻炼内容包括肩部ROM练习和增强肩胛带肌肉的力量练习。常用具体方法如下。

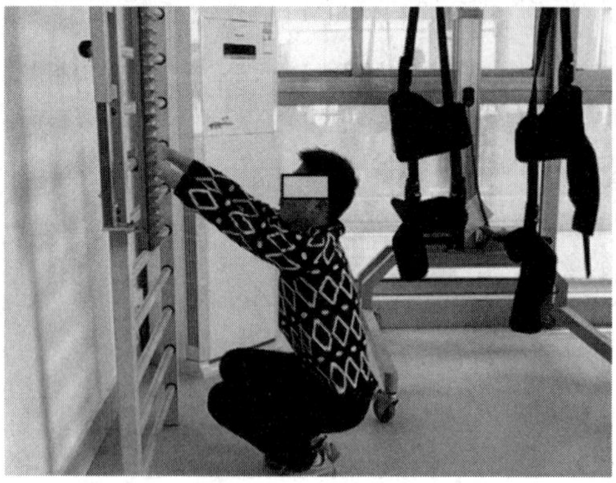

图4-4 肋木训练

（1）仰卧位，患肢外展并屈肘，做肩内旋和外旋主动运动或助力运动。

（2）双手持体操棒或利用绳索滑轮装置由健肢帮助患肢做肩各轴位的助力运动。

（3）双手握肋木下蹲，利用躯干重心下移做牵伸肩部软组织的牵伸练习（图4-4）。

（4）利用肩轮等器械进行肩部主动运动。

（5）利用哑铃做增强肩胛带肌肉的抗阻运动。

（6）采用肩关节松动术改善肩部疼痛、松解粘连。

（7）医疗体操

扫码“看一看”

1）徒手操 立位进行。①摆动：腰前屈，上肢自然下垂，做前后、左右摆动及画圈动作。②爬墙：面对墙或侧对墙，足距墙一定距离，用患侧手指沿墙缓缓向上爬动，使上肢尽量高举，到最大限度，然后再徐徐向下回原处，反复进行，逐渐增加高度。③触墙：背靠墙，上肢靠拢体侧并贴紧墙面，屈肘，用双拇指触墙，再反向触胸，反复进行。④触头：双手体前相握，前屈上举过头，触头枕部（图4-5）。⑤触腰：双手背后相握，以健侧带动患侧内收，再以拇指沿腰椎棘突上移至最高处，反复进行（图4-6）。

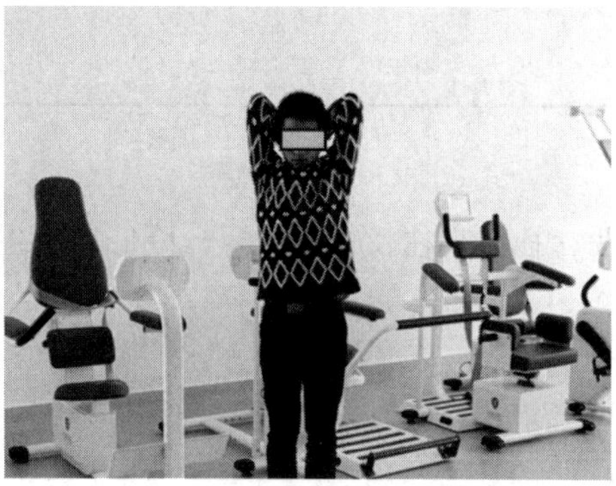

图4-5 触头训练

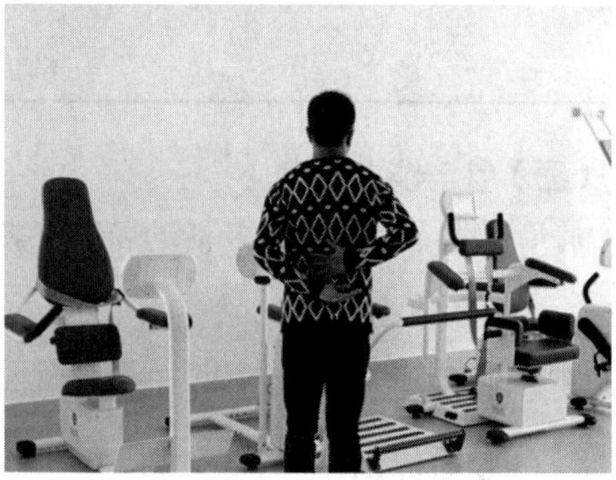

图4-6 触腰训练

2）棍棒操 ①前摆动：双手体前握棒，臂伸直前屈上举、左右摆动（图4-7）。②后摆动：双手背后握棒，臂后伸左右摆动，屈肘上提（图4-8）。③背拉双手背后握棒，以健侧手握棒上端，患手反握棒下端，斜背并向健侧推拉。

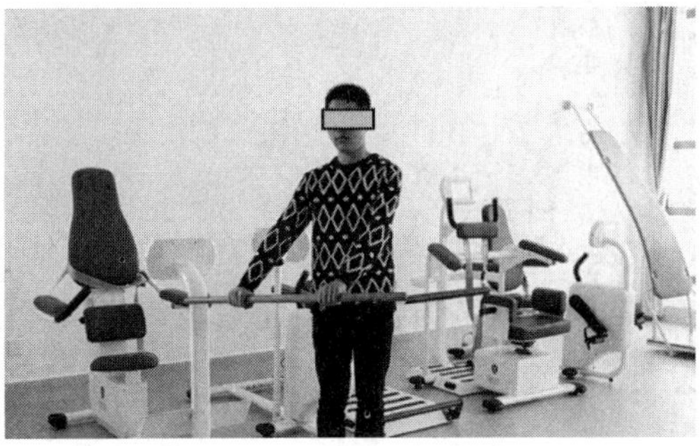

图 4-7 前摆动训练

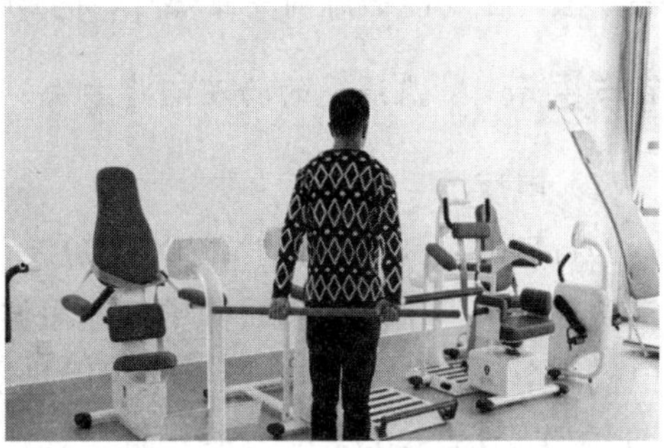

图 4-8 后摆动训练

3）吊环 双手分握通过滑轮的两只吊环，以健肢拉动患肢外展和前屈上举。

4）绕环 面对肩关节回转训练器，调正手柄在滑动杆上的位置，使患肢伸直做绕环回转动作。

5）肩梯 面对或侧对肩梯，前屈或外展患肢，用手指勾住阶梯牵拉患肩（图 4-9）。

6）拉力器 面对、侧对或背对拉力器，患侧手握拉力绳柄拉动。

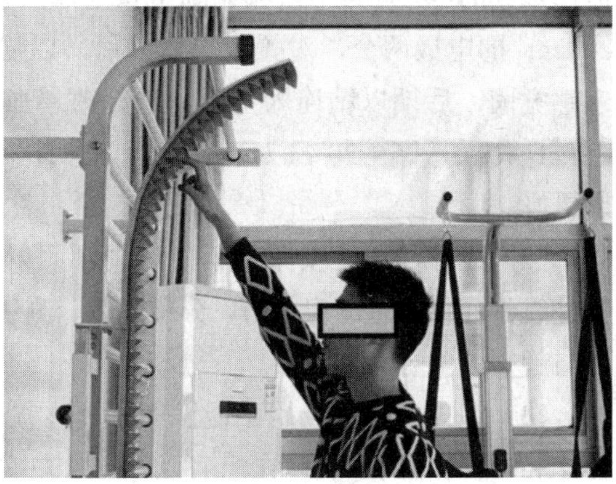

图 4-9 肩梯训练

7）下垂摆动（Codman）训练 在躯体前屈位下，使患臂自然下垂，并使肩关节周围肌腱放松（放松的标志是当推动该臂时出现自然摆动，则表明已松弛），在此体位下做前后、内外、绕臂摆动训练；幅度可逐渐增大；训练时间应坚持长些，直至手指发胀、麻木为止。该训练在患者能力可及的情况下，也可由患者手持 1～2kg 的重物进行，2 次/天。若患者存在腰痛等情况时，也可在俯卧位下，将患肩垂于床外，然后进行上述放松摆动或提重物摆动训练，该法多用于急性期。

2. 手法治疗

（1）Maintland 手法 用于改善血运和营养，急性期消炎止痛，慢性期松解粘连，改善功能，常用手法：①前屈障碍以 AP 和被动前屈活动为主。②后伸障碍以 PA 和被动后伸活动为主。③外展障碍以 Caude 和被动活动为主。每次应用 2～3 种方法，手法强度依病情而定，急性期Ⅰ～Ⅱ级手法，慢性期Ⅲ～Ⅳ级手法。每种手法 60～90 秒，重复 3 遍。

（2）其他手法或按摩疗法 可酌情选用，不宜用撕裂性手段。在疼痛期推拿宜采用轻手法，待疼痛减轻后可加主动运动。目的是增强代谢，消除水肿，缓解疼痛，保持肩关节功能。常用手法有推法、拿法、揉法、弹拨法等手法作用于浅层组织和深部肌肉；冻结期和恢复期可采用稍重手法，并结合被动运动，目的是缓解疼痛，松解粘连，扩大无痛活动范围，恢复局部肌肉功能。常用手法有摇法、抖法、分筋法等作用到深层组织或带有被动运动性质的手法。

3. 物理因子治疗 各期均可以使用。分别用电、光、声、磁、热等物理因子治疗均可解除肌肉痉挛，止痛消炎，增加组织的新陈代谢，从而减轻疼痛，改善关节功能。根据情况可选用超声波、红外线、微波、超短波电疗、中频电疗、直流电药物导入疗法、中药外敷等疗法。在功能锻炼前先做热疗，有助于提高锻炼效果。

考点提示 肩周炎的物理治疗方法。

（1）电疗法

1）高频电疗法　可酌情选用超短波、短波、微波、毫米波等，急性期宜无热量，慢性期宜微热量，但不宜久用。其中，超短波疗法较为常用，具体方法为：超短波治疗仪，中号电极两个，患肩对置；急性期采用无热量，15 分钟/次，1 次/天；慢性期采用微热量，15～20 分钟/次，15～20 次为一个疗程。

2）低中频电疗法　可酌情选用低频温热电、低频调制的中频电、干扰电等相应处方或治疗参数的电疗。其中低频调制中频电疗法较为常用，具体方法为：调制中频电疗仪，150～200cm^2 的电极两个，对置于患肩前后，以痛为主要症状时，选择止痛的处方，取感觉阈下或感觉阈，后期以粘连为主者，选择改善血液循环或松动粘连的处方，取感觉阈或感觉阈上，1 次/天，15～20 次为一个疗程。急性期与超短波疗法配合，慢性期与各种热疗配合效果更好。

（2）光疗法　主要采用紫外线局部照射疗法，用于急性期。具体方法为：中波或短波紫外线治疗仪，患侧肩关节，分前、后、侧 3 区照射，红斑量，每日一区，6 次为一个疗程，可与超短波配合。

（3）超声波疗法　用于慢性期。具体方法为：800kHz 或 1000kHz 的超声波治疗仪，直径 2cm 或 5cm 的声头，在患肩以 3cm/s 左右的速度移动（也可移动和痛点固定结合，每痛点固定 10～30 秒，但不能固定于骨突处），8～12 分钟/次（根据面积大小而定），1 次/天，15～20 次为一个疗程，多用于肩关节粘连。与调制中频电疗法的改善血液循环处方或蜡疗法联合使用，效果更好。

（4）激光、偏振光疗法　痛点或痛区照射。

（5）磁疗法　低频脉冲磁疗法用于急性期，电磁疗法用于慢性期治疗。

（6）温热疗法　可酌情选用红外线、可见光、蜡疗等，用于慢性期治疗。

（7）水疗法　水中运动疗法用于慢性期治疗。

4. 局部制动　目的是减少局部渗出、水肿，从而减少疼痛，适用于急性疼痛期治疗。

5. 药物治疗

（1）口服药物　如 NSAIDs 镇痛的效果有限。适用于疼痛期。目前临床应用的 NSAIDs 按其抑制 COX－1 和 COX－2 的特性可以分为三类；第一类抑制 COX－1 为主：有阿司匹林、吡罗昔康、吲哚美辛等；第二类对 COX－1 和 COX－2 的抑制力大致相等，有萘普生、布洛芬、双氯芬酸等；第三类是选择性抑制 COX－2，有美洛昔康、尼美舒利及昔布类药物。

（2）局部痛点封闭　常用的有利多卡因、可的松，长期效果并不理想。适用于疼痛期和冻结期治疗。

6. 针灸　适用于肩周炎各期，临床上常和推拿配合使用，能起到通经活络、活血化瘀之功效。常用腧穴有肩井、肩髃、肩髎、肩贞、肩前、曲池、手三里、外关等。

7. 手术治疗　适用于肩周炎冻结期的患者，特别是伴有严重关节挛缩及关节活动功能障碍，经非手术治疗无明显改善者，可以考虑外科手术治疗。近年来随着关节镜微创技术和设备的进步，使肩周炎手术变得更加简单、方便，甚至门诊手术即可完成。关节镜下松解术对于缓解肩周炎的疼痛和恢复关节活动度，具有明显疗效。因而，对于非手术治疗无效或对生活质量要求较高的肩周炎患者，是一种良好的治疗手段。手术的禁忌证：伴有严重的心肺疾病，或肝、肾功能不良者，或年老体弱不能承受手术者，不宜进行外科手术。

扫码“学一学”

第五节　骨关节炎的康复

案例讨论

【案例】

患者，女性，68 岁，因“反复左膝关节疼痛伴活动受限 6 年，加重 1 周”入院。患者自述 6 年前无明显诱因出现左膝关节疼痛，当时未予特别关注，休息后缓解。其后反复发作，逐渐加重，对天气变化敏感，劳累时加重，休息后可缓解，无其他部位疼痛和放射性疼痛，曾予以药物、针灸、拔罐等治疗，病情反复发作。外院 X 线提示左膝关节退行性改变。近一周患者自觉左膝关节疼痛再次加重，伴左下肢乏力、膝关节不能屈伸，晨起出现左膝关节僵硬，时间少于 30 分钟，活动后改善。下蹲、上下楼梯困难。自发病以来患者神清、精神可，饮食二便正常。既往有高血压病史。

查体：左膝关节肿胀、内翻畸形，皮肤温度略高，内侧关节线压痛，活动时疼痛加重，研磨试验（±），浮髌试验（–），前后抽屉试验、侧方应力试验（–）。左膝关节活动度：主动伸展 0°，主动屈曲 10°～110°，被动屈曲 10°～120°。左膝关节周围肌力：股四头肌、腘绳肌、胫前肌、腓肠肌 5 级。Barthel 指数=进食 10+洗澡 5+修饰 5+穿衣 10+控制大便 10+如厕 5+转移 15+行走 10+上下楼梯 5=85 分。X 线检查提示关节间隙变窄，关节边缘骨赘形成。

【讨论】

1. 该患者主要的康复问题（功能障碍）有哪些?
2. 该患者应进行哪些康复评定?
3. 请为该患者制订有效的康复治疗方案。

骨关节炎的发生发展是一种长期、慢性、渐进的过程。多见于中老年人、女性多于男性。骨关节炎因慢性关节疼痛而活动减少，导致肌肉失用性萎缩和肌力减退，关节挛缩，关节活动受限，行走困难和步态异常，日常生活活动能力下降和心理障碍等各种功能障碍。及早的康复治疗有助于恢复患者的日常生活能力，延缓疾病的发生与发展。

一、概述

（一）定义

骨关节炎是一种常见的非对称性、非炎症性、无全身征象的慢性、进展性关节疾病，也称骨关节病、退行性关节炎、增生性骨关节炎、老年性骨关节炎等。骨关节炎是一种以关节软骨退行性变和继发性骨质增生为特征的慢性关节疾病。疾病常累及关节软骨或整个关节，包括软骨下骨、关节囊、滑膜和关节周围肌肉等。

（二）病因与病理

1. 病因 本病一般认为与年龄、软骨营养与代谢异常、关节应力平衡失调及生化改变、累积性创伤、肥胖、关节负重增加、女性绝经等因素有关。

2. 病理 骨关节炎的发生、发展是一种长期、慢性、渐进的过程。其最早、最主要的病理改变发生在关节软骨。首先关节软骨局部发生软化、糜烂，导致软骨下骨外露，随后继发骨膜、关节囊及关节周围肌肉的改变，使关节面上生物应力平衡，形成恶性循环，不断加重病变。最终关节面破坏，畸形。

（三）临床分类

骨关节炎根据有无局部或全身性致病因素分为原发性和继发性两类。

1. 原发性骨关节炎 是指目前已有的检查方法尚不能查出发病原因的骨关节炎，临床多见于中老年人，老年性组织退变和劳损积累是主要病因。

2. 继发性骨关节炎 是指有明确发病原因（如关节创伤、关节发育不良、关节感染、代谢性及内分泌疾病等）的骨关节炎，临床多见中青年人。

（四）临床表现

本病起病隐匿，进展缓慢。临床表现随受累关节而异，主要表现为关节及周围疼痛、僵直、肥大和功能障碍。

1. 症状

（1）关节疼痛 为受累关节的钝痛或酸胀痛，初期为轻微的钝痛，活动多时疼痛不明显，休息后好转。如果活动量大时，因关节摩擦也可产生疼痛，关节内有各种不同的响声，如摩擦感。关节疼痛与天气变化、潮湿等因素有关。

（2）关节僵硬 晨僵是指在早晨起床时关节僵硬及出现发紧感，活动后可缓解。持续时间较短，常为几分钟至十几分钟，一般不超过 30 分钟。

（3）活动受限 由于关节炎症病变或附近肌腱和韧带破坏、骨赘形成等均可导致关节活动受限，如持物、行走和下蹲困难。有时还出现关节活动时的“绞锁现象”。

（4）其他 随病情的发展，可出现行走时失平衡、不能下蹲、腿不能完全伸直，严重时甚至不能行走。

2. 体征

（1）关节肿胀 手部骨节肿大变形明显，可出现 Heberden 结节和 Bouchard 结节。部分膝关节因骨赘形成或关节积液也会造成关节肿大。

（2）关节畸形 随着病情的进展，严重、晚期患者可出现受累关节临近肌肉萎缩、关节畸形，最终导致功能障碍。

（3）摩擦感 多见于大关节，在关节活动时触诊可出现粗糙的摩擦感，是关节软骨损伤、关节表面不平及骨表面裸露的表现。

（4）关节压痛 多限于损伤严重的关节，伴有渗出液时更加明显，关节局部皮温可以较高。

（五）辅助检查

X 线表现：①疾病初期：可以正常。②进行期：关节间隙变窄、软骨下骨质硬化、关节畸形等。③晚期：软骨破坏加剧，关节间隙明显变窄，关节边缘骨质硬化程度增加。

考点提示 骨关节炎的定义、分类、临床表现。

知识拓展

骨关节十年

“骨关节十年”是由瑞典 Lund 大学与世界卫生组织共同发起的，1998 年 4 月 17～18 日在瑞典 Lund 市召开了一个有骨科、创伤科、风湿科、康复医学、假肢与矫形器学等学科的 62 个国际性、地区性学会代表参加的会议，会上一致同意在全球推行一项名为“骨关节十年”的计划。这一计划的全称是：骨关节十年 2000～2010：防治骨肌肉疾患（The Bone and Joint Decade 2000～2010 for Prevention and Treatment of Musculoskeletal Disorders）。“骨关节十年”给康复医学的发展提供了新的机遇和挑战，该计划的重点领域涉及风湿、老年病、骨科等学科，为回应“骨关节十年”的要求，我国康复医学应加强风湿病康复学、骨科康复学、老年病康复学的建设，规模较大的康复中心、康复医院或综合医院的康复医学部（科）也应相应设置或加强风湿康复、老年康复、骨科康复、疼痛处理的专业，开展有效的康复医疗服务。

二、康复评定

骨关节炎因慢性关节疼痛而活动减少，导致肌肉失用性萎缩和肌力减退，关节挛缩，关节活动受限，行走困难和步态异常，日常生活活动能力下降和心理障碍等功能障碍。

（一）生理功能评定

1. 疼痛评定 可采用疼痛评估量表评定，也可根据患者对疼痛程度的描述，如轻度、中度或重度来评定（图 4－10）。

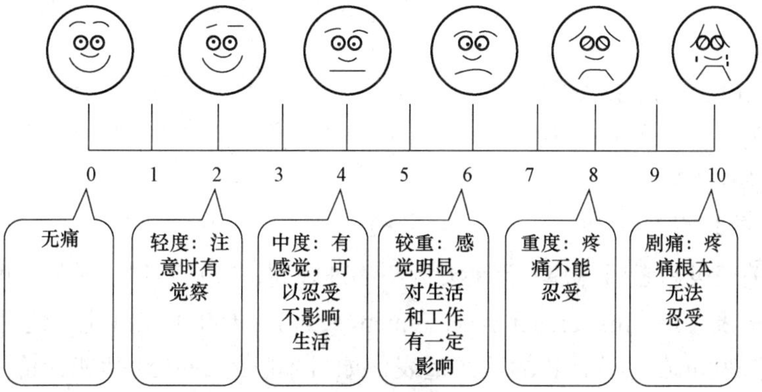

图 4－10 疼痛评定

2. 运动功能评定

（1）肢体围度和关节周径测量 了解患肢或受累关节周围的肌肉有无萎缩、受累关节有无肿胀等，用皮尺测量。

（2）关节活动度测量 了解受累关节的活动受限程度，进而判断是否对日常生活活动产生影响。用通用量角器测量 ROM。以中立位为 0°，测量关节各方向活动的角度。人体各关节正常活动的范围是：①肩关节：屈曲 0°～180°、后伸 40°、外展 0°～180°、内收 20°～40°。②肘关节：屈曲 135°～150°、后伸 10°。③髋关节：屈曲 130°～140°、后伸 10°、外展30°～45°，内收20°～30°。④膝关节：屈曲130°～140°、伸展5°～10°。⑤脊柱：颈椎前屈、后伸各35°～45°、左、右旋转各45°。

（3）肌力评定　了解受累关节周围肌群及患肢的肌力情况，常用徒手肌力检查法。骨性关节炎患者，因肢体运动减少，可致失用性肌萎缩，肌力减弱。如果有条件，也可以采用简单仪器测定法和等速肌力测试法，等速肌力测试法可定量评定肌肉功能。

（4）关节功能评定　临床针对不同部位的骨关节炎可有针对性地进行关节功能评定，如Harris髋关节功能评分、HSS膝关节功能评分等。

2. 步态分析　下肢骨关节炎患者常会出现各种异常步态，如膝内翻步态、疼痛步态、肌无力步态和关节强直步态等。可选用目测法或足印法评定下肢功能，如采用1984年Holden提出的功能性步行能力分级步行概貌评定（表4－6）。

表4－6　Holden功能性步行能力分级

评级	特征	评定标准
0级	无功能	患者不能行走，完全依靠轮椅，或需2人协助才能行走
Ⅰ级	需大量持续性帮助	使用双拐，或需1人持续搀扶才能行走及保持平衡
Ⅱ级	需少量帮助能行走	使用KAFO、AFO、单拐、手杖，或需1人在旁边给予间断的身体接触帮助才能保持平衡和安全
Ⅲ级	需监护或语言指导	能行走，但不正常，不够安全，需1人在旁监护或语言指导
Ⅳ级	平地上独立行走	在平地上能独立行走，但在斜面、楼梯、地面不平处行走仍有困难，需他人帮助或监护
Ⅴ级	完全独立行走	在任何地方都能独立行走

（二）心理功能评定

对有心理障碍的骨关节炎患者可采用汉密尔顿焦虑量表和汉密尔顿抑郁量表等进行评定。

（三）日常生活活动能力评定

严重的骨关节炎患者因疼痛和畸形等常影响其日常生活能力，临床常用改良Barthel指数量表进行功能评定。

（四）社会参与能力评定

重度的骨关节炎患者因疼痛、活动受限、心理障碍，影响其生活质量。可用Meenan的关节影响测定量表（arthritis impact measurement scale，AIMS）来评定。值得一提的是，近年国际上不断开发出立足于患者的评定量表，如日本版的JKOM功能评价标准（Japanese knee osteoarthritis measure，JKOM）比较符合亚洲人的实际生活情况，更适合在我国推广使用。

扫码"看一看"

三、康复治疗

（一）治疗目的

康复治疗的主要目的是减轻或消除疼痛，阻止和延缓疾病的进展；保护关节，减轻受累关节的负荷；矫正畸形，改善或恢复关节功能，扩大关节活动范围；增强患肢肌力，预防和治疗肌肉萎缩；改善步态和步行能力；改善日常生活活动能力，提高生活质量。

（二）治疗原则

以非药物治疗为主，非药物治疗是药物治疗和手术治疗的基础，初诊患者均应首选非药物措施；康复治疗应因人而异，结合患者年龄、性别、体重、文化程度及病变部位等综合考虑，合理制定康复治疗方案；对于经过康复治疗后效果不佳者，严重影响日常生活质量的患者，需考虑外科手术治疗。

（三）治疗方法

1. 运动与休息之间的平衡　进行肌肉的等长收缩训练，缓解疼痛，防止肌肉萎缩及粘连，改善关节活动度，减轻关节负荷，调整和限制活动量。急性期患者疼痛明显者可适当卧床休息，减少每日活动量，把活动量调整到关节能耐受的范围。髋、膝骨关节炎应减少每次步行距离和时间，避免跑、跳等剧烈活动形式。过多休息会引起关节僵硬、肌肉萎缩，因此应适当的活动，但不应引起关节的明显疼痛及活动受限为度。

2. 物理治疗

（1）物理因子治疗　在骨性关节炎早期，及时应用理疗，不仅具有抗炎、消肿、镇痛的作用，还具有改善关节血液循环、增强代谢、修复骨组织、扭转或延迟疾病进展的作用。骨性关节炎后期，通过理疗可以缓解疼痛，软化瘢痕，松解粘连，促进局部组织血供，锻炼肌力，防止肌萎缩，调节自主神经功能，促进功能恢复，预防后遗症，降低致残率。常选用的物理治疗法有：石蜡疗法、泥疗法等，家庭中的热水浸浴也有理疗作用。

（2）能量节约技术　使用合适的辅助器具，在最佳体位下进行工作或 ADL。改进家庭环境，以适应疾病需要。协调休息与活动，维持足够肌力。保持良好姿势，对于病变关节可在消除或减轻重力的基础上进行。

（3）关节保护要点　告知患者避免同一姿势长时间负重。保持正确体位，以减轻膝关节负荷。保持关节正常的对位对线。工作或活动的强度以不产生或加重疼痛为度。在急性疼痛时，关节不应负荷或活动以减轻关节的反应，必要时可应用辅具保护。更换工作程序以减轻关节应激反应。

（4）关节松动技术　急性期关节肿胀、疼痛明显时可采用Ⅰ、Ⅱ级手法。慢性期伴有关节僵硬和关节周围组织粘连、挛缩时采用Ⅲ、Ⅳ级手法。

3. 辅助器具的使用　夹板和矫形器常用于炎性疼痛和不稳定的关节，以减少关节活动和保持关节于最佳功能位，也可用动力性夹板来增加关节活动度。辅助行走的拐杖和手杖既可保持平稳，又可减轻关节负荷。调节座椅、便桶等高度，有利于髋骨关节炎患者使用。根据需要，采用拐杖、支架、轮椅、助行器、持物器、穿衣器等各种支具及辅助器具，以减轻关节的负重和关节活动度，提高关节稳定性，对缓解炎症和疼痛，修复和维持关节功能均具有积极的治疗作用。辅助器具用途广泛，可改善患者日常生活活动能力，不同的辅助器具具有不同的用途，如踝、膝支具用于下肢；手夹板用于手、腕、肘等上肢关节；脊柱支具用于躯干部位；加高垫可用来增加厕所座椅高度，有利于髋关节炎、膝关节炎、强直性脊柱炎等患者的使用。

4. 心理治疗　对患者进行疾病的发生发展、治疗方法、预后及预防等知识的宣教，同时予以必要的心理疏导及心理支持，以减轻患者心理障碍，增强信心，配合治疗，促进患者疾病的康复。

5. 其他治疗

（1）药物治疗　合理的药物治疗能缓解疼痛及炎症，延缓病情进展。目前临床上采用的药物有非特异性药物，如镇痛药、非甾体抗炎药、甾体抗炎药等；特异性药物，如硫酸氨基葡萄糖、透明质酸酶（关节腔内注射）、硫酸软骨素等。

（2）中医康复治疗　主要有中药疗法、针灸疗法、推拿疗法、传统体育锻炼等。

（3）手术治疗　骨关节炎晚期出现严重关节畸形或不能缓解的持续性疼痛，严重影响患者日常生活时可考虑手术治疗，手术治疗包括关节腔清理、关节融合、游离体摘除、截骨术、膝关节置换术等。

考点提示 能量节约技术的定义。

6. 健康教育　针对骨关节炎患者的健康教育非常重要。其目标包括减轻焦虑、加强治疗方面的合作及增强关节功能和自我形象的行为转变。健康教育的主题包括骨关节炎自然病程及其对运动、心理、工作和休闲活动方面影响的讨论。健康教育能使骨关节炎患者对其疾病的状况、治疗的选择及预后等做到心中有数。更重要的是，通过健康教育可使患者了解和重视骨关节炎预防的有关知识，如超重的中老年人应控制饮食、适当运动和减重，以免下肢关节负荷过重；骨关节炎患者调整生活方式，如减少每日运动总量，避免举重物，正确使用受累关节，天气寒冷时注意保暖等，将有助于其改善症状，控制疾病进展，更好地维持关节的正常功能等。

扫码“学一学”

第六节　人工关节置换术后的康复

案例讨论

【案例】

王某，男，56岁，于10年前感右髋部不适，伴轻度跛行。2个月前不慎跌坐于地，感右髋部明显疼痛，右腿不能站立，行走困难，外院治疗后无明显好转，跛行明显加重，且晨起感右髋部僵硬。诊断为“右髋部先天髋臼发育不良伴骨关节炎”入院。于昨日行右髋关节腔清理、股骨头颈切除、人工全髋关节置换术。切口引流管一根，引流量暗红色血性液体60ml。

【讨论】

1. 关节置换术后康复治疗的基本原则有哪些？
2. 人工全髋关节置换术后可有哪些常见并发症？
3. 人工全髋关节置换术后不同阶段的康复治疗目标和治疗方法。

扫码“看一看”

人工关节置换术（arthroplasty）是用人工关节替代病变关节结构，以恢复关节功能。人工关节置换术后康复的目的是最大限度恢复患者的关节功能及日常生活活动能力，减少手术并发症，使患者最终回归正常人的生活。

一、概述

接受人工关节置换的人数近年来在成倍增长，主要原因与人口老龄化导致关节病发病率增高和人们对生活质量的要求提高有关。关节置换术增加了患者的活动能力，减轻了关节疼痛。关节置换术后的康复治疗是患者提高手术疗效的有效手段，也是增强患者日常生活活动能力、减少术后并发症、最终回归社会的关键所在。

（一）定义

人工关节置换术是指采用金属、高分子聚乙烯、陶瓷等材料，根据人体关节的形态、构造及功能制成人工关节假体，通过外科技术植入人体内，代替患病关节功能，达到缓解关节疼痛，恢复关节功能的目的。95%以上术后患者的假体使用率≥10年。人工关节置换术在现阶段主要包括全髋关节置换术和全膝关节置换术。

1. 全髋关节置换术　人工髋关节假体由髋臼、股骨头和关节柄三部分组成。根据是否使用骨水泥固定关节假体可分为骨水泥全髋关节置换术及非骨水泥全髋关节置换术。前者主要用于大于65岁的老年患者及合并骨质疏松的患者，而后者主要用于年龄较轻的患者。

2. 全膝关节置换术　目前人工膝关节假体种类繁多，大体可分为三类：部分膝关节置换假体、全膝关节置换假体和膝关节翻修假体。关节的骨干端多采用金属干髓腔插入式，关节面多采用超高分子聚乙烯假体。人工关节置换术后康复的目的是最大限度恢复患者的关节功能。人工膝关节可分为骨水泥型和非骨水泥型。按限制程度可分为限制性、半限制性、非限制性人工膝关节。

（二）适应证及禁忌证

1. 全髋关节置换术的适应证及禁忌证

（1）适应证　①因骨性关节炎、类风湿关节炎、创伤性关节炎及缺血性坏死引起的关节破坏，并导致髋关节在活动或负荷时严重疼痛。②髋关节僵硬。③髋关节不稳或畸形。④前髋关节置换手术失败者，如人工股骨头置换、全髋关节或表面重建关节形成术。⑤骨折或脱位。

（2）禁忌证　①绝对禁忌证：全身感染或败血症、神经源性疾病、髋关节活动性感染性炎症等。②相对禁忌证：局部感染、髋外展肌功能丧失、髋神经缺陷等。

2. 全膝关节置换术的适应证及禁忌证

（1）适应证　包括严重的关节疼痛、不稳、畸形等所致膝关节功能缺损或残疾，经保守治疗无效者。手术适应证的选择是决定临床效果的首要因素，主要包括：①膝关节的各种炎症性关节炎，如骨性关节炎、类风湿关节炎、血友病性关节炎等。②部分创伤性关节炎。③静息性感染性关节炎。④少数原发性或继发性软骨坏死性疾病。⑤骨肿瘤等。

（2）禁忌证　①绝对禁忌证：膝关节炎周围肌肉瘫痪、关节局部和全身任何活动性感染、膝关节疼痛性融合。②相对禁忌证：肥胖、手术耐受性差、关节不稳、严重肌力减退、严重骨质疏松、纤维性或骨性融合、严重屈膝挛缩畸形（大于60°）。

（三）辅助检查

包括X线、CT、MRI及核素骨扫描等检查，了解手术关节有无畸形、增生、对线等改变，作为手术的重要参考依据。

（四）临床特征

1. 人工关节置换术后的症状和体征

（1）疼痛　人工关节置换术的主要目的是缓解疼痛、重建关节功能，其中缓解疼痛尤为重要，绝大多数患者因为疼痛而要求行人工关节置换术，但是术后早期疼痛仍然是最常见的并发症，由多种原因引起，早期多因手术创伤、血肿、组织反应和功能康复锻炼引起。

（2）关节活动度受限　术前缺乏活动的关节，关节液不能有效循环，使纤维蛋白沉积，同时滑膜细胞活跃增生，产生大量液体和纤维蛋白组织，使得关节粘连和僵硬。术后如不及时活动患肢，新生胶原组织在术后第 2 天即开始迅速沉积在关节周围，肌腱滑膜组织肥厚粘连，必将限制关节活动。

（3）肌力低下　术前患者由于关节疼痛、水肿、关节活动受限，常导致关节周围肌肉不同程度的肌肉萎缩、肌力下降，加上手术损伤关节周围组织，进一步削弱关节周围肌肉力量。

2. 人工关节置换术后常见的并发症

（1）骨折　人工关节置换术后骨折多发生在假体周围，初次人工关节置换术后假体周围骨折较为少见，但翻修术后骨折的发生率相对较高。

（2）假体脱位　手术因素或术后使用不当等原因可致假体脱位。全髋关节置换术后出现活动受限，下肢处于缩短、内收内旋或外旋位时，就应该怀疑假体脱位。如有膝前疼痛、膝无力、活动时关节摩擦感、髌骨弹跳感等症状，说明髌股关节不稳，应怀疑髌骨半脱位。行 X 线检查有助于诊断。

（3）深静脉血栓形成　是人工关节置换术后围术期最为严重的并发症之一，深静脉血栓可以造成肢体血液循环异常，但其真正的危险在于由血栓继发的肺栓塞。下肢深静脉血栓形成的主要症状是下肢局部发红、肿胀、疼痛等，可触及条索状肿物并有压痛。但有许多患者是无典型临床症状。因此，要对人工关节置换术后，特别是有血栓栓塞史、使用激素、肥胖、糖尿病、下肢静脉曲张等危险因素的患者进行早期诊断和治疗。

（4）假体松动　假体无菌性松动的主要症状是疼痛，髋臼假体松动可引起腹股沟处疼痛，股骨假体松动可引起大腿疼痛，膝部假体松动可引起局部疼痛。往往在负重、行走或活动时加重，休息时疼痛消失或减轻。

考点提示　人工关节置换术的定义、常见术后并发症。

二、全髋关节置换术后的康复

（一）康复评定

1. 术前评定

（1）全身状况的评定　患者原发疾病、全身健康状况、心肺功能、精神状态的评估。

（2）关节功能评定

1）Harris 髋关节评分　是目前国内外最为常用的髋关节临床评定标准，可用来评估髋关节炎的程度和全髋关节置换手术的效果。该评分内容包括了量化的疼痛、功能和物理检查发现。患者的功能评估包括行走能力、支撑能力、上下楼梯能力、坐位能力、使用交通工具能力和穿脱鞋袜能力。物理检查包括跛行和活动度。满分为 100 分。根据分值大小可将髋关节能力分为 4 级：70 分以下为差；70～79 分为一般；80～89 分为良；90～100 分为优。

2）Charnley 疗效评分　在欧洲最为常用，其主要考评疼痛、运动和行走三项功能，每项 6 分。Charnley 将患者分为三类：A 类患者单侧髋关节受累，无其他影响行走能力的伴发疾病；B 类患者双侧髋关节受累；C 类患者有类风湿关节炎、偏瘫等影响行走能力的疾病。Charnley 认为 A 类患者或进行双髋关节置换术的 B 类患者适用于进行三项指标评定；行单侧髋关节置换术的 B 类患者及所有 C 类患者，只适用疼痛和活动范围的评估。

（3）心理功能评定　对于有焦虑、抑郁等心理问题的患者应进行相关评定。

（4）自理能力评定　通常适用 Barthel 指数评估法进行评定。

2. 术后评定

（1）检查皮肤、伤口　局部皮肤有无红、肿、热等感染体征，观察伤口有无渗出、化脓等情况。

（2）关节肿胀情况　由于手术反应，患者会出现局部关节肿胀，但需区分是由于关节积液还是关节周围软组织水肿所致，关节周围软组织的围径可作为客观指标。

（3）患肢下肢肌力　对关节周围肌力进行测评，评定肌肉力量是否影响手术关节稳定性情况。采用 MMT 徒手肌力评定，必要时进行器械评定。

（4）关节活动度　对手术关节的活动度进行主动和被动关节活动度测定，以寻找关节活动障碍的原因，指导康复训练。

（5）步态分析　主要进行一般步态分析，包括：步长、步频、行走速度、步态周期。全髋关节置换术后患者常见的异常步态为步长、步频、步速明显变小，患肢支撑相缩短、摆动相延长，双支撑相延长，髋关节活动范围减小。

（6）功能性活动能力　可采用纽约特种外科医院（hospital for special surgery，HSS）人工全髋关节置换 Harris 分表。

（二）康复治疗

1. 治疗目的

（1）解除或缓解疼痛，恢复体力，恢复日常生活能力，提高生活质量。

（2）加强关节周围的肌肉力量，重建关节稳定性。

（3）改善置换术后关节的活动度，重建关节的良好功能。

（4）改善和纠正患者因长期疾病所造成的不良姿势和步态。

（5）防止关节僵硬、粘连挛缩、肌肉萎缩，预防深静脉血栓形成等并发症。

（6）加强对置换关节的保护，延长关节使用寿命。

2. 治疗原则

（1）个性化原则　康复治疗计划应根据具体患者的体质、病情、心理素质、主观要求等情况，客观制定，因人而异。

（2）全面性原则　应兼顾全身，为患者制定全面的治疗方案。

（3）渐进性原则　一般置换的关节本身及其周围组织都有不同程度的病变，因此患者的功能水平只能逐步恢复，切忌操之过急。

3. 治疗方法

（1）术前康复指导和训练　术前康复训练是为术后关节和全身功能恢复建立基础的预防性训练。术前康复训练主要包括良肢位摆放，训练引体向上运动，训练床上排便习惯，指导下肢肌肉锻炼方法，包括等长和等张收缩训练，关节活动训练，指导正确使用拐杖等内容。

（2）术后康复治疗

1）术后第 1 周　康复目的是减轻患者症状，促进创口愈合，防止肌肉萎缩，改善关节活动范围。①物理因子治疗：术后第 1 天，可使用冰袋置于手术的髋关节部位进行冷疗，每次 15～30 分钟，每日 1～2 次；经皮电刺激疗法：采用频率为 100Hz 的双通路四电极，分别置于手术切口两侧，每次 20～40 分钟，每日 1～2 次。②体位摆放：仰卧位时髋关节可轻度外展 20°～30°防止患肢内收内旋，用箱型足夹板或“丁”字鞋防止髋关节伸髋外旋。患者翻身时伸直术侧髋关节，保持旋转中立或在两腿之间垫一枕头。对于全髋关节置换术患者，应避免四种危险体位：屈髋超过90°；患肢内收超过身体中线；屈髋内旋；伸髋外旋。③肌力训练：股四头肌、腘绳肌、臀大肌等静力性收缩。术后第3天开始被动屈髋，外侧路入口患者为15°～30°，后侧路入口患者被动屈髋＜10°，被动屈髋可借助吊带或健肢带动患肢或膝下垫枕或用CPM机完成。膝下垫枕直腿抬高，持续10秒，每天10～20次。此动作是为了加强股四头肌的肌力，注意在早期不宜用直接的直腿抬高进行股四头肌的力量训练。抬臀训练，一般在术后第5天完成。在完成此动作时应注意在膝下垫枕使髋屈曲10°～20°。治疗师双手托住双侧髋关节，防止动作完成的过程中出现髋关节的旋转。患膝下垂摆动，以增加膝关节的活动范围和肌力，防止膝关节周围软组织粘连。④转移训练：主要为床上转移以锻炼髂腰肌，即向侧方移动。注意在他人帮助抬患髋或患膝时，患髋勿内收。⑤翻身训练：早期向健侧翻身，必须在他人的帮助下维持患髋于外展中立位，翻身时两腿间需夹垫枕。

2）术后第2周　加强患侧下肢不负重下的主动运动，改善关节活动范围，进一步提高肌力，增加床上自主活动能力。①关节活动训练：在无痛范围下进行主动的患侧髋膝屈伸能力训练或逐渐抬高床头高度，直至患者能在床上半坐位。侧入路切口患者屈髋45°～60°。后入路切口患者＜30°。有条件的患者做直立床训练。②股四头肌肌力训练：助力下直腿抬高30°，持续10秒，重复20～30次，每天3组；小腿自然垂于床边，做主动伸膝运动。活动中避免髋部旋转。③床边体位变换及转移训练：半坐位→仰卧位→半坐位转移练习，利用双上肢和健腿支撑力向侧方移动身体，并与床边成一定角度。患侧下肢抬离床面与身体同时移动，使得双小腿能自然垂于床边。然后双上肢及健腿用力支撑半坐起。患髋弯曲不要超过70°（后入路切口）或90°（侧入路切口），并保持两腿分开，半坐起后可在背部用支持垫稳住。仰卧则是上面的逆向重复。要求高床脚、硬板床，以减轻患者坐起时患髋的屈曲程度。坐起→站立→坐的转换练习，患者在高床边坐位下，健腿在后着地，患腿朝前放置（防止内收及旋转），利用健腿的蹬力和双上肢在扶手的支撑力下站起；注意在转换过程中避免身体向两侧转动。有条件时，利用直立床帮助患者进行从卧位→站位→卧位的体位转换。站立位下健腿完全负重，患腿可不负重触地。④健腿支撑站立平衡练习（患肢为不负重触地）。

3）术后第3周　继续巩固以往的训练效果，加强肌力训练及关节活动度训练患腿逐渐恢复负重能力，加强步行训练，逐步提高日常生活能力。①仰卧位空踩自行车，20～30次，注意患髋屈曲应在90°以内，每10次为1组，每天3组。②站立位髋关节前屈、后伸、外展、内收肌群的等长收缩练习。③四点支撑半桥运动，保持10秒，每天10～20次，要求缓慢进行。④继续加强患侧股四头肌渐进抗阻练习。

4）术后第4周　增强肌力及患者负重能力，改善髋关节控制能力，提高步行训练能力，从而达到恢复日常生活能力的目标。①步行训练：首先利用平行杆或四脚助行器，再扶双拐行走或健腿支撑三点式步行。练习时以不疲劳为度。患者在3个月内持拐步行、过障碍时患腿仅为触地式部分负重。从扶拐杖步行逐渐到扶手杖步行，要求具备下面两个条件：患者能借助手杖，有足够的支撑力完成步行中支撑期患肢的负重；患侧股四头肌能完成抗阻的阻力至少8kg以上。上、下楼梯活动，早期主要是扶拐下，健腿支撑上。患腿部分负重时，要求健腿先上，患腿先下，减少患髋的弯曲和负重。②在平衡器上训练：身体重心转移，逐渐增加患腿的负重量。③下肢肌力训练和转移训练：同第2周的训练方法，让患者自己能正确掌握，以便出院后按要求练习。④改善及提高日常生活活动能力训练：穿鞋时用长鞋拔，洗澡入浴盆或上下车时尽可能在髋关节伸展状态下做膝关节的屈曲动作。

4. 注意事项

（1）术后保护期内患者向术侧翻身时，应伸直术侧髋并保持旋转中立位，向健侧翻身时也应伸直术侧髋，两腿之间夹软枕，防止髋内收引起假体脱位，同时伸直同侧上肢以便用手掌托起髋关节后方，防止髋关节后伸外旋引起假体脱位。

（2）术后患者离床时应先保持坐立位移至患侧床边，健腿先离床并使足部着地，患肢外展屈髋离床并使足部着地，再扶助行器站起。上床时相反程序进行。

（3）患者自行穿脱鞋袜时，应坐在床沿双足着地，伸直健侧膝关节，术侧髋关节外展外旋，膝关节屈曲，用足跟沿健侧下肢前方向近端滑动，然后适当弯腰，伸直双上肢达到患足穿鞋袜的目的。

（4）骨水泥固定型假体患者在术后需持续使用双拐 4～6 周，然后改用健侧单拐 3～4 周。非骨水泥固定型假体患者应使用双拐 8 周，然后改用健侧单拐 4 周。

（5）术后练习上下楼时，应坚持上楼时健侧先上、下楼时术侧先下的原则。

（6）术后 3 个月内防止髋关节屈曲＞90°，避免坐过低的椅子、沙发、坐便器以及没有扶手的椅子等，正确的坐位方式是保持身体直立，不要前倾或弯腰。

（7）卧位时在两腿间放枕头以保持双下肢外展位。6 个月禁止髋关节内收、内旋。

（8）任何情况下均禁止将膝关节靠近对侧膝关节、交叉双腿等让患腿穿过身体中线或放在对侧腿上的动作。

（9）避免下蹲取物，身体前倾穿鞋袜等动作。

（10）避免短时间内强度训练，避免慢跑、打球等需要髋关节承受反复冲击性负荷或达到极限位置的运动。

（11）遵医嘱定期复查，术侧髋关节出现任何异常情况应及时到医院检查。

三、全膝关节置换术后的康复

（一）康复评定

1. 术前评定

（1）全身状况的评定　患者原发疾病、全身健康状况、心肺功能、精神状态的评估。

（2）关节功能评定　①膝关节特种外科医院评分（HSS 评分）是全膝关节置换术后较早也最广泛应用的膝关节运动功能综合评估量表。该评定标准分为疼痛、功能、活动度、肌力、屈曲畸形及减分项目，总分 100 分，＜43 分为严重运动障碍，44～54 分为中度运动障碍，55～64 分为轻度运动障碍，得分越高说明膝关节功能越好。HSS 评分内容中，包括了膝关节置换术后局部情况和整体功能，因此对于老年或身体其他部位病变影响整体功能的患者，评分价值会受到影响。②美国膝关节协会评分（American knee society score，AKSS）是 1989 年由美国膝关节协会提出的一项膝关节综合评分标准，是目前北美使用最广泛的评分系统。AKSS 在内容上分为膝评分和功能评分两大部分。膝评分包括疼痛、活动度、稳定性，功能评分涵盖行走能力、上下楼能力、行走时辅助功能三项。与 HSS 相比，AKSS 有效解决了年龄相关疾病引起评分下降的问题，在患者长期随访过程中避免了更大的偏倚。因此，AKSS 评分在近年已逐渐取代 HSS 评分，成为评估全膝关节置换术最为有效的评分。

（3）心理功能评定　对于有焦虑、抑郁等心理问题的患者应进行相关评定。

（4）自理能力评定　通常适用 Barthel 指数评估法进行评定。

2. 术后评定

（1）检查皮肤、伤口　局部皮肤有无红、肿、热等感染体征，观察伤口有无渗出、化脓等情况。

（2）关节肿胀情况　由于手术反应，患者会出现局部关节肿胀，但需区分是由于关节积液还是关节周围软组织水肿所致，关节周围软组织的围径可作为客观指标。

（3）患肢肌力　对关节周围肌力进行测评，评定肌肉力量是否影响手术关节稳定性情况。采用 MMT 徒手肌力评定，必要时进行器械评定。手法肌力测试（manual muscle test，MMT）是在特定的体位下，让受试者分别在减重力、抗重力和抗阻力的条件下完成一定动作，通过触摸、观察肌肉的运动情况和关节活动范围来确定肌力的大小。MMT 又分为 Lovett、MRC、Kendall 3 种分级方法。MMT 简便、实用、应用广泛，但此方法对于检查者的经验和受试者的配合度要求较高。不同的检查者检查同一受试者的结果可能存在差异，难以排除检查者主观评价的误差。

（4）关节活动度　对手术关节活动度进行主动和被动关节活动度测定，以寻找关节活动障碍的原因，指导康复训练。关节活动范围（range of motion，ROM）是指关节从起始端至终末端的活动范围，常以度数为单位，也称为关节活动度。根据关节活动的动力来源分为主动关节活动度和被动关节活动度。主动关节活动度是被检者主动运动产生的运动范围。被动关节活动度是被检者在外力（如治疗师的帮助）作用下产生的运动范围。全膝关节置换术患者被动活动至终末时会产生一些未恢复、不受随意运动控制的运动，故全膝关节置换术患者膝关节被动活动度一般大于其主动活动度。膝关节屈曲的最大角度在术后 1 周一般可达到 90°，术后 2 周可达到 120°。

（5）步态分析　主要进行一般步态分析，包括步长、步频、行走速度、步态周期。全髋关节置换术后患者常见的异常步态为步长、步频、步速明显变小，患肢支撑相缩短、摆动相延长，双支撑相延长，膝关节活动范围减小。

（二）术前康复指导和训练

（1）指导患肢进行股四头肌的静力性收缩练习，以及踝关节的主动运动。

（2）指导患者进行患肢膝关节屈伸运动及踝关节抗阻屈伸运动。

（3）指导患者使用步行器或拐杖，为术后执杖行走做准备。

（三）术后康复治疗

1. 术后第 1 周　此期的目的是为了减轻患者的症状，促进伤口愈合，防止肌肉萎缩，改善关节活动范围，提高肌力。

（1）物理因子治疗　①手术当天，可采用冷疗以减轻和消除肿胀和疼痛。②经皮电刺激疗法，采用频率为 100Hz 的双通路四电极，分别置于手术切口两侧，每次 20～40 分钟，每天 1～2 次。

（2）良肢位摆放　维持关节功能位，用石膏托固定膝关节，并保持足高髋低位。

（3）肌力训练　术后第 2～7 天，患肢做股四头肌静力性收缩，每次保持 10 秒，每 10 次为 1 组，每天 10 组。做患侧踝关节的背伸运动，每组重复 15 次，每天完成 2～3 组。

（4）关节活动度训练　应用 CPM 机给予患肢在无痛状态下的被动运动，起始角度为 0°，终止角度为 20°，每天 4 小时，在 1 周内尽量达到或接近 90°。

（5）推拿疗法　术侧下肢做轻手法推拿，从肢体远端至近端。

2. 术后第 2 周　重点加强患侧肢体不负重状态下的主动运动，改善关节主动活动范围，预防膝周围肌肉力量下降和萎缩。

（1）肌力训练　①卧床直腿抬高练习，抬高 30° 即可，保证膝关节伸直及背部展平，坚持 5～7 秒，每组 30 次，每天练习 3～4 组。可由助力逐步过渡到主动完成直腿抬高运动。避免侧卧外展抬腿（直腿抬高锻炼）。②股四头肌、腘绳肌渐进性肌力训练。

（2）关节活动度训练　CPM 机使用角度增大至 90°～100°。

（3）负重练习　在平行杠内练习站立，前半周重心在健侧，患侧不负重触地；后半周，重心逐渐向患侧过渡，直至直立于平行杠内。

（4）关节松动　关节活动度训练采用 Maitland 手法第Ⅰ级，使患膝在无痛范围内，在关节活动的起始端，小范围有节律的活动。

（5）肌肉牵伸　牵伸腘绳肌以防止膝关节屈曲挛缩，股四头肌被动牵伸训练，以增加膝关节的屈曲度。

3. 术后第 3 周　继续训练膝周围肌力，恢复患肢负重能力，加强行走步态训练，训练患者平衡能力，进一步改善关节活动范围。

（1）肌力和耐力训练　股四头肌、腘绳肌的肌力和肌肉耐力的训练，可从主动训练过渡到抗阻训练。

（2）关节活动度训练　①俯卧位主动屈膝练习，站立位屈膝练习。②在固定自行车上进行蹬车动作，坐垫由最高开始逐渐下调以增加屈膝角度。

（3）平衡训练与步行训练　解除石膏托板后，可利用各种平衡装置或在治疗师帮助下练习站立平衡。步行训练可先在平行杠内进行，逐渐过渡到平行杠外扶拐练习（三点式步态）。拐杖或手杖应在健侧手，这样可以提供最佳平衡和缓解术侧下肢负重。随后在跑步器上进行行走训练，患者目视前方抬头挺胸，臀部不能翘起。

（4）ADL 训练　独立完成穿裤、袜，如厕、洗澡等日常生活活动。

4. 术后第 4 周至 3 个月　进一步加强前 3 周的训练效果，增加患肢活动范围及负重能力，以及生活自理能力。

（1）屈膝、伸膝训练　如果有膝关节屈曲或伸展挛缩，可以采用低强度、较长时间的自我牵拉练习，也可以借助治疗师或其他外力训练。

（2）膝关节短弧度下蹲训练　患者双手扶杠，双腿分开与骨盆同宽，缓慢屈曲髋和膝关节（开始双侧膝关节屈曲控制在 30°～45° 范围）。足跟不要离开地面，蹲到目标位置时保持 5 分钟，然后缓慢站起。每组 15～20 次，每天 3 组。

（3）膝关节小弧度弓步训练　患者双足并立，然后术侧足向前小弓步，使膝关节微屈，再伸直膝关节，接着回到开始位置。每组 15～20 次，每天 3 组。注意，患者屈曲的膝关节应与足趾呈一直线，不可超越足趾上方的垂直线。

（4）上、下楼梯活动　初期依靠拐杖上下，健腿支撑，逐步过渡到部分负重，要求健腿先上，患腿先下，待患者适应后逐步脱离拐杖。

（5）斜坡行走训练　可在轻度倾斜坡面上独立行走，单腿站立，侧步走，跨越障碍物，以改善在不同方向和地面上的活动能力。

（6）耐力训练　采用固定自行车或游泳等非冲撞性活动以改善心肺功能和肌肉耐力，使患者获得重返社会所需的力量和耐力。

5. 几种特殊情况的康复注意事项

（1）膝关节的完全伸直是保证良好功能与正常步态的重要条件，若膝关节屈曲挛缩仅10°，就会明显影响膝关节功能。因此，要求全膝关节置换术后患者的伸膝正常，但屈膝达105°就可以保证膝关节的良好功能。某些活动，如骑自行车则屈膝要求大于105°。

（2）膝关节屈曲挛缩，即使手术中纠正了屈膝挛缩畸形，但术后仍易复发。术后要坚持将术侧膝关节置于伸直位的处理原则。屈膝挛缩畸形若使用CPM机，宜在手术后4天或5天，夜间术侧下肢仍置于伸直位支架。

（3）伸膝肌腱装置断裂或者胫骨结节切骨后，患者的膝关节要固定于伸直位，这样易造成膝关节屈曲受限，但是这种缺点的影响要小于伸膝受限导致的步态不稳。在膝伸肌腱装置愈合之前应小心被动活动膝关节以预防软组织挛缩。

6. 注意事项

（1）全膝关节置换术后如放置引流管，通常在4小时内拔出。注意观察引流液性质、颜色、亮度和引流量，如液体浑浊，应做细菌培养。

（2）全膝关节置换术后伤口不愈合的常见原因是局部继发感染。术后早期伤口的无菌消毒，保持干燥都十分重要，若有感染症兆，应做细菌培养。

（3）术后穿戴加压弹力长袜，运用肢体循环治疗仪，尽早开始下肢等长收缩训练，遵医嘱做踝泵运动等是预防深静脉血栓的有效方法，必要时应用肝素等抗凝药物加以预防。

（4）患者术后负重的时间和负重量的选择应与手术医生协商后确定。术后允许立即负重，选择保护性负重，术后6～12周渐进性负重，以保护骨质处的愈合。

（5）全膝关节置换术后关节不稳的发生率为7%～20%，通常多由于膝关节周围韧带功能不全和肌力不足造成，修复和保存重要韧带，除注意术中正确操作避免再损伤外，可选择合适的膝关节假体来弥补韧带功能不足。

（6）全膝关节置换术后无菌性假体松动发生率为3%～5%，其主要原因是感染、肢体对线不佳、股骨和胫骨平台假体对线不良、一侧胫骨平台松动下沉等。除手术医生要提高手术精确度外，康复治疗人员应指导患者加强肌力训练，保持膝关节稳定性，同时避免跑、跳、背重物等动作，对骨质缺损和骨质疏松患者进行康复训练时应更加注意。

（7）在关节活动度训练时不能超过各种假体自身的屈曲限值，否则会产生不良后果。

考点提示 全髋、全膝关节置换术后各阶段的康复治疗目标、康复要点。

7. 健康教育 要对患者进行充分的教育，在术前就应与患者充分沟通，帮助患者了解术后康复基本程度和注意事项，正确预定康复治疗目标，正确对待康复过程中可能遇到的问题，帮助患者缓解心理压力，使患者建立较好的治疗依从性。术后应详细告知患者各种注意事项，如全髋关节置换术后应避免低位坐姿、跷二郎腿等动作。关节置换术后应避免跑步、跳跃等剧烈活动。日常生活中应注意能力节约，避免过多的能量消耗。

知识链接

髋/膝关节置换早期康复诊疗原则

一、首次诊疗时间

关节置换术后24小时内。鼓励在手术前根据病情开展适宜的康复诊疗及宣传。

二、康复评定内容

1. 患者一般情况　包括意识、生命体征、睡眠和大小便等基本情况。了解患者总体治疗情况。

2. 康复专科评定　评定手术部位的疼痛、肿胀情况、肢体神经功能和循环功能，在不影响关节稳定性的前提下评定关节活动度和肌力等。根据病情评定患者的转移、站立、步行功能及日常生活活动能力。

三、康复治疗

根据评定结果并结合病情，视情开展以下治疗。

1. 体位摆放与处理。
2. 防治并发症，特别是预防假体松动和下肢深静脉血栓形成。
3. 手术部位治疗。消肿、止痛、促进伤口愈合。根据手术方式和假体类型，实施肌力训练和关节主动或被动运动。
4. 根据患者病情，适时开展转移、负重及步行训练，必要时进行辅助器具的使用指导。

四、注意事项

1. 髋关节置换术后早期应当保持手术关节轻度外展，避免易引发假体脱位的体位和动作。膝关节置换术后早期应当保持手术关节伸直，膝后不垫枕。
2. 根据手术方式和假体类型，确定患肢负重时间进度。
3. 康复治疗不应当引起患者明显疼痛，运动量应当循序渐进。
4. 患者出现以下情况应当调整或暂停康复治疗：生命体征不稳定、发热、肺栓塞、下肢深静脉血栓、假体松动或脱位、伴发不宜康复治疗的疾病，以及患者不配合等。

第七节　截肢的康复

扫码“学一学”

案例讨论

【案例】

患者，男，40 岁，因“2 小时前车祸伤及右侧下肢”入院。神志清，精神差，2 小时前因车祸伤及右侧下肢，当时即感疼痛，出血明显，期间无意识丧失，右下肢感觉、运动丧失，患者既往平素健康，状况一般，无肝炎、无结核、无伤寒、无高血压病史，否认糖尿病、HIV 阳性，体健，无药物过敏史，无食物过敏史，否认输血史，无外伤手术史。查体：T：36.5℃　P：100 次/分　R：22 次/分　BP：70/40mmHg　SPO_2：88%，右下肢近端至踝关节皮肤脱套，创面严重污染，可见大量泥沙等，可见缝匠肌断裂，股内侧肌外露，活动性差，膝关节以下胫腓骨粉碎性外露，未触及足背动脉。皮肤感觉丧失。行右下肢截肢术。

【讨论】

1. 该患者截肢术后主要的康复问题有哪些？
2. 该患者应进行哪些康复评定？

截肢会给患者身心造成巨大的伤害，同时也给患者生活、工作、学习带来极大的困难。截肢康复是以假肢装配和使用为中心，重建丧失肢体的功能，防止或减轻截肢对患者身心造成的不良影响，使患者早日回归社会。

扫码“看一看”

一、概述

截肢是指将没有生命和功能或因局部疾病严重威胁生命的肢体截除的手术。其中包括截骨和关节离断两种。截肢除可以导致肢体缺失，幻肢痛、残端肿胀、感染、瘢痕等局部表现外，亦可伴随全身功能减退造成身体功能及日常生活活动功能障碍。截肢往往给患者造成严重的心理障碍，表现为极度痛苦、自卑、抑郁、焦虑，甚至感到无法生活。

二、康复评定

1. 全身状况评定 目的是判断患者能否装配假肢，能否承受装配假肢后的功能训练，有无使用假肢的能力。评定内容包括患者年龄、性别、截肢原因、截肢平面、有无其他系统疾病、其他肢体功能状况、心理状况和经济状况等。

2. 残肢评定 残肢条件直接影响假肢装配和穿戴假肢后的代偿功能。残肢可分为理想残肢和非理想残肢。理想残肢装配假肢后，残肢对假肢有良好的悬吊、承重和控制能力，能够发挥良好的代偿功能，理想残肢要求残肢有一定的长度，呈圆柱状，皮肤和软组织状况良好，血液循环良好，无残肢痛和幻肢痛；非理想残肢是指达不到理想残肢，影响假肢装配和穿戴的残肢。需要通过康复治疗达到相对理想的残肢，以利于假肢装配和穿戴。评定内容如下。

（1）残肢外形 以圆柱状最佳，而不是传统的圆锥形。

（2）皮肤情况 皮肤条件的好与坏直接影响假肢的佩戴。要注意检查有无溃疡、窦道及与骨残端粘连的瘢痕，有无皮肤松弛、皱褶，若皮肤条件不好，应积极治疗，否则不宜装配假肢。

（3）残肢畸形 如果残肢关节畸形明显，不宜装配假肢，即使装配假肢也会影响假肢穿戴和功能。

（4）残肢长度 残肢长度对假肢种类的选择、对假肢的悬吊能力、控制能力、稳定性、步态及代偿功能等都有直接影响。理想的小腿截肢长度为膝下 15cm 左右，大腿截肢长度为膝上 25cm 左右。

考点提示 截肢的理想部位。

（5）关节活动度 关节活动度受限直接影响假肢的代偿功能。根据截肢平面检查肩、肘、髋、膝等关节活动范围，有无挛缩等畸形。

（6）肌力 肌力检查包括残肢、健肢和躯干的肌力，重点是检查残肢肌力。主要肌群的肌力至少有 3 级以上方可满足佩戴假肢的需要。

（7）疼痛 疼痛可有幻肢痛、残肢痛，这些都会影响假肢的佩戴，应妥善解决。

3. 假肢评定 假肢是用于替代整体或部分缺失或缺陷肢体的体外使用装置，用于弥补截肢者缺失的肢体，恢复代偿其失去的肢体功能的辅助工具。假肢的基本结构包括接受腔、功能性部件、连接部件、悬吊装置和外套。一般假肢分为临时假肢和正式假肢，评定内容包括接受腔评定，对线的评定，悬吊能力的评定，穿戴假肢后残肢情况，步态观察，步行能力评定，假手的开合、协调性、灵活性、尤其是日常生活活动能力情况的评定。临时假肢是在截肢后，残肢尚未定型良好，为穿着训练制作的接受腔。为临时接受腔上安装骨骼式支撑部件等而用于训练的假体称为临时假体。正式假肢是残肢状态稳定后，使用耐久性强的材料制作接受腔，并且支持部和外装饰用材料也可长期使用的材料，由这些部件制作成的假肢称为正式假体。

（1）临时假肢接受腔的适合情况　临时假肢接受腔应该与残肢完全适合良好，残肢表面整体与接受腔内壁也要紧密接触相适配，不产生局部压迫和疼痛，残肢末端与接受腔底部同样要紧密接触。

（2）假肢悬吊能力　主要取决于残肢长度及接受腔的适应程度，如果悬吊能力差，行走时假肢上下窜动，影响其代偿功能。评定方法可以通过站立位残存负重与不负重时拍摄残肢的 X 线片，测量残端皮肤或骨端与接受腔底部的距离变化来判断。一般负重与不负重位的距离变化不应超过 2cm，超过 2cm 时悬吊能力不良。如果悬吊能力不良，就要对假肢进行处理。

（3）假肢对线　对线是指为使假肢发挥出所期望的功能，确定关节、支撑部件及其他部件相对于接受腔所构成的位置（包括角度）关系。对线主要起运动身体作用，根据人体解剖学的构造和各部分的配合关系，通过对线来调整和确定假肢、关节和接受腔之间的位置和角度关系，使之既符合人体的自然体位，又便于假肢在日常生活和工作中发挥代偿作用。

知识链接

截肢对线分类

截肢对线的分类有三种。

1. 工作台对线是指将接受腔和假足组装在一起，即假肢的装配。

2. 静态对线是指在工作台对线后，将组装好的假肢让截肢者试穿，在步行前，在站立位检查对线是否合适，确定能否安全稳定步行的工作。从一定程度上可通过静态动线了解接受腔的适配状态。

3. 动态对线是指在静态对线完成后，在截肢者试行步行中，为使假肢的步行更舒适、更接近正常、更安全和更轻快而进行的调整。评定对线是否符合生物学要求，是具有理想假肢的重要条件之一。

（4）穿戴下肢假肢后残肢情况　了解穿戴假肢后残存情况可以进一步判断假肢接受腔的适合程度，残肢有无局部受压，皮肤有无红肿、硬结、破溃、皮炎及疼痛，残肢末端有无因与接受腔接触不良，腔内负压造成局部肿胀等。

（5）步态　步态与截肢水平、残肢状况、其他肢体情况、假肢种类、装配技术、患者年龄、康复训练、患者心理素质等有直接关系，是由一系列综合因素造成的。

（6）上肢假肢背带与控制索系统　背带与控制索系统的安装是否符合要求，开闭假手时所需要的拉力是否合适，假手捏和握的力量是否满意及控制索的性能、质量均要进行认真的评估。

（7）假手功能　要评估假手的开闭功能（分别在口的附近和会阴附近水平处检查假手

的开闭功能）、灵活性、协调性，尤其是日常生活活动能力的评估。

4. 穿戴正式假肢后的评定

（1）上肢假肢的评估　假肢长度；接受腔适配情况；肘关节屈伸活动范围；前臂旋转活动范围；肘关节完全屈曲所需要的肩关节屈曲角度；肘关节屈曲所需要的动力；控制系统的效率要在50%以上；肘关节屈曲90°假手动作；假手在身体各部位的动作；肘关节组件的不随意动作，即步行及外展60°位时，肘关节不得锁住；对旋转力和拉伸力的稳定性。

（2）下肢假肢的评定

1）假肢本身的评定　下肢假肢是否严格按照假肢处方制作、接受腔上缘及接受腔内壁加工的情况是否良好，重量是否控制在最小限度，与健肢侧比较、膝关节及踝关节的动作，关节活动时有无异常声音。

2）站立位的评定　检查残肢是否完全纳入接受腔内，即坐骨结节是否在规定的位置上，从阀门口挤出的软组织情况是否适当。然后使双足跟部间隔5～10cm，在双腿平均承重状态下，进行下列检查。残肢长度（小腿假肢，双侧下肢应等长；大腿假肢，假肢侧一般较健侧短1～2cm）、坐骨承载面、膝关节轴、假脚底部是否呈水平也就是足底的内外侧是否完全与地面接触，膝关节前后方向及内外侧方向的稳定性检查。

3）坐位的评定　截肢者坐位时，接受腔是否有脱出现象、膝关节90°屈曲时，假肢侧膝部比健侧高出的最小量、接受腔前上缘有无压迫、接受腔坐骨承载部位对大腿后肌群的压迫、坐在椅子上时，小腿部分是否垂直。

4）步态　分析下肢假肢步行时，是从截肢者前后和左右来观察，一般的方法是寻找步行过程中出现的异常步态。大腿假肢的步态分析比小腿假肢的步态分析要困难得多。首先存在截肢者方面的问题，大腿截肢与小腿截肢相比，下肢功能缺损大，再加上假肢方面的因素，所以步态问题就更复杂。对异常步态首先要客观正确地判断，并分析产生异常步态的原因。如对大腿假肢就要考虑两个方面的问题：其一是截肢者方面的问题，如心理影响：怕跌倒、对假肢功能有疑问、依赖心理等；全身状态：视觉、听觉功能降低、平衡感差等；髋关节与残肢异常：髋关节屈曲或外展挛缩，外展肌力不足，残肢痛等；其二是假肢方面的问题，如接受腔适配不良，对线不良、假肢重量及重心位置不合适、关节和假脚结构及功能不合适。

5）行走能力　一般以行走的距离，上下阶梯，过障碍物等指标对行走能力进行评估。截肢部位不同，水平不同，行走能力各异，除去其他因素外，一般截肢水平越高行走能力也越差，一侧小腿、另一侧大腿截肢者行走能力更差，以双侧大腿截肢的行走能力为最差。

6）假肢装配后的整体功能评定　假肢装配后的整体功能分为：Ⅰ级为完全康复，仅略有不适感，能完全自理生活，恢复原工作，照常参加社会活动；Ⅱ级为部分康复，仅有轻微功能障碍，生活能自理，但不能恢复原工作，需改换工作；Ⅲ级为完全自理，生活完全自理，但不能参加正常工作；Ⅳ级为部分自理：生活仅能部分自理，相当部分需要依赖他人；Ⅴ级为仅外观、美容改善，功能无好转。

7）疼痛评定　用视觉模拟评分法（VAS）或麦吉尔疼痛调查表（MPQ）进行评定。

8）日常生活活动能力（ADL）评定　由于患者已经截肢对日常生活能力影响较大，ADL评分有重要意义，如改良Barthel指数评定法等。

9）其他肢体的评定　其他肢体的状况直接影响截肢后的康复过程，如其他一侧上肢麻痹，将影响对侧上肢假肢的佩戴，影响下肢假肢的功能训练。当另一侧下肢功能障碍时就会严重影响对侧下肢假肢的安装。

三、康复治疗

截肢康复治疗的目的是预防关节挛缩畸形，维持和改善患肢关节活动度，增强残肢肌力，增强全身体能，减少截肢给患者带来的心理影响，使截肢者具有健康的体能和心理状态，良好的穿戴假肢条件，以发挥最佳的代偿功能，回归社会，从事力所能及的工作。

1. 保持合理的残肢位　截肢患者由于残肢肌力不平衡而导致关节挛缩，对装配假肢造成不良影响。为预防残肢畸形，大腿截肢应保持髋关节伸直位，避免外展；小腿截肢应保持膝关节伸直位；前臂截肢者肘关节保持在45°屈曲位。

2. 保持残端良好形态　为了改善残肢远端的静脉回流，减轻肿胀，使松弛的组织收缩，促进残肢定型，为安装假肢准备良好的残端，截肢术后或伤口拆线后，持续进行弹性绷带包扎残肢。弹性绷带包扎时采用远端紧、近端较松的方法，每4小时放松重新包扎一次，夜间可持续包扎。

3. 关节活动训练　关节活动受累直接影响假肢的代偿功能，应根据患者情况每日进行2次全关节范围的主动或被动运动。大腿截肢强调髋关节后伸和内收运动训练，防止髋关节屈曲外展畸形；小腿截肢屈伸训练都很重要，尤其是伸膝训练；上臂截肢应及早进行肩关节活动训练，以防止肩关节挛缩；前臂截肢应加强肩、肘关节活动训练，防止肘关节僵直。训练应在术后尽早进行。在进行关节活动度训练时要以主动功能训练为主，兼顾被动关节活动度训练，尤其是不能进行主动活动的关节或已有关节挛缩发生时，对关节的被动运动训练就尤为重要。

4. 肌力训练　只有良好肌力的残肢才能很好地带动和控制假肢，因此，肌力强化训练非常重要。肌力训练包括残肢肌力训练、躯干肌训练、健侧肢体肌力训练。前臂截肢应做抗阻力肘关节屈伸活动，来增强肘关节屈伸肌力，并要训练前臂截肢后前臂残留的肌肉，其方法是进行患手的用力握拳和伸直手指的活动。大腿截肢主要训练髋关节的屈、伸、外展和内收肌肉，可以做抗阻力的外展、前屈、后伸活动、小腿截肢主要训练股四头肌，可以做抗阻力的伸膝和屈膝活动，并要训练小腿残留的肌肉，其方法是进行患足的屈伸活动训练，以避免残肢肌肉萎缩。

5. 增强残端皮肤强度训练　开始可用治疗泥在残端进行挤压，每天10～20次。也可将残端放在泥上或柔软塑料上做按压或支撑等动作，逐渐过渡到在细砂、米粒内挤压、旋转，每次5秒，反复多次练习，以提高残端皮肤的耐磨性。对下肢截肢者可借支撑架练习残端承重能力。

6. 使用助行器的训练　特别应对截肢者进行使用拐杖的指导，由于使用拐杖行走时身体易前屈，故应特别注意纠正身体的姿势。

7. 站立与步行训练　可进行单腿站立训练和利用双拐进行步行训练。这对截肢后尽早离床和增强体力是非常有利的。

8. 假肢训练　假肢是用于替代截肢者肢体缺损和功能丧失而制造、装配的人工肢体，分为临时假肢和正式假肢。训练在康复医师和假肢技师的指导下进行。

（1）临时假肢的训练　训练内容包括假肢穿脱训练和假肢使用训练。

1）假肢穿脱训练　让患者掌握假肢的穿、脱方法。大腿临时假肢的穿戴方法是患者坐位，在残端包裹绸布，将残肢插入接受腔内，再从阀门口处将绸布拉出，关闭阀门。小腿临时假肢的穿戴方法是患者坐位，断端穿上袜套，将屈曲膝关节穿上内衬套，然后将残肢插入接受腔，系好固定带。将残肢先穿戴柔软的袜套，然后再套上软衬套，最后残肢插入接受腔内，残肢末端与接受腔底部是不能留有空隙的，如有空隙则造成残肢末端局部负荷压力，导致残肢端红肿、疼痛、破溃及角化。

2）站立位平衡训练　①患者站立于平行杠内，手扶双杠反复训练重心转移，体会假肢负重的感觉和利用假肢支撑体重的控制方法。②训练双手脱离平行杠的患肢负重，单腿平衡等。③传接篮球训练，将篮球抛向上、下、左、右各个方向，使患者在改变体位时掌握身体的平衡。

3）假肢使用训练　包括站立平衡训练、迈步训练、步行训练、上下台阶训练、上下坡道训练、跨越障碍训练等，开始在平行杠内进行，双足间隔保持 10cm 左右。①假肢的迈步训练：将假肢退后半步，使假肢承重；在假肢脚尖接触地面的状态下，将体重移向健肢侧；迈出下肢假肢，使其跟部落在健肢脚尖前面；为使膝关节保持伸展位。臀大肌用力收缩，防止打软腿。此项训练既要体会用力屈曲残肢使小腿摆出，又要有伸展膝关节的感觉。②健肢的迈步训练：此项训练要比假肢的迈步训练困难，首先是将健肢后退半步，使健肢完全承重；将体重移向假肢侧，腰部挺直迈出健肢，尽量使迈步距离大些；提起假肢跟部，使脚尖部位承重，弯曲假肢膝关节。此项训练是通过大幅度的迈出健肢来伸展假肢侧的髋关节，掌握假肢后蹬时的感觉。

4）步行训练　在完成迈步训练以后，在平行杠内进行交替迈步训练，即步行训练。由平衡杠内到平衡杠外，从单手扶杠到完全单独步行训练，也可以借助手杖进行步行训练。注意健肢步幅不要过短，腰部要挺直，残肢要向正前方摆出。应该强调的是一旦穿用临时假肢就不要再乘坐轮椅，更不是每天仅仅 1 小时的运动训练，而应该坚持每天 5～6 小时的各种训练。

（2）正式假肢的训练　临时假肢经过穿戴和训练后，残肢定型良好，假肢代偿功能已达到预期目标时，便可更换正式假肢。训练方法基本同临时假肢训练。主要训练对正式假肢的适应，巩固和强化以前的训练效果，达到熟练使用假肢，提高独立生活活动能力。

1）穿戴正式假肢的条件　残肢成熟定型是基本条件，即经过临时假肢的应用，残肢弹力绷带的缠绕，残肢已无肿胀，皮下脂肪减少，残肢肌肉不再萎缩，连续 2 周以上残肢无变化，接受腔良好。

2）上肢假肢的训练　上肢假肢使用训练远比下肢训练复杂和困难得多，基本操作从训练截肢者熟悉假肢和假肢控制系统开始，然后训练手部开闭动作和抓握不同形状和大小的物体。在单侧上肢截肢的患者，首先要进行利手交换的训练，使原来不是利手的健肢变成功能性更强的手，而假手主要是起辅助手的作用。对双侧上肢截肢，安装假肢的患者来说，假肢的功能训练就要更加困难和复杂，训练要求所达到的标准也相对高得多。通常要为截肢者选用各种工具性手部装置，进行实际操作训练。

3）下肢假肢的训练　在训练初期，不能让截肢者过于着急，在平衡问题上，冠状面与矢状面相比，冠状面的平衡较难掌握。在指导截肢者使用臀中肌的方法时，让截肢者掌握只用假脚外侧站立的方法会收到较好的效果。让截肢者面对镜子观看自己用假肢行走的步态，对各种异常步态予以纠正。还要能在沙土地、石子路等不平整的路面上行走，要进行上下阶梯、迈步、跨过窄沟及障碍物的训练，灵活性训练，以及倒地后站立、搬运物体、对突然意外做出快速反应的训练等。

9. 心理疗法　截肢对截肢者精神上的打击胜过身体的打击，因此，心理上的康复尤为重要。通过心理治疗，掌握伤残者的心理状态，重新认识自我价值，重新树立康复信心，帮助患者从痛苦中走出来，早日并重返社会。

10. 物理因子治疗　常用的方法有超声波、音频治疗、红外线疗法等，主要目的是软化瘢痕、改善残端血液循环。

11. 残肢并发症的康复治疗

（1）残肢皮肤破溃、窦道、瘢痕和角化　常见的原因有假肢接受腔的压迫、摩擦，尤其是残端的皮肤瘢痕更容易破溃。治疗方法：①修整接受腔。②换药。③对经久不愈的窦道需进行手术扩创。④紫外线、超短波等配合抗生素药物治疗。⑤可使用硅橡胶制成的软袜套，套在残肢上，减少和避免皮肤瘢痕受压或摩擦。

（2）残肢关节挛缩　常见原因有术后关节长期处于不合理的位置，如长时间残肢后侧垫枕，截肢术后残肢关节没有合理固定，如小腿截肢，膝关节应固定在伸直位；瘢痕挛缩：术后尽早的进行功能锻炼是预防挛缩的最有效方法。一旦发生挛缩，其纠正方法为：加强主动和被动关节活动；更换体位，用沙袋加压关节；严重者需手术治疗。

（3）残肢痛　原因主要有神经断端部刺激、断端循环障碍、断端肌肉异常紧张、中枢神经因素等。应根据致痛原因进行治疗。如果是残端骨刺，可将骨刺切除，修正残端；如果是神经瘤造成的，则切除神经瘤。

（4）幻肢痛　幻肢是主观感觉已切除的肢体仍然存在，以远端肢体部分更为清晰，有些患者甚至觉得自己可随意运动幻肢并能感受到外界对幻肢的刺激，这种现象称为幻肢痛。处理方法如下。①心理疗法：利用催眠、松弛、合理情绪等疗法等。②物理因子治疗：超声治疗、低中频脉冲电疗等。③中枢性镇静剂：一般疼痛可用阿米替林、丙米嗪等。④其他：如尽早穿假肢、运动疗法、针灸疗法等。

12. 健康宣教穿戴假肢后的注意事项

（1）保持适当的体重　现代假肢接受腔形状、容量十分精确，一般体重增减超过 3kg 就会引起腔的过紧过松，使接受腔变得不适合。下肢截肢穿戴假肢行走消耗能量比正常人大得多，如一侧大腿截肢穿戴假肢行走时，同样的速度和距离，就要比同样体重的正常人多消耗能量 50%～100%。体重越大能耗越大，所以保持适当的体重是非常重要的。肥胖者残肢长度与残肢横径的比值减少，残肢外形接近半球形，残肢的杠杆作用减弱，对假肢的控制能力减弱，不利于假肢的代偿功能。

（2）防止残肢肌肉萎缩　训练残肢肌肉防止萎缩是非常重要的，残端肌肉萎缩不但是假肢接受腔不适，而且会影响假肢代偿功能的充分发挥，因此要加强残肢的肌肉训练。

（3）防止残肢肿胀及脂肪沉积　截肢者只要佩戴假肢，就要求在不穿戴假肢时一定要缠绕弹力绷带，尤其是夜间或因某种原因而一段时间内不能穿戴假肢时，就更应该坚持弹力绷带包扎，这是防止残肢肿胀及脂肪沉积的好方法。

（4）保持残肢皮肤和假肢接受腔的清洁　防止残肢皮肤发生红肿、肥厚、角化、毛囊炎、疖肿、溃疡等。残肢袜套要经常清洁，接受腔也要经常清理并保持干净，以保持残肢皮肤健康。

（5）早期不应该长时间乘坐轮椅，避免发生髋关节屈曲外展畸形。

扫码“学一学”

第八节 手外伤的康复

案例讨论

【案例】

患者，女，20 岁，工人，因玻璃切割伤致右腕部开放性损伤，在手外科急诊处理，给予清创缝合术（在臂丛神经麻醉下，分别修复屈指浅、深肌腱，屈拇长肌腱、掌长肌腱及正中神经），术后用屈腕位无菌敷料包扎，并用石膏托外固定。手术后第 2 天转入康复科进行康复处理。

入院诊断：右腕切割伤。①掌长肌腱断裂。②屈指浅肌腱断裂。③屈指深肌腱断裂。④屈拇长肌腱断裂。⑤正中神经断裂。检查评定：患者神志清晰，全身情况平稳。右前臂、手肿胀、桡动脉搏动触及，拇、示、中指和环指桡侧半皮肤感觉丧失。

【讨论】

1. 该患者主要的康复问题（功能障碍）有哪些？
2. 该患者应进行哪些康复评定？
3. 请根据患者目前情况制订有效的康复治疗方案。

手是人体运动和感觉的器官，长期裸露于外界环境，极易发生损伤，发病率高，患者往往由于肿胀、粘连、瘢痕、挛缩、肌肉萎缩等并发症而影响手功能，导致日常生活活动能力及生活质量下降。通过尽早开展康复锻炼可以有效促进手功能的恢复。

本节仅提供手外伤康复的检查、评定及治疗指南（纲要），治疗程序应根据每个患者的情况而异，采取个体化的治疗方案。

一、概述

（一）定义

手外伤是指由于各种意外所造成的手部损伤，其发病率约占创伤总数的 1/3。常见损伤原因有刺伤、锐器伤、钝器伤、挤压伤、火器伤等。手外伤多为骨骼损伤与软组织损伤同时存在，许多患者需要手术治疗。由于组织损伤及手术等因素，通常表现有疼痛，肿胀，瘢痕形成，挛缩，粘连，关节僵硬，肌肉萎缩，畸形（猿手、爪状手、垂腕等），手部功能发生不同程度损害。

手外伤康复是指在手外科诊治的基础上，针对手功能障碍的各种因素如瘢痕、挛缩、粘连、肿胀、关节僵硬、肌肉萎缩、感觉异常或丧失等，采取相应的物理治疗、作业治疗及辅助器具等手段，使伤手功能得到最大程度的恢复，以适应日常生活、工作和学习。

（二）手的基本动作

手的基本动作包括对指、抓握及非抓握，抓握又包含精确性抓握和力量性抓握。

1. 对掌和对指功能 人的拇指可以转向掌心（对掌），还可以转向其他手指（对指）。对掌和对指功能是人手最重要的功能，也是人手的独特之处。

2. 精确抓握 指侧捏、指尖捏、三指捏、三指抓握四种。

3. 力量性抓握　包括球状抓握、钩状抓握和柱状抓握三种，必须有手指屈曲动作，示指、中指起主要作用，紧握时必须有无名指和小指参与。

4. 非抓握　包括推、举、戳、叩等动作，其特点是手指向外的动作。

（三）主要功能障碍

1. 运动功能障碍　无论是手部创伤或炎症，都会引起组织水肿，皮下组织、筋膜间隙、肌肉间筋膜和腱鞘、关节囊等都会浸在浆膜素性渗出液内，渗出液若不及时清除，就会机化，造成上述组织的粘连、挛缩，导致肌肉萎缩、无力，关节活动障碍。最难处理的问题是掌指关节过伸和近端指间关节屈曲挛缩畸形。

2. 感觉功能障碍　手部的神经末梢非常丰富，痛觉较为显著。滑膜、腱鞘、骨膜也有神经末梢，任何刺激必然产生剧烈疼痛，疼痛程度与损伤程度不一定呈正比，同时还可出现血管运动紊乱、骨质疏松、肌肉萎缩、关节僵硬等，严重者称为反射性交感神经营养不良综合征。

知识拓展

反射性交感神经营养不良综合征

反射性交感神经营养不良综合征（reflex sympathetic dystrophy syndrome，RDS）是以四肢远端严重疼痛伴自主神经功能紊乱为特征的临床综合征。可发生于任何年龄，成人多见，主要症状为疼痛、自主性功能不良、水肿、运动障碍及营养不良与萎缩，症状常于损伤后几小时内迅速出现，也可于伤后数天或数周逐渐出现，并持续数周至数年。其疼痛有如下特征：烧灼样疼痛，轻摸或反复轻微刺激皆可引起疼痛剧烈发作，疼痛与损伤的严重程度不成正比，疼痛持续时间超过预期痊愈时间。受累肢体疼痛时常伴弥漫性压痛和肿胀，并出现自主神经功能紊乱的表现，如肢体忽冷忽热，时红时白，干燥或出汗。

3. 日常生活活动能力、职业能力和社会活动能力受限　运动、感觉功能障碍均导致日常生活活动能力、职业和社会活动能力的降低。

4. 心理障碍　由于手部功能障碍，影响日常生活和工作，患者易出现失落、孤独、自卑感、抑郁等不良情绪。

二、康复评定

（一）询问病史

询问患者情况，采集相关病史，主要包含以下两部分。

1. 个人资料　包括姓名、性别、年龄、优势手、个人习惯和爱好、一般健康状况、职业或工作对手功能的特殊要求等。

2. 受伤资料　受伤的原因、发生的时间及经过，受伤的程度和范围、接受治疗的情况。

3. 个人主诉及体征　有无疼痛、麻木、肿胀、关节僵硬、手活动受限甚至丧失活动能力。

（二）一般评定

一般评定能评价手的结构与功能变化，包括望诊、触诊、动诊和量诊四部分。

1. 望诊

（1）一般情况　检查皮肤的营养、色泽、纹理、有无伤口、有无瘢痕，有无红肿、溃疡及窦道，手的姿势及有无畸形等。

（2）手的姿势　手的姿势包含休息位和功能位。手的休息位是指手处于自然静止状态时的位置，呈半握拳姿势。此时手的内在肌（鱼际肌、掌中间肌、小鱼际肌）和外在肌（伸肌群、屈肌群）张力处于相对平衡状态，腕关节背伸约10°～15°，并有轻度尺偏；拇指轻度外展，指腹接近或触及示指远节指间关节的桡侧；其余手指的掌指关节及指间关节呈半屈曲状态，其屈曲程度从示指到小指逐渐增加。在手部损伤的诊断、畸形的矫正或是在肌腱修复手术时，都需要用"手的休息位"（图4－11）。手的功能位（图4－12）指手做各种动作前的准备姿势，能发挥最大功能的位置，呈握玻璃杯的姿势。表现为腕背伸约20°～25°，拇指处于对掌位，掌指及指间关节微屈；其他手指略微分开，掌指关节及近侧指间关节半屈曲，远侧指间关节微屈曲。这种姿势能根据不同需要，很快产生不同动作（如张手、握拳、抓握等），手外伤骨折后，一般需将手固定在功能位。

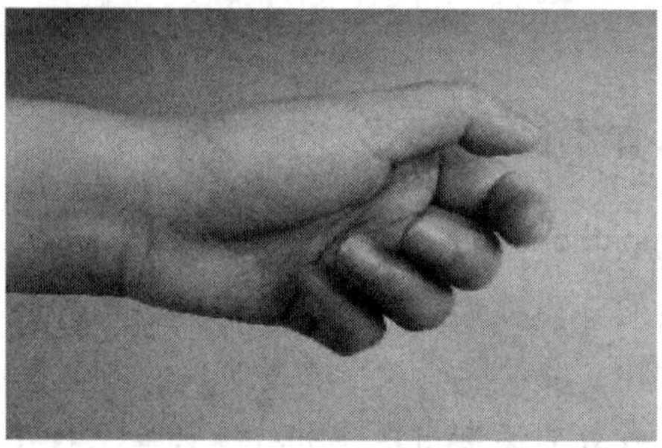

图4－11　手的休息位

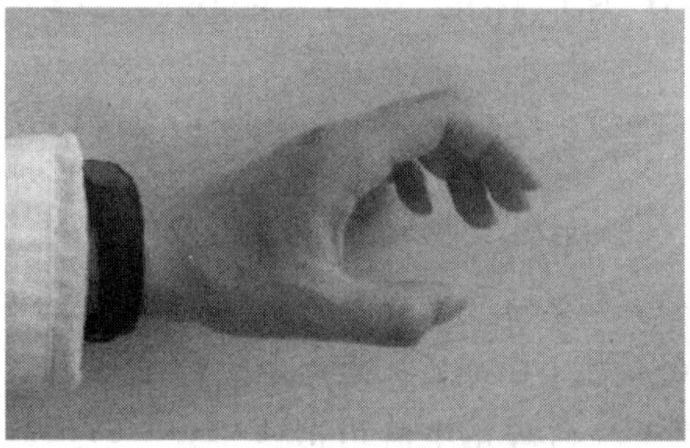

图4－12　手的功能位

（3）瘢痕评定　可选用温哥华瘢痕评估量表（表4－7）。所评定项目均需与身体其他部位的皮肤对比进行。并且要求必须采用专用玻片按压瘢痕2秒后观察。最高分18分，最低分0分，分数越高说明瘢痕情况越严重，反之，则影响程度越小。

表4－7　温哥华瘢痕量表评估标准

项目	评分标准
色泽	0分　瘢痕颜色与相邻身体正常部位皮肤颜色近似
	1分　轻微粉红色
	2分　混合色泽
	3分　色泽较深
血管	0分　瘢痕颜色与身体正常部位近似
	1分　粉红色局部血供略高
	2分　红色局部血供明显增高
	3分　紫色或深红色血供丰富
柔软性	0分　正常
	1分　柔软（在最小阻力下皮肤能变形）
	2分　柔顺，可弯曲（在压力下能变形）
	3分　硬（手压时无弹性，呈块状）
	4分　组织呈条索状
	5分　挛缩畸形（永久性短缩导致功能障碍）

续表

项目	评分标准
厚度	0 分　和周围正常皮肤同等高度
	1 分　高于正常皮肤≤2mm
	2 分　>2mm，≤5mm
	3 分　高出正常皮肤 5mm 以上
疼痛	0 分　无痛
	1 分　偶或轻微痛
	2 分　需要药物
瘙痒	0 分　无
	1 分　偶或轻微瘙痒
	2 分　需要药物

（4）畸形　组织损伤，造成肌力不平衡或直接损伤皮肤、肌肉、神经、骨和关节等，可造成外观上的改变，出现畸形。①猿手：由正中神经损伤所致。②爪形手：尺神经损伤所致，或因前臂缺血性肌挛缩所致，出现掌指关节过伸，近端指尖关节屈曲畸形。③垂腕：桡神经损伤后所致，或因外伤性伸腕肌腱断裂。④锤状指：因伸肌腱止点及附近断裂，或撕脱骨折，表现为远端指间关节屈曲，不能主动伸指，形成锤状。⑤鹅颈指：近侧指间关节梭状肿大，呈过度背伸，远端指间关节过度屈曲。

2. 触诊　可以感觉皮肤的温度、弹性、软组织质地，检查皮肤毛细血管反应，判断手指的血液循环情况。大多数手外伤患者都会有疼痛的感觉，应检查压痛的性质、范围，有无向其他部位放射痛及疼痛缓解情况。

3. 动诊　是对手部关节活动的检查，可分为主动及被动活动范围的检查。

4. 量诊　包括关节活动度、肢体周径、肢体长度、肢体体积的测量。

（1）关节活动度的测量　应从零度开始计算，可用量角器直接测出，手部有些关节也可用测量距离的方法间接测出，如拇指外展角度可用测量拇指指间关节至第三掌骨远端掌横纹的最大距离来表示；拇指内收角度的测量也可用拇指指间关节横纹到第五掌骨远端掌横纹的距离来表示。

在手康复中测量的关节应包括肩、肘、腕和手指的掌指关节、指间关节，以及上下尺桡关节的旋转活动。测量还包括主动、被动活动度及关节强直或畸形的角度。

（2）肢体周径的测量　可以检查肢体是否有肌肉萎缩、肿胀程度等情况。可用带尺测量肢体周径变化最明显部位、应测量双侧肢体同一水平的周径，进行比较。

（3）肢体长度的测量　可使用带尺测量，将双侧肢体放置于同一位置上。先在欲测量某段肢体的远、近部位找出两点明显的标志，然后测量该两点之间的距离。

（4）肢体体积的测量　肢体体积测量可用以评价手的大小变化，包括萎缩、肿胀、水肿等。如淋巴水肿及深部静脉栓塞造成的肢体体积变化，用此方法测量较准确、简便。对病情的发展及恢复的观察也较有利。测量仪包括有一个排水口的大容器及量杯。测量时，将肢体浸入容器中，容器中有水平停止杆，使肢体进入容器中的一定位置，排出的水从排水口流出，用量杯测出排出水的体积，即为肢体的体积。测量双侧，进行健患侧对比，治疗前后对比。

（三）功能评定

手外伤给患者造成的功能损失主要包括手运动功能障碍造成的功能损失、手感觉功能障碍造成的功能损失、手截肢造成的功能损失。对手综合功能评定必须包含这三方面，并将其转换成对全手功能的损失。手部功能的权值分配：运动功能 50%，感觉功能 50%，截肢功能（运动+感觉）100%。手功能中，拇指占 36%，示指 18%，中指 18%，环指 9%，小指 9%，掌腕部 10%。

1. 手的关节活动度评定 手的运动是骨骼、肌肉、神经等综合作用下的关节运动，其中任何一部分障碍均会导致关节活动度变化。评定手的关节活动度对寻找关节活动障碍的原因、判断功能障碍程度、选择治疗方法、评定治疗效果有着重要意义。

（1）手关节活动角度评定 用手量角器测量手部各关节 PROM 和 AROM，测量应包括腕关节、掌指关节、近节指间关节、远节指间关节、拇指腕掌关节，若 ROM 评定小于正常 ROM 则需鉴别以下三种情况：①AROM 与 PROM 的范围相同，障碍原因在于关节本身。②没有 AROM，PROM 正常，障碍原因在于肌腱断裂。③AROM 或 PROM 受附近关节位置改变而改变，原因在于手外或内在肌挛缩。

为了准确记录关节活动度与功能的关系，建议采用下列表示法，它能反映关节在不同位置的活动范围，下面以腕关节为例。腕关节僵直无活动，记作：0°～0°～0°。腕关节背伸 60°，掌屈 45°，记作：60°～0°～45°。腕关节背伸不能，而且掌屈范围也受限制，仅能在背屈 20°至掌屈 50°范围内活动，活动范围仅 30°，记作：0°～20°～50°。手关节正常活动范围见表 4－8。

表 4－8 手关节正常活动范围

关节	活动方向	正常活动范围	是角器放置法			注意事项
			固定臂	活动臂	轴心	
拇指	桡侧外展	0°～60°	示指	拇指	腕掌关节	活动方向在掌面上
	尺侧内收	0°	示指	拇指	腕掌关节	
	掌侧外展	0°～90°	示指	拇指	腕掌关节	活动方向与掌面成直角
	掌侧内收	0°	示指	拇指	腕掌关节	
	屈曲（掌指关节）	0°～60°	第 1 掌骨	拇指基节	掌指关节	—
	伸展（掌指关节）	0°～10°	第 1 掌骨	拇指基节	掌指关节	
	屈曲（指间关节）	0°～80°	拇基节	拇末节	指间关节	
	伸展（指间关节）	0°～10°	拇基节	拇末节	指间关节	
指	对掌	—	由外展、旋转、屈曲 3 种动作构成，用量角器测量困难常用测量法：测拇指端和小指掌指关节间距离			
	屈曲（掌指关节）	0°～90°	2～5 掌骨	2～5 基节	掌指关节	—
	伸展（指间关节）	0°～45°	2～5 掌骨	2～5 基节	掌指关节	

（2）手关节总主动活动范围评定 测量关节总主动活动度（total active movement，TAM），可较全面地反映手指肌腱功能情况，但测量及计算方法稍繁琐。用掌指关节、近端指间关节、远侧指间关节的主动屈曲角度之和减去各关节主动伸直受限角度之和，即为 TAM。

TAM=屈曲角度（MP+PIP+DIP）－伸直受限角度（MP+PIP+DIP）

正常值是 TAM =（90°+110°+60°）－（0°+0°+0°）=260°。评价标准为：优，活动范围正常；良，TAM＞健侧 75%；尚可，TAM＞健侧 50%；差，TAM＜健侧 50%。

（3）标准化评定方法　①屈曲功能评定：手握拳，测量指尖距近端或远端掌横纹的距离，手损伤康复治疗后，该距离在0.5～1.5cm范围内可认为疗效满意。②伸展功能评定：伸指，手背贴于桌面，测量指尖距桌面的距离。③拇指外展和对掌能力：测量拇指指尖到示指指尖或小指根的距离。

2. 肌力评定

（1）徒手肌力　选用Lovett的6级分级法进行评定。

（2）握力　用握力计，测定2～3次，取最大值，一般为体重的50%，注意健、患侧对比。

（3）捏力　用捏力计，测定拇指分别与示指、中指、无名指、小指的二指捏力；拇指与示指、中指同时的三指捏力；拇指与示指桡侧的侧捏力。注意健、患侧对比。

3. 感觉功能评定　包括浅感觉、深感觉、复合感觉及疼痛评定。评定手各区域的感觉是否存在过敏、减退或消失，以及感觉障碍的区域、范围和程度。评定标准分5级。S1：神经支配区感觉完全丧失；S2：在单一神经支配区有深部组织痛觉存在；S3：在单一神经支配区有浅表痛觉、触觉存在；S4：在单一神经支配区有浅表痛觉、触觉，同时皮肤过敏反应消失；S5：在单一神经支配区两点辨别觉恢复正常。下面介绍几种手部感觉功能评定的方法。

（1）疼痛评定　选用目测类比法（VAS），即用一条长10cm的直线（无刻度），最左端为0表示无痛，最右端为10表示极度疼痛，让患者根据其疼痛感觉在线上做个标记，从0点到患者标记点的距离表示患者疼痛程度，距离越长疼痛越重。

（2）触觉评定

1）Semmes－Weinstein单丝法　简称SW法，是一种精细的检查触觉的方法，测定从轻触到深压的感觉。SW法可客观地将触觉障碍分为5级，以评定触觉的障碍程度及在康复治疗过程中的变化。测定器由20根粗细不同、编号不同的尼龙单丝组成。最细的是1.65号（单丝直径0.064mm），最粗的是6.65号（单丝直径1.143mm）。检查时要求环境安静无干扰，受试者闭眼，检查者持数值最小的单丝开始检查，使单丝垂直作用在患者手指掌面皮肤上，用1.65～4.08号丝时，每号进行3次，施加在皮肤上1～1.5秒，提起1～1.5秒为一次，当丝已弯而患者仍无感觉时，换较大的一号再试，直到连续两次丝刚弯曲患者即有感觉时为止，记下此时单丝编号，然后查表看结果。用4.17～6.65号丝时，仅需做一次。评定标准如下。正常轻触觉：1.65～2.83；轻触觉减退：3.22～3.61；保护性感觉减退：4.31～4.56；保护性感觉丧失：4.56～6.65；感觉完全丧失：＞6.65。

2）Moberg触觉识别评定　检查时在桌上放一个约12cm×15cm的纸盒，在纸盒的旁边（20cm×15cm的范围内）放置螺母、回形针、硬币、别针、尖头螺丝、钥匙、铁垫圈、约5cm×2.5cm的双层绒布块、直径2.5cm左右的绒布制棋子或绒布包裹的圆钮等9种物体。嘱患者尽快地、一件一件地将桌上物体拾到纸盒内。先用患手进行，在睁眼情况下拾一次，再闭眼拾一次；然后用健手睁、闭眼做一次。统计每次拾完物品所需的时间，并观察患者拾物时用哪几个手指，何种捏法。一般在睁眼时，利手需7～10秒，非利手需8～11秒，在闭眼情况下，利手需13～17秒，非利手需14～18秒。在Moberg触觉识别评定中，常将健、患手的结果进行比较即可看出差别。当双手均有疾病时，可参考正常人的数值。假如患者的拇指、示指、中指感觉减退或正中神经分布区皮肤感觉障碍，在闭目下，难以完成该试验。

（3）温度觉评定　常用Sunderland温度觉功能评定法，根据患者温度觉情况分为T_0、

T_1、T_2、T_3、T_4五级。T_0：无温度感觉；T_1：除高温或剧冷外，对一般冷热无感觉；T_2：温度小于5℃或者大于60℃时能分别正确感到冷或热，在此温度范围内，用测试管接触皮肤，有触觉或感到压力；T_3：温度小于20℃或大于35℃时能分别正确感到冷或热，在此温度范围内，用测试管接触皮肤，有触觉或感到压力；T4：温度觉正常。

（4）两点辨别觉（two-point discrimination，2PD） 2PD距离越小，越接近正常值范围，说明该神经的感觉恢复越好。只有当指尖能感受恒定触觉才能测试两点辨别觉，更能反映手功能是否完好。人体各部位2PD数值不同，正常参考值：指尖为3～6mm，手掌为15～20mm，手背30mm。根据美国手外科学会的标准，2PD的正常值与手功能的关系见表4-9。

表4-9 2PD的正常值与手功能的关系

两点间距分辨能力	临床意义	功能
2PD＜6mm	正常	能做精细工作
2PD在6～10mm	尚可	可持小器件或物品
2PD在11～15mm	差	能持大器件
仅有一点感觉	保护性	持物有困难
无任何感觉	感觉缺失	不能持物

4. 手的整体功能评定

（1）Jebson手功能测试 又称七项手功能测试，内容由7个部分组成：①书写短句。②翻转书本大小（7.6cm×12.6cm）卡片。③拾起小物品放入容器内。④堆放棋子。⑤模仿进食。⑥移动轻而大的物品。⑦移动重而大的物品。记录完成每项活动所需的时间。每项测试先利手测试，测试结果可按年龄、性别、利手和非利手综合分析，以判断是否正常。其优点是测试按照年龄、性别对待，费时短，易于管理，费用少。本试验也可评估手部日常生活活动能力。

（2）Carroll上肢功能定量测试 将与日常生活活动有关的上肢动作，分成几个特殊部分：抓握、前臂旋转、肘部屈曲、肩部上提。该测试需计时（表4-10）。

表4-10 Carroll上肢功能定量测试

目的	方法
检查抓握功能	拿起4块不同大小木块
	从栓上拿起2块不同大小垫圈
	拿起一个球
	拿起4个不同大小的玻璃珠
检查上肢功能及协调性	把一个小垫圈套在钉子上，把熨斗放在架子上
	把壶里的水倒进一个杯子里，再把杯里的水倒进另一个杯子里，把手依次放在前额、头顶、后脑勺、嘴上，然后写姓名

5. 手的灵巧性及协调性评定 手的灵巧性、协调性与感觉和运动功能有关，亦与视觉有关，评定的方法很多，常用的有以下几种标准测试方法。

（1）明尼苏达操作等级测试（minnesota rate of manipulation test，MRMT） 此测试主要评估手部及上肢粗大活动的协调与灵活性。测试内容由五个部分组成，包括上肢和手部前伸放置物件、翻转物件、拿起物件、单手翻转和放置物件、双手翻转和放置物件。测试结果以操作的速度和放置物件的准确性表示。

（2）9 孔插板试验　插板为一块 13cm×13cm 的木板，木板上有 9 个小孔，孔深 1.3cm，孔与孔的间隔为 3.2cm，每孔直径 0.71cm，插棒为长 3.2cm、直径 0.64cm 的圆柱体，共 9 根。患者取坐位，将插板放于患者前方桌上，插棒放于测试手一侧的浅器皿中，让患者将 9 根木棒一次一根地分别插入 9 个孔中，再一次一根地将木棒从孔中拔出放入浅器皿中。记录完成时间。先测定健手再测定患手。

（3）Purdue 钉板测试（the purdue pegboard test）又称普渡钉板测验，主要检查手眼协调性、手灵活性。包括 4 个分测验：①右手操作。②左手操作。③左右手同时操作。④装配。

6. 手部神经再生的判断　周围神经干叩击试验（Tinel 征）。

（四）神经－肌肉电生理检查

神经－肌肉电生理检查包括肌电图、神经传导速度及体感诱发电位检查等。

考点提示　手功能的评定。

三、康复治疗

手外伤患者的康复治疗目标包括：控制水肿，预防感染，促进组织愈合，减轻疼痛；避免肌肉的误用、废用和过度使用，预防挛缩，软化松解瘢痕组织，增加关节活动度，恢复肌力和耐力，预防畸形；提高手的感觉及功能性活动，增强日常生活活动能力；恢复手的灵巧性及协调能力；进行心理调整和生活模式的修正。

手外伤早期康复重点是控制感染、消肿止痛；术后两周拆线，肌腱和神经修复术后固定 4～6 周，待损伤组织愈合后可进行系统的后期康复治疗，重点是恢复手的运动和感觉，以及手的功能活动。

（一）治疗目标

（1）应用超短波、紫外线、微波等理疗，可消炎、消肿、镇痛、预防感染、促进创面愈合。

（2）通过手法、压力治疗、超声治疗等预防组织粘连，软化、松解瘢痕组织，预防畸形。

（3）通过各种运动改善肌力、增加关节活动范围，增强运动的协调性，改善机体对运动的耐力，避免肌肉的误用、废用和过度使用。

（4）通过感觉再训练、脱敏训练恢复手的感觉功能。

（5）通过作业活动增强手的灵活性，手眼的协调能力，对动作的控制能力和工作耐力，提高感知功能，改善情绪、调整心理状态，提高生活和工作能力。

（二）运动治疗

手外伤早期的运动治疗以被动运动为主。随着患者病情的稳定，可进行受限关节的关节松动术、手部肌肉的肌力训练、肌腱牵伸训练等。伴有感觉神经损伤者则需要进行感觉再训练。

1. 维持和改善关节活动范围训练　手外伤早期可进行手部各关节全范围的被动活动，随着主动活动的增加，逐渐变被动活动为助力运动，渐渐减少助力直至完全主动活动。训练时手法要轻柔，过度的被动关节活动范围练习会加重组织创伤，引起疼痛和肿胀，影响手的活动。关节活动范围训练前可采用热疗改善软组织的延伸性，减轻治疗中的不适感，增强治疗效果。治疗后，可采用冰敷改善肿胀和疼痛。

2. 肌力训练 早期外固定时为避免肌肉萎缩可进行肌肉的等长收缩训练，去除外固定后可进行主动助力运动，逐渐过渡到主动运动、抗阻运动训练。可选用手辅助器、手练习器、各种弹簧和负重物、治疗用滑轮和弹力带等进行渐进性抗阻练习，亦可徒手施加阻力。亦可选择捏橡皮泥或黏土、和面、木刻等作业活动锻炼手部肌力。

3. 关节松动技术 手部关节松动术是利用关节的生理运动和附属运动在关节可动范围内完成的一种手法操作技术，属被动运动范畴，具有改善关节活动范围、缓解疼痛的作用。手部生理运动有：屈、伸、收、展、对指等。附属运动有：分离牵引、各方向滑动等。关节松动术Ⅰ、Ⅱ级主要是治疗疼痛，Ⅲ、Ⅳ级主要治疗粘连和关节僵硬。常用的手部手法主要有：牵引、滑动、滚动、挤压、旋转等。

4. 牵伸技术 当手关节周围组织挛缩或短缩时可行牵伸训练。手部牵伸技术包括主动和被动牵伸。主动牵伸又称为自我牵伸，被动牵伸包含手法牵伸和机械牵伸，一般常用手法牵伸。治疗师在进行手法牵伸时可结合关节的附属运动一起进行，关节面损伤或神经、肌腱修复术后的患者在起初 8 周内禁止使用牵伸技术。牵伸过程中不应该给患者造成过度的疼痛，若患者感觉疼痛不能忍受，则应立即停止；若松弛后 1～2 秒患者仍有痛感，则提示牵引用力过大；若牵引以后关节出现红、肿、痛，则立即停止牵伸，直至患者症状消退，下次治疗应从低强度开始逐渐增加牵伸力度。

（三）矫形器的应用

手部矫形器主要有系列化的牵伸夹板、动力型夹板及管状石膏。主要用来制动、支持和纠正受损和变形的身体结构，维持和促进关节活动。手夹板按其功能可分为固定性和功能性夹板两类。固定性手夹板没有可动的组成部分，主要用于固定手于功能位，限制异常运动，故常用于治疗手部骨折脱位、关节炎、手术后暂时性制动等。功能性夹板允许肢体有一定程度的活动，从而达到治疗目的。临床上使用的手夹板种类较多，如手功能位夹板、手舟骨固定夹板（舟骨骨折后的固定）、掌骨固定夹板（掌骨骨折的固定）、Kleinert 夹板（指屈肌腱修复术后固定）等。

（四）物理因子治疗

早期使用理疗促进局部血液循环、消除水肿、消炎镇痛、防治感染，加快伤口愈合。后期使用理疗软化瘢痕及粘连组织，改善关节活动度，恢复关节功能。

1. 控制肿胀 如冰疗法、压力疗法、超短波疗法等。

2. 控制感染 如微波、超短波疗法、紫外线疗法及电磁波治疗等。

3. 缓解疼痛 如干扰电疗法、调制中频电疗法、微波疗法及超声波疗法等。

4. 软化瘢痕 如超声波疗法、音频电疗法及蜡疗法等。

5. 改善肌肉收缩 如低频脉冲电疗法及干扰电疗法等。

6. 促进骨折愈合 如干扰电疗法、直流电钙离子导入疗法、电脑骨折愈合治疗仪治疗等。

7. 促进神经生长 如超声疗法、磁疗法等。

（五）作业治疗

作业治疗是针对伤手的功能障碍，从日常生活活动、手工操作劳动和文体活动中选出一些有助于恢复伤手功能和技能的作业，让患者参与“适应性活动”，并按指定的要求进行训练，逐步最大限度地恢复伤手的功能。

1. 治疗内容

（1）ADL 训练　可选穿脱衣服、梳洗、吃饭、如厕及整理房间等活动。

（2）小活动量作业活动训练　术后早期可进行下棋、编织、剪纸、绘画等活动。

（3）大活动量作业活动训练　选相关的模拟工作或真实的工作活动，如木工、金工等作业活动，提高患者职业技能，为患者早日重返工作岗位做准备。

（4）适应环境作业训练　可选择应用矫形器及其他适应器具，改装各种日常用具，以提高患者的独立生活能力。

2. 注意事项

（1）首先评定患手功能，并进行作业活动分析。

（2）根据患者的性别、年龄、职业、症状及预期治疗目标来设计个性化作业活动，选择合适的作业治疗项目及活动量。

（3）向患者说明作业治疗的重要性，以取得患者积极配合，教会其具体操作方法，定期评定。

（4）作业治疗要因地制宜，就地取材，方便可行，安全可靠。

（六）心理康复

手外伤常因不同程度功能障碍，导致日常生活和工作受到影响，患者易对生活失去信心，产生抑郁、焦虑等不良情绪。康复工作者首先要了解患者的心理状态、工作性质、家庭情况等，同患者进行坦诚的交流，并给予患者心理上的支持，增强其战胜疾病的信心，以积极配合康复治疗，取得最佳疗效。在治疗的过程中治疗师要细致、耐心、有计划地对患者进行指导和功能训练，并让患者认知疾病及预后，帮其正确评价自己，增强信心，调整不良的心理状态。

（七）手外伤常见问题的康复

1. 肿胀的康复　手外伤后常出现肿胀，影响手的活动。常用的治疗方法介绍如下。

（1）固定患肢　用夹板或石膏托固定伤肢，以保护患手再次损伤加重肿胀，未固定手指关节可做主动运动。

（2）抬高患肢　损伤或手术后应抬高患手，患手位置应高于心脏水平，促进静脉回流。

（3）主动活动　主动运动可促进血液循环，是消除肿胀重要的方法。

（4）加压治疗　如橡胶条或弹力绷带、弹力指套、等张压力手套等。

（5）向心性按摩　若肢体皮肤条件许可，可在伤肢抬高位做向心性按摩，促进静脉回流。

（6）冷疗　适用于早期或手术后，有条件时可选用冷疗机。①冰敷法：将冰袋包裹毛巾敷患处 15～20 分钟，每隔 5～10 分钟观察皮肤情况，避免冻伤。②冰水浸泡法：用碎冰调节水温至 10～15℃，将患手浸入冰水内 15～20 分钟。

（7）超短波疗法　无热量，对置法，10 分钟/次，每日一次，10 次为一个疗程。

2. 疼痛的康复　疼痛是手康复中的一个常见问题，可以引起过度保护和运动功能失调。①一般治疗：患手早期应适当制动、休息，若同时存在肢体肿胀，应抬高患手。②物理因子治疗：最初的 24～48 小时内主要采用局部冰敷、冰袋等冷疗方法消肿、止痛；24～48 小时后可采用超声波疗法、超声波药物透入疗法、直流电药物离子导入疗法、干扰电疗法等理疗方法。③运动治疗：在不加重疼痛和肿胀的前提下，应尽早开展轻柔的、不超过痛点的被动关节活动训练。早期还可进行 1～2 小时重复 1 次，每次 5～10 分钟的轻柔被动牵伸训练。尽可能早地开展等长训练避免制动或疼痛造成的肌肉萎缩。冷喷、牵伸和按摩对大面积的肌肉疼痛性紧张有效。急性疼痛有所缓解后，可进一步开展主动的、不超过痛点的关节活动度训练，或可在痛点处进行热疗或超声波治疗的同时开展主动关节活动度训练。炎症消退后，可进行向心性和离心性肌力训练、抗阻训练。④药物治疗：可适当口服镇痛消炎药。

3. 肌萎缩无力的康复　创伤、手术或制动等可能引起手部肌肉萎缩，肌力下降。当肌力 0～1 级时，可进行被动及主动助力运动，可用肌电生物反馈进行肌肉训练；肌力 2 级时，继续电刺激、按摩或利用滑板器械等方法进行主动运动；肌力 3 级或 3 级以上时，进行抗阻练习，每次练习时，手及各指要有几次最大用力和最大范围的运动。注意观察手及各指功能恢复情况，及时调整肌力训练方案。

4. 感觉障碍的康复　手部神经损伤后，常出现支配区感觉障碍。患者可通过感觉学习及训练进行重建。手的感觉恢复顺序：痛觉、温度觉、32Hz 振动觉、移动性触觉、恒定性触觉、256Hz 振动觉、两点辨别觉。感觉训练分早期和后期阶段，早期主要是触觉和定位、定向的训练，后期主要是辨别觉的训练。腕部正中神经和尺神经修复术后 8 周，可以尽早开展感觉训练。若有感觉过敏，则应先脱敏治疗再行感觉训练。

（1）感觉再训练　感觉再训练前必须行感觉评定，当保护觉（针刺觉、深压觉、温度觉）恢复时即可进行感觉再训练。

1）早期训练　早期主要训练移动性触觉、恒定性触觉、压觉和正确的触觉定位。刺激强度由强到弱。训练包含三个阶段：①患者睁眼，刺激其健侧和患侧肢体皮肤，让患者努力体验和对照两侧不同感受。②患者睁眼，刺激其患侧肢体皮肤，然后闭眼，继续在同一部位以同样物品进行刺激，要求患者努力比较和体会。③患者闭眼，同时刺激其健侧和患侧肢体皮肤，要求患者比较和体会。

2）后期训练　在移动和固定触觉及指尖定位恢复后，可进入后期训练，主要为实体觉训练。每项训练采用闭眼－睁眼－闭眼的程序反复进行。①物品识别：患者闭目，让其尽可能描述手中物品的特征，再睁开眼睛，如有遗漏，补充描述其特点。②物品质地识别：质地不同从差异大的材料到质地差别细微、分辨难度大的物品。③日常生活用品识别：从识别体积较大的物品开始，逐步过渡到识别体积小巧的物品。

3）有运动参与的感觉训练　一些感觉训练项目需要有较高级的运动技巧才可完成。①捡拾物品：将各种不同大小的玻璃球或不同品种的豆类放入米粒堆中，开始时可让患者从中捡拾较大的玻璃球或豆类，逐渐过渡到捡拾大小相似的玻璃球或豆类，嘱患者在闭眼下操作。②作业训练：训练患者生活中许多需要在没有视觉帮助下完成自我照料的作业活动，如在暗室中训练患者用钥匙开门、穿鞋、扣纽扣等。

（2）脱敏训练　脱敏训练应在感觉再训练之前进行。治疗时嘱患者放松，减少恐惧心理。①交替使用平滑的、粗糙的材料在患处进行摩擦，先轻轻摩擦 1～2 分钟，再用力摩擦 1～2 分钟，最后再轻柔摩擦 1～2 分钟，逐渐增加按摩力度、持续时间和治疗频率，循序渐进。②使用机械振动器或拍打器刺激患处皮肤，每日 1～2 次，每次 10～30 分钟。③将患手置于大米、小珠子等材料中，重复进行患部的脱敏刺激，每日 2～3 次，每次 20～30 分钟。脱敏训练应从最低敏感区开始，逐渐过渡到更高敏感的区域。

5. 瘢痕　①热疗（超声波、蜡疗、漩涡浴、热砂浴等）和中频电疗。②被动牵伸治疗。③压力治疗（瘢痕过度增生）。④按摩。⑤运动疗法。⑥瘢痕挛缩导致畸形应配合手术治疗。

考点提示　手外伤常见康复问题及处理方法。

（八）常见手外伤的康复治疗

1. 手部骨折后的康复　在准确复位和有效固定的条件下，积极消肿、防止粘连、预防挛缩、促进手功能恢复。康复分期包含骨折固定期和骨折临床愈合期（即早期和后期），不同时期康复重点不同。骨折固定期重点：控制水肿，预防或减轻关节僵硬和肌萎缩无力。骨折临床愈合期（去除石膏、夹板之后）治疗重点：消除残余的肿胀，软化、松解纤维瘢痕组织，增加关节活动范围；恢复肌力和耐力；恢复手的协调、灵活性；提高日常生活活动能力和职业技能。

（1）掌骨骨折　掌骨骨折包括第一掌骨基底部骨折脱位、掌骨颈骨折和掌骨干骨折，其常见并发症为严重肿胀、侧副韧带及关节囊挛缩、成角畸形、掌指关节僵硬等。当掌骨颈骨折后，必须将掌指关节屈曲 90°，使掌指关节侧副韧带处于紧张状态，此时再沿近节指骨纵轴顶推，同时在掌骨背部向下加压，掌屈畸形才可矫正。第 1 掌骨骨折时需用支具使虎口分开，维持指蹼宽度，防止指蹼挛缩。第 2～3 掌骨骨折时要维持掌横弓。掌骨骨折尤其要避免背侧或掌侧成角畸形愈合。

掌骨骨折位置不同，康复训练的方法不同：①在 3～4 周内，第一掌骨骨折禁止做腕掌关节内收活动，掌骨颈骨折禁止做伸指活动，第 2～5 掌骨干骨折严禁用力屈伸活动。②4～6 周解除外固定后，可做手指、掌指和腕关节的主动运动，若合并感觉异常，注意进行感觉再训练。

（2）指骨骨折　常见并发症为骨折部位肌腱粘连、骨间肌挛缩、近端指间关节屈曲挛缩、骨折成角或旋转畸形愈合。指骨骨折治疗要点为减少粘连，减少肿胀，预防关节僵硬牵拉骨间肌，预防骨间肌挛缩，增加指间关节和掌指关节 ROM，维持手于功能位，进行握力训练。

1）骨折固定期　近节指骨骨折时掌指关节屈曲 45°、近侧指间关节屈曲 90°位，用背侧石膏条固定 4～8 周；中节指骨骨折，向掌侧成角者屈曲位固定，向背侧成角者伸直位固定 4～6 周；末节指骨骨折，近侧指间关节屈曲 90°、远端指间关节过伸位固定 6 周。①术后第 2 天，开始健指主动活动，若健指与患指的屈伸活动没有联动关系，则可以进行主动活动；若有联动，则以被动活动为主，每次活动应达到最大范围。②进行腕关节、前臂的主动活动。③待患指疼痛、肿胀开始消退，可进行被动的屈伸活动，活动范围应根据骨折部位和症状确定。若中节、远节指骨骨折，掌指关节活动范围可稍大；若近节指骨折，掌指关节活动会影响骨折愈合，故不宜进行大范围的掌指关节活动。

2）去除外固定后　若骨折愈合好，先进行被动附属运动，继之以被动生理运动为主、主动运动为辅；若骨折愈合不良，活动时用手指固定保护好骨折部位，然后进行指间关节的被动运动，待指间关节的挛缩和粘连松解后，再以主动运动为主，助动运动为辅，直至各个关节活动度恢复到最大范围。远节指骨骨折时指端常合并感觉过敏，需行脱敏治疗。

（3）腕舟骨骨折　常见并发症为舟骨近侧骨折段坏死、骨折不愈合和创伤性腕关节炎。其治疗要点：一般固定 6～12 周，若在预定骨折愈合时间里仍未愈合，可再继续固定 1～2 个月。固定期应避免进行强力握持动作训练。石膏去除后数周内，在手夹板保护下进行关节活动度训练和肌力训练，避免腕关节过度背伸。

考点提示　手部骨折的康复治疗。

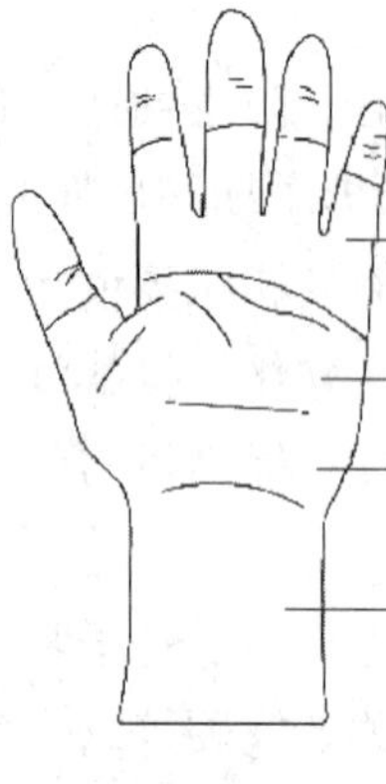

图 4－13　指屈肌腱分区

2. 肌腱修复术后的康复　肌腱是手部活动的重要组织，早期康复锻炼可促进创面愈合，维持关节活动范围、防止肌腱粘连，恢复肌腱滑动和手的抓握功能。

（1）指屈肌腱修复术后的康复　指屈肌腱分浅深二类：指浅屈肌止于中节指骨，屈近端指间关节；指深屈肌止于末节指骨，屈远端指间关节。

1）指屈肌腱分区　指屈肌腱根据 Verdan 分类，分为五区（图 4－13）。

Ⅰ区（深肌腱抵止区）：自中节指的中部屈指浅肌腱止点到远节指骨肌腱止点，腱鞘内仅有一条屈指伸肌腱，损伤后引起远节指间关节屈曲障碍。

Ⅱ区（无人区、腱鞘区）：从掌指关节至中节指骨中部，此区包括指浅、深 2 条屈肌腱。

Ⅲ区（手掌区）：从远侧掌横纹至屈肌支持带远侧缘，居手掌内。此区有屈指深浅两条肌腱，单纯指浅屈肌腱断裂，对屈指功能影响不大。

Ⅳ区（腕管区）：位于由腕骨和屈肌支持带围成的腕管内。此区有 9 条肌腱及正中神经通过。此段肌腱被有滑膜，肌腱损伤修复后，易发生肿胀、纤维组织增生，肌腱容易发生粘连。

Ⅴ区（前臂区）：由肌腱起点至腕管近侧端（前臂下 1/3 处）。此区肌腱间隙较宽，各腱有腱系膜及腱周组织包围，此区肌腱修复后，粘连机会少。

拇指屈肌腱也分 5 区。Ⅰ区：拇长屈肌腱附着点；Ⅱ区：近节指骨颈到掌骨颈，即腱鞘区；Ⅲ区：大鱼际肌肉区；Ⅳ区：腕管区；Ⅴ区：前臂区。

因切割、挤压、慢性滑膜炎等引起的手腕部指浅屈肌、指深屈肌肌腱损伤，多发生在手的第 2～5 区。

知识拓展

指屈肌腱断裂的临床诊断

由于指深屈肌腱止于第 2～5 指的末节指骨，当固定患指中节时，不能屈远端指间关节，应考虑是指深屈肌腱断裂。

因指浅屈肌腱止于第 2～5 指的中节指骨，若固定其他指于伸直位，患指不能屈近端指间关节，应考虑指浅屈肌腱断裂。

2）指屈肌肌腱损伤术后的康复　治疗术后保护性的固定与早期保护性的运动相结合可减少因固定和关节制动而引起的并发症。

术后即刻采用手背侧动力性手夹板固定，维持腕关节屈曲 20°～30°，掌指关节屈 60°～70°和指间关节伸展位，外加厚敷料，以保护肌腱。2～3 天后，拆除敷料。

术后 1～4 周：手术 24～48 小时后开始训练，在夹板限制的活动范围内抗弹性阻力主动伸指，再被动屈曲掌指关节和指间关节，持续 4 周。要求“主动伸，被动屈”，即令患者主动伸展手指，依靠橡皮带被动屈曲。同时进行手腕活动。禁止主动屈指，被动伸指，以防肌腱断裂。术后第 3 周，腕关节调整为中立位夹板，以后逐渐减少掌指关节屈曲范围，直到术后第 6 周掌指关节调节至中立位。第 3 周可在被动屈指的终末配合主动屈指动作。

术后第 4 周：开始主动屈指训练，直拳（MP 和 PIP 屈曲，DIP 伸直）有利于屈指浅肌腱的滑动，勾拳（PIP 和 DIP 屈曲，MP 伸直）有利于屈指深肌腱的滑动和屈指浅肌腱与屈指深肌腱的相对滑动；完全握拳时屈指深肌腱相对骨的滑动最大。包括诸指同时和单个手指的三种握拳运动训练。

术后 6～8 周：去除夹板后充分伸展掌指关节，继续前述三种握拳主动运动，渐进增加抗阻屈指肌力训练和日常生活活动等作业训练。

术后 12 周后：允许进行所有功能性活动，大多数患者可重返工作岗位。有少数患者需接受二期重建手术。

（2）指伸肌腱修复术后的康复　手部伸肌腱损伤后主要的表现为手指的某个关节或整个手指主动伸直障碍，而被动可以伸直，且不伴手指的感觉障碍。

1）指伸肌腱分区：目前国内外通用的手部伸肌腱分区是将指伸肌腱分为 8 个区，拇指伸肌腱分为 6 个区（图 4－14）。

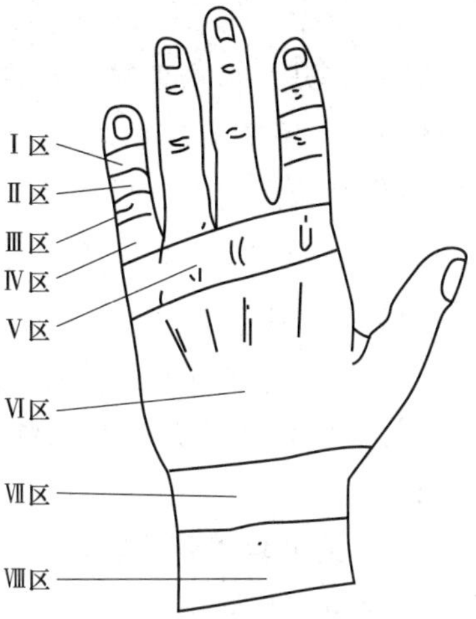

图 4－14　指伸肌腱分区

Ⅰ区（远侧指间关节区）：易发生切割伤或肌腱止点的撕脱骨折，此区损伤后表现为远侧指间关节不能伸直，“锤状指”。

Ⅱ区（中节指骨区）：此区断裂表现为“锤状指”。

Ⅲ区（近侧指间关节区）：此区断裂表现为近侧指间关节屈曲，不能主动伸直，若两侧束保留完整，可出现远侧指间关节伸直，近侧指间关节屈曲，即“钮孔畸形”

Ⅳ区（近节指骨区）：此区断裂由于指背腱膜的回缩，被动牵拉近节指骨，导致指间关节过伸。

Ⅴ区（掌指关节区）：此区肌腱活动范围约 5～8mm，此区断裂掌指关节不能伸直，但由于蚓状肌和骨间肌作用，指间关节可伸直。

Ⅵ区（掌骨区）：此区由于腱间联合的存在，肌腱断裂后掌指关节仍可以保留部分伸展功能。

Ⅶ区（腕区）：指伸肌腱唯一有腱鞘的区域，损伤后易回缩，肌腱修复后容易粘连。

Ⅷ区（前臂区）：肌腱间有较多的疏松结缔组织，肌腱修复术后易粘连。

拇指伸肌腱的分区，Ⅰ区：指间关节区；Ⅱ区：近节指骨区；Ⅲ区：掌指关节区；Ⅳ区：第一掌骨区；Ⅴ区：腕区；Ⅵ区：前臂区。

2）指伸肌腱损伤修复术后的康复　指伸肌腱损伤后的康复与指屈肌腱类似，若处理不当会损害手的功能。

术后 0～3 周：术后夹板固定腕关节背伸 30°～40°，掌指关节屈曲 0°～30°、指间关节伸直，敷料加压包扎。2～3 天后，拆除敷料，用前臂背侧夹板固定在腕背伸 40°～45°，掌指关节和指间关节用橡皮带牵拉于 0°，前臂屈侧置夹板，2 周时缩至中节指骨，3 周时缩至近节指骨。要求“主动屈，被动伸”，即令患者主动屈曲手指，依靠橡皮带被动伸直，以保持掌指关节和指间关节滑动，逐渐增加训练次数。此期禁止主动伸指、被动屈指，以防肌腱断裂。

术后3～6周：按早期锻炼方法，逐步增加关节活动范围。4周时，每天取下夹板数次，尽可能全范围主动屈曲指关节，特别是掌指关节，以增加肌腱的主动滑动度，以防挛缩。5周时，夹板缩至掌骨，自由活动掌指关节，每天取下夹板数次，有保护地主动活动腕关节。可以训练患者拿杯、握笔、写字等。但是一定要避免做强力握拳，提物运动。

术后6～12周：6～7周，换腕部夹板，只固定腕关节，指间关节全范围主动伸直，包括各肌腱的滑动训练。7～8周，增加强度，做关节全范围的抗阻活动。10～12周，完全自由活动，如患指灵活性的练习、肌力训练。

12周后：可进行手的各种功能活动。

3. 手部烧伤的康复 手部烧伤可分期康复。

（1）早期 ①安全位固定：即腕关节背伸30°，掌指关节屈曲70°～90°，指间关节伸直，虎口张开，拇指外展，对掌。应在患者入院第一天，用夹板将手固定于安全位，最初戴24小时。不要活动各关节，以防肌腱断裂。②控制炎症：应用无热量或微热量超短波，Ⅰ～Ⅲ级红斑量紫外线照射。③减轻水肿：抬高患肢，夹板固定。

（2）后期 ①防止挛缩：尽早进行关节全范围活动，一般采取辅助主动活动，避免活动过度加重出血和水肿；②保持正确的体位：烧伤发生6个月内，应注意保持功能体位；继续使用手夹板。③防止瘢痕肥厚：可用弹力绷带、压力手套等。早期瘢痕基本结痂时用，23小时/天，至少18个月，直至瘢痕变软、变平、张力下降，由红变白。可配合使用中频电、超声波等。

4. 神经修复术后的康复 手部由正中神经、尺神经和桡神经支配。神经损伤后，主要表现为运动、感觉和自主神经功能障碍。

（1）正中神经修复术后的康复 若正中神经在前臂或腕部水平损伤，由于大鱼际肌麻痹、萎缩变平，拇指不能对掌及因第一、第二蚓状肌麻痹使示指与中指掌指关节过度伸展，形成“猿手”畸形。正中神经在肘关节水平损伤时，临床上表现为拇指、示指屈曲功能受限，拇指、示指、中指及无名指桡侧半感觉消失。①修复术后：腕关节屈曲位固定3周，随后逐渐伸展腕关节至功能位（大约 4～6 周）。②主动活动训练：可进行肌力和耐力训练、手灵巧性和协调性训练等，能帮助恢复运动功能，防止肌肉萎缩和畸形。③用视觉代偿来保护感觉丧失区。④日常生活辅助器具：如拇对指夹板，固定拇指于外展、对掌位以便于抓握物体。⑤感觉再训练（腕部正中神经损伤，术后8周开始）见本节“感觉障碍的康复”。⑥预计神经恢复无望者，可考虑拇外展功能重建术。

（2）尺神经修复术后的康复 尺神经在肘关节水平损伤时，尺侧腕屈肌、无名指及小指指深屈肌、小指外展肌、第一背侧骨间肌均受影响，但“爪形手”畸形不明显。尺神经在腕部水平损伤时，由于骨间肌麻痹及无名指、小指指深屈肌张力的影响，在晚期可出现“爪形手”畸形。①佩戴掌指关节阻挡夹板，预防无名指、小指爪形畸形。②用视觉代偿保护手尺侧缘皮肤感觉丧失区，以防受伤。③对神经损伤无恢复者，可考虑重建内在肌功能重建术。

（3）桡神经修复术后的康复 桡神经高位损伤（肘关节以上）导致肘关节不能伸展和旋前，发生垂腕、垂指、垂拇畸形。损伤发生在前臂时，临床仅表现伸指、伸拇功能障碍。

①患手用夹板固定在腕关节伸直、掌指关节伸直、拇指外展位。预防伸肌挛缩，协助

手的抓握、放松功能。②进行肌肉功能训练，例如抓握和松弛动作。③对神经无恢复者，可施行伸腕、伸拇、伸指功能重建术。

扫码"学一学"

第九节　运动损伤的康复

案例讨论

【案例】

患者，女，27 岁，主诉右侧踝关节外侧疼痛不适，主观感觉下蹲与踮脚时，踝关节僵硬，活动受限。视诊下肢肌肉形态及力线正常，足无明显外旋，右踝晨起无肿胀，但晚上右踝仍略有轻微肿胀，并不明显，触诊发现踝关节外侧压痛。既往病史：患者于 2011 年 3 月末，由于下楼梯时踩空致右踝距骨骨折，当晚未做任何处理，次日，石膏固定；1 个月后行踝关节距骨骨折内固定术。术后 4 个月内未行康复治疗，右踝活动严重受限，右腿肌肉萎缩明显；术后 4 个月开始康复治疗，包括踝关节的关节松动术，本体感觉训练，踝关节功能训练等，康复流程为：关节松动→热身→康复训练→牵拉→关节松动→冰敷；康复时间为每周 5～6 天，每天 2 次，每次 2 小时，训练 3 天后开始换单拐，1 周后可以脱拐行走，但主动背屈仍受限，外踝处压痛。总共进行康复训练时间为 1 个月。

【讨论】

1. 该患者主要的康复问题（功能障碍）有哪些?
2. 该患者应进行哪些康复评定?
3. 请为该患者制订有效的康复治疗方案。

随着竞技体育水平的提高，以及全民健身、体育休闲的广泛开展，运动损伤越来越常见。运动损伤中骨折、关节脱位等急性严重创伤较少，两者合计约占运动损伤的 3%，比较多见的是韧带、肌肉、肌腱、关节囊及关节软骨的损伤及其他慢性软组织的损伤。本节主要介绍肌肉、韧带、肌腱和关节软骨的运动损伤康复。

一、概述

（一）定义

运动损伤是指在体育运动过程中所发生的各种损伤，它是体育保健学的重要组成部分。

（二）病因

了解运动损伤的基本原因，对于运动损伤的预防有着积极的意义。运动损伤的基本原因归纳如下。

1. 准备活动不合理　准备活动不合理是造成运动损伤的主要原因之一。准备活动的目的是使运动系统、内脏器官、神经系统充分动员，以适应正式运动的需要。准备活动不合理的具体形式如下。

（1）未做准备活动或准备活动不充分，肌肉的力量、弹性和伸展性较差。

（2）准备活动的内容与专项运动的内容结合不好。

（3）准备活动未遵守循序渐进的原则，一开始速度过快，用力过猛。

（4）未掌握好准备活动的时间，准备活动距离正式训练或比赛时间过长或过短。

2. 训练水平不够 青少年、未经过系统训练的运动员，由于其专项技术、身体素质和心理素质训练较低，应对能力不够，容易发生一些意外损伤。

（1）技术动作不正确，用力不合理 如投掷标枪时的“撤枪”，提拉杠铃时远离身体。

（2）身体素质差 如肌肉力量差、柔韧性差、动作不协调，反应迟缓而发生损伤。

（3）技战术水平低 如耐力运动中的体力分配不当、超越时间和地点选择得不合理。

（4）心理素质差 如运动时精力不集中、轻视对手、过度放松或者紧张导致的动作变形等。

3. 运动员的生理状态不良 见于睡眠不好、疲劳，患病受伤或伤病初愈等情况。这时，运动员的肌肉力量、动作的准确性和机体的协调性明显下降，机体的反应迟钝，容易出现运动技术错误致使损伤发生。

4. 局部训练负荷过大

（1）训练课内容过多、时间过长、密度过大，训练负荷超出机体承受能力。

（2）训练后没有给予足够的恢复时间，训练产生的微细损伤没有获得足够的恢复时，导致微细损伤的积累而发生损伤。

（3）训练课内容安排不合理，导致局部负担量过重而发生损伤。例如，一堂课训练跳跃及负重练习过多；为掌握一个新动作而反复练习。

5. 缺乏对运动员的医务监督和必要的保护

（1）运动员在疲劳、生病情况下参加运动训练或比赛。

（2）训练中的保护不到位、自我保护能力差、护具使用不合理。

（3）不重视运动员身体或者局部反应，未及时通过改变训练计划来避免损伤发生。

6. 对运动损伤的预防重视不足

（1）教练员、运动员对预防运动损伤缺乏必要的认识。

（2）思想麻痹，平时不重视对运动员进行安全教育。

（3）对本项目常见损伤未认真分析原因，总结经验教训。

7. 场地、器材、服装不符合卫生要求

（1）运动场馆光线不符合要求，通风差。

（2）运动场地不平整、有小碎石。

（3）运动场地过硬、太滑；沙坑没掘松或有小石头、坑沿太高、踏跳板与地面不平齐。

（4）运动器械维护不良或年久失修，表面不光滑或有裂缝；单双杠固定不牢固。

（5）摩托车、汽车、冰球比赛时保护用具的损坏。

（6）运动服装、鞋袜大小不适等都是引起运动损伤的因素。

8. 气候因素不佳

（1）气温过高容易导致大量出汗，加速疲劳出现，增加损伤意外发生的概率。

（2）气温过低时肌肉的活动能力、弹性、机械耐力大大降低。

（3）光线不足，能见度差，易致兴奋性降低和反应迟钝，导致运动损伤的发生。

（三）分类

运动损伤的分类方法很多，主要有以下几种。

（1）按照损伤的严重程度分为轻伤、中等伤和重伤。

（2）按照损伤的发生缓急分为急性损伤、过度使用性损伤（慢性损伤）。

（3）按照损伤与运动技术及训练的关系分为运动技术伤和非运动技术伤。

（4）按照损伤部位皮肤黏膜完整性分为开放性损伤和闭合性损伤。

（5）按照损伤组织的种类分类，常见有肌肉与肌腱损伤、关节损伤、骨损伤、关节软骨损伤、皮肤损伤、滑囊损伤、韧带损伤和神经损伤等。

二、康复评定

1. 关节稳定性和关节活动度测定 关节稳定性与灵活性是关节活动的两个方面，关节的稳定性可以通过关节韧带完整性的检查和关节周围肌肉力量是否正常和平衡的测定来反映。关节的活动度在一定程度上体现其灵活性。

2. 肌力测定 可采用徒手肌力评定或者测力计。肌力是指肌肉兴奋后收缩所产生的动力和张力，耐力则指维持一定时间收缩或多次反复收缩的能力，决定肌力大小的因素有神经系统功能状态、肌肉的生理横断面、收缩前的肌肉长度和肌肉作用力臂长度。而耐力的大小则和可以取得的肌收缩的能量有关。

3. 神经系统电生理检查 包括神经反射和感觉诱发反应测定、运动神经诱发电位、步态分析、人体平衡功能评定系统。

4. 骨密度测定 双光子骨密度测定有时也可采用，尤其是对有骨折病史的运动员，因为骨密度测定能较客观地反映骨量，是评价骨质丢失，诊断骨质疏松症的主要手段。

5. 步态分析 步态分析是康复评定的组成部分。对于因患神经系统或运动系统伤病而可能影响到行走能力的患者，有必要进行步态分析，揭示有无异常步态及步态异常的性质和程度，为进行行走功能评定和矫治异常步态提供必要的依据。有目测分析法和定量分析法。

6. 日常生活活动能力评定 ADL 评定对确定患者生活活动能力，制定和修订训练计划，评定治疗效果提供客观依据。常用 Barthel 指数分级法评定。

7. 心理学评定 研究患者的人格、情绪、家属的态度、医务人员的角色行为、社会心理因素等与康复过程的关系。

三、康复治疗

运动损伤康复治疗的基本原则主要有分期治疗原则和功能恢复针对性原则，运动损伤的分期治疗原则就是按照不同的病理过程进行分期处理。①急性期：肌肉、韧带损伤初期，治疗重点是止痛、止血，防止肿胀。应用“RICE”常规（rest、ice、compression、elevation）治疗，即局部休息、冰敷、加压包扎及抬高患肢。对于有骨折或韧带、肌肉、肌腱断裂的患者应进行适当的外固定。②稳定期：伤后 48 小时，出血停止，治疗重点是血肿及渗出液的吸收。可使用物理治疗、推拿、中药外敷等方法促进损伤恢复。支具保护，局部制动至损伤愈合。③恢复期：局部肿痛消失后，渐进进行损伤肢体肌力、关节活动度、平衡及协调性、柔韧性的训练。辅以物理因子治疗，促进瘢痕软化，防止瘢痕挛缩。

功能恢复的针对性原则就是运动损伤的康复应针对患者的不同而有所区别，对于一般非专业运动员患者，功能恢复的重点是恢复日常生活、工作能力。但对于专业运动员，要求是不一样的，要做到尽快治愈，以便尽快恢复正规训练，患肢功能尽可能完全恢复。对于专项运动员，针对某些运动素质、肌肉功能及柔韧性的特殊要求，进行专项运动所需要的平衡、协调性的训练，即所谓 SAID（specific adaptation to imposed demands）原则。

（一）肌肉损伤

1. 股四头肌挫伤

（1）概述

1）定义　是指外力冲撞所致股四头肌损伤。若损伤了股骨前方的横行动静脉或肌肉断裂会产生股四头肌下血肿，股四头肌的挫伤晚期较严重的病例常常继发骨化性肌炎。

2）临床特点　按症状的情况分轻、中、重度三型。①轻度挫伤：压痛局限，膝可屈至90°位，轻度跛行。②中度挫伤：局部明显肿胀，可以摸到肿块，膝不能屈到90°位，跛行，上楼或起立时疼痛。③严重挫伤：广泛肿胀，摸不到股四头肌的轮廓，膝不能屈至35°位，跛行明显，非用拐不能走路，有时膝关节出现积液。股四头肌下血肿受伤当时疼痛大多不严重，随着出血量的增加，大腿肿胀越来越明显，大腿间隔的内压越来越大，疼痛逐步加重，膝关节活动受限也越来越明显。

（2）康复评定

1）肌力评定　常用徒手肌力检查法（Lovett 法）进行大、小腿肌力评定，还可以使用特殊器械进行肌群的等张肌力测定及等速肌力评定。

2）肢体围度测量　大腿围度测量髌骨上缘 10cm 的大腿周径，小腿围度测量髌骨下缘 10cm 的小腿周径，并与对侧对比。

3）膝关节活动范围评定　用于判断伤后膝关节障碍程度及康复治疗后关节功能的恢复情况。

4）疼痛评定　通常用视觉模拟评分（VAS）法评定疼痛程度。

（3）康复治疗

1）限制活动期　应用棉垫加压包扎，休息、抬高患肢、冰袋降温。禁止任何推拿手法、热疗及膝的屈伸活动。轻度挫伤 24 小时后，严重挫伤 48 小时后开始股四头肌、腘绳肌等长收缩运动。

2）关节活动康复期　根据受伤程度，当伤情稳定，患者自己可以控制股四头肌收缩时，即可开始轻微的膝关节主动屈伸活动。首先是膝的伸直功能练习，屈曲练习应根据病情缓慢开始，不能急躁，先在床上做屈伸活动，不应负重屈伸，在治疗师的帮助下扶拐下地行走。在 2～3 周膝屈曲至 90°，走路不用拐。逐步加强膝关节被动屈伸活动训练。

3）功能恢复期　膝关节屈伸活动训练至 ROM 完全恢复正常。逐渐增加伸膝抗阻力的力量，逐渐恢复运动。

2. 腘绳肌损伤

（1）概述

1）定义　临床将半腱肌、半膜肌及股二头肌大腿屈肌群常称为腘绳肌。腘绳肌损伤多见于赛跑、跳跃及跨栏运动员。

2）病因及发病机制　①慢性劳损型：为微细损伤累积的结果，可分为：坐骨结节腱止点末端病，同时合并坐骨结节慢性滑囊炎；腘绳肌肌腹部肌肉劳损；腘绳肌下部肌腱炎。②急性损伤型：运动员训练肌肉韧性“拉肌肉”、跨栏运动员过栏时、短跑屈膝向前“摆腿”时，都可能被动拉伤腘绳肌。这类损伤以坐骨结节止点部多见，肌腹及下部损伤少见。还有一类损伤是在短跑用力加速时、跳远踏跳后蹬用力时发生，以肌腹损伤最多。

3）临床特征　①疼痛是腘绳肌损伤的主要症状，慢性劳损型疼痛多于重复损伤动作时或被动牵拉时疼痛，坐骨结节滑囊炎者坐蹲时疼痛；急性损伤型，轻者在重复损伤动作时疼痛，重者走路困难，跛行。肌肉断裂，下肢多处于屈曲位，步行艰难。②腘绳肌上部断裂者受伤时有断裂声，肌肉收缩时出现“双驼峰”形或球状，部分断裂者可见肌腹凹陷、肌腱张力减弱或消失。③肿胀因血管损伤出血情况程度不同而不同。

（2）康复评定

1）肌力评定　常用徒手肌力检查法进行大小腿肌力评定，还可以使用特殊器械进行肌群的等张肌力测定及等速肌力评定。

2）肢体围度测量　大腿围度测量髌骨上缘 10cm 的大腿周径，小腿围度测量髌骨下缘 10cm 的小腿周径，并与健侧对比。

3）膝关节活动范围评定　用于判断伤后膝关节障碍程度及康复治疗后关节功能的恢复情况。

4）疼痛评定　通常用 VAS 法评定疼痛的程度。

（3）康复治疗　急性损伤后应立即加压包扎、冰敷、抬高患肢并将肌肉置拉长位。轻度肌腹拉伤者，24 小时后可给予轻手法推拿和间动电治疗。坐骨结节部拉伤，伤后应充分休息，辅以蜡疗、短波或超短波治疗、痛点泼尼松龙封闭。严重损伤完全断裂或部分断裂合并出血血肿者，应早期手术治疗。慢性劳损型者，可进行蜡疗、短波或超短波治疗及手法治疗、痛点泼尼松龙封闭。影响训练经久不愈的陈旧性损伤可手术治疗，切除围腱、滑囊或行腱止点剥离。各类损伤疼痛减轻后，逐步开展膝关节屈伸活动训练至 ROM 完全恢复正常，渐进增加伸膝抗阻力的力量，适时开始慢跑活动，逐渐增加运动量及其强度。

（二）韧带损伤

1. 膝关节前交叉韧带损伤

（1）概述

1）定义　前交叉韧带损伤（anterior cruciate ligament，ACL）是膝关节重要的稳定性结构，损伤后可以产生明显的膝关节前向及旋转不稳定，在运动创伤中较多见。可单独损伤，也可与侧副韧带及半月板同时损伤，后者称为联合损伤。

2）病因及发病机制　①外部因素：当膝关节强力过伸或强力外展时，可致 ACL 损伤。ACL 多为膝关节强力过伸或强力外展损伤的结果，在非负重下强力过伸可发生单纯 ACL 损伤，膝关节过屈也可以发生 ACL 损伤。在上升作用与地面减速的反作用力的共同作用下，胫骨向后移动，在着地过程中，膝外翻伴胫骨内旋使 ACL 断裂。②内部因素：可以细分到荷尔蒙和解剖因素。

3）临床特征　①膝前疼痛：膝前疼痛是发生在髌骨前面或者髌腱周围疼痛，由于膝关节在进行屈曲的动作时股骨的不正常活动所致髌骨膝前疼痛。②关节肿痛：患者有急性膝损伤史，损伤时关节内有组织撕裂感或撕裂声，随后产生疼痛及关节不稳，不能完成正在进行的动作和走动，继而关节出血肿胀。③活动受限：由于疼痛，肌肉出现保护性痉挛，使膝关节固定于屈曲位。④临床上常用前抽屉试验：检查前交叉韧带是否有损伤。具体做法是：患者仰卧，屈膝 90°，检查者坐在患者足背上以固定，分别在小腿外旋位、中立位、内旋位等三种位置下，向前牵拉胫骨上端。观察胫骨结节向前移位的程度，移位＞5mm 的为异常。

扫码“看一看”

考点提示　膝关节前交叉韧带损伤的临床表现。

（2）康复评定

1）KT－2000 前交叉韧带强度评定　分别于膝关节屈曲 90° 及 30° 时用 6.8kg、9kg、13.5kg 的拉力测量双侧前交叉韧带强度，两侧对比。若胫骨移位差值大于 3mm，为前交叉韧带松弛。

2）肌力评定　用徒手肌力检查法（MMT）进行大小腿肌力评定，还可以使用特殊器械进行肌群的等张肌力测定及等速肌力评定。

3）肢体围度测量　可以发现有无肌肉萎缩，大腿围度测量髌骨上缘 10cm 的大腿周径，小腿围度测量髌骨下缘 10cm 的小腿周径，与健侧对比。

4）膝关节 ROM 评定　用于判断伤后膝关节障碍程度及康复治疗后关节功能的恢复情况。

5）疼痛评定　通常用 VAS 法评定疼痛的程度。

（3）康复治疗

1）术前康复　术前康复能够提高术后康复中的膝关节力量及相关功能的康复效果。在手术前，需要消除肿胀、炎症、疼痛，恢复正常的角度和步态，正常角度的恢复有利于防止术后关节纤维的粘连，进行力量训练以防止肌肉萎缩，有利于术后肌力训练的早期开展。

2）术后康复　①术后护具的使用：在康复的每一个阶段，依据该阶段的目标匹配相应的护具类型，并在组织愈合，神经、肌肉功能恢复，高水平运动表现能力恢复的过程中逐渐脱离护具。②股四头肌的激活：术后即刻采用神经－肌肉电刺激疗法激活股四头肌，结合股四头肌的等长和等张收缩，如直腿抬高练习，髋关节的内收、外展练习等，减轻由股四头肌抑制导致的并发症状，在练习的过程中，患者的注意力要集中在股四头肌上。③负重的进阶：现阶段先进的重建术后允许立即进行渐进性的负重练习，嘱患者术后行走时锁定支具于 0° 位。④膝关节的被动伸直训练：术后膝关节伸直受限可引起异常步态，引起股四头肌无力和髌股关节症状，膝关节前部瘢痕组织的形成又会增加髌股关节和胫股关节之间的压力，造成膝关节屈曲挛缩，因此在术后的最初几天要主动进行伸直练习。术后立刻进行伸直练习，可于仰卧位下在足跟后垫毛巾卷，进行下压练习。⑤关节活动度训练：术后早期进行主动屈曲练习可减少由于角度不足引起的并发症，如关节纤维粘连等。⑥本体感觉训练：本体感觉训练可提高神经、肌肉控制能力，提高膝关节稳定性，同时平衡训练可增强患者的自信心，减少重返运动时的恐惧感。

知识链接

2014 AAOS 指南：前交叉韧带损伤的治疗

1. 声明　该临床实践指南是由 AAOS 多学科志愿者工作组基于当前科学临床研究的系统性回顾和通行的诊断治疗方法制定发布的。指南并非是一成不变的诊疗方案，而应根据患者具体情况对其诊断和治疗进行相应的调整。临床实际工作中面对的患者也不一定和临床试验中的情况完全相同，医师应该根据个体情况对每位患者的诊断和治疗做出独立的判断。

2. 概述　该指南制定的依据为目前已经发表的关于成年及青少年前交叉韧带损伤研究的系统性回顾。指南中除了提供诊疗建议以外，也提出了文献中的不足及将来需要研究的方向。该指南可供所有治疗前交叉韧带损伤的执业医师和经过培训的外科医师阅读，也可供决策者和其他实践指南的制定者参考。

3. 目标读者　该指南适用于经手治疗前交叉韧带的骨科医师和内科医师阅读。这里所指的骨科医师是指已经完成了医学培训、骨科住院医师训练的医师，还包括部分已完成骨科亚专科训练的医师。因为该指南纳入了前交叉韧带损伤治疗的最新证据，所以也可供保险公司、政府部门及卫生政策制定者作为参考。物理治疗师、职业治疗师、护理人员、体能训练师、急诊室医生、初级保健医师、康复医师、助理医师和其他医疗专业人员等，会接触到这类患者的人员也可能从中获益。前交叉韧带损伤的治疗是建立在医师和患者在对治疗方案进行充分彻底的沟通后做出的决定。在患者获知所有可行的方法后，再与他的负责医生进行充分的交流。临床医生根据其自身的保守治疗和手术治疗的技巧和经验更有利于为患者选择最佳的个体化治疗方案。

2. 关节内侧副韧带损伤

（1）概述

1）定义　屈曲时，小腿突然外展外旋，或大腿突然内收内旋，使膝关节内侧副韧带损伤，损伤分为部分损伤及完全断裂。

2）临床特征　膝关节外侧的局限性明显疼痛、肿胀、关节功能受限、压痛。若是关节内侧副韧带损伤经久未治，则可能继发出现其他韧带的损伤，以致出现膝关节的不稳。

（2）康复评定

1）肌力评定　常用徒手肌力检查法进行大小腿肌力评定，还可以使用特殊器械进行肌群的等张肌力测定及等速肌力评定，等速肌力的腘绳肌/股四头肌（H/Q）比值，对于判断肌力及功能恢复具有重要意义。

2）肢体围度测量　大腿围度测量髌骨上缘 10cm 的大腿周径，小腿围度测量髌骨下缘 10cm 的小腿周径，与健侧对比。

3）膝关节活动范围评定　用于判断伤后膝关节障碍程度及康复治疗后关节功能的恢复情况。

4）疼痛评定　通常用 VAS 法评定疼痛程度。

（3）康复治疗　在关节内侧副韧带损伤重建或修复之后，需要用膝关节支具或者石膏对患者进行固定（屈膝位 20°～30°），常规于术后 3 周可开始进行股四头肌的锻炼，术后 1 个月到一个半月内根据术后恢复情况及膝关节的活动情况下进行行走锻炼。

（三）肌腱损伤

1. 肩袖损伤

（1）概述

1）定义　肩袖由四块肌肉构成：冈上肌、冈下肌，小圆肌及肩胛下肌。肩袖损伤常因四块肌腱出现损伤或无菌性炎症，表现为肩部疼痛、持续压痛、活动受限或肌肉萎缩、撕裂，好发于使用肩部频繁的人群。根据损伤程度的不同分为三期：第一期是肩袖出血水肿期，第二期则是肩袖肌腱炎，第三期则以出现撕裂来定义，撕裂直径小于 10mm 的划分为小撕裂，在 10mm 至 30mm 之间的称为中等撕裂，在 30mm 到 50mm 之间的定为大撕裂，超过 50mm 则定义成巨大撕裂。

2）病因及发病机制　肩袖是肩关节活动中的薄弱环节，尤其在负重转肩时，不仅要保持肩关节的稳定，还要完成转肩的动作（如投掷、扣球等动作），加上它与肩峰紧贴，容易产生撞击和摩擦，所以易受损伤。①退变：肩袖退变只是全身各部位退变的一部分，肩袖止点退化为潮线的复制和不规则，正常的四层结构（固有肌腱、潮线、矿化的纤维软骨和骨）不规则或消失，或出现肉芽组织样变。②血供：位于冈上肌腱远端1cm内，这一血管是肩袖断裂最常见的发生部位。肩袖血管造影也同样证实了乏血管区的存在，因此此区被认为是导致肩袖发生撕裂、退变等的内在因素。③撞击：这种撞击大多发生在肩峰前三分之一的部位和肩锁关节下面或喙肩弓下面。④创伤：劳动作业损伤、运动损伤及交通事故都是肩袖创伤的常见原因。

3）临床特征　肩袖损伤的临床表现主要为肩袖创伤性肌腱炎和肩袖肌腱的断裂。主要症状是伤后肩痛，呈撕裂样痛、肩上举反弓痛、外展痛、内外旋痛及抗阻痛。临床特征是60°～120°疼痛弧征阳性，即肩主动或被动外展至60°～120°时疼痛，外旋时疼痛加重，外展超过120°时疼痛减轻或消失。肩峰前外缘压痛，肱骨大结节压痛。

（2）康复评定

1）肌力评定　常用徒手肌力检查法进行肌力评定，还可以使用特殊器械进行肌群的等张肌力测定及等速肌力评定。

2）肢体围度测量　可以发现有无肌肉萎缩，与健侧对比。

3）肩关节活动范围评定　用于判断伤后肩袖关节障碍程度及康复治疗后肩袖关节功能的恢复情况。

4）日常生活活动能力评定　可进行穿脱衣物、进食、洗漱、如厕等功能评定。

5）疼痛评定　通常用VAS法评定疼痛的程度。

（3）康复治疗　轻度和中度肩袖损伤多采用非手术治疗，急性肩袖损伤按PRICE常规处理。局部制动常采用石膏或支架将肩关节固定在外展、前屈、外旋位3～4周，在疼痛许可的情况下应尽早开始肩关节主动运动练习，重点加强三角肌肌力练习，但局部应减少损伤动作的练习。疼痛明显者，予以抗炎镇痛药和缓解肌肉痉挛的药物，如短期服用缓释布洛芬、复方氯唑沙宗，同时配合理疗。痛点局限者，可给予皮质激素加普鲁卡因或利多卡因痛点注射。重度肩袖损伤（肩袖肌腱完全断裂）或部分肩袖肌腱断裂而症状严重、疼痛持续者，应争取早期手术。术后可在压迫包扎后用肩的外展夹板固定3～4周，以后再开始三角巾悬吊的弯腰肩的回旋运动；另一种是术后压迫包扎随即用三角巾悬吊，尽早开始做托肘弯腰肩的回旋运动。术后4～6周开始进行肩袖肌群的渐进抗阻练习。可辅以按摩、理疗。

考点提示　肩袖损伤的康复治疗。

2. 肱骨外上髁炎

（1）概述

1）定义　肱骨外上髁炎也被称为肱桡关节滑囊炎，俗称网球肘。主要是由桡侧伸腕肌腱劳损，或伸腕肌群附着点扭伤、肱桡滑膜炎等原因造成的急性、慢性、扭伤性肱骨外上髁周围软组织的创伤无菌性炎症。肱骨外上髁炎严重患者在病变的肌腱周围存在有纤维细胞增加、血管增生、胶原紊乱等问题进而造成肌腱退化。

2）病因及发病机制　桡侧腕短伸肌的反复负荷、过度劳损，网球、乒乓球、羽毛球等都是引起肱骨外上髁炎的常见运动。此病与网球运动等持球拍运动相关，但也常在长期从事单一繁重体力活的劳动者中出现，如打字员、钢琴表演家、纺织工人、经常使用重锤的工人等。

3）临床特征　肱骨外上髁炎发病缓慢，一般无明显外伤史，多见于35～50岁中年男性，男多于女（约3:1），右侧多见。检查时发现在肱骨外上髁、桡骨头及两者之间有局限性、极敏锐的压痛，在肱骨外上髁压痛最明显。不少患者在肱桡关节间隙处、环状韧带处，甚至延伸腕肌方向均存在压痛。皮肤无炎症，肱骨外上髁处有时可触及局限性增生隆起，肘关节活动不受影响。伸肌腱牵拉试验（Mills征）：伸肘，握拳，屈腕，然后前臂旋前，此时肘外侧出现疼痛为阳性。有时疼痛可牵涉到前臂伸肌中点上部。X线检查结果多属阴性，偶见肱骨外上髁处骨质密度增高的钙化阴影。

（2）康复评定

1）肌力评定　主要检测前臂伸肌群的肌力。

2）肘关节活动范围评定　了解肘关节的活动受限程度，进而判断是否对日常生活活动产生影响。

3）疼痛评定　通常用VAS法评定疼痛的程度。

4）肘关节功能评定　可采用Mayo肘关节功能评分表、HSS肘关节评分表。

（3）康复治疗

1）肱骨外上髁炎为一种自限性疾病，保守治疗就能奏效。患者的依从性很重要，限制用力握拳伸腕动作是治疗和预防复发的基本原则。

2）急性期以减轻炎症和疼痛为目的，可用相应的伸腕夹板，肱骨外上髁炎支具固定，注意支具为抗力支具，不能有弹性，戴在肘关节远端2～3cm处，除睡觉、洗澡外应当持续使用，并使肘休息，减少持重和运动。也可口服非甾体抗炎药。

3）压痛点注射醋酸泼尼松龙1ml和2%利多卡因1～2ml的混合液，只要注射准确，均能取得极佳的近期效果。

4）运动治疗由肌肉放松、被动牵拉、主动对抗三部分内容组成。①肌肉放松训练：首先让患者做经常导致患部疼痛的前臂肌肉收缩动作，然后放松，反复多次，让患者充分感受紧张与放松的区别、感受疼痛的原因。②被动牵拉训练：让患者保持患肢放松状态，由治疗师一手固定肘关节，另一手握住手掌，缓慢、轻柔地做腕屈动作，其间患者会感到前臂肌肉有牵拉伸长感觉，然后回复正常位，反复多次，以患者感觉患部轻松时结束。③主动对抗训练：是治疗师给予患肢一定的负荷，让患肢进行静力性或动力性的力量对抗训练。通过运动治疗，可以使前臂伸腕肌的肌肉放松，恢复前臂伸腕肌肌肉正常的生理功能，减少肱骨外上髁炎复发的可能性。

5）物理因子治疗。①红外线疗法加间动电疗法：用于发病早期。先红外线照射肘外侧治疗20分钟，再进行间动电疗，小圆电极接阴极放在痛点上，阳极放在痛点近端离阴极2～3cm处，疏密波或间升波，电流量以患者能耐受为宜，治疗5分钟；1次/天，10～15次为一疗程。②石蜡疗法加间动电流疗法：先采用刷蜡法，将蜡敷于患处，治疗30分钟后加做间动电流疗法；1次/天，10～15次为一疗程。③超短波或微波疗法：病变部位肿胀明显，伴有炎症反应时，采用超短波或微波疗法。均用微热或温热剂量，10～15分钟/次，1次/天，12～15次为一疗程。④音频电疗法：一电极放置在肱骨外上髁处，另一电极放置前臂伸侧并置或两个电极于肘关节内侧与外侧对置，电量以患者有麻颤感而不痛为宜，15～20分钟/次，

1 次/天，15～20 次为一疗程。

6）其他。休息、冰敷、抬高、固定、音频电疗、脉冲直流电、磁场疗法、红外线等物理治疗都有较好的效果。

（四）软骨损伤

1. 半月板损伤

（1）概述

1）定义　半月板损伤是一种常见的膝关节疾病，它是指膝关节内半月板因遭受碾压、磨损等发生撕裂或损伤而产生的膝关节疼痛、绞锁等症状的病症。

2）病因及发病机制　半月板损伤多是由于膝关节呈屈曲位或半屈曲位，小腿过度内旋或外旋，半月板被上、下关节髁挤压造成，此时若突然伸膝或进一步旋转半月板，半月板可被碾压撕裂，也有一些是由退行性改变所致。一般情况下，小于 5mm 的全层斜形或垂直形撕裂伤或小于 5mm 的放射状裂伤均可以不做手术，可进行非手术治疗。

3）临床特征　①症状：一般认为疼痛恒定出现在一侧是半月板损伤的特点；关节积液：受伤后出现创伤性滑膜炎，积液多少与运动量及强度有关；弹响：膝关节活动时在损伤侧可听到弹响声，有时伴有该侧疼痛；膝关节绞锁：运动中膝关节突然不能伸屈，常伴有酸痛，即是“绞锁”。有的患者在伸屈和扭转时可自行“解锁”。若“绞锁”固定在一侧对诊断有意义。②体征：关节积液、浮髌试验阳性；股四头肌萎缩尤以股四头肌内侧头萎缩明显；关节间隙压痛：明显侧即为半月板损伤侧，若并有囊性感应考虑为半月板囊肿；摇摆试验：拇指按住损伤侧关节间隙，另一手握住小腿左右摇摆，可触到半月板松弛进出，或伴有疼痛、响声为阳性；麦氏（McMurray）征：被动伸屈、旋转膝关节，引起痛、响者为阳性。此外，关节造影、磁共振检查是较好的辅助诊断手段。

（2）康复评定

1）肌力评定　常用徒手肌力检查法进行大小腿肌力评定，还可以使用特殊器械进行肌群的等张肌力测定及等速肌力评定。

2）肢体围度测量　大腿围度测量髌骨上缘 10cm 的大腿周径，小腿围度测量髌骨下缘 10cm 的小腿周径，与对侧对比判断有无肌肉萎缩。

3）膝关节活动范围评定　用于判断伤后膝关节障碍程度及康复治疗后关节功能的恢复情况。

4）疼痛评定　通常用 VAS 法评定疼痛的程度。

5）日常生活能力（ADL）评定。

（3）康复治疗

1）关节镜下部分内外侧半月板切除术后康复方案　①一期（急性期）：减轻炎症和水肿、恢复关节活动范围、重建四头肌功能活动。1～3 天：冷敷，股四头肌电刺激，股四头肌活动，直腿抬高，髋内收、外展，膝伸展，1/2 下蹲，自主辅助关节活动，尽可能在双拐辅助下负重，加压包扎。4～7 天：平衡和本体感觉训练；关节活动范围训练（0°～115°）；腘绳肌、腓肠肌、股四头肌牵张训练；尽可能单拐负重，弹力绷带和支具使用；高压直流电刺激。7～10 天：继续上述练习，轻重量下蹲压腿，脚尖抬起，腘绳肌收缩屈膝，关节活动范围在 1°～102° 踏车。②二期（中期）：恢复和改善肌力、耐力，恢复无痛的全关节活动范围。逐渐恢复功能活动。10～17 天：踏车，侧踢腿，前踢腿，1/2 下蹲，40°～90° 伸膝；腘绳肌收缩屈膝；髋内收、外展；髋屈伸；脚尖抬起；本体感觉和平衡训练；牵张练习；主动辅助和被动屈膝。17天～4周：继续上述练习，深水中跑、腿部活动。③三期（高级活动期）：提高肌力和耐力，维持全关节的活动范围，恢复体育运动和功能活动。继续闭合链练习，开始非等长运动。

2）半月板损伤急性期，必须限制膝关节的活动　可用卧床休息、石膏固定、局部可用冷敷或用止痛消肿的中药外敷。如若关节内积血或积液较多，应用注射器抽尽液体，并做膝关节加压包扎。在疼痛减缓后，开始做股四头肌的锻炼及足踝各关节的功能活动锻炼，以免股四头肌萎缩及下肢功能的丧失。如若关节有“绞锁”现象，应用手法解除“绞锁”，然后用上至大腿上 1/3、下至踝上的管型石膏固定膝关节于伸直位 3～4 周。在固定期间和去除固定后，都要积极锻炼股四头肌，以防肌肉萎缩。在半月板损伤初期，主要以夹板固定以限制膝关节运动为主，且禁止下床负重，1 周后疼痛稍减，应鼓励患者多做股四头肌的锻炼，以防止肌肉的萎缩，3 周后方可解除固定。

3）半月板修复术后康复　①一期（1～6 周）：第一阶段（1 天～3 周），冰疗、压迫、患肢抬高；肌肉电刺激；伸膝，锁定支具；0°～90°关节活动范围训练；髌骨活动；瘢痕松动；被动活动；股四头肌，腘绳肌等长收缩；髋内收，外展；可忍受下双拐辅助负重，支具 0°锁定；本体感觉训练。第二阶段（4～6 周），渐进性抗阻训练 0.5～2.5kg；限制性膝伸展训练；脚尖抬起；轻微下蹲；踏车；灵活性，柔韧性训练。②二期（6～10 周）：增加肌力，耐力和爆发力，使关节活动范围正常，为高级练习做准备。渐进性抗阻训练、柔韧性训练、轻微下蹲、等张练习、耐力训练、游泳、踏车、楼梯机训练、水中跑步、协调性训练、倒退步行、非等长训练。③三期（11～15 周）：增加爆发力和耐力、重点恢复关节活动、为无限制的活动做准备。继续上述练习，增强弹性带练习，水中练习，非等长练习；开始跑步练习。

考点提示　半月板损伤各个阶段的治疗目标。

半月板修复术后康复，半月板前、后角损伤缝合术后可早期部分负重；半月板体部损伤缝合术后 4 周内患肢完全不能负重。并且术后 1～2 周内不进行屈曲练习，术后 4 周内不进行主动屈曲练习，被动屈曲每周进行 2～3 次练习。

本章小结

本章主要讲述了肌肉、骨骼疾病中的常见病、多发病和治疗中遇到的常见康复问题，如因为急、慢性组织损伤和炎症，导致的骨骼、关节、肌肉、韧带、筋膜、滑囊和关节囊等长期慢性疼痛、躯体结构异常和功能障碍、情绪情感异常、自理能力及社会参与度的下降或丧失等。经过临床检查、诊断、康复评定，明确障碍类型与程度，通过长期规范的康复训练及牵引、理疗、注射疗法、康复工程技术、心理支持等手段辅助治疗，改变患者负重力线、缓解疼痛、矫正畸形、恢复和改善关节运动功能，达到一个无痛、稳定、接近正常生理功能状态，使患者重返社会与家庭。

习 题

扫码“练一练”

一、选择题

A1/A2 型题

1. 骨折患者常见的功能障碍不包括
   A. 疼痛　B. 肌肉萎缩和肌力下降　C. 关节活动受限　D. 关节稳定性增强　E. 日常生活活动能力下降
2. 骨折康复治疗的作用哪项除外
   A. 促进局部肿胀消退　B. 加速骨折愈合　C. 预防或减轻肌肉萎缩　D. 保持和恢复关节活动度　E. 使关节保持在功能位
3. 发病率最高的颈椎病类型是
   A. 软组织型　B. 神经根型　C. 脊髓型　D. 椎动脉型　E. 交感型
4. 牵引有明显疗效的颈椎病类型是
   A. 软组织型　B. 脊髓型　C. 椎动脉型　D. 交感型　E. 神经根型
5. 肩关节周围炎的主要临床特点是
   A. 上肢麻痹　B. 运动时脱位或半脱位　C. 肩活动时疼痛、功能受限　D. 手臂套状麻木　E. 手及前臂的根性疼痛
6. 下列 Holden 功能性步行能力分级说法不正确的是
   A. 0 级，患者不能行走，完全依靠轮椅，或需 2 人协助才能行走
   B. Ⅰ级，使用双拐，或需 1 人持续搀扶才能行走及保持平衡
   C. Ⅱ级，使用 KAFO、AFO、单拐、手杖，或需 1 人在旁边给予间断的身体接触帮助
   D. Ⅲ级，能行走，但不正常，不够安全，需 1 人在旁监护或语言指导
   E. Ⅳ级，在任何地方都能独立行走
7. 关于骨关节炎症状与体征，以下说法不符合的是
   A. 关节疼痛
   B. 关节僵硬
   C. 活动无变化
   D. 关节肿胀：手部关节肿大变形明显，可出现 Heberden 结节和 Bouchard 结节
   E. 关节畸形：随着病情的进展，严重、晚期患者可出现受累关节临近肌肉萎缩、关节畸形，最终导致功能障碍
8. 关于关节置换术后步态分析内容说法错误的是
   A. 步长　B. 步频　C. 行走速度　D. 步态周期　E. 步幅
9. 屈指肌腱完全断裂，缝合术后何时可以早期开始被动运动
   A. 1～2 天　B. 5～7 天　C. 2 周　D. 3 周　E. 4 周
10. 网球肘患者的压痛点主要在
   A. 肱骨内上髁　B. 肱骨外上髁

C. 鹰嘴突　　D. 肘窝

E. 桡骨小头

A3/A4 题型

［11～12］患者，男，重体力劳动工人。腰腿痛，向左下肢放射，咳嗽、喷嚏时加重 1 个月。查体：腰部活动明显受限，并向左倾斜，直腿抬高试验阳性。病程中无低热、盗汗、消瘦症状。

11. 首先考虑的诊断是

A. 腰肌劳损　　B. 腰椎管狭窄

C. 腰椎间盘突出症　　D. 强直性脊柱炎

E. 腰椎结核

12. 最有意义的检查是

A. X 线检查　　B. CT　　C. 超声　　D. 腰椎穿刺　　E. 肌电图

［13～15］患者，女，55 岁，工人，腰腿痛 18 年，加重 3 个月。患者 18 年前有腰部疼痛，偶伴有右侧下肢牵拉痛。随着体重的增加，腰痛逐年加重。近 3 个月来，因腰痛而不能久行，咳嗽和坐起等体位改变时有明显腰痛，伴右小腿疼痛和麻木感。检查：体胖（85kg），腰部前屈 20°，侧屈各 30°，后伸 30°，腰椎生理弧度呈过屈，L4～5 棘突旁和棘间局部压痛（++），L5 和 S1 似呈台阶状，挺腹试验不能完成，直腿抬高试验阳性，加强试验阳性。

13. 患者首先要做哪项辅助检查

A. 腰椎正位片　　B. 腰椎侧位片

C. 腰椎正侧位片　　D. 腰椎双斜位片

E. 腰椎正侧双斜位片

14. 患者最有可能的诊断是

A. 腰背肌筋膜炎　　B. 腰椎管狭窄症

C. 腰椎间盘突出症　　D. 腰肌劳损

E. 神经根型颈椎病

15. 下列治疗中，不适当的是

A. 卧床休息　　B. 运动治疗

C. 超短波等物理因子治疗　　D. 胶原酶注射

E. 立即手术治疗

二、简答题

1. 简述急性期肩周炎的康复原则。
2. 手外伤后手功能恢复的两个要素是什么？
3. 根据受累组织和临床表现不同，颈椎病如何分型。
4. PTB 小腿假肢静态对线时，对接受腔有何要求？

（朱嘉卉　耿姣姣　高亚维）

第五章

心肺和代谢疾病的康复

学习目标

1. **掌握** 高血压、冠心病、慢性阻塞性肺疾病、糖尿病和肥胖症的定义、康复评定和常用康复治疗方法。

2. **熟悉** 高血压的主要功能障碍、康复治疗目标；冠心病的主要功能障碍、临床表现；糖尿病的临床表现、并发症。

3. **了解** 高血压的病因、康复护理；冠心病的危险因素；糖尿病的病因；肥胖症的病因、临床表现。

4. 能运用已掌握的评定方法和康复治疗技术，对高血压、冠心病、慢性阻塞性肺疾病、糖尿病和肥胖症患者进行常规的评定与康复治疗；能针对患者在治疗或训练过程中可能出现的急症问题制定预案。

5. 具有良好的职业道德，乐于奉献的精神；具有提高患者及家属治疗的依从性，协作团队开展康复治疗工作的能力。

据中国居民营养与慢性病状况报告（2015 年）调查结果显示：在 2004～2014 年十年期间，因膳食结构有所变化，超重肥胖问题凸显。全国 18 岁及以上成人超重率为 30.1%，肥胖率为 11.9%，6～17 岁儿童青少年超重率为 9.6%，肥胖率为 6.4%，比 2002 年上升了 5.1 和 4.3 个百分点。2012 年全国 18 岁及以上成人高血压患病率为 25.2%，糖尿病患病率为 9.7%，40 岁及以上人群慢性阻塞性肺病患病率为 9.9%。2012 年全国居民慢性病死亡率为 533/10 万，占总死亡人数的 86.6%。心脑血管病、癌症和慢性呼吸系统疾病为主要死因，占总死亡率的 79.4%，其中心脑血管病死亡率为 271.8/10 万，慢性呼吸系统疾病死亡率为 68/10 万。经过标化处理后，除冠心病、肺癌等少数疾病死亡率有所上升外，多数慢性病死亡率呈下降趋势。慢性病的患病、死亡与经济、社会、人口、行为、环境等因素密切相关。综合考虑人口老龄化等社会因素和吸烟等危险因素现状及变化趋势，我国慢性病的总体防控形势依然严峻，防控工作仍面临着巨大挑战。慢性病种类较多，本章重点讨论高血压、冠心病、慢性阻塞性肺疾病、糖尿病、肥胖症等常见慢性病的康复。

案例讨论

【案例】

患者，男，56 岁，因间断性头晕、头痛 3 年，加重 1 周就诊。患者于 3 年前发现经常在熬夜后出现头晕、头痛，休息后恢复正常，因不影响日常工作和生活，未就诊。1

年前体检时测血压 150/90mmHg，嘱注意休息，因无明显症状，未经正规治疗。近一周因间断性头晕、头痛加重就诊。发病以来无明显心悸、气短和心前区痛，进食、睡眠好，二便正常，体重无明显变化。

查体：身高 175cm，体重 90kg，T 36.5℃，P 82 次/分，R 18 次/分，BP 160/96mmHg。双肺未闻及湿啰音，心律齐，心脏听诊区未闻及明显杂音，腹软，肝脾未及，双下肢无水肿。既往体健，无糖尿病和心、肾、脑疾病病史，无药物过敏史。吸烟 20 余年，嗜酒，其父亲死于高血压脑出血。经过进一步辅助检查，初步诊断：原发性高血压（2 级高危组）。

【讨论】

1. 该患者主要的康复问题（功能障碍）有哪些？
2. 该患者应进行哪些康复评定？
3. 请为该患者制订有效的康复治疗方案。

第一节　高血压的康复

扫码“学一学”

高血压是危害居民健康的常见病、多发病，亦是多种心脑血管疾病的重要危险因素和死亡的主要原因之一。通过对高血压进行综合康复治疗，可以达到调节血压、减少降压药物用量、降低心脑血管疾病的发病率和死亡率的目的，从而提高患者的生活活动能力和生活质量。

一、概述

（一）定义

1. 高血压　高血压（hypertension）是以体循环动脉收缩压和（或）舒张压的持续增高为主要表现的临床综合征。

2. 高血压康复　高血压康复是指综合采用积极主动的身体、心理、行为和社会活动训练与再训练，帮助患者控制血压，改善心血管功能，在生理、心理、社会、职业等方面达到理想状态，提高生活质量。

考点提示　高血压、高血压康复的定义。

（二）临床分类

高血压可分为原发性高血压与继发性高血压两大类。绝大多数患者高血压的原因不明，称之为原发性高血压（primary hypertension），占高血压患者的 95%以上。继发性高血压的病因涉及全身各个系统，血压的升高是某些疾病的临床表现之一，血压的升高有明确的病因可循，称之为继发性高血压（secondary hypertension），约占高血压患者的 5%。本节学习以原发性高血压康复治疗为主。

（三）发病机制及病因

原发性高血压具体病因及发病机制不明，目前认为是在一定的遗传背景下由于多种后天因素影响导致的。其病因（又称危险因素）与遗传、精神紧张、年龄、性别、饮食、吸烟、饮酒、肥胖、职业与环境等有关。上述多种因素造成血管壁增厚，弹性下降，血管顺应性降低，阻力增加，从而造成周围性血压增高。或进一步阐明其发生机制，目前其发生机制有多种。同时，原发性高血压是心、脑血管疾病的重要病因和危险因素，亦是心血管疾病死亡的主要原因之一。

（四）功能障碍

1. 生理功能障碍 高血压可产生多种症状，如头晕、头痛、耳鸣、记忆力下降、胸闷、心悸、气短、失眠、多梦、易醒、活动能力下降、工作效率低下等。随着病情发展，患者出现靶器官损害时，还可出现相应症状。如高血压性心脏病左心衰竭时可出现呼吸困难；发生急性脑血管病时可出现肢体偏瘫；发生肾功能不全时可出现尿少、肢体浮肿。

2. 心理功能障碍 高血压多见于A型性格（急躁、易怒、情绪不稳、行动较快、做事效率较高）。同时，高血压本身又可进一步造成心理障碍，主要表现为急躁、抑郁、情绪沮丧等。

3. 其他障碍 高血压随病情发展出现靶器官损害时所导致的相应症状，可影响患者的进食、穿衣、行走、个人卫生及购物等日常生活能力，使其日常生活活动受限；最终会影响患者的生活质量、劳动、就业和社会交往等能力，使其参与能力受限。

二、康复评定

1. 诊断及分级 人群中血压水平呈连续性正态分布，正常血压和血压升高的划分并无明确界线，因此高血压的标准是根据临床及流行病学资料人为界定的。目前，我国仍采用1999年世界卫生组织、国际高血压学会（WHO/ISH）确定的高血压诊断分级标准（表5-1）。即在未使用降压药物的情况下，非同日3次测量血压，收缩压≥140mmHg和（或）舒张压≥90mmHg，诊断为高血压。根据血压升高水平，又进一步将高血压分为1、2、3级。

表5-1 高血压的定义和分类（WHO/ISH，1999年）

类别	收缩压/mmHg	舒张压/mmHg
理想血压	＜120	＜80
正常血压	120～129	80～84
正常高值	130～139	85～89
1级高血压（轻度）	140～159	90～99
2级高血压（中度）	160～179	100～109
3级高血压（重度）	≥180	≥110
单纯收缩期高血压	≥140	＜90
亚组：临界收缩期高血压	140～149	＜90

考点提示 高血压的诊断标准。

2. 高血压危险分级 参照中国高血压防治指南，根据血压分级、心血管危险因素、有无症状、器官损伤情况和是否患有糖尿病、有症状的心血管疾病或慢性肾病等对心血管风险进行分级（表5-2）。

表 5-2　高血压患者心血管危险的分级标准

其他危险因素和病史	高血压		
	1级	2级	3级
无	低危	中危	高危
1～2 个其他危险因素	中危	中危	很高危
>3 个其他危险因素，靶器官损害，CKD 3 期，无并发症的糖尿病	高危	高危	很高危
临床并发症，CKD>4 期，有并发症的糖尿病	很高危	很高危	很高危

3. 心理功能评定　对高血压患者出现焦虑、抑郁等心理问题，可用汉密尔顿焦虑量表、汉密尔顿抑郁量表等评定。

4. 日常生活活动能力评定　严重的高血压患者因靶器官损伤出现肢体偏瘫或呼吸困难等症状常影响其日常生活活动能力，临床常用改良 Barthel 指数量表进行评定。

5. 社会参与能力评定　主要进行生活质量评定，劳动力评定和职业评定。

三、康复治疗

原发性高血压目前尚无根治方法，其治疗以有效控制血压，降低高血压的病死率、致残率，以及提高高血压患者的生活质量为目标。除高血压急症和亚急症外，对大多数高血压患者而言，应根据病情，在 4 周内或 12 周内将血压逐渐降至目标水平。在改善生活方式的基础上，血压仍≥140/90mmHg 和（或）高于目标血压的患者应启动药物治疗。原发性高血压康复治疗应坚持以药物治疗为基础、运动治疗、物理因子治疗、心理治疗、康复护理并举的综合康复治疗原则。

知识拓展

降压药治疗的时机

降压药物治疗的时机取决于心血管风险评估水平，在改善生活方式的基础上，血压仍超过 140/90mmHg 和（或）目标水平的患者应给予药物治疗。

高危和很高危患者：应及时启动降压药物治疗，并对并存的危险因素和合并的临床疾病进行综合治疗。中危患者：可观察数周，评估靶器官损害情况，改善生活方式，如血压仍不达标，则应开始药物治疗。低危患者：则可对患者进行 1～3 个月的观察，密切随诊，尽可能进行诊室外血压监测，评估靶器官损害情兄，改善生活方式，如血压仍不达标可开始降压药物治疗。

（一）运动治疗

高血压患者在节律性运动后，血管顺应性增加，休息时血压通常下降。故轻度高血压患者可以运动治疗为主，2 级以上患者应在降压药物的基础上进行运动治疗。以往认为高血压患者禁忌做阻力训练，因为阻力训练（肌肉的等长收缩）可引起过度的血压反应。近年研究表明，对于轻度高血压患者，进行循环重量训练等阻力训练应该是安全的。

1. 适应证 主要包括临界性高血压；1～2级原发性高血压及部分病情稳定的3级原发性高血压患者；对于目前血压正常偏高者，也有助于预防高血压的发生，达到一级预防的目的；运动锻炼对以舒张期血压增高为主的患者作用更加明显。

2. 禁忌证 主要包括急进性高血压；重症高血压或高血压危象；病情不稳定的3级原发性高血压；合并其他严重并发症（心律失常、心动过速、脑血管痉挛、心力衰竭、不稳定性心绞痛）；出现明显降压药不良反应未能控制；运动中血压过度增高（＞220/110mmHg）；继发性高血压等不作为康复治疗的对象。

3. 运动处方

（1）运动类型　可采取步行、慢跑、踏车、划船、游泳、登梯等运动形式，运动类型的选择取决于患者的病情、体力，运动习惯，环境监护条件及康复目标。

（2）运动强度　运动强度应维持在中等程度以下，以运动后不出现过度疲劳或明显不适为宜。高血压患者运动过程中应注意的是运动的目标是达到靶心率，即最大心率乘以70%。若合并其他疾病，可适当降低靶心率。运动强度指标可采用自感劳累程度（rating of perceived exertion，RPE），通常RPE在12～14级为宜。

（3）运动训练　①准备活动：主要目的是预热，即让肌肉、关节、韧带和心血管系统逐步适应训练期的运动应激，运动强度较低。运动方式包括牵伸运动及大肌群活动。②训练活动：指达到运动处方运动强度的锻炼时间应持续30～40分钟，最多可逐渐增至60分钟。③结束活动：主要目的是冷却，即让高度兴奋的肌肉及心血管应激逐步降低。运动方式可与训练方式相同，但强度逐步减小。

（4）运动频率　运动训练应3～4次/周，以30～40分钟/次为宜。

4. 运动方法

（1）徒步行走　高血压患者长时间的平地步行可以使小血管扩张，血管阻力降低，血压下降尤其是舒张压明显下降。高血压患者步行一般以80～120步/分钟为宜。若自觉费力程度较轻或自我感觉较好，可步行、慢跑两者交替进行。采用步行程序的患者靶心率应较安静心率增加25～30次/分钟，使用β受体阻断剂的患者心率增加10～15次/分钟即可。在运动后3～5分钟或整理运动后，心率应该恢复正常，运动后疲劳感在1～2小时内应消除。只要运动后自我感觉良好，心跳和疲劳感经适当休息后很快消失，就说明运动量是适宜的。

（2）抗阻运动　采用相当于40%最大一次收缩力的运动强度，做大肌群的抗阻收缩运动，每节运动重复8～10次，10～15节为一个循环，每次训练12个循环，每周3次，8～12周为一个疗程。有研究表明患者在一次动力性运动数分钟后，会使患者安静时的血压也有所下降。可见适宜的个体化运动治疗可以有效地辅助降低血压，减少药物使用量，是高血压治疗的必要组成部分。

（3）降压体操　参照太极拳、八段锦的长处，我国编制了适合高血压的降压体操，通过四肢较大幅度的活动，降低周围血管阻力，从而降低血压。在做降压操时应按节次循序渐进，不宜做长时间低头动作，不要跳跃，不快速旋转，不使劲憋气，不紧张用力，以避免血压波动或增加心脏负担。一般运动心率控制在102～125次/分钟。

（二）物理因子治疗

1. 血压生物反馈疗法　血压生物反馈疗法是利用血压信号反馈进行治疗的方法。通过生物反馈的训练，能降低交感神经兴奋性，使血中儿茶酚胺的含量下降，周围血管扩张；对神经紧张、心理障碍等因素造成或加重的高血压疗效显著，因此生物反馈疗法治疗原发性高血压的前景比较乐观。通常用血压反馈治疗仪器，将可以连续监测血压的装置安放在患者的上臂，治疗仪可以显示血压数值和不同颜色的灯光与声音信号。经过学习与训练使患者能够按照治疗需要随意控制外周血管紧张度，使血管扩张、降低血压，或使血管收缩、升高血压。通常每次训练 30～40 分钟，两次训练之间需要放松袖带休息 1 分钟，以利于血液循环，每周训练 3～5 次。

2. 超短波疗法　患者取坐位或卧位，用小功率超短波治疗仪，选取 2 个圆形中号电极，置于颈动脉窦的部位，间隔 23cm，剂量Ⅰ～Ⅱ级，时间 10～12 分钟，每日治疗 1 次，15～20 次为一个疗程。

3. 直流电离子导入疗法　患者取卧位，用直流电疗仪，选取 1×（300～400）cm^2 电极，置于颈肩部，导入镁离子；2 个 150cm^2 电极，置于双小腿腓肠肌部位，导入碘离子，电量 15～25mA，时间 20～30 分钟，每日 1 次，15～20 次为一个疗程。此法适用于 1～2 期原发性高血压的治疗。

（三）心理治疗

长期的精神压力及心情抑郁是引起高血压的重要原因之一。因此，高血压患者保持平稳的心态、轻松愉快的心情，健康的心理，十分必要。可以通过一系列的心理放松训练，来改善其不良的心理状态，不但可增强抗高血压治疗效果，还有助于病变逆转，降低并发症。

（四）康复护理

康复护理是指在保证基础护理的基础上，突出康复的专科特色，即紧密围绕改善功能、提高自我服务能力这一核心内容实施专科护理。就原发性高血压而言，我们可以通过适当的改变生活方式来延缓或预防 1 级高血压患者的药物治疗时间，并有助于已接受药物治疗高血压患者的血压下降，从而降低高血压的病死率、致残率及提高高血压患者的生活质量。具体措施如下。

1. 限盐　研究显示，血压正常者盐摄入量减少至 5g/d，具有微小（12mmHg）降压作用，而在高血压患者中具有更明显（45mmHg）的降压作用。因此，对于老年人群及伴有糖尿病、代谢综合征或 CKD 的个体中，需更多地限制钠的摄入。

2. 避免长期饮酒　对有饮酒习惯的高血压患者，男性饮酒量应＜20～30g/d，女性饮酒量应＜10～20g/d。总酒精消耗量男性＜每周 140g，女性＜每周 80g。

3. 减轻体重　高血压与超重密切相关，控制体重后血压下降。对于非高血压者而言，可通过维持健康的体重［体重指数=体重（kg）/身高（m^2），正常值为 24］和控制腰围（男性＜102cm 以及女性＜88cm）来预防高血压。

4. 规律的体育运动　规律的有氧体育运动可能对预防和治疗高血压有益。数据显示：有氧耐力训练总体可降低静息 SBP 和 DBP 3.0/2.4mmHg，在高血压参与者中甚至可降低 6.9/4.9mmHg。

扫码“学一学”

第二节 冠心病的康复

案例讨论

【案例】

患者，男，65岁，胸骨后压榨性疼痛4小时。4小时前无诱因突发胸骨后压榨性疼痛，伴胸闷、大汗、恶心，未吐。旁人给予硝酸甘油舌下含服疼痛未缓解，遂来急诊，在做心电图检查过程中，患者突然抽搐，意识丧失，无二便失禁，经急诊医生胸外按压后，意识立即恢复。既往无冠心病、糖尿病、高血压病史，无药物过敏史，无烟酒嗜好。

查体：T 36℃，P 80次/分，R 18次/分，BP 100/60mmHg。神志清，巩膜无黄染，睑结膜无苍白，口唇无发绀，双肺底细湿啰音，心界不大，心率80次/分，律不齐，可闻及早搏35次/分，心音稍低，未闻及杂音。腹平软，肝脾未触及，双下肢无水肿。心电图显示急性广泛前壁心肌梗死。经过进一步辅助检查，最后诊断为：冠心病，急性广泛前壁心肌梗死，心律失常。

【讨论】

1. 该患者应进行哪些康复评定？
2. 请为该患者制定有效的康复治疗方案。

冠心病是最常见的心血管疾病之一，其死亡率逐年升高。冠心病是多种病因导致的疾病，在各种危险因素作用下，随着病情的进一步发展，可出现生理功能障碍、心理功能障碍，日常生活活动能力及社会参与能力受限，严重影响患者的生活质量，早期进行心脏康复，有利于疾病的恢复。

一、概述

（一）定义

1. 冠心病 冠状动脉粥样硬化性心脏病简称冠心病（CHD），是指冠状动脉发生粥样硬化使血管管腔狭窄或闭塞，导致心肌缺血缺氧或坏死而引起的心脏病，亦称缺血性心脏病。其表现为心绞痛、心律失常、心力衰竭，严重时发生急性心肌梗死或猝死。

2. 冠心病的康复 冠心病的康复是指在充分的药物治疗和必要的血管重建的基础上综合采用积极主动的身体、心理、行为和社会活动训练与再训练，帮助患者缓解症状，改善其心血管功能，在生理、心理、社会、职业等方面达到理想状态，提高其生活质量。同时，强调积极干预冠心病危险因素，阻止或延缓疾病的发展过程，减轻残疾和减少再次发作的危险。

冠心病康复对象包括心肌梗死、心绞痛、隐匿性冠心病、冠状动脉分离术后和冠状动脉腔内成形术后等。近年来，国家将冠心病的一级预防和二级预防（针对易患病人群）措施加入冠心病的康复治疗方案中，促使人们积极改正不良的生活方式，增加有氧运动，控制血压和血脂，达到预防冠心病发生的目的，所以说冠心病的康复措施可扩展到未发病的人群。

考点提示 冠心病的定义。

（二）危险因素

冠心病是由多种致病因素作用于不同环节所引起的疾病，这些致病因素称为危险因素或易感因素。

1. 主要危险因素

（1）高血压　冠心病的危险因素很多，但血压升高是最重要的因素之一，收缩压和舒张压增高都与冠心病密切相关。可能由于高血压时，动脉壁承受较高的压力，内皮细胞损伤，LDL－C 易于进入动脉壁，并刺激平滑肌细胞增生，引发动脉粥样硬化，诱发冠心病。高血压患者患冠心病的概率较血压正常者高 34 倍；60%～70%冠心病患者同时伴有高血压。

（2）糖尿病　糖尿病患者多伴有高三酰甘油血症或高胆固醇血症，如再伴有高血压则动脉粥样硬化的发病率明显增高。糖尿病患者还常有凝血第Ⅷ因子增高及血小板功能增强，加速动脉粥样硬化血栓形成和引发动脉管腔的闭塞。近年来研究认为，胰岛素抵抗与动脉粥样硬化的发生密切相关。2 型糖尿病患者常有胰岛素抵抗及高胰岛素血症伴发冠心病。

（3）高胆固醇血症　脂质代谢异常是动脉粥样硬化最重要的危险因素。高胆固醇血症时血脂含量长期处于高水平，机体对血脂的调节作用紊乱，易使动脉管壁弹性降低，质地变硬形成动脉粥样硬化。

2. 次要危险因素

（1）年龄和性别　动脉粥样硬化多见于 40 岁以上的中、老年人，50 岁后动脉粥样硬化进展加快。近年来，临床数据显示动脉粥样硬化发病年龄有年轻化趋势。就性别而言，女性比男性发病率低，这是因为雌激素有抗动脉粥样硬化作用，但女性绝经后其发病率迅速增加。年龄和性别属于不可改变的危险因素。

（2）吸烟　吸烟者血中碳氧血红蛋白浓度可达 10%～20%，动脉壁内氧合不足，内膜下层脂肪酸合成增多，血小板易在动脉壁黏附聚集。此外，烟草中所含的尼古丁可直接作用于冠状动脉和心肌，引起动脉痉挛和心肌受损。

（3）肥胖　肥胖常伴有血浆中三酰甘油及胆固醇水平增高，并常伴发高血压或糖尿病，近年研究认为肥胖者常有胰岛素抵抗，导致动脉粥样硬化的发病率显著增高。

（4）其他因素　冠心病有家族发病的倾向。急躁、好胜心强的 A 型性格者冠心病发病率较高。长期高能量、高胆固醇、高碳水化合物、高盐饮食习惯者易患冠心病。

（三）临床表现

1979 年 WHO 将冠心病分为 5 型，即隐匿型或无症状性冠心病、心绞痛、心肌梗死、缺血性心肌病、心源性猝死。近年来，根据病理解剖和病理生理变化将冠心病分为：急性冠脉综合征和慢性冠脉综合征两大类。前者包括不稳定型心绞痛、非 ST 段抬高型心肌梗死和 ST 段抬高的心肌梗死、猝死；后者包括稳定型心绞痛、缺血性心肌病和隐匿型冠心病。不同类型的冠心病具有不同的临床特点。下面主要介绍稳定型心绞痛、心肌梗死的临床表现。

1. 稳定型心绞痛　亦称劳力性心绞痛，其特点是阵发性前胸压榨性疼痛或憋闷感，主要位于胸骨后部，可放射至心前区和左上肢尺侧，常发生于劳力负荷增加时，持续数分钟，休息或含化硝酸甘油后疼痛消失。疼痛发作的程度、频度、性质及诱发因素在数周至数月内无明显变化。

2. 心肌梗死　心肌梗死是心肌缺血性坏死。主要表现为心前区疼痛，疼痛持续时间一般超过30分钟，休息或含化硝酸甘油均不能缓解，患者烦躁不安、出汗、恐惧或有濒临死亡感。可发生心律失常、休克或心力衰竭，属于冠心病的严重类型。

考点提示 冠心病的临床表现。

（四）功能障碍

1. 循环功能障碍 冠心病发病后患者往往体力活动减少，从而降低心血管系统的适应性，导致循环功能减退。此种衰退可通过合理、适当运动得到改善。

2. 呼吸功能障碍 冠心病患者常伴有胸闷的症状，此与循环功能不良有关。长期功能活动减少，会导致不同程度的肺循环功能障碍，使肺血管和肺泡气体交换的效率降低，吸氧能力下降，进一步加重缺氧症状。因此，冠心病患者应重视呼吸功能训练。

3. 运动功能障碍 冠心病患者因体力活动减少，可导致肌肉萎缩，氧化酶活性降低，肌肉易产生疲劳，使全身运动耐力减退，从而影响机体整体的运动功能。

4. 代谢功能障碍 冠心病的代谢障碍主要是脂类代谢和糖代谢障碍，表现为血胆固醇和三酰甘油增高，高密度脂蛋白降低。脂肪和能量物质摄入过多而消耗不足是基本原因。缺乏运动可导致胰岛素抵抗除引起糖代谢障碍外，还可促进血脂升高。血脂代谢障碍不仅使疾病症状加重，而且促进冠状动脉粥样硬化的发展，适当的运动锻炼可以纠正代谢功能障碍。

5. 心理功能障碍 冠心病患者经常出现心绞痛、运动性呼吸困难等症状，以及存在发生心肌梗死的可能，从而使患者产生极大的心理压力和精神负担，出现焦虑、恐惧、烦躁不安，进而影响患者的日常生活质量。

二、康复评定

心功能评定的方法有很多种，既有传统的详细询问病史，系统的体格检查，简单明了的心功能、心力衰竭分级标准及借助于仪器设备的测定和检查，更有代谢当量对心脏康复的合理指导。下面着重讲述心功能、心力衰竭分级标准及代谢当量相关评定指标。

（一）临床评定

1. 病史 通过详细了解患者心脏病的发病过程、诊治经过及目前病情状况，从而宏观把控心脏病发展过程。

2. 体格检查 通过视诊、触诊、叩诊、听诊等方法进行检查，重点检查有无颈静脉怒张、肺部啰音、心界扩大、心脏杂音等。

3. 超声心动图 超声心动图不仅能直观心脏和大血管的结构，也可随心动周期的变化推算心脏泵血功能、收缩功能和舒张功能。此检查无创伤，可根据病情需要反复检查。

4. 心电图 心电图通过观察ST段及T波改变来判断心肌缺血类型，如出现病理性Q波即可诊断为心肌梗死。心电图对心脏基本功能及其病理研究方面，具有重要参考价值。但必须结合多项指标及临床表现，进行综合分析后，才能对心脏功能结构做出正确判断，故心电图对心功能有一定参考价值，而非必须检查指标。

5. 动态心电图 动态心电图亦称Holter系统。Holter通过在日常活动中长时间（24～72小时）不间断地记录心电图形，可发现短暂发作的心律失常和一过性心肌缺血等心电图改变。应用于康复医疗中，Holter能检测出症状性和无症状性心肌缺血、冠脉痉挛为主的心肌缺血，预测心肌梗死后再发梗死及猝死。

6. 心脏导管检查 心脏导管检查常用检查方法有左心室造影、指示剂稀释法心功能测定、放射性核素扫描测定左心室功能。

7. 心功能分级　1994年美国心脏协会（AHA）对美国纽约心脏协会（NYHA）的心功能分级方案进行修订，采用并行的两种分级方案（表5－3）。第一种是比较主观的评定方案；第二种是客观的评估方案，即根据客观的检查手段如心电图、负荷试验、X线、超声心动图等来评估心脏病变的严重程度，分为A、B、C、D四级。

表5－3　1994年美国心脏协会心功能分级

分级		临床情况	持续－间歇活动的能量消耗/（kcal/min）	最大代谢当量（METs）
主观分级	Ⅰ级	患有心脏疾病，体力活动不受限制。一般体力不引起疲劳、心悸、呼吸困难或心绞痛	4.0～6.0	6.5
	Ⅱ级	心脏病患者的体力活动稍受限制，休息时无不适症状，但一般体力活动引起疲劳、心悸、呼吸困难或心绞痛	3.0～4.0	4.5
	Ⅲ级	心脏病患者体力活动明显受限，小于平时一般活动即引起上述症状	2.0～3.0	3.0
	Ⅳ级	心脏病患者不能从事任何体力活动，休息状态下出现心力衰竭的症状，体力活动后加重	1.0～2.0	1.5
客观分级	A级	无心血管疾病的客观依据		
	B级	客观检查示轻度的心血管疾病		
	C级	有中度心血管疾病的客观依据		
	D级	有严重心血管疾病的表现		

8. 心力衰竭评定

（1）美国心脏病学会（ACC）及美国心脏学会（AHA）心力衰竭分级　2002年美国心脏病学会（ACC）及美国心脏学会（AHA）心力衰竭分级见表5－4。

表5－4　（ACC）及（AHA）心力衰竭分级

分级	评定标准
A级	患者为心力衰竭高危患者，但未发展到心脏结构改变，也无症状
B级	已发展到心脏结构改变，但尚未引起症状
C级	过去或现在有心力衰竭症状并伴有心脏结构损害
D级	终末期心力衰竭，需要特殊的治疗措施

（2）代谢当量（metabolic equivalent，MET）　量化心力衰竭患者的心功能分级标准，MET是指单位时间内单位体重的耗氧量，以ml/（kg·min）表示。机体在坐位休息时耗氧量3.5ml/（kg·min）为1MET，代谢当量是康复医学中常用的运动强度指标。代谢当量量化心力衰竭的心功能分级标准见表5－5。

表5－5　代谢当量量化心力衰竭的心功能分级标准

心功能分级	代谢当量（METs）
Ⅰ级	大于或等于7
Ⅱ级	大于或等于5而小于7
Ⅲ级	大于或等于2而小于5
Ⅳ级	小于2

注：METs为代谢当量的复数形式。

（3）六分钟步行试验（6MWT） 6MWT 对于缺血性心脏病患者是一项简便、易行、安全、可重复的客观评价心脏功能的方法，要求患者在走廊里尽可能行走，测定 6 分钟内步行的距离。6 分钟内，若步行距离＜150m，表明心力衰竭程度严重；步行距离在 150～425m 为中度心力衰竭；步行距离在 426～550m 为轻度心力衰竭。

9. 心电运动试验 心电运动试验主要是通过分级运动的方式，充分调动心血管的生理储备能力，诱发相应的生理和病理生理表现以确定最大心脏负荷能力；或通过运动试验，了解患者运动训练的安全性。是心脏康复训练最常用的评定方式，也是协助康复方案制订的重要基础。

心电运动试验依据试验目的、病史及运动器官的功能状况选择合适的运动试验。试验中应密切观察心率、血压、代谢当量、心电图及受试者的各种症状和体征。根据终止试验的运动强度不同，可分为以下四大类型。

（1）极量运动试验 运动强度逐级递增至受试者感到精疲力竭或心率、摄氧量继续运动时不再增加为止，即达到生理极限。多采用统计所得的各年龄组的预计最大心率（220－年龄）为终止试验的指标。此型适用于运动员及健康的青年人，以测定个体最大做功能力、最大心率和最大摄氧量。

（2）亚（次）极量运动试验 运动至心率达到亚极量心率，即按年龄计算最大心率（220－年龄）的 85%或达到参照值（195－年龄）时结束试验。亚极量运动试验比较安全方便，在临床上大多采用亚极量运动试验。此型用于测定非心脏病患者的心功能和体力活动能力。

（3）症状限制运动试验 是主观和客观指标结合的最大运动强度的试验，以运动诱发呼吸或循环不良症状和体征、心电图异常及心血管运动反应异常和运动肌肉疲劳，试验无法正常进行作为运动终点的试验方法。此型适用于诊断冠心病、评估心功能和体力活动能力、制订运动处方等。

（4）低水平运动试验 以预定较低水平的运动负荷、心率、血压和症状为终止指标的试验方法。即运动强度达 3～4METs；运动中最高心率达 130～140 次/分，或与安静时相比增加 20 次/分；最高血压大于 160mmHg，或与安静时相比增加 0～40mmHg 作为终止试验的标准。适用于心血管疾病康复活动早期，如急性心肌梗死、心脏手术后康复或病情较重者。

（二）代谢当量在康复治疗中的应用

应用代谢当量（MET）指导康复活动，一般先应用心电运动试验测定达到运动终点的负荷量，折算成 MET。即是心脏体力工作容量，根据所测患者心脏功能容量，指导患者生活自理、家务、体育、娱乐、职业等活动。METs 在康复医学中具有极其重要的应用价值，具体表现在以下几个方面。

1. 判断体力活动能力和预后（表 5－6）

表 5－6 代谢当量判断体力活动能力和预后

代谢当量（MET）	心功能状态
＜5METs	65 岁以下的患者则预后不良
5METs	日常生活受限，通常是急性心肌梗死患者恢复的功能储量
10METs	正常健康水平，药物治疗预后与其他手术或介入治疗效果相当
13METs	虽然运动试验有异常表现，但是预后良好
18METs	有氧运动员的体力
22METs	有充分运动的竞技运动员才能达到的运动量

2. 判断心功能及相应的活动水平（表 5－7）

表 5－7　代谢当量与体力活动能力分级的关系

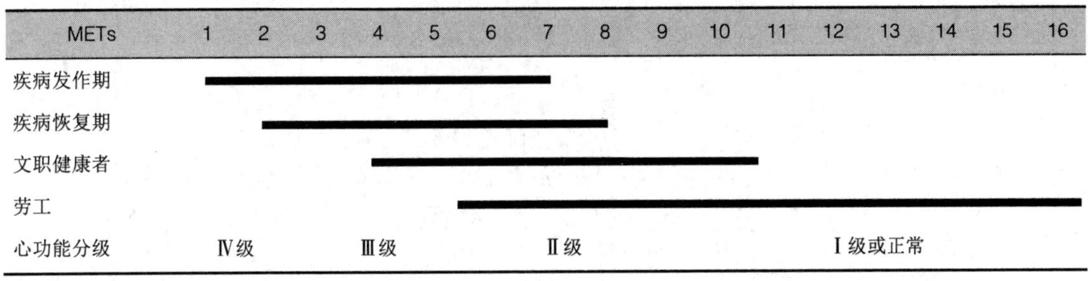

3. 区分残疾程度　一般将心脏最大功能容量小于 5 个 MET 作为残疾指标。

4. 指导日常生活活动与职业活动　心血管疾病患者不可能进行所有的日常生活活动或职业活动，因此，需要在确定患者的安全运动强度后，根据 METs 表选择合适的活动（表 5－8）。注意职业活动（每天 8 小时）的平均能量消耗水平不应该超过患者峰值 METs 的 40%，峰值强度不可超过峰值 METs 的 80%。

表 5－8　各项活动的代谢当量

活动	METs	活动	METs
		生活活动	
修面	1.0	步行 1.6km/h	1.5～2.0
自己进食	1.4	步行 2.4km/h	2.0～2.5
床上用便盆	4.0	散步 4.0km/h	3.0
坐厕	3.6	步行 5.0km/h	3.4
穿衣	2.0	步行 6.5km/h	5.6
站立	1.0	步行 8.0km/h	6.7
洗手	2.0	下楼	5.2
淋浴	3.5	上楼	9.0
坐床	1.2	骑车（慢速）	3.5
坐床边	2.0	骑车（中速）	5.7
座椅	1.2	慢跑 9.7km/h	10.2
		自我料理	
坐位吃饭	1.5	备饭	3.0
上下床	1.65	铺床	3.9
穿脱衣	2.5～3.5	扫地	4.5
站立热水淋浴	3.5	擦地（跪姿）	5.3
挂衣	2.4	擦地	3.4
园艺工作	5.6	拖地	7.7
劈木	6.7		
		职业活动	
秘书（坐）	1.6	焊接工	3.4
机器组装	3.4	轻的木工活	4.5
砖瓦工	3.4	油漆	4.5

续表

活动	METs	活动	METs
挖坑	7.8	开车	2.8
织毛线	1.5～2.0	缝纫（坐）	1.6
写作（坐）	2.0		
	娱乐活动		
打牌	1.5～2.0	桌球	2.3
手风琴	2.3	弹钢琴	2.5
小提琴	2.6	长笛	2.0
交谊舞（慢）	2.9	击鼓	3.8
交谊舞（快）	5.5	排球（非竞赛性）	2.9
有氧舞蹈	6.0	羽毛球	5.5
跳绳	12.0	游泳（慢）	4.5
网球	6.0	游泳（快）	7.0
乒乓球	4.5		

三、康复治疗

冠心病康复治疗是指综合采用主动积极的身体、心理、行为和社会活动的训练与再训练，帮助患者缓解症状，改善心血管功能，在生理、心理、社会、职业和娱乐等方面达到理想状态，提高生活质量。同时强调积极干预冠心病的危险因素，阻止或延缓疾病的发展过程，减少残疾和减少再发作的危险。为此，心脏康复的措施应该是全面的、综合的，同时又是高度个体化的。

经过多年的心脏康复临床研究，现已对以往认为有高度危险性的患者进行运动治疗的疗效与安全性有了足够的了解。因此，冠心病康复范围涵盖心肌梗死、心绞痛、无症状性冠心病、冠状动脉旁路移植术（CABG）后和经皮冠状动脉腔内成形术（PTCA）后等。冠心病康复治疗措施还可以扩展到尚未发病的人群。但是患者只要存在严重残留心绞痛、失代偿性心力衰竭、未控制的心律失常、严重缺血、左心室功能失常或运动试验中有心律失常、控制不良的高血压、不稳定内科疾病情况，如控制不良的糖尿病、正患发热性疾病等病情之一者，严禁对其实施心脏康复治疗。

（一）治疗分期

康复分期根据冠心病康复治疗的特征，国际上将冠心病康复治疗分为三期。

1. Ⅰ期　指急性心肌梗死或急性冠脉综合征患者住院期康复。冠状动脉旁路移植术（CABG）或经皮冠状动脉腔内成形术（PTCA）术后早期康复也属于此列。一般为 12 周，发达国家此期已经缩短到 3～7 天。

2. Ⅱ期　指患者出院开始，至病情稳定性完全建立为止，时间 5～6 周。由于急性阶段缩短，Ⅱ期的时间也趋向于逐渐缩短。

3. Ⅲ期　指病情处于较长期稳定状态或Ⅱ期过程结束的冠心病患者。PTCA 及支架置入术后或 CABG 术后的康复也属于此期。康复时间一般为 2～3 个月，自我锻炼应该持续终生。有学者将终生维持的锻炼列为第Ⅳ期。

（二）治疗原理

1. Ⅰ期康复　通过适当活动，减少或消除绝对卧床休息所带来的不利影响。过分卧床休息可导致以下对机体不利的影响。

（1）血容量减少　导致每搏量和心输出量降低，代偿性心率加快。

（2）心血量增加　心脏前负荷增大，心脏射血阻力相对增高，心肌耗氧量相对增加。

（3）血流较缓慢　血液黏滞性相对增加，发生下肢静脉血栓和肺栓塞的概率增加。

（4）横膈活动降低　通气及换气功能障碍，排痰困难，容易合并坠积性肺炎。

（5）运动耐力降低。

（6）胰岛素受体敏感性降低，葡萄糖耐量降低。

（7）患者对疾病的恐惧和焦虑情绪增加，肾上腺皮质激素分泌增加。

2. Ⅱ期康复　设立Ⅱ期康复是基于心肌梗死瘢痕形成需要6周左右的时间，而在心肌瘢痕形成之前，患者病情仍然有恶化的可能性，进行较大强度运动的危险性较大。因此患者在此期主要是保持适当的体力活动，以适应家庭活动，等待病情完全稳定，准备参加Ⅲ期康复锻炼。有的康复中心在Ⅱ期开始进行心电监护下的运动锻炼，其实际效果尚有待论证。

3. Ⅲ期康复

（1）外周效应　指心脏外的组织和器官发生的适应性改变，是公认的冠心病和各类心血管疾病康复治疗的机制。①肌肉适应性改善：长期运动训练后肌肉、毛细血管密度和数量增加，运动时毛细血管开放的数量和口径增加，肌肉运动时血液、细胞、气体交换的面积和效率相对增加，外周骨骼肌氧摄取能力提高，动静脉氧差增大。②运动肌氧利用能力和代谢能力改善：肌细胞线粒体数量、质量和氧化酶活性提高，骨骼肌氧利用率增强。肌细胞胰岛素受体开放数量增加，葡萄糖进入细胞的速率和数量增加，从而运动能量代谢效率改善，血流需求相对减少。③交感神经兴奋性降低，血液儿茶酚胺含量降低。④肌肉收缩的机械效率提高，定量运动时能量消耗相对减少。⑤最大运动能力提高：由于定量运动时心脏负荷减轻，心肌耗氧量降低，最大运动能力相应提高。外周效应需要数周时间才能形成，停止训练则丧失，因此训练必须持之以恒。

（2）中心效应　指训练对心脏的直接作用，主要为心脏侧支循环形成（冠脉生物搭桥），冠状动脉供血量提高，心肌内在收缩性相应提高。

（3）危险因素控制　①改善脂质代谢异常。②改善高血糖及糖耐量异常。③控制高血压。④改善血液高凝状态。⑤帮助戒烟。

（三）治疗目标

1. Ⅰ期康复治疗目标　低水平运动试验阴性，可以按正常节奏连续行走100～200m或上下1～2层楼而无症状和体征；运动能力达到2～3METs，能够适应家庭生活；使患者理解冠心病的危险因素及注意事项，在心理上适应疾病的发作和处理生活中的相关问题。

2. Ⅱ期康复治疗目标　逐步恢复一般日常生活活动能力，包括轻度家务劳动、娱乐活动等；运动能力达到4～6METs，提高生活质量。对于体力活动没有更高要求的患者可停留在此期。

3. Ⅲ期康复治疗目标　巩固Ⅱ期康复成果，控制危险因素；改善或提高体力活动能力和心血管功能，恢复发病前的生活和工作。

（四）治疗方案

1. Ⅰ期康复 生命体征稳定，无并发症，即可开始康复治疗，应循序渐进增加活动量，以患者自我感觉为依据，尽量进行可以耐受的日常活动（表 5-9）。康复治疗应采用团队合作模式，即由心脏科医师，康复科医师，康复治疗师（PT、OT 等），护士，营养师等共同工作。

表 5-9 冠心病Ⅰ期康复日常活动参考表

日常活动	步骤						
	1	2	3	4	5	6	7
冠心病知识宣教	+	+	+	+	+	+	+
腹式呼吸	10 分钟	20 分钟	30 分钟	30 分钟×2	—	—	—
腕踝动（不抗阻）	10 次	20 次	30 次	30 次×2	—	—	—
腕踝动（抗阻）	—	10 次	20 次	30 次	30 次×2	—	—
膝肘动（不抗阻）	—	—	10 次	20 次	30 次	30 次×2	—
膝肘动（抗阻）	—	—	—	10 次	20 次	30 次	30 次×2
自己进食	—	—	帮助	独立	独立	独立	独立
自己洗漱	—	—	帮助	帮助	独立	独立	独立
坐厕	—	—	帮助	帮助	独立	独立	独立
床上靠坐	5 分钟	10 分钟	20 分钟	30 分钟	30 分钟×2	—	—
床上不靠坐	—	5 分钟	10 分钟	20 分钟	30 分钟	30 分钟×2	—
床边坐（有依托）	—	—	5 分钟	10 分钟	20 分钟	30 分钟	30 分钟×2
床边坐（无依托）	—	—	—	5 分钟	10 分钟	20 分钟	30 分钟
站（有依托）	—	—	5 分钟	10 分钟	20 分钟	30 分钟	—
站（无依托）	—	—	—	5 分钟	10 分钟	20 分钟	30 分钟
床边行走	—	—	—	5 分钟	10 分钟	20 分钟	30 分钟
走廊行走	—	—	—	—	5 分钟	10 分钟	20 分钟
下一层楼	—	—	—	—	—	1 次	2 次
上一层楼	—	—	—	—	—	—	1～2 次

（1）床上活动　活动一般从肢体活动开始。肢体活动应从远端肢体的小关节活动开始，从不抗地心引力的活动开始，强调活动时呼吸自然、平稳，没有任何憋气和用力的现象。然后可以逐步开始抗阻活动，可采用捏气球、皮球，或拉皮筋等，一般不需要专用器械。徒手体操也十分有效。吃饭、洗脸、刷牙、穿衣等日常生活活动也可以早期进行。

（2）呼吸训练　主要指腹式呼吸。腹式呼吸的要点是在吸气时腹部鼓起，让膈肌尽量下降；呼气时腹部收缩，把肺内的气体尽量排出，呼气与吸气之间要连贯、均匀，可以比较缓慢，但是不可憋气。

（3）坐位训练　坐位是重要的康复起始点，应该从第一天就开始。开始坐时可以有依托，例如把枕头或被子放在背后，或将床头抬高。有依托坐的能量消耗与卧位相同，但是上身直立体位使回心血量减少，同时射血阻力降低，心脏负荷实际上低于卧位。在有依托坐适应之后，患者可以逐步过渡到无依托独立坐。

（4）步行训练　从床边站立开始，在站立无不适之后，开始床边步行（1.5～2.0METs），以便在疲劳或不适时能够及时上床休息。此阶段开始时最好进行若干次心电监护活动。此阶段患者的活动范围明显增大，因此监护需要加强。要特别注意避免上肢高于心脏水平的活动，例如患者自己手举盐水瓶上厕所，此类活动的心脏负荷增加很大，常是诱发意外的原因。

（5）上楼　必须保持非常缓慢的上楼速度，一般每上一阶台阶要休息片刻，保持呼吸平稳，且没有任何症状。

（6）大便　患者要保持大便通畅，对便秘者及时使用通便剂。可在患者床边放置坐便器，尽量让患者坐位排便，切记勿蹲位排或排便时过分用力。

（7）心理康复与常识宣教　患者在急性发病后，往往有显著的焦虑和恐惧感。护士和康复治疗师应该对患者进行医学常识教育，使其了解冠心病的发病特点、注意事项和预防再次发作的方法。特别强调戒烟、低脂低盐饮食、规律的生活、注意个性修养等。

（8）康复方案调整与监护　如果患者在训练过程中没有不良反应，运动或活动时心率增加＜10 次/分钟，次日训练可以进入下一阶段。运动中心率增加在 20 次/分钟左右，则需要继续同一级别的运动。心率增加超过 20 次/分钟或出现任何不良反应，则应该退回到前一阶段运动甚至暂时停止运动训练。为了保证活动的安全性，可以在医学或心电监护下开始所有的新活动。在无任何异常的情况下，重复性的活动不一定要连续监护。

（9）出院前评估及治疗策略　当患者顺利达到训练目标后，可以进行症状限制性或亚极量心电运动试验，或在心电监护下进行步行。如果确认患者可连续步行 200 米无症状和无心电图异常，可以安排出院。患者出现并发症或运动试验异常者则需要进一步检查，并适当延长住院时间。

2. Ⅱ期康复　主要进行室内外散步，医疗体操（如降压舒心操、太极拳等），气功（以静功为主），家庭卫生，厨房活动，园艺活动或在邻近区域购物、作业治疗。活动强度为 40%～50%HR_{max}，活动时 RPE 不超过 13～15。一般活动无须医学监测，在进行较大强度活动时，可采用远程心电图监护系统监测，或由有经验的康复治疗师观察数次康复治疗过程，以确立安全性。无并发症的患者可在家属帮助下逐渐用力，活动时不可有气喘和疲劳。所有上肢超过心脏面的运动均为高强度运动，应该避免或减少。训练时要注意保持一定的活动量，在日常生活动作或日常活动中应减少不必要的动作和体力消耗等，以尽可能提高工作和体能效率。任何不适均应暂停运动，及时就诊。出院后的家庭活动可分以下六个阶段。

（1）第一阶段

1）活动　可以缓慢上下楼，但要避免任何疲劳。

2）个人卫生　可以自己洗澡，但要避免洗澡水过热，也要避免过冷、过热的环境。

3）家务　可以洗碗筷、蔬菜，铺床，提 2kg 左右的重物，进行短时间园艺工作。

4）娱乐　可以打扑克、下棋、看电视、阅读、针织、缝纫、短时间乘车。

5）需要避免的活动　提举超过 2kg 的重物，过度弯腰、情绪沮丧、过度兴奋、应激。

（2）第二阶段

1）个人卫生　可以外出理发。

2）家务活动　可以洗小件衣服或使用洗衣机（但不可洗大件衣物），晾衣服、坐位熨小件衣物、使用缝纫机、掸尘、擦桌子、梳头、简单烹饪、提 4kg 左右的重物。

3）娱乐活动　可以进行有轻微体力活动的娱乐。

4）性生活　在患者可以上下两层楼或可以步行 1km 而无任何不适时，患者可以恢复性生活，但是要注意采取相对比较放松的方式。性生活之前可以服用或备用硝酸甘油类药物，必要时可以先向相关医生咨询。适当的性生活对恢复患者的心理状态有重要作用。

5）需要避免的活动　长时间活动，烫发之类的高温环境，提举超过 4kg 的重物，参与涉及经济或法律问题的活动。

（3）第三阶段

1）家务活动　可以长时间熨烫衣物、铺床、提 4.5kg 左右的重物。

2）娱乐活动　轻度园艺工作，在家练习打高尔夫球、桌球、室内游泳（放松性），短距离公共交通，短距离开车，探亲访友。

3）步行活动　连续步行 1km，每次 10～15 分钟，每天 1～2 次。

4）需要避免的活动　提举过重的物体，活动时间过长。

（4）第四阶段

1）家务活动　可以与他人一起外出购物、正常烹饪、提 5kg 左右的重物。

2）娱乐活动　小型油画制作或木工制作、家庭小修理、室外打扫。

3）步行活动　连续步行每次 20～25 分钟，每天 2 次。

4）需要避免的活动　提举过重的物体，使用电动工具，如电钻、电锯等。

（5）第五阶段

1）家务活动　可以独立外出购物，短时间吸尘或拖地，提 5.5kg 左右的重物。

2）娱乐活动　家庭修理性活动、钓鱼、保龄球类活动。

3）步行活动　连续步行每次 25～30 分钟，每天 2 次。

4）需要避免的活动　提举过重的物体，过强的等长收缩运动。

（6）第六阶段

1）家务活动　清洗浴缸、擦窗户，可以提 9kg 左右的重物（如果没有任何不适）。

2）娱乐活动　慢节奏跳舞，外出野餐，去影院和剧场。

3）步行活动　可列为日常生活活动，每次 30 分钟，每天 2 次。

4）需要避免的活动　剧烈运动，如举重、锯木、开大卡车、攀高、挖掘等，以及竞技性活动，如各种比赛。

3. Ⅲ期康复

（1）基本原则　Ⅲ期康复治疗应遵循循序渐进原则、持之以恒原则、兴趣性原则、全面性原则、个体化原则。

（2）治疗方法

1）运动方式　包括有氧训练、力量训练、柔韧性训练、作业训练、医疗体操、气功等。运动形式可以分为间断性和连续性运动。

2）运动量　每次的总运动量（以热量表达）应在 2931～8374kJ（约相当于步行或慢跑 10～32km）。运动量小于每周 29～31kJ 只能维持身体活动水平，而不能提高运动能力。运动量超过每周 83～74kJ 则不增加训练效应。合适运动量的主要标志是运动时稍出汗，轻度呼吸加快但不影响对话，早晨起床时感舒适，无持续疲劳感和其他不适感。

3）注意事项　①选择适当的运动，避免竞技性运动。②在感觉良好时运动，感冒或发热者要在症状和体征消失两天以上才能恢复运动。③注意周围环境因素对运动反应的影响，包括寒冷和炎热气候要相对降低运动量和运动强度，训练的理想环境是 4～28℃，空气湿度＜6%，风速不超过 7m/s。避免在阳光下和炎热气温时剧烈运动；穿戴宽松、舒适、透气的衣服和鞋；

上坡时要减慢速度。饭后不做剧烈运动。④患者需要了解个人能力的限制，应定期检查和修正运动处方，避免过度训练。药物治疗发生变化时，要注意相应地调整运动方案。参加训练前应该尽可能进行的身体检查。对于参加剧烈运动者尽可能先进行运动试验。⑤运动时如发现下列症状：如上身不适（包括胸、臂、颈或下颌，可表现为酸痛烧灼感、缩窄感或胀痛），气短，无力，骨关节不适（关节痛或背痛）等，应停止运动，及时就医。⑥训练必须持之以恒，如间隔 4～7 天以上，再开始运动时宜稍降低强度。

4）训练实施　每次训练都必须包括准备活动、训练活动和结束活动。①准备活动：主要目的是预热，即让肌肉、关节、韧带和心血管系统逐步适应训练期的运动应激，运动强度较低。运动方式包括牵伸运动及大肌群活动，要确保全身主要关节和肌肉都有所活动，一般采用医疗体操、太极拳等，也可附加小强度步行。②训练活动：指达到靶强度的训练活动，中低强度训练的主要目的是达到最佳外周适应，高强度训练的目的在于刺激心肌侧支循环形成。③结束活动：主要目的是冷却，即让高度兴奋的心血管应激逐步降低，适应运动停止后血流动力学改变。运动方式可与训练方式相同，但强度逐步减小。

第三节　慢性阻塞性肺疾病的康复

扫码“学一学”

案例讨论

【案例】

患者，男，65 岁，15 年前出现咳嗽、咳泡沫样痰伴气喘，每逢气候变化或劳累、受凉后加重，冬季常复发。4 年前起气喘逐渐加重，服药后可缓解，1 周前，因淋雨受凉后，咳嗽、咳痰加重，伴胸闷、气短。3 天前，因发热伴头痛住院。吸烟 35 年，家人反应患者入院前一天神志模糊、嗜睡。

查体：T 36℃，P 80 次/分，R 18 次/分，BP 100/60mmHg。神志恍惚，呼吸急促，口唇发绀，胸廓呈桶状胸，叩诊过清音，心浊音界不清，肺下界、肝浊音界下移，两肺散在哮鸣音，右下肺闻及湿性啰音。X 线：两肺肺纹理增粗，右下肺片状阴影。动脉气血分析：pH 值 7.32，$PaCO_2$ 65mmHg，PaO_2 55mmHg。

【讨论】

1. 该患者应进行哪些康复评定？

2. 请为该患者制定有效的康复治疗方案。

慢性阻塞性肺疾病是一种临床常见疾病，主要表现为出现呼吸困难、运动障碍、生活质量下降甚至肺功能丧失，其给患者及其家庭、社会造成了极大的负担。综合性肺康复治疗能改善机体功能，提高生活质量，降低医疗费用，所以，应尽早开展肺部康复治疗。

一、概述

（一）定义

1. 慢性阻塞性肺疾病（chronic obstructive pulmonary disease，COPD） 是一种常见的可以预防和治疗的疾病，其特征是持续存在的呼吸系统症状和气流受限。

2. 慢性阻塞性肺疾病康复 是指采用多层次、多方式、连续的综合措施，针对呼吸系统疾病的病理、病理生理和功能障碍进行训练与再训练，稳定或逆转肺部疾病引起的病理生理的变化，以期在肺障碍程度和其生活地位允许的条件下恢复至最佳功能状态，提高运动能力、日常生活能力和社会交往能力，预防或延缓呼吸功能障碍的发展，降低住院率，减少经济消耗，提高患者生活质量，延长寿命。

考点提示 慢性阻塞性肺疾病和慢性阻塞性肺疾病康复的定义。

（二）病因与病理

1. 病因 慢性阻塞性肺疾病的病因尚不清楚，可能是与多种环境因素与机体自身因素长期相互作用的结果。环境因素包括气候、职业粉尘和化学物质、空气污染等。机体自身因素包括感染、自身免疫功能低下、气道高反应性、吸烟、年龄等。

2. 病理 早期病变局限于细小气道。病变侵入大气道时，肺通气功能明显障碍，最大通气量降低。随着病情发展，肺泡持续扩大，回缩障碍，残气量及残气量占肺总量的百分比增加。肺气肿日益加重，肺泡周围毛细血管受挤压而退化，肺内毛细血管减少。此时肺内虽有通气，但肺泡壁无血流灌注，导致生理无效腔增大；部分肺区虽有血流灌注，但肺泡通气不良，不能参与气体交换。从而导致通气/血流比值失调，使换气功能发生障碍。通气和换气功能障碍可引起缺氧和二氧化碳潴留，发生不同程度的低氧血症和高碳酸血症，最终出现呼吸衰竭。

（三）临床表现

1. 症状 起病缓慢、病程较长，主要症状：①慢性咳嗽、咳痰，常为最早出现的症状，晨间明显，一般为白色黏液或浆液性泡沫痰，急性发作期痰量增多，可有脓性痰。②呼吸困难，为 COPD 的标志性症状，早期在劳力时出现后逐渐加重。③其他，疲乏、消瘦、焦虑等常在病情严重时出现。

2. 体征 ①视诊：胸廓前后径增大，肋间隙增宽，剑突下胸骨下角增宽，称为桶状胸。部分患者呼吸变浅，频率增快，严重者可有喘息样呼吸等。②触诊：双侧语颤减弱。③叩诊：肺部过清音，心浊音界缩小，肺下界和肝浊音界下降。④听诊：双肺呼吸音减弱，呼气延长，部分患者可闻及湿性啰音和（或）干性啰音。

（四）功能障碍

1. 生理功能障碍 ①呼吸功能障碍：以呼吸困难（劳累性气短、气促）为主要表现形式；患者可出现在安静状态以胸式呼吸为主，甚至动用辅助呼吸肌，即病理性呼吸模式；还可导致呼吸肌无力、耗氧量增加，最终导致呼吸衰竭。②循环功能障碍：可出现以肺泡换气、通气功能障碍伴右心衰竭为特征性表现的肺循环功能障碍和以末梢循环差、肢冷、发绀为表现的全身循环障碍。③运动功能障碍：主要表现为肌力、肌耐力减退，肢体运动功能下降、运动减少。

2. 心理功能障碍 沮丧和焦虑是 COPD 患者最常见的心理障碍，沮丧常出现在中、重度 COPD 患者中。

3. 其他功能障碍 慢性阻塞性肺疾病患者由于呼吸困难、体能下降及心理恐惧等多重因素，使其日常生活活动受限；最终会影响患者的生活质量，劳动、就业和社会交往等能力，使其参与能力受限。

二、康复评定

COPD临床评定包括现病史、症状、体征、职业史、个人生活史、活动及工作能力、家族史、既往史、辅助用药等项目评定，本节以肺功能评定为主。

（一）肺功能评定

1. 气体受限程度　采用肺功能严重程度分级，常用第1秒用力呼吸容积（FEV_1）占预计值百分比不同作为分级标准，COPD患者气流受限可分为4级（表5-10）。

表5-10　COPD患者气流受限分级

分级	特点
轻度	FEV_1/FVC＜70%，FEV_1≥80%预计值
中度	FEV_1/FVC＜70%，50%≤FEV_1＜80%预计值
重度	FEV_1/FVC＜70%，30%≤FEV_1＜50%预计值
极重度	FEV_1/FVC＜70%，FEV_1＜30%预计值

2. 呼吸困难分级和分度

（1）分级　主观呼吸功能障碍程度评定，通常采用南京医科大学分级法（表5-11）。

表5-11　主观呼吸功能障碍分级

分级	主观症状
0级	虽存在不同程度的肺气肿，但活动如常人，对日常生活无影响、无气短
1级	一般劳动时出现气短
2级	平地步行无气短，速度较快或登楼、上坡时，同行的同龄健康人不觉气短，而患者自觉气短
3级	慢走不到百步即有气短
4级	讲话或穿衣等轻微活动时亦有气短
5级	安静时出现气短，无法平卧

（2）分度　美国医学会《永久性损伤评定》（GEPI）将呼吸困难分为3度（表5-12）。

表5-12　呼吸困难分度

分度	特点
轻度	平地行走或上缓坡出现困难，在平地行走时，步行速度可与同年龄、同体格的健康人相同，但在上缓坡或上楼梯时则落后
中度	与同年龄、同体格的健康人一起在平地行走时或爬一段楼梯时有呼吸困难
重度	在平地上按自己的速度走超过45分钟后即有呼吸困难，患者稍用力即有气短，甚至在休息时也有气短

3. 小气道通气功能　小气道指内径≤2mm的细支气管、终末细支气管和呼吸性细支气管。许多慢性肺疾病早期便可累及小气道。因为小气道数量多，总横截面积非常大，阻力很小，仅占气道总阻力的20%以下。因此，当发生病变时，临床上常缺乏相应的症状和体征，故常将小气道称为肺的“静默区”。由于常规肺功能很难敏感反映小气道阻力的异常改变，近年来常用对于小气道疾病的早期诊断很有价值的区域性肺功能-小气道功能检查。临床常用检查方法有最大呼气流量-容积曲线、闭合容积与闭合容量、频率依赖性肺顺应性等。

（二）心理功能评定

对慢性阻塞性肺疾病患者出现焦虑、抑郁等心理问题，可用汉密尔顿焦虑量表、汉密尔顿抑郁量表等评定。

（三）日常生活活动能力评定

严重的慢性阻塞性肺疾病患者因呼吸困难和运动能力下降等常影响其日常生活活动能力，临床常用改良 Barthel 指数量表进行评定。

（四）社会参与能力评定

主要进行生活质量评定，劳动能力评定和职业评定。

三、康复治疗

（一）治疗目标

肺康复治疗被公认为是有效治疗慢性严重肺疾病不可缺少的组成部分。通过康复治疗达到缓解或控制呼吸疾病的急性症状及并发症；消除疾病遗留的功能障碍和心理影响，开展积极的呼吸和运动锻炼，促进呼吸功能潜力；教育患者如何争取日常生活中的最大活动量，并提高其运动和活动耐力，增加日常生活自理能力，减少住院风险；以期在肺障碍程度和生活条件允许下恢复至最佳功能状态。

（二）治疗原理

康复治疗可提高机体能量储备，改善或维持体力，增强运动耐力。纠正病理性呼吸模式，增加最大肺通气量和潮气量，改善肺通气功能。改善和促进痰液排出。提高机体免疫力，改善全身状况。改善心理状况，缓解焦虑、抑郁、紧张、暴躁等心理障碍。

（三）治疗方法

1. 重建腹式呼吸模式 腹式呼吸是一种低耗高效的呼吸模式，它通过增加膈肌活动度来改善通气功能，降低呼吸肌耗氧量，增加潮气量，对慢性阻塞性肺病患者十分有益，所以需尽早开展此项训练，具体操作步骤如下。

（1）放松 是指让患者通过采取不同的体位（即前倾依靠位、椅后依靠位、前倾站位），从而达到放松紧张的辅助呼吸肌群，减少呼吸肌耗氧量，缓解呼吸困难等症状。

（2）缩唇呼吸 是指患者经鼻吸气后，呼气时双唇向前突出呈吹口哨状，缓慢呼气，吸气与呼气时间比约为 1:2，一般采取吸气 2 秒，呼气 4～6 秒的训练方法。缩唇呼吸能增加呼气时的阻力，使气道内保持一定压力，防止支气管及小支气管被增高的胸膜腔内压过早压陷，增加肺泡内气体排出，减少肺内残气量从而可以吸入更多的气体，缓解呼吸困难。

（3）暗示呼吸法 通过触觉诱导式呼吸，常用的方法为暗示呼吸法（表 5－13）。

表 5－13 暗示呼吸法

方法名称	操作步骤
双手置上腹部法	患者仰卧位或坐位，双手置于上腹部（剑突下、脐上方），吸气时腹部缓缓隆起，双手加压做对抗练习；呼气时腹部下陷，两手随之下沉，在呼气末，稍用力加压，以增加腹内压，使膈进一步抬高。如此反复练习，可增加膈肌活动
两手分置胸腹法	患者仰卧位或坐位，一手置于胸部（通常置于两乳房胸骨处）、一手置于剑突下或脐上方。呼气时腹部的手随之下沉，并稍加压；吸气时腹部此加压的手，使之缓缓隆起
下胸季肋部布带束胸法	患者取坐位，用一宽布带交叉束于下胸季肋部，抓住布带两头，呼气时收紧布带（约束下胸廓，同时增高腹内压），吸气时对抗此加压的布带扩展下胸部，同时徐徐放松布带，反复进行
抬臀呼气法	仰卧位，两足置于床架上，呼气时抬高臀部，利用腹内脏器的重量将膈肌向胸腔推压，迫使膈上抬，吸气时还原，以增加潮气量

考点提示 慢性阻塞性肺疾病的康复治疗。

（4）膈肌体外反搏呼吸法　指应用低频通电装置或体外膈肌反搏机刺激呼吸的方法。刺激电极位于颈胸锁乳突肌外侧，锁骨上 2～3cm 处（膈神经部位），先用短时间低强度刺激，当确定刺激部位正确时，即可用脉冲波进行刺激治疗。每天 1～2 次，每次 30～60 分钟。

2. 排痰训练　排痰训练可分为自主排痰法和辅助排痰法两大类训练方法。自主排痰主要通过教会患者正确的咳嗽方法使其顺利排痰；辅助排痰法可通过体位引流、徒手排痰、物理因子治疗等手段利于痰的排出。痰一旦排出，降低了气流阻力，减少支气管、肺部的感染。

（1）咳嗽训练　因 COPD 患者咳嗽机制受损，最大呼气流速下降，纤毛活动减少，痰液黏稠等因素不利于痰的排出，故教会患者正确的咳嗽方法至关重要，以促进分泌物排出，减少反复感染的机会。训练方法：①嘱患者深吸气，以达到必要吸气容量。②短暂屏气，以使气体在肺内得到最大分布，同时气管到肺泡的驱动压尽可能保持持久。③关闭声门，当气体分布达到最大范围后再紧闭声门，以进一步增强气道中的压力。④通过增加胸膜腔内压，使呼气时产生高速气流。⑤声门开放，当肺泡内压力明显升高时，突然将声门打开，即可形成由肺内冲出的高速气流，促使分泌物移动，随咳嗽排出体外。

（2）体位引流　主要利用重力促进各个肺段内积聚的分泌物排出，不同的病变部位采用不同的引流体位，目的是使此病变部位的肺段向主支气管垂直引流（图 5－1）。引流频率视分泌物多少而定，分泌物少者，每天上、下午各引流 1 次；痰量多者，宜每天引流 3～4 次。餐前进行为宜，每次引流一个部位，时间 5～10 分钟。如有数个部位，则总时间不超过 30～45 分钟，以免疲劳。

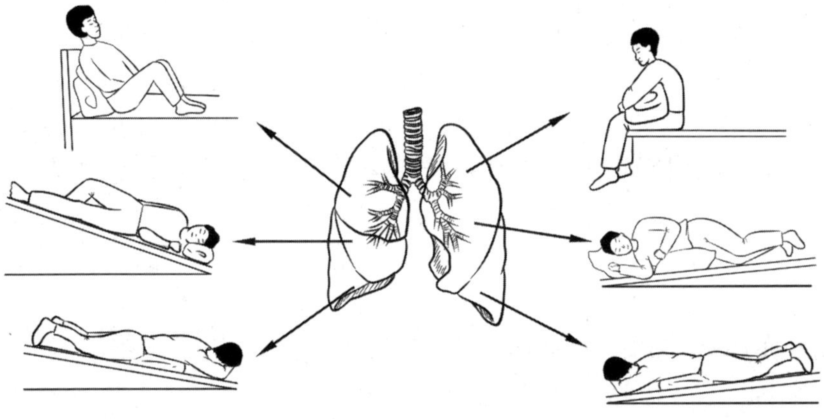

图 5－1　体位引流

（3）徒手排痰　是指治疗师通过各种手法促进患者呼吸道黏稠痰液脱离支气管壁，利于排出。常用方法有叩击法、震颤法、挤压法。①叩击法：治疗师手指并拢，掌心成杯状（掌指关节屈曲约 120°），运用腕部力量在引流部位胸壁上双手轮流叩击拍打 30～45 秒，患者可自由呼吸（图 5－2）。②震颤法：治疗师将手置于胸壁，嘱患者做深呼吸，

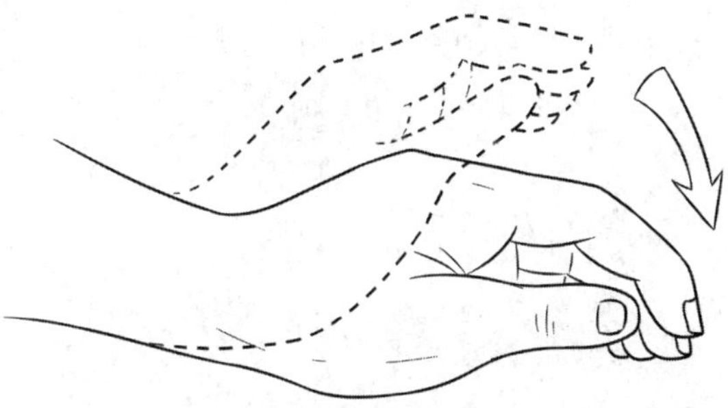

图 5－2　徒手叩击排痰法

在深呼气时以震颤方式挤压胸部，连续做 3～5 次，此法与叩击法交叉同时进行，效果更佳。③挤压法：治疗师在患者呼气末用整个上肢力量挤压其胸部，促进排痰，此法需准确把握力度。

（4）物理因子治疗　如超短波治疗、超声雾化治疗等，有助于消炎、抗痉挛，利于排痰保护黏液毯和纤毛功能。超短波治疗的方法是应用无热量或微热量，每天 1 次，15～20 次为一疗程。超声雾化治疗每次 20～30 分钟，每天 1 次，7～10 次为一疗程。

4. 运动训练　运动训练对于肺的康复至关重要。随着 COPD 的病情进展，骨骼肌功能失调、心肺功能下降是患者活动能力和运动耐力逐渐下降的主要原因，严重影响患者生活质量。最新研究表明，重症 COPD 患者运动能力的下降比 FEV_1 的下降更明显。运动训练能提高肌肉细胞的有氧代谢和无氧代谢、增加训练肌肉的毛细血管密度、改善心肺系统协调工作的能力、显著提高 COPD 患者的最大吸氧量（$VO_{2,max}$），从而改善呼吸困难，提高患者运动耐力和生活质量。

（1）下肢训练　下肢训练可显著增加 COPD 患者的活动耐力，减轻呼吸困难症状。常用的有氧训练方法有：快走、上下楼梯、骑车、登山、划船等。对于有条件的 COPD 患者，可进行活动平板或功率车运动试验，得到实际最大心率及最大 MET 值，作为运动的靶强度。在运动试验过程中，除控制心率外，还应结合呼吸症状，即运动后不应出现明显气短、气促或剧烈咳嗽。2～5 次/周，达到靶强度运动时间为 10～45 分钟，疗程 4～10 周；对于无条件进行运动试验的 COPD 患者，可做 6 分钟或 12 分钟行走距离测定，以判断患者的运动能力，然后进行定量行走或登梯练习训练。训练初期，可短时间分次进行，直到每天能完成 20 分钟训练或一次训练能持续 20 分钟，且活动后心率至少增加 20%～30%，停止活动 5～10 分钟后恢复至安静值或活动至出现呼吸急促为止。

（2）上肢训练　上肢肩带部很多肌群既是上肢活动肌，又是辅助呼吸肌群。当躯干固定时，起辅助肩带和肩关节活动作用；当上肢固定时，又可作为辅助呼吸肌群参与呼吸运动。COPD 患者在上肢活动时，减少了对胸廓的辅助活动而易产生气短、气促，使上肢活动不能耐受，所以需对上肢肌肉耐力进行训练。多采用手摇车训练或提重物肢体运动训练。手摇车训练从无阻力开始，逐渐增加阻力，运动 20～30 分钟，以运动中出现轻度气急、气促为宜。提重物训练从 0.5kg 开始，逐渐增至 2～3kg，做高于肩部的各方向运动，每次 1～2 分钟，休息 2～3 分钟，2 次/天，以出现轻微呼吸急促及上臂疲劳为宜。

（3）呼吸肌训练　主要包括吸气肌训练和呼气肌训练，通过练习可改善呼吸肌耐力，缓解呼吸困难症状。

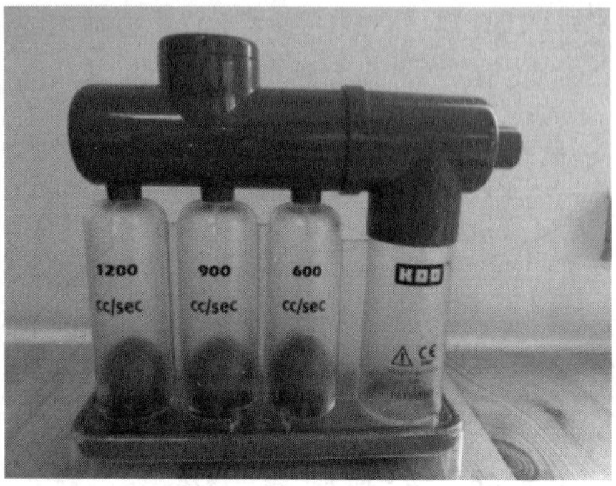

图 5-3　呼吸训练器

1）吸气肌训练　采用口径可调节的吸气管，在患者可接受的前提下，逐步加大吸气阻力。起初每次 3～5 分钟，3～5 次/天，直至增加至 20～30 分钟/次，以增加吸气肌耐力。

2）呼气肌训练　可通过呼吸训练器（图 5-3）、沙袋法、吹蜡烛法、吹瓶法等方法来提高呼气肌耐力。①沙袋法：患者取仰卧位，腹部放置沙袋做挺腹练习（腹部吸气时隆起，呼气时下陷），开始为 1.5～2.5kg，以后可以逐步增加至 5～10kg，每次腹肌练习 5 分钟。②吹蜡烛法：

将点燃的蜡烛放在口前10cm处，吸气后用力吹蜡烛，使蜡烛火焰飘动。每次训练3～5分钟，休息数分钟，再反复进行。每1～2天将蜡烛与口的距离加大，直至距离增加到80～90cm。③吹瓶法：用两个有刻度的玻璃瓶，瓶的容积为2000ml，各装入1000ml水将两个瓶用胶管或玻璃管连接，在其中的一个瓶插入吹气用的玻璃管或胶管，一个瓶再插入一个排气管。训练时用吹气管吹气，使另一个瓶的液面提高30mm左右。休息片刻后再反复进行。通过液面提高的程度作为呼气阻力的标志。每天可逐渐增加训练时的呼气阻力，直到达到满意为止。

扫码“学一学”

第四节　糖尿病的康复

案例讨论

【案例】

患者，女，60岁，教师。身体肥胖。口渴多饮，消瘦乏力半年。一周来因受凉出现鼻塞流涕，全身酸痛，极度疲乏，口渴多饮，夜尿偏多，到医院就诊。查体：咽部轻度充血，心音钝，律整，双肺未闻及病理性呼吸音。血压150/100mmHg，体温36.2℃，心率70次/分。胸透未见异常。血常规正常，尿糖（±），空腹血糖7.1mmol/L，餐后2小时血糖11.1mmol/L。糖化血红蛋白（GHb）8.3%（正常<7%）。诊断为2型糖尿病，感冒。

【讨论】

1. 请针对目前患者病情，制定合理的康复治疗处方。

2. 简述如何开展健康教育？

目前，我国糖尿病患病人数处于快速增长阶段，已成为全球糖尿病人数最多的国家。20岁以上的成人糖尿病患病率达9.7%；糖尿病前期的比例更是高达15.5%。其中，中低阶层收入者糖尿病发病率高，且血糖控制现状也不容乐观。调查显示，我国60.7%的糖尿病患者未被诊断而无法及早进行有效的治疗和健康教育。

一、概述

（一）定义

糖尿病是由遗传和环境因素共同作用引起的以血糖升高为特征的代谢性疾病。其基本病理生理是绝对或相对胰岛素分泌和（或）作用缺陷。长期碳水化合物、蛋白质、脂肪、水及电解质等代谢紊乱可引起多系统损害，导致心脑血管、神经、眼、肾等组织器官慢性进行性病变、功能障碍及衰竭；感染或应激时可发生严重的急性代谢紊乱，如糖尿病酮症酸中毒、高渗高血糖综合征等。

（二）分型、病因

1. 分型　按照世界卫生组织糖尿病专家委员会提出的分型标准，将糖尿病分为四型：1型糖尿病、2型糖尿病、妊娠糖尿病和其他特殊类型糖尿病。

2. 病因　糖尿病的病因复杂，至今未有明确的阐述。不同类型糖尿病的病因各不相同，即使在同一类型中也存在着异质性。一般认为糖尿病是由遗传因素、环境因素和生活方式改变相互作用所致。

考点提示 糖尿病的分型与病因。

（三）临床表现

糖尿病是一种慢性进行性疾病，根据其自然进程可分为无症状期和症状期两个阶段。1型糖尿病起病急，症状典型，多见于青少年；2 型糖尿病起病缓慢，症状隐匿，常在 40 岁以后发病。

1. 无症状期 常见于 2 型糖尿病患者，食欲好，体型胖，精神、体力均正常，平时不易被发现，通常在体检或诊疗其他疾病时，通过尿检发现尿糖阳性；继而进一步检查，空腹血糖正常或高于正常，餐后两小时血糖高于正常，糖耐量试验显示糖耐量减低。

2. 症状期 糖尿病典型症状是“三多一少”，多食、多饮、多尿、体重减轻。①多食：由于大量尿糖丢失，机体处于半饥饿状态，能量缺乏需要补充引起食欲亢进，食量增加。又因高血糖刺激胰岛素分泌，使患者易产生饥饿感，总有吃不饱的感觉，每天吃五六次饭，主食达 1～1.5kg，副食也比正常人明显增多，仍不能满足食欲。②多饮：由于多尿，水分丢失过多，发生细胞内脱水，刺激口渴中枢，出现烦渴多饮，饮水量和饮水次数明显增多，以此补充水分。排尿量与饮水量成正相关。③多尿：由于血糖浓度增高，体内不能被充分利用，导致渗透性利尿而引起。多表现为夜间尿量增多，达 3000～5000ml，最高可达 10L 以上。排尿次数也增多，1 次/1～2 小时，甚至每昼夜多达 30 余次。④体重减轻：由于胰岛素不足，机体不能充分利用葡萄糖，使脂肪和蛋白质分解增加，而出现乏力、体重减轻。⑤其他：可伴有皮肤瘙痒、四肢麻木、腰痛、腹泻、性功能障碍等。

（四）并发症

糖尿病并发症分为急性并发症和慢性并发症。急性并发症包括：糖尿病酮症酸中毒、高渗高血糖综合征、糖尿病乳酸性酸中毒。慢性并发症包括：糖尿病神经病变、糖尿病肾病、下肢血管病变、糖尿病视网膜病变。

考点提示 糖尿病的并发症。

（五）功能障碍

1. 视力障碍 合并白内障、青光眼及视网膜病变时出现视力减低，严重者失明。

2. 肾功能障碍 出现蛋白尿，慢性肾功能衰竭，严重危害生命，影响生活质量。

3. 心血管功能障碍 糖尿病合并高血压、冠心病、心血管功能减退。尤其是冠心病发病后，患者往往减少体力活动，其结果会降低心血管系统的适应能力，导致循环功能降低。

4. 步行障碍 合并外周血管病变和糖尿病坏疽足，将影响患者的步行能力，因此而截肢者，更会造成步行障碍。

5. 心理功能障碍 糖尿病患者抑郁症患病率达 50%，其中有 4%左右是需要治疗的抑郁症。伴有抑郁症的糖尿病患者血糖不易得到满意控制，微血管和大血管并发症发生的风险可能高于普通糖尿病患者。有证据表明，抑郁、焦虑等负性情绪可加重糖尿病的病情，抗抑郁治疗可改善糖尿病抑郁症患者的抑郁状态。

6. 日常生活活动能力受限 当患者处于疾病初期，未出现并发症时，日常生活活动能力受限不明显或轻度受限，随着病情的延长及病情的发展，一旦机体出现慢性并发症，累及到心、脑、肾、眼、血管和神经等，出现多器官功能异常，则会严重影响患者的日常生活活动能力。

知识拓展

世界糖尿病日

11 月 14 日是世界糖尿病日（World Diabetes Day，WDD）。说到这一个日子的由来，不得不提到加拿大一位科学家。11 月 14 日是胰岛素发现者、加拿大科学家班廷的生日。是他第一个把胰岛素用于糖尿病患儿，挽救了这个患儿的生命。为了缅怀班廷的功绩，1991 年世界卫生组织和国际糖尿病联盟决定将其诞辰定为世界糖尿病日。其宗旨是引起全球对糖尿病的警觉和醒悟，号召世界各国在这一天开展糖尿病宣传和防治工作，推动国际糖尿病防治事业的开展。

二、康复评定

糖尿病患者的康复评定主要包括生理功能评定、日常生活活动能力评定、心理状况评定。

1. 生理功能评定

（1）生化指标测定　目前，静脉血浆葡萄糖测定仍是糖尿病诊断的主要依据（表 5－14）。根据静脉血浆葡萄糖在空腹及糖负荷后 2 小时状态不同的数值参数，将糖代谢分为四类（表 5－15）：即正常血糖、空腹血糖受损、糖耐量减低、糖尿病。其中，空腹血糖受损和糖耐量减低也称糖尿病前期。现有研究证明，有效干预糖尿病前期可明显减少其转化为糖尿病的可能性。由于糖尿病前期一般无临床表现，故其受重视程度甚低。

表 5－14　糖尿病的诊断标准

诊断标准	静脉血浆葡萄糖水平（mmol/L）
典型糖尿病症状（多饮、多尿、多食、体重下降）加上随机血糖检测	≥11.1
空腹血糖检测	≥7.0
葡萄糖负荷后 2h 血糖检测无糖尿病症状者，需改日重复检查	≥11.1

注：空腹状态指至少 8h 内未有进食热量；随机血糖，指不考虑上次用餐时间，一天中任意时间的血糖，不能用来诊断空腹血糖受损或糖耐量异常。

表 5－15　糖代谢状态分类（WHO 1999）

糖代谢分类	静脉血浆葡萄糖（mmol/L）	
	空腹血糖	糖负荷后 2h 血糖
正常血糖	<6.1	<7.8
空腹血糖受损（IFG）	<7.0	<7.8
糖耐量减低（IGT）	<7.0	<11.1
糖尿病	≥7.0	≥11.1

（2）康复疗效评定　糖尿病康复治疗疗效的评价实际上与临床治疗疗效评价是一致的。糖尿病的控制目标（表 5－16），对判断糖尿病康复治疗的疗效具有较好的参考价值。

表 5-16　糖尿病的控制目标

		理想控制	较好控制	控制较差
1. 血浆葡萄糖				
空腹（mmol/L）		4.4～6.1	≤7.0	>7.0
非空腹（mmol/L）		4.4～8.0	≤10.0	>10.0
2. 糖化血红蛋白（%）		<6.5	6.5～7.5	>7.5
3. 血脂				
总胆固醇（mmol/L）		<4.5	≥4.5	≥6.0
HDL-Ch（mmol/L）		>1.1	0.9～1.1	<0.9
三酰甘油（mmol/L）		<1.5	<2.2	≥2.2
LDL-Ch（mmol/L）		<2.6	2.6～3.3	>3.3
血压（mmHg）		<130/80	130/80～140/90	≥140/90
BMI（kg/m^2）	男	<25	<27	≥27
	女	<24	<26	≥26

注：来源于中华医学会糖尿病学分会 2004 年《中国糖尿病防治指南》。

2. 日常生活活动能力评定　糖尿病患者日常生活活动能力评定可采用改良 Barthel 指数评定量表，高级日常生活活动能力（包括认知和社会交流能力）的评定可采用功能独立性评定量表。

3. 心理状况评定　糖尿病患者心理障碍的发生率高达 30%～50%，主要表现为抑郁症、焦虑症、恐惧症及强迫症等。可选择相应的量表进行测试评定，如汉密尔顿焦虑量表、汉密尔顿抑郁量表、简明精神病评定量表、症状自评量表（SCL-90）等。

三、康复治疗

糖尿病康复治疗目标是：控制高血糖，使其达到或接近正常水平；纠正代谢紊乱，减轻或消除各种症状；防治各种并发症的发生和发展，减少患者的致残率和病死率；保证儿童、青少年患者的正常生长发育及育龄期妇女的正常妊娠、分娩；改善糖尿病患者的生活质量，使其保持正常的心理状态。

糖尿病的康复治疗主要包括医学营养治疗、运动治疗、药物治疗、血糖监测和心理治疗。其中，医学营养治疗、运动治疗和药物治疗起直接作用，而血糖监测和心理治疗是保证这三种治疗方法正确发挥作用的必要手段。目前外科手术也逐步用于治疗糖尿病，主要适用于 2 型糖尿病伴重度肥胖的患者。

（一）饮食治疗

饮食治疗总原则：①吃、动平衡，合理用药，控制血糖，达到或维持健康体重。②主食定量，粗细搭配，全谷物、杂豆类占 1/3。③多吃蔬菜，水果适量，种类、颜色要多样。④常吃鱼禽，蛋类，畜肉适量，限制加工肉类。⑤奶类豆类天天有，零食加餐合理选择。⑥清淡饮食，足量饮水，限制饮酒。⑦定时定量，细嚼慢咽，注意进餐顺序。⑧注重自我管理，定期接受个体化营养指导。具体方法如下。

1. 制定每日摄入的总热量　首先按患者身高计算出理想体重，理想体重（kg）=［身高（cm）-100］×0.9，然后根据理想体重和工作性质，参考原来的生活习惯等因素，计算每日所需的总热量。成人卧床休息状态下每日每千克理想体重给予热量 105～126kJ（25～30kcal），轻体力劳动者为126～146kJ（30～35kcal），中度体力劳动者为146～167kJ（35～40kcal），重体力劳动者为167kJ（40kcal）以上。青少年、妊娠期女性、哺乳期女性、营养不良和消瘦及伴有消耗性疾病者应酌情增加，肥胖者酌减。通过调整总热量的摄入量，使患者的体重逐渐控制在理想体重的±5%范围内。

2. 营养素的热量分配 根据患者的病情、饮食习惯、生活方式等调整营养素的热量分配，做到比例合理和个体化。比较合理的饮食结构为：膳食中碳水化合物提供的能量应占总能量的50%～60%；脂肪提供的热量不超过饮食总热量的30%，单不饱和脂肪酸是较好的膳食脂肪来源，在总脂肪摄入中的供能比例达到10%～20%，多不饱和脂肪酸摄入不宜超过总能量摄入的10%，食物中胆固醇摄入量＜300 mg/d；肾功能正常的糖尿病患者，蛋白质的摄入量占总热量的10%～15%，有显性蛋白尿者蛋白质的摄入宜限制在每日每千克体重0.8g，肾小球滤过率下降者 0.6g，妊娠期女性、哺乳期女性、营养不良及有消耗性疾病者，可酌情加至1.5g左右，个别可达2g；膳食纤维每日摄入量，即14g/1000kcal，豆类、富含纤维的谷物类、水果、蔬菜和全麦食物均为膳食纤维的良好来源。

3. 制定食谱 每日总热量及营养素的组成确定后，根据各种食物的产热量确定食谱。每克碳水化合物和蛋白质均产热16.8kJ（4kcal），每克脂肪产热37.8kJ（9kcal）。根据生活习惯、病情和药物治疗的需要，可按每日三餐分配为1/5、2/5、2/5或1/3、1/3、1/3；也可按四餐分配为1/7、2/7、2/7、2/7。

4. 其他 食盐摄入量限制在每日6g以内，合并高血压患者应少于3g。糖尿病患者慎饮酒，应警惕乙醇可能诱发的低血糖，避免空腹饮酒，女性每天饮酒的乙醇量不超过15g，男性不超过25g（15g乙醇相当于450ml啤酒、150ml葡萄酒或50ml低度白酒），每周不超过2次；糖尿病患者容易缺乏B族维生素、维生素C、维生素D，以及铬、锌、硒、镁、铁、锰等多种微量元素，可根据营养评估结果适量补充。

考点提示 糖尿病的饮食治疗。

（二）运动治疗

1. 运动治疗的主要原则

（1）糖尿病运动治疗需掌握其适应证及禁忌证。

（2）以中等强度、有氧运动为主、每周至少3次、每次不低于20分钟的基础上，强调多样性及趣味性。

（3）运动处方进行个性化制定，做到因人而异。

（4）需监测运动强度、运动实施状况、患者机体对运动的反应以及用药变化、运动后恢复期监测。

（5）运动治疗计划的调整应遵循由少至多，由小到大，有周期性，适度恢复的原则。

（6）运动治疗应贯穿于糖尿病全过程。

具体方法如下。①适应证：轻度和中度2型糖尿病患者，尤其是肥胖者。病情稳定的1型糖尿病患者，在正确指导下也可进行运动锻炼。②禁忌证：糖尿病酮症酸中毒；空腹血糖大于16.7mmol/L；增殖性视网膜病；严重糖尿病肾病（Cr＞1.768mmol/L）；严重心脑血管疾病（不稳定性心绞痛、严重心律失常、一过性脑缺血发作）；合并急性感染。

2. 运动前检查与评估 在制定糖尿病患者运动处方之前，首先要对接受处方的患者进行系统的身体检查，并了解其生活方式和运动习惯。然后根据各项检查结果，结合性别、年龄及运动经历制定运动处方，并对处方的执行做具体指导（表 5－17）。

表 5－17　运动前个人健康史的评估内容

现在和过去的运动习惯（方式、频率、强度、持久力）
目前对锻炼的积极性和主要障碍
偏爱的体育运动项目
关于锻炼的风险和益处的看法
心脏基本的风险因素（高血压、糖尿病、高血脂、55 岁前患心脏病的家族史）
因身体原因某些运动受限
运动诱发的身体不适症状
并发疾病（心脏、肺、骨骼肌肉、血管、精神方面等）
对参与锻炼的社会支持
时间和计划表的考虑
用药史

3. 运动处方

（1）运动方式　糖尿病患者选择运动方式应基于每个人的健康程度和平时的运动习惯。其中最有效的有氧运动是运用大肌肉群完成持续或间歇的运动。主要包括步行、慢跑、自行车、游泳、跳绳、划船和爬楼梯等。运动方式的选择还取决于是否有相关的运动设施可供使用，如体育场馆、游泳池、健身中心等。不同运动方式及其各自的优点见表 5－18，其中大多数运动在中等或中等以下强度时都会对健康有益，但其增强对心肺功能不一定有效果，如要增强心肺功能，应增加运动强度。

表 5－18　运动方式选择指南

运动方式	肌肉强度	肌肉耐力	心肺耐力	灵活性	体重指数	速度/灵敏	协调
有氧运动		√	√	√	√		√
自行车		√	√			√	
健美操		√		√	√	√	√
高尔夫							√
滑雪	√	√	√	√	√		√
慢跑		√	√		√		
壁球			√	√	√	√	√
爬楼梯		√	√				
伸展							
游泳		√	√	√	√		√
快速走			√				
举重	√	√				√	√

（2）运动强度　应该根据患者的目标量身制定，运动强度掌握的合适，是制定和执行运动处方的关键。对于有氧运动来说合理的强度应该是其最大摄氧量的 40%～70%，身体状况欠佳的患者应从 40%～50%开始。反映运动强度的生理指标包括：运动时的心率、运动时摄氧量占最大摄氧量的百分数、运动时代谢为安静时代谢率的倍数（MET）等。这

些指标相互间有着密切的关系，但为了方便，常用心率作为标准，心率标准依年龄而不同（表 5－19）。

表 5－19　运动强度与最大摄氧量、心率的关系

强度	最大摄氧量（%）	MET	心率（次/分）				
			20～29 岁	30～39 岁	40～49 岁	50～59 岁	60 岁以上
较高	80	10	165	160	150	145	135
	70	8	150	145	140	135	125
中等	60	6.5	135	135	130	125	120
	50	5.5	120	120	115	110	110
较低	40	4.5	110	110	105	100	100
	30	3	100	100	95	90	90

临床上将能获得较好运动效果，并能确保安全的运动心率称为靶心率。靶心率的确定最好通过运动试验，即取运动试验中最高心率的 60%～80%作为靶心率，开始时宜从低运动强度开始，适应后逐步增至高限。如果无条件做运动试验，可通过以下公式获得：靶心率=［200－年龄（岁）］×（60%～80%），或靶心率=安静心率+（最高心率－安静心率）×（60%～80%）。

（3）运动时机　糖尿病患者在按照运动处方建议的运动进行训练时应特别注意时机的选择。不要在注射胰岛素或口服降糖药物发挥最大效应时做运动训练；1 型糖尿病不要在空腹时进行运动等。为防止糖尿病患者发生运动性低血糖现象，建议患者在进行运动时，身上常备些快速补糖食品（如糖块、含糖饼干等），以便及时补充糖分，预防低血糖昏迷的发生。

（4）运动频率　合理的运动频率大约是每周 3～7 次。具体视运动量的大小而定。如果每次的运动量较大，可间隔一两天，但不要超过 3 天，如果每次运动量较小且患者身体允许，则每天坚持运动 1 次最为理想。

4. 注意事项

（1）在运动处方的实施过程中，每次训练课都应包括三个部分：①准备活动，常采取 5～15 分钟强度小的有氧运动和伸展性体操（慢走、徒手操、关节伸展等），预防肌肉、韧带、关节等运动器官的损伤；避免出现心血管、肺等内脏器官突然承受较大运动负荷而引起的意外。②基本部分，是运动处方的主要内容，是达到康复目的主要途径，要按照规定实施。③整理活动，每次按运动处方进行锻炼时，都应安排 5 分钟的整理活动（散步、放松体操、自我按摩等），避免出现因突然停止运动而引起的心血管系统、呼吸系统、自主神经系统症状（头晕、恶心、重力性休克等）。

（2）在运动处方的实施过程中，应注意对运动强度的监控。一般采用的方法有：自觉疲劳程度（RPE）分级、靶心率等。RPE 是一个非常实用的工具，尤其是对心律失常患者（房颤、房扑）以及需要使用药物控制心率的患者，给出了自觉疲劳程度（RPE）量表（表 5－20）。

表 5-20　自觉疲劳程度（RPE）量表

评分	用力程度
6	完全没有用力的感觉
7	非常轻松
8	
9	很轻松
10	
11	较轻松
12	
13	有点累
14	
15	累
16	
17	很累
18	
19	非常累
20	

注：RPE＜12（轻松），40%～60%最大心率；RPE=12～13（有点累），60%～80%最大心率；RPE=14～16（累），80%～90%最大心率。

（3）在运动处方的实施过程中，应该对治疗性运动处方的实施进行医务监督。具体注意事项如下：①当空腹血糖过高（＞16.7mmol/L）时，应待血糖控制后再开始运动。②在一个运动处方刚刚开始时，应监测患者运动前、运动中和运动后的血糖水平。③在运动开始前的30～60分钟调节糖分的摄入，如血糖＜5.6mmol/L时应适当补充糖水或甜饮料。④避免在空腹时或使用降糖药物60～90分钟后进行运动，以防低血糖的发生。⑤避免在参与运动的骨骼肌部位注射胰岛素。⑥尽量避免晚上运动，以免增加夜间低血糖发生的危险，或者进行相应的饮食和用药调整。

（三）药物治疗

治疗药物主要包括口服降糖药和注射胰岛素。目前常用的口服降糖药物大致分为三类：促胰岛素分泌剂、胰岛素增敏剂和α-葡萄糖苷酶抑制剂。在这三类药物中促胰岛素分泌剂可引起低血糖，而后两类一般不引起低血糖。可根据病情选用一种或两种药物联合治疗。胰岛素分为短效胰岛素、中长效胰岛素和预混胰岛素，均在餐前30分钟进行皮下注射；应根据病情选择制剂和剂量，监测血糖，调整胰岛素用量。

（四）自我监测血糖

血糖监测已成为现代糖尿病治疗的重要组成部分，不仅成为调整医师治疗策略的依据，也在患者教育和自我管理、改变生活方式及降低低血糖和晚期并发症发生风险等方面发挥重要作用。毛细血管、组织间液甚至泪液葡萄糖都可成为监测对象。

（五）心理治疗

糖尿病是一种慢性疾病，病程长，患者常会出现各种心理障碍，从而影响患者的情绪，不利于病情的稳定。有研究表明，糖尿病患者在疲劳、焦虑、失望和激动时，可见血糖升高，对胰岛素的需求量增加。另外，在应激状态下，肾上腺素、去甲肾上腺素分泌增多，胰岛素的分泌受抑制，致使血胰岛素水平下降，血糖升高。因此，在治疗糖尿病的同时，必须重视心理康复治疗，减少各种不良心理刺激，并学会正确对待自身的疾病，取得对自身疾病的正确认识，树立信心，达到心理平衡，从而有利于控制糖尿病。

扫码“学一学”

第五节　肥胖症的康复

案例讨论

【案例】

患者，男，16岁，持续蛋白尿20个月。患者于1年前出现无症状蛋白尿，当时测血压130/90mmHg，尿常规：尿蛋白（++），尿蛋白定量2.56g/24h，尿沉渣红细胞28000/ml，肾功能正常。给予药物治疗，尿蛋白持续存在。入院前门诊查24小时尿蛋白3.65g/d，尿红细胞阴性。患者自幼肥胖，12岁起血压偏高；病程中无夜尿增多、肉眼血尿，也无不规则发热、皮疹、关节痛、腹痛或黑便。无肥胖、糖尿病、高血压家族史，无长期饮酒史。

查体：体温36.2℃，脉搏75次/分，呼吸14次/分钟，血压140/90mmHg，体重98.7kg，身高170cm，中心性肥胖体型。

【讨论】

1. 请针对目前患者病情，制定合理的康复治疗处方。
2. 简述如何开展健康教育？

一、概述

过去30年间，全球肥胖率迅猛增长，已成为重要的全球性公共健康问题。据估计，全球成年肥胖人口约5亿，在儿童和青少年中肥胖率也在不断攀升。肥胖和超重相关并发症已经给各国医疗系统带来沉重的负担。

（一）定义

肥胖症（obesity）指体内脂肪堆积过多或分布异常、体重增加，由遗传和环境因素相互作用引起的慢性代谢性疾病。

考点提示　肥胖症的定义。

（二）病因

肥胖症是一组异质性疾病，病因未明，被认为是遗传和环境因素在内的多种因素相互作用的结果。脂肪的积聚是由于摄入的能量超过消耗的能量，即无论多食或消耗减少，或两者兼有，均可引起肥胖。肥胖症有家族聚集倾向，但遗传基础未明，不排除共同饮食、活动习惯的影响，有些人肥胖以遗传因素在发病上占主要地位。环境因素中主要是饮食和体力活动。坐位生活方式、运动量少、体力活动不足使能量消耗减少；饮食习惯不良，如进食多、喜甜食或油腻食物使摄入能量增多。饮食构成也有一定影响，在超生理所需热量的热卡食物中，脂肪比糖更易引起脂肪积聚。

（三）临床表现

肥胖症可见于任何年龄，女性较多见。轻度肥胖症多无症状。中、重度肥胖症可引起气急、关节痛、肌肉酸痛、体力活动减少及焦虑、忧郁等。临床上肥胖症、血脂异常、脂肪肝、高血压、冠心病、糖耐量异常或糖尿病等疾病常同时发生，即代谢综合征。肥胖症还可伴随或并发睡眠中阻塞性呼吸暂停、胆囊疾病、高尿酸血症和痛风、骨关节病、静脉血栓、生育功能受损（女性出现多囊卵巢综合征），以及某些癌症（女性乳腺癌、子宫内膜癌，男性前列腺癌、结肠和直肠癌等）发病率增高等。肥胖症及其一系列慢性伴随病、并发症严重影响患者健康、正常生活及工作能力和寿命。

（四）功能障碍

1. 代谢功能障碍 肥胖者由于能量物质摄入过多而运动不足，导致能量消耗减少，主要表现为糖尿病（高胰岛素血症）和血脂代谢异常（如高胆固醇血症，高三酰甘油血症，低、高密度脂蛋白血症）。肥胖者发生非胰岛素依赖型糖尿病的发病率是正常体重者的 4 倍。

2. 心血管功能障碍 因心脏负荷加重，肥胖者患心血管疾病的发病率明显增加，死亡率也较体重正常者有所增加。高血压是肥胖症高死亡率的重要因素，肥胖者患高血压的风险较体重正常者增加 3～4 倍，患心肌梗死的发病率较体重正常者增加 1 倍以上。

3. 呼吸功能障碍 由于体重增加，肥胖者胸壁顺应性降低，呼吸系统的机械负荷增加，肺泡通气不足，肺血管和肺泡气体交换的效率降低，吸氧能力下降。

4. 运动耐力降低 由于体重增加、缺乏运动、心肺功能减退等因素，肥胖者骨骼肌氧化代谢能力障碍，肌肉萎缩，氧化酶活性降低，骨骼肌毛细血管密度减少，导致全身运动耐力降低。

5. 日常生活活动能力障碍 肥胖者心、肺功能减退，常合并糖尿病、高脂血症、冠心病、骨关节炎等，导致运动系统功能障碍和运动耐力降低，影响日常生活活动和工作学习。

6. 心理障碍 肥胖者因其体形或外观改变、社交活动受限等原因，常出现抑郁、自卑、饮食行为异常等心理障碍，这些心理问题直接影响肥胖者的康复治疗效果。

考点提示 肥胖症的功能障碍。

二、康复评定

（一）标准体重

成人标准体重计算方式：标准体重（kg）=［身高（cm）－100］×0.9（男性）或 0.85（女性）。体重处于标准值的±10%为正常；＞10%为超重；≥20%～30%为轻度肥胖；≥30%～50%为中度肥胖；＞50%为重度肥胖。

（二）身体质量指数

身体质量指数（body mass index，BMI）简称体质指数，又称体重指数，是目前国际上常用的衡量人体胖瘦程度及是否健康的一个标准。BMI 的计算方式：BMI=体重/身高的平方（kg/m^2）。依据 WHO 标准：BMI 正常值为 18.5～24.9；≥25 为超重；≥30 为肥胖。我国 BMI 标准：BMI 正常值为 18.5～23.9；≥24 为超重；≥28 为肥胖。

（三）腰围与腰臀比

1. 腰围 腰围是反映脂肪总量和脂肪分布结构的综合指标。测量方法：患者取站立位，两脚自然分开 25～30cm，取第 12 肋下缘与髂前上棘连线中点为测量位置，皮尺紧贴皮肤，与躯干纵轴垂直，读数精确到 0.1cm。WHO 标准：男性≥94cm、女性≥80cm 诊断为肥胖；我国标准：男性≥85cm、女性≥80cm 为肥胖。

2. 腰臀比　腰臀比（WHR）是腰围和臀围的比值，是判定向心性肥胖的重要指标。臀围测量方法：患者取站立位，两脚自然分开 25～30cm，皮尺环绕臀部取最高点计数。腰臀比 WHO 标准：男性 WHR≥1.0、女性 WHR≥0.85 为向心性肥胖；我国标准：男性 WHR≥0.9、女性 WHR≥0.85 诊断为向心性肥胖。

（四）体脂肪率

体脂肪率是指人体脂肪含量占总体重的百分比。正常成人男性脂肪组织重量约占体重的 15%～18%，女性约占 20%～25%。随年龄增长，体脂所占比例相应增加。一般认为男性体脂＞25%，女性＞33%是诊断肥胖的标准。测量方法包括间接测量法和直接测量法两种方法。

1. 间接测量法　体脂肪率可通过以下公式进行计算：体脂肪率（%）=1.2×BMI+0.23×年龄－5.4－10.8×性别（男性为 1，女性为 0）。

2. 直接测量法

（1）密度测量法　即测量患者水下体重的方法，该方法需要特殊设备，结果易受肺残气量、腹腔内气体及体液总量的影响。该方法数据精准，但费用高。

（2）皮肤褶皱厚度测量法　测量肱三头肌肌腹、肩胛下角下方 5cm 处皮下脂肪厚度的方法，两处相加数值即可作为诊断依据。诊断标准：男性＞4cm，女性＞5cm 为肥胖。该方法简单，但精确度差。

三、康复治疗

就肥胖症患者而言，强调预防重于治疗。肥胖症的康复治疗以减少热量摄入和增加热量消耗为治疗原则，采用行为、饮食、运动为主的综合性治疗，必要时辅以药物或手术治疗。继发性肥胖症针对病因进行治疗。各种并发症及伴随症应给予相应处理。

（一）行为治疗

肥胖症患者及家属首先从思想上要对本病的危害性有正确的认识，从而配合治疗、采取健康的生活方式、改变饮食和运动习惯，自觉地长期坚持运动。

（二）饮食治疗

饮食治疗是指通过限制能量的摄入，动员体内贮存能量释放，减少脂肪贮存量，达到减重目的的方法。本法是肥胖症综合治疗中的一项最为重要且必不可少的治疗方法。常用的方法有饮食限制疗法、低热量饮食疗法、超低热量饮食疗法和绝食疗法。

1. 饮食限制疗法　适用于超重和轻度肥胖症患者，主要是控制患者总热量的摄入。总热量摄入控制在 1200～1800kcal 之间，同时各营养成分也应严格控制其占总热量的百分比，蛋白质供能应控制在总热量的 40%～50%，脂肪占总热量的 25%～30%，低糖类占总热量的 20%～25%。

2. 低热量饮食疗法　适用于中度肥胖症患者，每日总热量控制在 600～1200kcal 之间。饮食中应给予高生物价蛋白质，蛋白质比例控制在 25%、糖类 20%、脂肪 20%。该饮食方法保证了常量元素和微量元素的供给，且具有抗生酮作用。患者易于接受，可在长时间内达到减重效果。

3. 超低热量饮食疗法　适用于重度肥胖症和低热量饮食控制无效的肥胖症患者，在保证人体所必需的蛋白质、微量元素、维生素外，每日总热量摄入量控制在600kcal以内，多采用胶原作为蛋白质成分。

4. 绝食疗法 适用于重度肥胖症患者或低热量饮食结合运动干预无效的肥胖症患者，可采取间歇绝食或完全绝食，因此法有一定的危险性，很少应用。

知识拓展

肥胖症用药适应证

一般对于食欲旺盛，餐前饥饿难忍，每餐进食量较多者；合并高血糖、高血压、血脂异常和脂肪肝者；合并负重关节疼痛者；肥胖引起呼吸困难或有阻塞性睡眠呼吸暂停综合征者；BMI≥24有上述合并症情况，或BMI≥28不论是否有合并症，经过3～6个月单纯控制饮食和增加活动量处理仍不能减重5%，甚至体重仍有上升趋势者，可考虑用药物辅助治疗。

（三）运动治疗

1. 作用机制 运动锻炼可通过以下几个环节，达到减轻体重、增强体质、促进健康的目的。

（1）运动时，肾上腺素、去甲肾上腺素分泌增加，可提高脂蛋白酶的活性，促进脂肪的分解。短时间大强度的运动主要由碳水化合物提供能量，消耗多余的碳水化合物，防止其转化为脂肪；中等强度长时间的运动主要由游离脂肪酸提供能量，这种耐力性运动可大量消耗热能，是肥胖症运动治疗的主要方式。

（2）运动时，肌肉组织对胰岛素的敏感性增加，增加机体对葡萄糖的利用率，减轻胰岛素抵抗。因此，对并发有高胰岛素血症或有胰岛素抵抗的肥胖患者有特殊的治疗作用。

（3）运动可降低血中三酰甘油及低密度脂蛋白胆固醇水平，提高高密度脂蛋白胆固醇水平，减少脂肪在心脏、血管、肝脏等器官内的沉积，从而避免因肥胖而引起的器官损害。对防止动脉粥样硬化及心脑血管疾病具有重要意义。

（4）运动可增强心肌收缩力，增加胸廓及膈肌的活动度，加深呼吸，增加肺活量，从而改善心肺功能。

2. 运动方式 肥胖症的运动治疗主要以中等强度较长时间的有氧运动为主，也可根据体质与个人爱好等辅以力量性运动、球类运动等。

（1）有氧运动 常用的有氧运动有步行、慢跑、游泳、划船、爬山、骑自行车等，通过以上运动有助于维持能量平衡，长期保持肥胖者的体重不反弹，提高心肺功能。其中游泳尤其适合肥胖者，游泳除了可增加左心室收缩和舒张末期直径，改善有氧运动能力外，还可依靠水的浮力减轻关节负重；利用水的导热性能，将运动中产生的热量排出体外，起到较好的控制体重的效果。

（2）力量性运动 主要进行躯干及四肢大肌群的运动，如俯卧撑、仰卧起坐、拉力器、哑铃等。为达到消耗脂肪的目的，力量性运动时的肌肉负荷量应以最大肌力的60%～80%反复运动20～30次为准，并在2～3周后逐渐增加运动量。

（3）球类运动 这种运动形式既能锻炼肌肉，又能持续消耗能量，起到减肥效果。可选择羽毛球、乒乓球、篮球、排球等项目，每次运动以30～60分钟为宜。

3. 运动强度　运动强度以最大心率的60%～80%为宜，从最大心率的60%的运动量开始，逐渐增加。运动中患者可以自测心率，监控运动强度，运动前后心率变化≤20次/分钟为低强度，≤40次/分钟为中强度，≤60次/分钟为高强度。若有心血管问题，应根据心电运动试验确定运动强度。

4. 运动频率　一般认为每周至少运动3次，4～5次较为理想。若患者情况许可，有氧运动也可每天早晚各1次，以增加热量的消耗，提高减肥效果。

本章小结

本章的学习内容包括心血管、呼吸及内分泌三大系统的原发性高血压、冠心病、慢性阻塞性肺部疾病、糖尿病、肥胖症等五种疾病的康复相关知识。根据康复医学治疗士的考试大纲，我们需要重点掌握五种疾病的概念、临床症状及康复治疗，其中高血压还需掌握诊断标准，糖尿病还需注重并发症、康复治疗原则及五个要点。

习　题

扫码“练一练”

一、选择题

A1/A2 型题

1. 有关高血压患者医疗步行与血压的关系正确的是
   A. 较短时间平地步行可使舒张压下降
   B. 较长时间平地步行可使舒张压升高
   C. 较长时间平地步行可使舒张压明显下降
   D. 较短时间平地步行可使舒张压升高
   E. 无论多长时间的平地步行都绝不能使血压发生变化
2. 哪项是我国饮食中导致高血压的重要原因
   A. 摄入食盐过多　　B. 摄入食盐过少
   C. 摄入面粉过多　　D. 摄入食油过多
   E. 摄入食糖过多
3. 高血压患者对运动的反应为
   A. 与正常人一样
   B. 轻、中度高血压患者运动时收缩压升高，舒张压下降
   C. 严重高血压患者，运动时收缩压和舒张压显著上升
   D. 没有反应
   E. 以上均不对
4. 高血压患者以下情况不应进行运动康复
   A. 轻度高血压患者　　B. 年龄较大者
   C. 无运动禁忌证　　D. 安静状态血压＞180/110mmHg
   E. 安静状态血压＞90/140mmHg

5. 高血压患者长期训练后可以降低血压，关于其机制说法错误的是

A. 调整自主神经功能　　B. 降低外周阻力

C. 增加血容量　　D. 血管运动中枢适应性改变

E. 纠正高血压危险因素

6. 有关冠心病的康复，以下说法不正确的是

A. 主要采用积极的身体训练

B. 帮助患者缓解症状

C. 改善心血管功能

D. 在生理、心理、社会、职业和娱乐等方面达到理想状态

E. 提高生活质量

7. 冠心病患者的主要功能障碍不包括

A. 心血管功能障碍　　B. 呼吸功能障碍

C. 全身运动耐力减退　　D. 行为障碍

E. 认知障碍

8. COPD 患者的放松练习的目的不包括

A. 解除精神紧张

B. 解除呼吸肌紧张

C. 减少耗氧量

D. 阻断气促引起的颈背肌群紧张，耗氧量增加

E. 解除躯体肌紧张

9. COPD 康复治疗的主要目的是增加

A. 肋间内肌活动　　B. 肋间外肌活动

C. 膈肌活动　　D. 腹肌活动

E. 辅助呼吸肌活动

10. COPD 患者坐位康复放松训练时最合适的体位是

A. 正坐位　　B. 前倾依靠位

C. 后倾依靠位　　D. 左倾依靠位

E. 右倾依靠位

A3/A4 题型

［11～15］患者男，54 岁。压榨性中心性胸痛发作后 3 小时就诊。查体：面色苍白，发汗。血压 110/90mmHg，脉搏 78 次/分，心音正常。心电图示 ST 段抬高。实验室检查：钾 3.2mmol/L，钠 138mmol/L，尿素 9.2mmol/L，CK 90U/L。

11. 此患者应首先排除的疾病是

A. 急性心肌梗死　　B. 肺源性心脏病

C. 肺栓塞　　D. 心力衰竭

E. 营养不良

12. 对发病 6 小时内患者应检测

A. CK－MB　　B. LD　　C. Mb　　D. cTnI　　E. AST

13. 如患者左胸痛发作时在 8 小时就诊，进行生化检查时应首选检查的指标是

A. CK－MB　　B. LD1　　C. Mb　　D. cTn　　E. CK

14. 推荐给患者进行下列哪项治疗方案

A. 运动疗法　　B. 饮食疗法

C. 运动疗法和饮食疗法相结合　　D. 药物疗法

E. 针灸疗法

15. 关于肥胖症的康复治疗原则，下列描述不正确的是

A. 控制饮食，减少能量物质的摄入

B. 进行运动锻炼

C. 为了尽快达到减重目的，宜进行脂肪抽吸术

D. 纠正不良饮食行为

E. 配合药物治疗

二、简答题

1. 高血压的诊断标准是什么？
2. 肥胖症的治疗原则是什么？
3. COPD 康复评定包括哪些项目？
4. 糖尿病康复治疗的原则是什么？
5. 冠心病的康复治疗包括哪些措施？

（陈燕芳）

第六章

儿童疾病的康复

学习目标

1. **掌握** 脑性瘫痪的定义、临床分型、主要功能障碍、康复评定和康复治疗方法；注意缺陷多动障碍的定义、康复评定和康复治疗方法；孤独症的康复评定和康复治疗。

2. **熟悉** 脑性瘫痪的诊断依据、临床表现和康复治疗原则；智力障碍的主要功能障碍、康复评定和康复治疗；注意缺陷多动障碍的临床症状和诊断。

3. **了解** 智力障碍的病因和康复目的；孤独症的病因、发病机制和康复治疗目的；注意缺陷多动障碍的病因、流行病学、发病机制、预后和预防。

4. 能运用已掌握的评定方法和康复治疗技术，对常见的脑性瘫痪、智力障碍、孤独症、和注意缺陷多动障碍患儿进行常规的评定与治疗。

5. 具有奉献精神，关心、爱护患儿和并与之建立良好沟通的素质及预防医疗事故发生的意识。

儿童是家庭和祖国的未来，儿童期健康将对个人、家庭和社会的发展有着深远影响。脑性瘫痪、智力障碍、孤独症、注意缺陷多动症等儿童疾病影响患儿的身心发展。早期诊断、早期介入、早期康复，可以大大减少后遗症的发生或减轻后遗症的程度，提高患儿的运动、生活和学习能力。

扫码“学一学”

第一节　脑性瘫痪儿童的康复

案例讨论

【案例】

患儿，女，2岁7个月，因“左侧上下肢运动明显落后于右侧”来院就诊。新生儿期易哭闹，5个月翻身，7个月坐，1岁时发现左侧上、下肢运动不灵活，现患儿左侧上下肢运动明显落后于右侧，呈拖曳样步态而来门诊，诊断为脑性瘫痪，痉挛型偏瘫。

查体：右上肢肌力5级，左上肢肌力3级，右下肢肌力5级，左下肢肌力3级，腰腹肌肌力4级。全身肌张力增高，以左上、下肢为主。左上肢各屈肌肌群，左下肢大腿内收肌群、腘绳肌及小腿三头肌增高明显。左上、下肢各大关节活动范围受限。原始反射（-），卧位、坐位立直反射（+），坐位平衡反应右侧（+），左侧（-），立位立直反射及平衡反应（－）。右侧膝腱反射正常、跟腱反射正常，左侧膝腱反射亢进、跟腱反射亢进。

【讨论】

1. 该患儿主要的康复问题（功能障碍）有哪些?

2. 该患者应进行哪些康复评定?

3. 请为该患儿制订有效的康复治疗方案。

随着新生儿急救医学的发展，早产儿、低体重儿成活率的提高，多年来世界范围内脑瘫发病率和患病率没有明显下降的趋势，加之病因复杂、发病机制复杂、临床表现多样、可能伴有的多种并发损害等，使脑瘫的预防与康复成为世界性的难题。脑性瘫痪简称脑瘫，是以运动功能障碍为主的致残性、终身性疾病。脑瘫所致功能障碍对个体、家庭带来巨大的困扰。随着抢救重、危新生儿技术的提高，使许多过去很难存活的早产儿和极低体重儿得以存活，但这些小儿患脑性瘫痪的机会却明显高于足月儿和正常体重儿。我国最新脑性瘫痪流行病学调查为1～6岁儿童的脑性瘫痪发病率为2.48%给社会带来严重影响。脑瘫康复目标为通过综合措施最大限度地促进患儿身心发育和功能的发展，充分发掘脑瘫儿童自身及各相关方面的潜力，最终实现在生活、工作、参与社会等方面，享有与正常儿童一样的权利，具有完整的人格和社会参与度。

一、概述

（一）定义

脑性瘫痪（脑瘫）是一组持续存在的中枢性运动和姿势发育障碍、活动受限症候群，这种症候群是由于发育中的胎儿或婴幼儿脑部非进行性损伤所致。其运动障碍常伴有感觉、知觉、认知、交流、行为障碍，以及癫痫和继发性肌肉骨骼问题。

（二）病因

脑瘫的直接病因是在脑发育成熟前，脑损伤和（或）发育缺陷导致以运动障碍和姿势异常为主的症候群。脑损伤和脑发育缺陷的时间可划分为三个阶段，即出生前、围产期和出生后。

1. 出生前因素 流行病学研究表明，70%～80%的脑瘫与生产前因素有关。

（1）遗传因素 近年来研究认为，遗传因素对脑瘫的影响很重要，家族中已有脑瘫患儿再发生脑瘫的概率偏高。由于遗传因素与先天畸形有关，遗传因素一直被怀疑是脑瘫的危险因素。

（2）妊娠期疾病 如妊娠期大量吸烟、酗酒、理化因素、妊娠期感染、先兆流产、不合理用药、妊娠中毒症、糖尿病、胎儿期的循环障碍、母体营养障碍、重度贫血等。我国最新脑瘫流行病学结果显示，排在第一位的不良因素是妊娠期女性长期接触有害物理因素。

（3）宫内感染 造成先天性缺陷和先天性残疾的重要原因，是脑瘫明确的高危因素之一。常见的包括经典的TORCH感染，即弓形体病、风疹病毒感染、巨细胞病毒感染、单纯病毒感染和其他病原微生物感染。其中，疱疹病毒感染可以造成胎儿中枢神经系统损伤，引起小头畸形、脑发育不良等，从而导致脑瘫。

（4）其他 先天性畸形、宫内发育迟缓、绒毛膜羊膜炎、多胎妊娠和胎盘异常等增加脑瘫的风险。

2. 围生期因素

（1）围生期感染　是脑白质损伤及脑性瘫痪的危险因素之一。细菌、病毒、原虫、支原体、衣原体等病原体，通过胎盘引起宫内感染或分娩时感染胎儿，引起流产、死胎、早产、先天畸形和宫内发育迟缓等。围生期感染是足月儿痉挛型脑性瘫痪独立的危险因素，在痉挛型偏瘫中尤其明显。

（2）早产　是脑瘫最主要的危险因素之一，约35%的脑瘫为早产，胎龄越小风险越大。

（3）新生儿脑卒中　常累及大脑中动脉，可发生一侧大脑半球的楔形缺陷和囊肿，往往导致偏瘫。

（4）其他　缺氧缺血、Rh或ABO血型不合、胎盘功能不全等。

3. 出生后因素

（1）新生儿脑病。

（2）胆红素脑病。

（3）中毒及创伤。

（4）其他　新生儿感染、性别与种族、环境因素等。

（三）临床分型

脑瘫的分型方法目前国际尚未统一，但对脑性瘫痪分型标准的制定趋于简化。主要依据以下几方面：临床神经病学表现、解剖学特征、运动障碍的程度、病理学特征、脑损伤部位等，在注重临床表现及解剖学特征的同时，注重功能的判定。我国对脑瘫最新分型如下（2014年）。

1. 按运动障碍类型及瘫痪部位分型（六型）　①痉挛型四肢瘫；②痉挛型双瘫；③痉挛型偏瘫；④不随意运动型脑瘫；⑤共济失调型脑瘫；⑥混合型脑瘫。

2. 按粗大运动功能分级系统分级（五级）　按照0～2岁、2～4岁、4～6岁、6～12岁、12～18岁的五个年龄段粗大运动功能分级标准，功能从高至低分为Ⅰ级、Ⅱ级、Ⅲ级、Ⅳ级、Ⅴ级。

（四）临床表现

1. 典型特征　无论哪种类型脑瘫，均具有脑发育早期非进行性损伤或发育障碍的特点。临床表现以运动发育落后、姿势及运动模式异常、反射异常、局部或全身肌张力、肌力改变为主。动作的计划性不足、运动控制失调、动作与运动持久性障碍、动作稳定性欠缺、动作协调性欠缺等。其典型临床表现为以下五个方面：①运动功能障碍以早期运动发育落后为主。②姿势及运动模式异常。③反射异常主要为原始反射延迟消失，立直（矫正）反射及平衡（倾斜）反应延迟出现。④肌张力和肌力异常。⑤随年龄增长的继发性损伤。

2. 运动障碍的特点

（1）运动发育的未成熟性　患儿均有不同程度的运动发育落后，可表现为整体运动功能落后，也可表现为部分运动功能落后。

（2）运动发育的不均衡性　①运动发育与精神发育的不均衡性。②粗大运动和精细运动发育过程中出现分离现象。③身体不同部位运动发育的不均衡性。④不同体位下运动发育的不均衡性。⑤不同运动方式或不同运动方向下运动发育的不均衡。⑥各种功能发育不能沿着正确的轨道平衡发展。⑦对于外界刺激的异常反应而导致的运动紊乱。

（3）运动发育的异常性　①运动发育延迟的同时伴有异常姿势和运动模式，如非对称性姿势、固定的运动模式、做分离运动困难的整体运动模式、联合反应和代偿性运动模式等。②抗重力运动困难。③肌张力异常。④反射发育异常。⑤感觉运动发育落后，感觉“过敏”而导致运动失调。⑥不随意运动等。

（4）运动障碍的多样性 ①锥体系损伤呈痉挛性瘫痪。②锥体外系损伤呈不随意运动、肌阵挛、肌强直或肌张力障碍等。③小脑损伤呈平衡障碍、共济失调及震颤等。

（5）异常发育的顺应性 ①脑瘫患儿得不到正常运动、姿势、肌张力的感受，而不断体会和感受异常姿势和运动模式，形成异常的感觉神经通路和神经反馈。②发育向异常方向发展、强化而固定下来，异常姿势和运动模式逐渐明显，症状逐渐加重。

3. 不同类型脑瘫的临床表现（2014 年分型）

（1）痉挛型四肢瘫 以锥体系受损为主，包括皮层运动区及传导束损伤。①姿势运动模式异常：以全身屈曲模式为主，运动范围变小，抗重力伸展不足，多见拱背坐；有明显的姿势运动不对称；动作发展速度慢、功能不充分，姿势异常导致对姿势变化、活动应变能力弱；分离运动受限，动作幅度小，方向固定，运动速度慢等。②姿势运动发育异常：婴幼儿早期即表现为姿势运动发育落后于正常同龄儿童，一般落后 3 个月以上。③反射发育异常：原始反射延迟消失，立直（矫正）反射及平衡（倾斜）反应延迟出现；可出现病理反射（2 岁后有意义）阳性，锥体束征阳性，牵张反射亢进（腱反射亢进、踝阵挛阳性），是区别于锥体外系受损的典型特征。④肌张力、肌力异常：四肢肌张力增高呈折刀征，以屈肌张力增高为主；躯干及上肢伸肌、下肢部分屈肌及部分伸肌肌力降低。由于长期肌张力增高，关节活动范围变小而加重运动障碍和姿势异常。上肢多表现为手指关节掌屈，手握拳，拇指内收，腕关节屈曲，前臂旋前，肘关节屈曲，肩关节内收，上肢后伸、内旋、内收，躯干前屈。下肢表现为尖足，马蹄足内、外翻，膝关节屈曲或过伸展，髋关节屈曲、内收、内旋，下肢内收，行走时足尖着地，呈剪刀步态。痉挛型四肢瘫一般临床表现重于痉挛型双瘫，可表现为全身肌张力过高，上下肢损害程度相似，或上肢重于下肢。

（2）痉挛型双瘫 以锥体系受损为主，包括皮层运动区及传导束损伤。此类型在脑瘫患儿中最为常见。症状同痉挛型四肢瘫，主要表现为全身受累，双下肢痉挛及功能障碍重于双上肢。

（3）痉挛型偏瘫 以锥体系受损为主，包括皮层运动区及传导束损伤。症状同痉挛型四肢瘫，临床症状较轻，具有明显的非对称性姿势运动模式，主要障碍在一侧肢体。正常幼儿很少在 12 个月前出现利手，痉挛型偏瘫的患儿却可在 12 个月前出现利手。此型多有明确的颅脑影像学改变。低出生体重儿和窒息儿易患本型，三种痉挛型约占脑性瘫痪患儿的 60%～70%。

（4）不随意运动型脑瘫 以锥体外系受损为主。①非对称性姿势：原始反射持续存在并通常反应强烈，以非对称性紧张性颈反射姿势为显著特征。②不随意运动：出现难以用意志控制的全身性不自主运动，颜面肌肉、发音和构音器官受累，常伴有流涎、咀嚼吞咽困难和语言障碍。表现为不自主、不协调和无效的运动增多，与意图相反的不随意运动扩展至全身，安静时不随意运动消失。远端运动障碍重于近端。③肌张力变化：表现为肌张力可高可低，静止时肌张力低下，随意运动时增强。肌张力变化可随年龄改变，婴儿期多见肌张力低下，年长儿多见肌阵挛、肌强直等。④原始反射亢进或残存：多项原始反射亢进或阳性。⑤奇特表情：对刺激敏感，亦可见皱眉、眨眼、张口、颈部肌肉收缩，出现“挤眉弄眼”等独特的面部表情等。颈部不稳定，构音与发音障碍，流涎、摄食困难。⑥临床表现类型不同：可表现为手足徐动、舞蹈样动作、扭转痉挛、肌张力障碍（强直）等，也可同时具有上述几种表现。⑦智力较好：患儿一般智商较痉挛型患儿高，有较好的理解能力。性格开朗，但高度紧张，感觉“过敏”。此型约占脑瘫的20%。

（5）共济失调型脑瘫　以小脑受损为主，可存在锥体系及锥体外系损伤，主要特点是运动感觉和平衡感觉障碍，姿势控制、协调和平衡功能障碍等。本型不多见，多与他型混合，约占脑瘫的5%左右。①平衡障碍和运动笨拙：平衡协调障碍，步态不稳，不能调节步伐，醉酒步态或蹒跚步态，易跌倒，步幅小，两足基底宽，方向不准确，运动速度慢，多余动作多，动作呆板机械而且缓慢。②震颤：可见轻度震颤，意向性震颤、眼球震颤极为常见。③肌张力偏低。④语言障碍：语言缺少抑扬声调，语速慢。

（6）混合型脑瘫　具有两种或两种以上类型的特点，多以一种类型的表现为主，也可以不同类型的症状大致相同。多见于痉挛型和不随意运动型脑瘫症状同时存在。

（五）诊断与鉴别诊断

1. 诊断　根据《中国脑性瘫痪康复指南》（2015版）最新修订的脑瘫诊断标准，脑瘫诊断依据为四项必备条件及两项参考条件。

（1）四项必备条件　发育神经学异常，是脑瘫的特征和核心要素。①中枢性运动障碍持续存在：抬头、翻身、坐、爬、站和走等粗大运动功能障碍和手的精细运动功能障碍、生活活动能力障碍等持续存在。②运动姿势发育异常：未遵循小儿正常姿势运动发育的规律和特点，姿势运动发育落后于运动发育，表现为姿势运动发育的未成熟性、不均衡性、异常性、多样性和异常发育的顺应性。在动态和静态下及不同体位（俯卧位、仰卧位、坐位和立位）下均存在异常的运动和姿势模式，轻重程度存在个体差异。③反射发育异常：主要表现为原始反射延迟消失或持续存在（拥抱反射、非对称性紧张性颈反射等），立直（矫正）反射（降落伞反射等）、平衡（倾斜）反应（坐位、立位为主）延迟出现或不出现，锥体系损伤时可出现病理反射（2岁后有意义）。④肌张力及肌力异常：存在不同程度的肌张力异常并伴有轻重不等的肌力降低。痉挛型脑瘫肌张力增高，不随意运动型脑瘫肌张力变化或障碍（强直为主），共济失调型脑瘫肌张力偏低。可通过检查肌肉硬度，牵张反射（膝腱反射、踝阵挛等），静止性肌张力，姿势性肌张力和运动性肌张力，以及关节活动度进行判断。

（2）两项参考条件　①有引起脑瘫的病因：如前所述出生前、围生期、出生后至3岁前的各类病因导致的非进行性脑损伤。②可有头颅影像学佐证：包括头颅B超、CT、MRI等影像学检测结果异常。两项参考条件有利于寻找病因及佐证，是非必备条件，有利于诊断和康复策略的选择。

2. 鉴别诊断

（1）全面性发育迟缓　5岁以下处于发育早期的儿童，存在两个或两个以上发育指标落后，因年龄过小而不能完成一个标准化智力或运动功能的系统性测试，病情严重性等级不能确切地被评估，应暂时诊断为全面性发育迟缓，最终诊断要依据多次重复检查和评估的结果进行判断。因此，全面性发育迟缓是一个暂时性的诊断。

（2）孤独症　有些孤独症小儿行走时使用脚尖着地，有时误认为是痉挛型脑瘫。但体检可发现跟腱不挛缩、足背屈无障碍、腱反射不亢进、无病理反射，这些特点都可与脑瘫鉴别。

（3）先天性韧带松弛症　本病主要表现为大运动发育落后，尤其是独自行走延缓、走不稳、易摔倒、上下楼梯费力等。有时误认为是脑瘫，但本病主要表现为关节活动范围明显增大，可过度伸展、屈曲、内旋或外旋，肌力正常，腱反射正常，无病理反射，不伴有智力低下或惊厥，可有家族史。随年龄增长症状逐渐好转。

（4）21－三体综合征　根据其特殊面容及异常体征一般诊断不难。但有些患儿新生儿时期症状不明显，只表现为活动减少、面部无表情、对周围事物无兴趣、肌张力明显低下、肌力减弱，有时误认为是肌张力低下型脑瘫，但本病膝反射减弱或难引出，Moro 反射减弱或消失，这是与脑瘫明显不同的地方。确诊本病可查染色体。

（5）异染色性脑白质营养不良　是一种常染色体隐性遗传性疾病，为脑白质营养不良中的较常见类型，应与痉挛型脑瘫相鉴别。前者病情呈进行性发展，至疾病末期，患儿呈去皮层强直，通常在 3～7 岁间死亡。芳基硫酸脂酶 A（ASA）活力检测降低。

考点提示　脑性瘫痪的定义、临床分型和临床表现。

二、康复评定

通过评定可以全面了解患儿的生理、心理和社会功能，综合分析个人因素及环境因素对其病情的影响，为设计合理的康复治疗方案、判定康复治疗效果提供依据。

（一）评定目的

（1）了解患儿的身体状况、家庭和社会环境相关信息，掌握患儿功能障碍的特点。

（2）分析和量化患儿所具有的能力。

（3）分析功能障碍程度与正常标准的差别。

（4）提出功能障碍的特点及关键因素。

（5）为制订康复训练计划提供依据，为康复治疗效果提供客观指标。

（6）对判定残疾等级提供依据。

（7）为患儿享有平等权利、义务及参与社会提供客观依据等。

（二）身体状况评定

（1）了解意识状况、营养状况及身体各系统的状况，是否同时存在其他脏器畸形或功能障碍等问题，有利于了解患儿的身体素质，以及患儿对康复治疗的承受能力。

（2）注意性格特点、情绪、行为、反应能力等评定。

（3）婴幼儿的感知、认知发育、智力等评定。

（三）身体功能与结构评定

1. 肌力评定　肌力评定采用徒手肌力评定（MMT）和器械肌力评定。MMT 肌力检查分级标准通常采用六级分类法，也可采用在六级分类的基础上以加、减进行细化的标准；器械评定可采用握力计、捏力计、拉力计测试手的握力、手指的捏力和背部的拉力；采用等速测试仪测定肌肉等速运动时的肌力。

2. 关节和骨骼功能评定

（1）头部侧向转动试验　正常时下颌可达肩峰，左右对称，肌张力增高时阻力增大，下颌难以达肩峰。

（2）臂弹回试验　牵拉小儿上肢伸展后，突然松手，正常时在伸展上肢时有抵抗，松手后马上恢复原来的屈曲位置。

（3）围巾征　将小儿手通过前胸拉向对侧肩部，使上臂围绕颈部，尽可能向后拉，观察肘关节是否过中线，新生儿不过中线，4～6个月小儿过中线。肌张力低下时，手臂会像围巾一样紧紧围在脖子上，无间隙；肌张力增高时肘不过中线。

（4）腘窝角　小儿仰卧位，屈曲大腿使其紧贴到胸腹部，然后伸直小腿，观察大腿与小腿之间的角度。肌张力增高时角度减小，降低时角度增大。正常4月龄后应大于90°（1～3个月为80～100°、4～6个月为90～120°、7～9个月为110～160°、10～12个月为150～170°）。

（5）足背屈角　小儿仰卧位，检查者一手固定小腿远端，另手托住足底向背推，观察足从中立位开始背屈的角度。肌张力增高时足背屈角减小，降低时足背屈角增大。正常4～12月龄为0～20°（1～3个月为60°、3～6个月为30～45°、7～12个月为0～20°）。

（6）跟耳试验　小儿仰卧位，检查者牵拉足部尽量靠向同侧耳部，骨盆不离开床面，观察足跟与髋关节的连线与桌面的角度。正常4月龄后应大于90°，或足跟可触及耳垂。

（7）股角（又称内收肌角）　小儿仰卧位，检查者握住小儿膝部使下肢伸直并缓缓拉向两侧，尽可能达到最大角度，观察两大腿之间的角度，左右两侧不对称时应分别记录。肌张力增高时角度减小，降低时角度增大。正常4月龄后应大于90°（1～3个月为40～80°、4～6个月为70～110°、7～9个月为100～140°、10～12个月为130～150°）。

（8）牵拉试验　小儿呈仰卧位，检查者握住小儿双手向小儿前上方牵拉，正常小儿5个月时头不再后垂，上肢主动屈肘用力。肌张力低时头后垂，不能主动屈肘。

3. 肌张力评定　肌张力是维持身体各种姿势和正常运动的基础，表现形式有静息性肌张力、姿势性肌张力和运动性肌张力。只有这三种肌张力有机结合、相互协调，才会维持与保证人的正常姿势与运动。肌张力的变化可反映神经系统的成熟程度和损伤程度，脑瘫患儿均存在肌张力的异常。肌张力评定的指标量化比较困难，目前评定多从以下几个方面进行（表6－1）。

表6－1　肌张力评定分类表

检查内容		检查方法	评定	
			肌张力亢进	肌张力低下
安静时	肌肉形态	望诊：肌肉的外观	丰满	平坦
	肌肉硬度	触诊：肌肉的硬度	硬	软
	伸展性	过伸展检查，被动活动	活动受限，抗阻力增加	关节过展，抗阻力降低
活动时	摆动度	摆动运动检查	振幅减少	振幅增加
	姿势变化	姿势性肌张力检查	肌紧张	无肌紧张变化
	主动运动	主动运动检查	过度抵抗	关节过度伸展

（1）静息性肌张力评定　指肌肉处于安静状态的肌张力。检查时取仰卧位，患儿保持安静、不活动、精神不紧张。检查包括肌肉形态、肌肉硬度、肢体运动幅度的改变及关节伸展度。①通过观察可以判定肌肉形态。②通过触诊可以了解肌肉硬度。③用手固定肢体的近端关节，被动摆动远端关节，观察摆动幅度大小，判定肌张力状况。④关节伸展度的检查可通过以下检查和测量进行判断：头部侧向转动试验、头背屈角、臂弹回试验、围巾征、手掌屈角、腘窝角、足背屈角、跟耳试验、股角等。

（2）姿势性肌张力评定　指在主动运动或被动运动时，姿势变化产生的肌张力，在姿势变化时出现，安静时消失。可以利用四肢的各种姿势变化，观察四肢肌张力的变化；利用各种平衡反应观察躯干肌张力，也可转动小儿头部，发生姿势改变时观察肌张力的变化。不随意运动型脑瘫患儿，姿势变化时肌张力变化明显。

（3）运动性肌张力评定　运动性肌张力评定多在身体运动时，观察主动肌与拮抗肌之间的肌张力变化。利用主动或被动伸展四肢时，检查肌张力的变化。异常肌张力的几种主要表现如下。

1）肌张力低下的典型表现　蛙位姿势、W 字姿势、对折姿势、倒 U 字姿势、外翻或内翻扁平足、站立时腰椎前弯、骨盆固定差而走路左右摇摆似鸭步、翼状肩、膝反张等。

2）肌张力增高的典型表现　头背屈，角弓反张，下肢交叉，尖足，特殊的坐位姿势，非对称性姿势等。肌张力增高的传统分级分为轻度、中度和重度三个等级，比较粗略。目前较为通用的评定标准多采用改良 Ashworth 评定法（表 6-2）。

表 6-2　改良 Ashworth 痉挛量表

级别	评定标准
0 级	无肌张力增加
1 级	肌张力略微增加，受累部分被动屈伸时，在关节活动范围之末时出现突然卡住然后呈现最小的阻力或释放
1+级	肌张力轻度增加，表现为被动屈伸时，在关节活动范围后 50%范围内出现突然卡住，然后均呈现最小的阻力
2 级	肌张力较明显地增加，通过关节活动大部分范围时，肌张力均较明显地增加，但受累部分仍能较容易地被移动
3 级	肌张力严重增高，被动活动困难
4 级	僵直，受累部分被动屈伸时呈现僵直状态，不能活动

（四）反射发育评定

小儿反射发育十分准确地反映中枢神经系统发育情况，是脑瘫诊断与评定的重要手段之一。按神经成熟度，可分为原始反射、姿势反射、平衡反应，以及正常情况下诱导不出来的病理反射等。

（1）原始反射　脑瘫患儿往往表现为原始反射不出现、亢进或延迟消失，临床常检查觅食反射、吸吮反射、手与足握持反射、拥抱反射、张口反射、跨步反射、踏步反射、侧弯反射等。

（2）姿势反射　姿势反射可以反映神经系统的成熟度，是评定运动障碍的根据。根据神经系统发育状况，不同的姿势反射应在不同时期出现、消失或终身存在。姿势反射主要包括原始反射的非对称性紧张性颈反射（ATNR）、对称性紧张性颈反射（STNR）、紧张性腰反射（TLR），以及各类立直反射、降落伞反射（保护性伸展反射）等。

（3）平衡反应　是最高层次（皮质水平）的反应，平衡反应的成熟发展，可以使人维持正常姿势。不同体位的平衡反应出现时间不同，终身存在。临床通常检查卧位、坐位、跪立位、立位平衡反应。

（4）背屈反应　从背后拉立位的小儿使之向后方倾斜，则踝关节和足趾出现背屈，对于无支持的站立和行走十分重要。正常小儿出生后 15～18 个月出现，不出现或出现延迟为异常。

（5）病理反射及牵张反射　锥体系受到损伤时可以诱发出病理反射、牵张反射亢进、踝阵挛、髌阵挛及联合反应等。

（五）感知觉评定

感知觉评定包括感觉处理、视觉、听觉、触觉、平衡觉、本体感觉、左右分辨、空间位置与关系、视觉整合、图形背景分辨、深度分辨、形状分辨、地点定向、感觉统合发展能力等评定。

（六）认知觉评定

认知觉评定包括记忆力、理解力、定向能力、分辨能力、注意力、判断力、活动主动性、终止活动能力、排列能力、分类能力、概念形成、空间运用、问题解决能力、学习能力、觉醒层次等评定。

（七）言语功能评定

言语功能评定包括语言发育迟缓、构音障碍的评定。

1. 语言发育迟缓 呈现语言发育迟缓的儿童多数具有精神发育延迟或异常。评定时可采用修订的中国汉语版S－S（sign－significance）检查法。

2. 运动性构音障碍 是由于参与发音的器官（包括肺、声带、软腭、舌、下颌、口唇）及神经–肌肉系统的疾病所致的语言运动功能障碍，结果使构音出现各种症状，如语音欠清晰、鼻音重、语速减慢、发音困难等。评定时可采用河北省人民医院康复中心修订的Frenchay构音障碍评定法。

（八）活动与参与的评定

活动与参与的评定包括粗大运动功能、精细运动动能、日常生活活动功能、交流能力；主要生活领域、社会交往技能的评定。

1. 粗大运动功能发育评定 粗大运动功能发育是指抬头、翻身、坐、爬、站、走、跳等运动发育，是人类最基本的姿势和移动等运动功能的发育。粗大运动功能发育评定主要内容如下。

（1）患儿目前的运动发育龄 根据正常小儿的平均运动发育规律判断患儿的运动发育水平，由于患儿在各种体位上发育的不平衡性，所以要对各种体位的发育分别进行评定与分析，应评定仰卧位、俯卧位、坐位、四点支持位、膝立位、单膝立位、扶持立位、独自立位等各体位上的发育水平，计算出发育商。

（2）常用的粗大运动功能评定量表

1）丹佛发育筛查测验和Gesell发育诊断量表 这两个量表是对运动发育、社会性发育及语言发育进行全面评定的量表，反映儿童，特别是婴幼儿整体发育状况。

2）粗大运动功能评定（GMFM） 该量表将不同体位的反射、姿势和运动模式分为88项评定指标，共分五个功能区，最后得出原始分（5个功能区原始分）、各功能区百分比（原始分/总分×100%），总百分比（各功能区百分比相加5）、目标区分值（选定功能区百分比相加所选功能区数），全面评定粗大运动功能状况，被广泛采用。该量表还被修订为66项评定指标。

3）粗大运动功能分级系统（GMFCS） 以自发运动为依据，侧重于坐（躯干控制）和行走功能。按照不同年龄段粗大运动功能特点，分为1～V级，级别越高，功能越差。

4）Peabody运动发育量表2（PDMS2） 是目前国内外康复界和儿童康复领域中被广泛应用的一个全面的运动功能评定量表，适用于0～72个月儿童，是一种定量和定性功能评定量表，包括2个相对独立的部分，6个分测试，3个给分等级，最后得出：原始分、相当年龄、百分比、标准分（量表分）、综合得来的发育商和总运动商。

2. 精细运动功能评定　精细运动功能（包括协调性、灵巧性、眼球运动、手眼协调功能发育），肌张力，姿势和发射等评定。常用的精细运动评定量表如下。

（1）儿童手功能分级系统（(MACS)　适用于4～18岁脑瘫儿童，针对脑瘫患儿在日常生活中操作物品的能力进行分级的系统。

（2）Peabody运动发育量表2（PDMS2）　适用于评定0～72个月的所有儿童的运动发育水平。

（3）精细运动功能评定量表（FMFM）　适用于0～3岁脑瘫儿童，可判断脑瘫儿童的精细运动功能水平，并且具有良好的信度和效度。

3. 日常生活活动能力评定　家庭和社会对脑瘫患儿康复的最基本要求是使其生活自理，脑瘫康复评定必须进行日常生活活动能力评定。包括自理、功能性活动、家务及认知与交流等方面的评定：①自理活动，包括进食，穿衣，个人卫生（刷牙、洗脸、洗澡、洗头、梳头、化妆、剃须、剪指甲等）；如厕（进出厕所、穿脱衣裤、大小便的控制、便后清洁、厕所冲洗等）。②功能性活动，包括床上运动、转移、行走、交通工具的使用。③家务方面，包括购物、炊事、洗衣、打扫卫生、使用家具及家用电器、安排家庭财务等。④交流与认知方面，包括理解、表达、阅读、书写、看电视、用手机、使用电脑、记忆、解决问题、社会交往等。常用的评定量表如下。

（1）儿童功能独立性评定量表（WeeFIM）　可评定儿童功能障碍的程度及看护者对儿童进行辅助的种类和数量。广泛应用于特殊需求儿童功能水平评定、康复计划制订及疗效评定。

（2）儿童能力评定量表（PEDI）　是针对儿童功能障开发的量表，目前在美国、荷兰、德国、日本、瑞典、澳大利亚等国家被广泛应用于评定自理能力、移动及社会功能三方面活动受限的程度，以及功能变化与年龄间的关系，可有效检测功能障碍儿童每个领域或功能区的损伤情况、判断康复疗效、制订康复计划和指导康复训练。适用于6个月至7.5岁的儿童及其能力低于7.5岁水平的儿童。

（3）日常生活活动能力评定量表　对于脑瘫患儿日常生活活动能力评定已经成为康复评定，特别是作业评定的重要组成部分，包括9个部分：①个人卫生动作；②进食动作；③更衣动作；④排便动作；⑤器具使用；⑥认识交流动作；⑦床上动作；⑧移动动作；⑨步行动作（包括辅助器具）。

（九）环境评定

环境评定包括针对医院或康复机构、家庭环境评定、社区人工环境、矫形器和辅助用具的评定，康复治疗人员、学校老师及同学、社区人员、家长及家庭成员等的态度。重点根据脑瘫儿童的功能水平，对其即将回归的环境进行实地考察、分析，最大限度为患儿回归家庭、社会提供便利。

（十）ICF－CY评定

国际功能、残疾与健康评定青少年版（ICF－CY），ICF－CY是世界卫生组织所倡导的，广泛适用的评定系统及康复理念的框架模式。目前，世界卫生组织已编制出脑性瘫痪的ICF－CY核心分类组合，包括5个版本：综合版核心分类组合类目135条类目。简明通用版核心分类组合类目25条类目。3个年龄段简明版核心分类组合为：＜6岁组，31条类目；≥6，＜14岁组35条类目；≥14，＜18岁组37条类目。提倡应用ICF－CY的理念认识小儿脑瘫及其相关因素，采取全面、正确的康复措施。

三、康复治疗

（一）治疗目标

总体目标通过医疗、教育、职业、社会、工程等各种有益手段，使脑瘫儿童在身体、心理、职业、社会等方面的功能达到最大限度的恢复和补偿，力求实现最佳功能状况和独立性，提高生活质量，回归家庭与社会，和正常儿童拥有同等权利。

（二）治疗原则

1. “三早原则” 早发现、早干预、早治疗。早期发现异常、早期进行干预和治疗是取得最佳疗效的关键。

2. 促进患儿身心全面发育 关注患儿的身心发育，考虑其生理、心理和社会功能发展，关注患儿认知、语言、社交、情绪和行为变化。

3. 康复方法多样化 综合运用物理治疗、作业治疗、言语治疗、水疗、音乐治疗等多种康复治疗方法，降低治疗的单调性，提高患儿参与度。

4. 多科室结合康复 密切关注患儿其他并发症，与内外科合作，正确选择手术适应证。

5. 重视辅助器具及矫形器 根据需求为患儿选择正确、合适的辅助器具，并进行使用指导。

6. 与日常生活密切结合 将训练与日常生活结合起来，将训练贯穿日常生活的始终，不断巩固训练效果。

7. 早期开展教育康复 重视教育康复，将教育康复与医疗康复同时进行。

（三）治疗策略

由于脑瘫儿童正值生长发育时期，不同生长发育阶段具有不同的生理、心理及社会功能特点和规律，不同的功能障碍特点，随着年龄的增长而变化。因此，根据不同年龄段脑瘫儿童特点，制订合理的康复治疗目标，选择合适的康复策略。

1. 婴儿期 应建立并发展其感知觉、语言、智力、社会及行为功能，以促进全面发育。以神经发育学技术、感觉运动与感觉整合技术为主，使其建立初级和基本的运动功能。应注意康复训练的频率不宜过高，避免对患儿家长过多的负面刺激，康复训练项目选择不宜过多，以保证患儿有充分恢复体力、休息和玩耍的时间。

2. 幼儿期 采取丰富多彩的康复治疗措施，适当增加康复治疗的种类，加强精细运动及日常生活活动能力的训练，建立良好的医患关系，提供充分的自由玩耍、探索及与外界接触交流的机会；积极促进自主运动功能的建立，康复训练仍然是不宜过劳，适当休息后再治疗。

3. 学龄前期 主要是为入学做准备，可选择采用引导式教育、马术治疗、强制性诱导疗法、核心力量训练、水疗等方法，将生物力学原理和方法引入训练；适当增加或调整变化康复治疗的频率，但仍应注意避免不间断、过强的康复治疗；康复治疗更应强调主动运动训练为主。

4. 学龄期 培养如何使用辅助用具，如何增强自理能力和学校学习能力等；设计和开展文娱体育训练，如马术治疗、游泳训练、自行车训练，以及滑冰、球类、跳舞等训练对于提高精细运动，日常生活活动能力更为重要。

5. 青春期 重视环境的改善、辅助器具的配备及使用。对于严重畸形挛缩等二次损伤导致功能障碍或护理困难者建议采用手术治疗。

（四）治疗方法

综合考虑患儿和家长的治疗预期，由治疗团队共同商定治疗方法，分人专项实施完成。

1. 物理治疗 包括物理因子治疗和运动治疗。

（1）物理因子治疗 常用涡流浴、伯特槽浴、步行浴、水中功能训练等水疗法；功能性电刺激法、经皮神经电刺激法等电疗法；石蜡疗法、红外线、热袋温敷法等温热疗法；冷疗法；生物反馈疗法；经颅磁刺激等。

（2）运动治疗

1）方法及技术 广泛应用各种运动疗法，如：主动运动的随意运动、抗阻力运动；助力运动；被动运动；诱发运动；等长运动；向心性及离心性等张运动；等速运动；放松性运动；力量性运动；耐力性运动；徒手运动；器械运动；关节松动技术；软组织牵伸技术；肌力训练技术；牵引技术、平衡功能训练、步行训练、核心稳定训练、悬吊训练等。神经生理治疗技术中神经发育学疗法（NDT）及神经易化技术被广泛采用，包括：Bobath 技术、Vojta 技术、Rood 技术、Brunnstrom 技术、PNF 技术等。20 世纪 80 年代后期引进的引导式教育等目前日益受到重视并被采用。

2）治疗原则 ①遵循儿童运动发育的规律。②在抑制异常运动模式的同时，进行正常运动模式的诱导。③使患儿获得保持正常姿势的能力。④促进左右对称的姿势和运动。⑤诱发和强化正确的运动模式，逐渐完成运动的协调性。⑥康复训练前缓解肌张力。⑦注意增强肌力训练等。

3）治疗要点 主要包括头部的控制、支撑抬起训练、翻身训练、坐位训练、膝手立位和高爬位的训练、站立和立位训练、步行训练、步态改善和实用性训练等。要选择采用多种技术与方法的联合运用；康复训练要避免过度治疗。

2. 作业治疗 有计划、有针对性地从患儿日常生活、学习、劳动、认知等活动选择一些作业，对患儿进行训练，恢复和学习各种精细协调动作，解决生活、学习、工作及社交遇到的困难，取得一定程度的独立性和适应性，包括感觉统合。

（1）方法及技术

1）姿势控制 根据发育的规律，通过包括游戏在内的各种作业活动训练，保持患儿的正常姿势，是进行各种随意运动的基础。

2）上肢功能训练 通过应用各种玩具，以游戏的形式促进患儿正常的上肢运动模式和视觉跟踪能力；或使用木棒、鼓棒、拔起圆木等方法，促进患儿手的抓握能力；矫正患儿拇指内收。

3）促进日常生活动作能力 作业治疗的最终目的是达到患儿的生活自理能力。促进运动发育上肢功能、感知认知功能的训练，应与日常生活动作训练相结合。

4）促进认知功能的发育 进行作业治疗，可以促进浅感觉和深感觉的发育，改善儿童对身体部位和形象的认识，提高感知觉及认知功能。

5）促进情绪的稳定和社会适应性 身体功能障碍越重，行动范围越受限，经验越不足，社会的适应性越差。应从婴幼儿起，调整其社会环境，通过游戏、集体活动来促进脑瘫患儿的社会性和情绪的稳定。

6）辅助器具、矫形器、移动工具的使用 进食用自助具、洗漱用自助具、更衣用自助具、如厕、入浴自助具、家务用自助具、交流用自助具、休闲活动、其他动作、矫形器（上肢）和轮椅等。

7）环境改造　根据ICF的观点，环境因素对身体功能、身体结构、活动和参与这三方面均有影响。明确环境障碍所在，然后针对环境障碍提出解决方案，再改造或重建无障碍环境来实现功能障者的全面康复。

8）感觉统合治疗　感觉统合治疗对于提供感觉刺激信息、提高调节感觉信息能力、作出正确的感觉接收调节、提高感觉辨别等适应性反应、提高平衡功能和运动稳定性、改善行为组织能力、提高学习能力、改善姿势控制及运动计划、集中注意能力等方面具有重要意义。

（2）治疗要点

1）康复对象　不仅应针对脑瘫患儿上肢、手功能等问题，也应注意脑瘫患儿的伴随问题如行为异常、孤独症、学习障碍、注意缺陷多动障碍、精神发育迟滞等问题。

2）技术应用　应从更多地注意上肢结构性障碍，转向功能训练；从简单问题到复杂问题的处理等。

3）康复形式　从死板、单一发展为与游戏相结合，具有人性化、互动性、趣味性等特点。

4）辅助器具　从单调、简单化、专门机构制作，转变为可以自行设计和自制，针对性强、多样化等特点。

3. 言语治疗　指言语及交流障碍的矫治。

（1）日常生活交流能力的训练　可能帮助患儿参与家庭和社会活动，增进其社会交往的能力，不要把表达只限定在言语上，要充分利用手势语、表情等可能利用的随意运动，将其作为日常生活交流的手段，作为促进语言发展的基础。

（2）进食训练　儿童的进食训练可以提高口腔各器官的协调运动功能，这对构音运动有很大的促进作用，可以说进食训练是发音训练的基础。

（3）构音障碍训练　包括吞咽器官运动训练、感觉促进综合训练、摄食直接训练，对吞咽障碍患者及其家属的健康教育及指导等。

（4）语言发育迟缓训练　包括未学会言语符号儿童的训练，手势符号训练、扩大词汇量训练、词句训练、语法训练、表达训练、文字训练、交流训练等。

（5）构音器官运动训练　改善脑瘫患儿呼吸和发音功能，不同类型脑瘫患儿的训练重点不同。应具体情况具体分析，制订训练计划时，要考虑全面，并应在抑制异常姿势、反射的条件下进行，先易后难。

（6）构音训练　按照先元音后辅音，然后是单词、句子、短文的顺序进行训练。

（7）利用语言交流辅助器具进行交流的能力训练　患儿通过指出交流板上或交流手册中的字或图片表明自己的意图，交流板可以包括图画板、字板、词板和句子板等多种形式。

4. 其他治疗

（1）药物治疗　主要针对原发病，如苯丙酮尿症患儿的治疗，以及改善脑循环、促进脑功能的药物。

（2）手术治疗　严重的痉挛型患儿，可采用选择性脊神经后根切断术（SPR）进行治疗。对有严重的挛缩畸形的患儿，可视需要采取肌腱切断延长等矫形手术。

（3）肉毒杆菌毒素肌内注射　主要针对痉挛型脑瘫患儿，通过对痉挛肌肉运动点的A型肉毒杆菌毒素注射，可以有效地缓解痉挛肌肉的张力，减轻疼痛，防止挛缩畸形。

（4）传统康复治疗　推拿按摩疗法的各种手法，中药治疗，针刺疗法的头针、体针、手针、耳针、电针等，中药药浴、熏蒸等。

5. 心理康复与教育

（1）心理康复　脑瘫患儿常常受到过分溺爱或无人关注，缺少自信心和自立性，加之疾病的折磨，与正常儿童相比较，更易产生自卑感和抑郁的情绪，产生一些心理障碍及学习困难。因此，对脑瘫患儿的心理治疗和教育，对于促进全身心的发育是非常必要和重要的。

（2）教育　鼓励家长合作和参与培养脑瘫患儿的基本技巧和学习生活能力、良好的思想品德、较强的社会适应能力，提高文化修养和知识水平。提倡医疗康复与教育康复相结合，即使在医疗机构进行康复治疗，也要尽可能不间断教育。

6. 职业康复　协助大年龄组的脑瘫儿童选择能够充分发挥其潜在能力的最适职业，帮助他们逐渐学会适应和充分胜任这一工作，取得独立的经济能力并对社会作出贡献。

扫码“学一学”

第二节　智力障碍儿童的康复

案例讨论

【案例】

彭某，女，15 岁，智商轻度异常，有一定认知水平，表达能力较强，父母对其疼爱有加，满足其所有要求，长期以来，其形成了自我为中心，如有不顺就会大发脾气。其本身情绪障碍较严重，现值青春期，情绪更不稳定。主要表现为打人、骂人，无论何时何地，只要闹脾气就往地上躺、经常从垃圾堆里拿脏东西叼在嘴里，有自虐行为。

【讨论】

1. 分析彭某存在哪些问题？
2. 导致彭某有此症状的原因是什么？
3. 请指定合理的引导方案。

一、概述

智力障碍是儿童较常见的一种发育障碍，表现为智力低下和社会适应困难。我国总患病率为 1.2%，对个体、家庭和社会带来影响。通过早期筛查、早期诊断、早期干预、早期康复，发动家庭、学校、社会共同参与，全面康复，尽可能提高患儿的生活自理能力和水平，减少参与各种活动的受限程度。

（一）定义

智力障碍又称智力发育障碍、智力低下、智力残疾、精神发育迟滞、智能障碍等，是指儿童在发育时期，智力发育明显低于同龄儿童正常水平，同时伴有明显的社会生活适应能力困难的发育障碍性疾病。只有智商（IQ）和社会适应能力共同缺陷才可诊断。临床症状评估和智力检测是必需的诊断，适应能力缺陷的严重性远比 IQ 的分数更重要。5 岁以下儿童发育商（DQ）≤75 的，不诊断为智力障碍而诊断为智力发育迟缓，这一类儿童需要在后期进行再评估。

（二）病因

依据 WHO1985 年分类法，病因分为以下几种类型。

1. 感染和中毒 指出生前、后的脑部感染，如孕期风疹病毒、巨细胞病毒、弓形虫、单纯疱疹病毒及其他多种病毒感染，出生后的颅内感染。中毒包括高胆红素血症、铅中毒、乙醇中毒及长期服用过量的苯巴比妥等药物。

2. 脑的机械损伤和缺氧 出生前、后及分娩时都可发生，如产伤、颅脑外伤、妊娠期女性重度贫血、新生儿窒息、麻醉意外等。

3. 代谢、营养和内分泌疾病 体内氨基酸、碳水化合物、脂肪、黏多糖、嘌呤等物质代谢出现障碍都可影响神经细胞的发育及功能，如苯丙酮尿症、半乳糖血症。出生前、后蛋白质，维生素，铁等物质缺乏将会使胎儿、婴儿的脑细胞数目形成减少或功能低下。内分泌疾病也会影响智力发育，如甲状腺功能低下。

4. 脑的先天畸形或遗传性综合征 脑先天性发育畸形，包括：脑积水、小头畸形、神经管闭合不全等；遗传性综合征如肾上腺脑白质营养不良等。

5. 染色体畸变 包括常染色体或性染色体的数目或结构改变，如 21－三体综合征、先天愚型、猫叫综合征、脆性 X 综合征、先天性睾丸发育不全综合征、先天性卵巢发育不全综合征等。

6. 围生期其因素 包括早产儿、低体重儿、胎儿宫内生长发育迟缓、母亲妊娠期高血压等。

7. 伴发精神病 如孤独症、儿童期精神分裂症等。

8. 社会心理因素 此类患儿没有脑部的器质性病变，主要由精神心理损害和感觉剥夺等不良环境因素造成，如严重缺乏早期合适的刺激和教育。

9. 特殊感官缺陷 包括聋、哑、盲等特殊感官缺陷。

10. 病因不明 经过详细检查而找不到任何病因线索。

（三）临床表现

一般依据 IQ 和适应性行为缺陷将智力低下分为轻度、中度、重度和极重四级。

1. 轻度智力障碍

（1）IQ 为 50～69，心理年龄约 9～12 岁。

（2）适应性行为轻度缺陷，早期发育较正常儿略迟缓，不像正常儿童那样活泼，对周围事物缺乏兴趣。做事或循规蹈矩或动作粗暴，学习成绩差或工作能力差。

（3）长大后可做一般性家务劳动和简单的具体工作，生活能自理，能在指导下适应社会。

（4）无明显言语障碍，但对语言的理解和使用有不同程度的延迟。

2. 中度智力障碍

（1）智商在 35～49 之间，心理年龄约 6～9 岁。

（2）适应性行为中度缺陷，整个发育较正常儿迟缓，不能适应普通学校学习，可进行个位数的加、减法计算；可从事简单劳动，但质量低、效率差。

（3）可以学会简单的人际交往、基本卫生习惯、安全习惯和简单的手工技巧，可学会自理简单的生活。

（4）语言功能发育不全，吐词不清，词汇贫乏。

3. 重度智力障碍

（1）智商在 20～34 之间，心理年龄约 3～6 岁。

（2）适应性行为重度缺陷，表现显著的运动损害或其他相关的缺陷，不能学习和劳动。

（3）经过系统的习惯训练，可养成简单的生活和卫生习惯，但生活需要他人照顾，生活不能自理。

（4）发音含糊，言语极少，自我表达能力极差，言语功能严重受损，不能进行有效的语言交流。

4. 极重度智力障碍

（1）智商在 20 以下，心理年龄约在 3 岁以下。

（2）适应性行为极度缺陷，对周围一切不理解，社会功能完全丧失，不会逃避危险。

（3）缺乏自我保护的本能，不知躲避明显的危险，生活完全不能自理，大小便失禁。

（4）言语功能丧失。

（四）临床诊断

详细收集儿童的生长发育史，全面进行体格和神经精神检查，将不同年龄儿童在不同发育阶段的生长发育指标与正常同龄儿童进行对照和比较，判定其智力水平和适应能力，作出临床判断。同时，配合适宜的智力测验方法，即可作出诊断并确定本病的严重程度。

（五）临床治疗

1. 病因治疗 病因明确则应尽可能设法去除病因，使其智力部分或完全恢复。甲状腺功能低下、苯丙酮尿症等内分泌代谢异常患儿应早期诊断，早期采用甲状腺激素替代或苯丙酮尿症特殊饮食疗法，改善其智力水平。社会、心理、文化原因造成的智力低下，改变环境条件，加强教养则可使其智力提升。

2. 药物治疗 目前多采用营养神经的药物，或促进神经细胞恢复的药物。

3. 康复治疗 据不完全统计，我国现有智障儿童约五百多万人，入学率近 80%。由于智力水平、家庭环境等因素的影响，他们自理能力较弱，言语、注意力、平衡能力、认知及情感等方面有明显的缺陷。对于智障儿童，在医学上没有特效的治疗药物，主要还是以特殊教育康复训练为主进行综合干预。包括物理因子治疗、作业治疗、言语治疗、社会适应等方面的训练。开办特殊教育，根据年龄大小和智力低下的严重程度对患者进行训练，使其达到尽可能高的智力水平。

二、康复评定

（一）智力低下儿童筛查量表

运用尽可能简便的方法，以获得被查儿童在智力发育方面的信息，并据此确定所测儿童是否需要做进一步诊断性测验和评价。常用量表有：丹佛发育筛查测验、画人测验、瑞文测验和团体儿童智力测验等。

（二）智力测验

Gesell 发育诊断量表和韦克斯勒智力量表是我国最常使用的诊断性智力测试量表。

1. Gesell 发育诊断量表 该量表在国际上普遍应用，适用于 0～6 岁的儿童，结果以发育商（DQ）表示，DQ≥80 为正常。

2. 韦克斯勒儿童智力量表 是当今世界上应用最为广泛的儿重智力量表。

（1）韦克斯勒学龄前儿童智力量表（WPPSI） 适合4～6.5岁儿童。WPPSI共有11个分测验，计算智商只用10个分测验。每套测验分为言语测验和操作测验两大部分。

（2）韦克斯勒学龄儿童智力量表（WISC-R） 该表适合6～16岁儿童，量表分为言语测验和操作测验。

这些量表均已在我国完成了标准化工作，通过测试获得语言和操作分测验智商和总智商，智商的均数定为100，标准差为15，智力障碍是指总智商均值减少2个标准差，即70以下。

（三）适应行为评定量表

适应行为评定量表包括婴儿-初中生社会生活能力量表（S-M）、儿童适应性行为诊断量表、儿童适应行为评定量表、3～7岁儿童社会适应行为评定量表等。

三、康复治疗

1. 治疗原则 早期筛查、早期诊断、早期干预、早期康复；全面评估，全面康复；个体化治疗；家庭、学校和社会共同参与，共同支持，家庭强化训练，重视特殊教育参与。

2. 物理因子治疗 患儿在发育早期主要表现为大运动发育较同龄儿有不同程度的落后，同时其保护性伸展反应、平衡反应、运动协调性等也常常落后于同龄儿童。在发育早期按照运动发育的规律进行抬头、翻身、坐、爬、站立、行走及跑跳训练等。

3. 作业治疗 提高患儿的精细动作和操作的灵巧性。通过日常生活动作的训练，如进食、更衣、书写、游戏等，提高其生活自理能力。

4. 言语治疗 首先改善患儿构音器官和训练发音，再进行语句的训练，最后进行交谈式训练。对于无语言表达能力的患儿，可进行替代治疗，如手语、交流板等。

5. 感觉统合训练 主要通过前庭觉、本体感觉及触觉等多感官刺激的全身运动，改善中枢神经系统处理及组织感觉刺激的能力。在训练中同时给予儿童前庭、肌肉、关节、皮肤触摸、视、听、嗅等多种刺激。

6. 特殊教育 特殊教育是智力障碍儿童的主要康复训练手段，由教师、家长、治疗师等共同参与及实施。可集运动治疗、作业治疗、言语交流、感觉统合和音乐、游戏教学为一体，将康复训练和康复教学有机的结合，使受训的智力低下患儿运动、语言、日常生活、感知、认知和社会适应等方面都得到康复。根据智力障碍儿童病情严重程度的不同，按照正常儿童的发育有目的、有计划、有步骤地开展针对性的教育，重点在于将日常生活情境融入其中。教育的最终目的是提高智力障碍患儿生活自理能力的水平，提高患儿的社会参与度。

（1）轻度智力障碍儿童 可以在特殊学校接受教育，也可以在普通学校随班就读。通过循序渐进训练其日常生活技能、基本劳动能力、回避危险和处理紧急事件的能力，达到日常生活基本自理，成年后回归正常人的生活。

（2）中度智力障碍儿童 部分可以在特殊学校接受教育。通过训练掌握简单的卫生习惯和基本生活能力，可以表达基本需求和愿望，实现生活自理能力和部分社会适应能力。

（3）重度智力障碍儿童 通过训练其基本生活能力，尽可能减少对陪护人员的依赖。

（4）极重度智力障碍儿童 几乎无法接受相关训练。

扫码“学一学”

第三节 儿童孤独症的康复

案例讨论

【案例】

患者，女，6岁。因不喜欢与人交流，行为怪异，多动不安，于2015年3月前来医院就诊。观察发现该患儿只能重复说3～4个词语，整天手舞足蹈，晚间常常直到凌晨1点还不睡觉，喜欢踮着脚尖跑来跑去，反复触摸光滑的衣柜表面，长时间玩弄丢弃在地面上的头发等。

临床诊断：儿童孤独症。

【讨论】

1. 请制定一套针对该患儿言语功能障碍的治疗方案。
2. 可采用哪些方法对患儿进行行为训练？

一、概述

儿童孤独症也称儿童自闭症，是一类发生于儿童期的神经发育障碍性疾病。表现为社会交往障碍、言语发育障碍、兴趣范围狭窄及刻板重复的行为方式，严重阻碍发育期儿童综合能力发展。美国儿童孤独症发病率为1.1%，WHO 根据我国现有总人口估计，孤独症患儿总数在100万至150万，为各类精神残疾的首位。

（一）定义

儿童孤独症是一种发生在儿童早期的广泛性发育障碍性疾病，通常起病于 3 岁之前，其中，约2/3的儿童出生后逐渐起病，约1/4经历1～2年正常发育后退行性起病。它是一组以社会交往障碍、言语和非言语交流障碍、兴趣范围狭窄及刻板行为为主要特征的神经发育性障碍疾病。2～5岁是儿童孤独症行为最为明显的阶段。

（二）病因

目前，孤独症的病因不明，研究多集中在遗传基因、神经发育、神经生化、免疫及病毒感染等方面。

1. 遗传与环境因素共同作用 对儿童孤独症患者的家族研究发现，遗传因素在儿童孤独症的发病中起着重要的作用，近年来的遗传学研究大多集中在基因异常方面。认为儿童孤独症是一种多基因遗传病，疾病的发生受多个基因控制，单个基因对疾病的作用微小。环境因素，特别是在胎儿大脑发育关键期接触的环境因素也会导致发病可能性增加。

2. 胎儿期病毒感染 先天性风疹病毒感染、巨细胞病毒感染被认为可能与儿童孤独症的发病有关。

3. 免疫系统异常 一些研究表明，儿童孤独症中自身免疫性疾病发生率较高，T淋巴细胞亚群也与正常人群有差别，提示儿童孤独症存在免疫系统异常。

（三）临床表现

1. 社会交往障碍 患儿在社会交往方面的障碍是儿童孤独症的核心症状。表现为患儿不能进行社会交往，缺乏与人交往的兴趣，也缺乏交往的技巧和方式。儿童孤独症患者在婴儿期回避目光接触，对他人的呼唤和逗弄缺少反应，不愿被抱起、不愿与人亲近，不观察和模仿；幼儿期对主要抚养者常不产生依恋，对陌生人缺少应有的恐惧，缺乏与同龄人交往和玩耍的兴趣，自己的兄弟姐妹也不例外，往往对某些物品产生依恋，如某个玩具或一些奇怪的东西；学龄期患儿虽然对父母等家庭成员可能变得友好，但仍然不同程度地缺乏与他人主动交往的兴趣和行为，常常自娱自乐，独来独往，不理解社会规则；成年期的患者仍然缺乏社会交往的兴趣和技能，缺乏社交情景的理解，较难建立友谊、恋爱和婚姻关系。

2. 语言发育障碍 语言发育迟缓或不发育，约20%～25%的患儿终身不语，能够发展言语能力的孩子在时间上也会比正常孩子晚很多，并且言语能力也非常有限，这也是父母最早和最容易引起注意的症状。患儿所使用的词汇很少，重复性语言较多，常自言自语不知所云。患儿在语调、语速及节律方面也存在异常，常语调单一，有时用高尖的声音说话不能控制音量。在非语言交流上存在障碍，表现为多不会用点头、摇头及手势、动作等肢体语言表达，也不理解别人的常见肢体语言。

3. 兴趣狭窄和行为异常 患儿兴趣狭窄，倾向于僵化刻板的方式应付生活。往往对无生命的物品特别感兴趣，坚持用同一种方式做事，拒绝生活规律或环境变化。不能够在已有经验的基础上进行创造性思考。在行为方面患儿常有攻击性行为，包括自伤和攻击他人。

4. 智力障碍 25%的患儿智力水平正常（IQ>70），25%的患儿出现轻度智力障碍（IQ 50～70），50%的患儿存在中重度智力障碍（IQ≤50）。但极少数患儿智力发育呈“岛状”成熟现象，对音乐、绘画、计算、推算日期、背诵和机械记忆等有超常能力，被称为“白痴天才”。

5. 认知功能障碍 患儿注意力过于分散，对某些刺激过于敏感，而对其他刺激则又反应迟钝；缺乏想象力，存在语言认知障碍，只能理解他们熟悉的物品名称或简单指令。

6. 感知觉障碍 患儿对特殊的感觉刺激反应异常，有时对触觉、痛觉、声和光等感觉过敏，有时又迟钝。

7. 其他 睡眠障碍、情绪不稳定、多动、攻击、自伤等行为。

（四）临床诊断

常用美国DSM－5孤独症障碍诊断标准。

（1）在各种情景下持续存在的社会交流和社会交往缺陷，不能用一般的发育迟缓解释，符合以下三项。

1）社会情感互动缺陷 轻者表现为异常的社交接触和不能进行来回对话；中度患者缺乏分享性的兴趣、情绪和情感，社交应答减少；重者完全不能进行社会交往。

2）用于社会交往的非言语交流行为缺陷 轻者表现为言语和非言语交流整合困难；中度患者有目光接触和肢体语言异常，或在理解和使用非言语交流方面缺陷；重者完全缺乏面部表情或手势。

3）建立或维持与其发育水平相符的人际关系缺陷（与抚养者的除外） 轻者表现为难以调整自身行为以适应不同社交场景；中度患者在玩想象性游戏和结交朋友上存在困难；重者明显对他人没有兴趣。

（2）行为方式、兴趣或活动内容狭隘、重复，至少符合以下两项。

1）语言、运动或物体运用刻板或重复（例如简单的刻板动作、回声语言、反复使用物体、怪异语句）。

2）过分坚持某些常规及言语或非言语行为的仪式，或对改变的过分抵抗（例如运动性仪式行为，坚持同样的路线或食物，重复提问，或对细微的变化感到极度痛苦）。

3）高度狭隘、固定的兴趣，其在强度和关注度上是异常的（例如对不寻常的物品强烈依恋或着迷，过度局限或持续的兴趣）。

4）对感觉刺激反应过度或反应低下，对环境中的感觉刺激表现出异常的兴趣（例如对疼痛、热、冷、感觉麻木，对某些特定的声音或物料出现负面反应，过多地嗅或触摸某些物体，沉迷于光线或旋转物体）。

（3）症状必须在儿童早期出现。

（4）所有症状共同限制和损害了日常功能。

（5）这些失调都不能用智力障碍、智力发育障碍或全面性发育迟缓更好地解释。智力残疾和儿童孤独症经常共同发生。儿童孤独症和智力残疾的合并症，对社会沟通的预期低于一般发展水平。

二、康复评定

（一）发育评定

发育评定主要应用于5岁以下的婴幼儿。可用于发育评定的量表有丹佛发育筛查测验、Gesell发展诊断量表、贝利婴儿发育量表等。

（二）身体状况评定

身体状况评定包括一般状况、精神状况和智力评定等。

（三）量表评定

孤独症诊断观察量表（ADOS－G）和孤独症诊断访谈量表修订版（ADI－R）是目前国外广泛使用的诊断量表，对评定人员的各方面要求特别是临床经验的要求较高，均须受过专门的训练并在操作达标后方可实际使用这些评定方法。我国尚未正式引进和修订。

1. 孤独症诊断观察量表　适用于所有年龄段，通过观察儿童在游戏中的表现和对材料的使用，重点对他们的沟通、社会交往及使用材料时的想象能力加以评估。由四个模块组成，每模块需用时35～40分钟。特点是可以根据评测对象的语言能力（从无表达性语言到言语流畅）选择适合其发展水平的模块。进行每个模块时都详加记录，在活动结束后根据记录做出整体评估。

2. 孤独症诊断访谈量表修订版　适用于心理年龄大于2岁的儿童和成人。由专业人员对家长或监护人进行访谈。量表包括6个部分：社会交互作用方面质的缺陷（16项，B类），语言及交流方面的异常（13项，C类），刻板、局限、重复的兴趣与行为（8项，D类），判断起病年龄（5项，A类），非诊断记分（8项，O类），以及另外6个项目涉及儿童孤独症的一些特殊能力或天赋（如记忆、音乐、绘画、阅读等）。前三个核心部分反映了儿童孤独症的三大类核心症状，是评定和判断儿童有无异常的关键。评分标准与方法因各个项目而异，一般按0～3四级评分，评2分或3分表示该项目的异常明确存在，只是程度的差异；评1分表示界于有或无该类症状之间的情况，0分为无异常。

ADOS－G与ADI－R联合应用被公认为孤独症诊断的金标准，其实施对测试人员的要求较高，他们均须受过专门的训练，拥有较丰富的临床经验，并在操作达标后方可实际使用，目前有中文译本，但未普及使用，是开展研究的必需工具，若用于国内，该量表的个别项目应修改或删除，但依然不能代替临床观察。

三、康复治疗

目前儿童孤独症的治疗以教育和训练为主，药物治疗为辅。患儿存在多方面的发育障碍及情绪行为异常，应当根据患儿的具体情况，综合采用教育干预、行为矫正、药物治疗等相结合的干预措施，提高患儿语言交流、社会交往能力，矫正异常行为，提高生活自理能力等。

（一）教育和训练原则

1. 早期全程 早诊断、早干预、长期治疗，每天干预。对于疑似的患儿也要及时进行教育干预。

2. 科学性和系统性 既要针对儿童孤独症核心症状进行改善训练，同时也要促进身体、智力的发育，促进生活自理能力和社会适应能力的提高和训练。循序渐进，持之以恒。

3. 个性化 训练要在症状、智力、行为的基础评估上开展，制定个性化有针对性的训练。

4. 家庭参与 给予患儿全方位的家庭支持和教育，父母的接受态度和参与程度直接影响训练效果。

（二）治疗方法

1. 应用行为分析疗法 是目前知名度最高的综合干预模式之一。以正性强化、负性强化、区分强化、消退、分化训练、泛化训练、惩罚等技术为主，矫正儿童孤独症患儿的各类异常行为，同时促进患儿各项能力的发展。强调高强度、个体化和系统化。主要采取以下步骤。

（1）任务分析与分解 对患儿行为和能力进行评估，对目标行为进行分析。

（2）分解任务 分解任务并逐步强化训练，在一定的时间内只进行某项分解任务的训练。

（3）给予奖励 患儿每完成一个分解任务都必须给予奖励（正性强化），奖励物主要是食品、玩具和口头、身体姿势的表扬，奖励随着患儿的进步逐渐隐退。

（4）运用提示和渐隐技术 根据患儿的能力给予不同程度的提示或帮助，随着患儿对所学内容的熟练再逐渐减少提示和帮助。

（5）间歇 两个任务训练间需要短暂的休息。每周干预20～40个小时，每天1～3次，每次3小时。

2. 作业治疗 改善患儿对感觉刺激的异常反应、协调能力及认知障碍，提高患儿认知水平，培养患儿的兴趣，促进其社会交往，提高日常生活活动能力。

（1）增加感官刺激 设计不同的感觉刺激训练内容，促进感知觉发展。包括：视觉训练，光线刺激、颜色视觉、找出物体长短等；听觉训练，声音辨别、找出声源、跟着节拍训练、听觉集中、听音乐等；触觉训练，分出冷、温、热物体等；整体知觉和部分知觉训练，先训练认识客体的个别部分，然后训练认识客体的整体部分，最后训练既认识客体的个别部分又认识客体的整体；空间知觉训练，包括形状知觉、大小知觉、方位知觉训练。

（2）感觉统合训练 通过视觉、听觉、前庭、平衡、空间知觉等方面的训练，刺激大脑功能，使患儿能够统合这些感觉，促进脑神经生理发展，并能做出适应性反应。

（3）精细运动训练 训练需根据患儿的年龄和具体情况设计，有安全隐患的训练器材必须管理好，避免意外。

（4）日常生活技能训练　包括进食训练、穿脱衣服、如厕训练、洗漱训练等。重视实境实物训练，分类命名及一对一的概念，物品功能与关系概念，注意力集中、听指令行事，增加生活经验。

3. 图片交换交流系统　由美国儿童孤独症干预人士 Bondy 和 Frost 建立的一套用于促进儿童孤独症沟通技能的方法。通过教患儿学会使用图片这种简单易学的沟通方法，促进他们有意义的交流及交流的主动性。适合任何年龄段的儿童孤独症患儿。特点是关注儿童孤独症患儿的沟通及社会交往能力。

4. 结构化教学法　是当前西方国家获得最高评价的主流孤独症训练课程之一。以认知、行为理论为基础，针对儿童孤独症患儿在语言、交流及感知觉运动等方面的缺陷进行有针对性的训练，实施个体化的治疗，适合在医院、康复训练机构、家庭中开展。教学设计包括物质环境结构、作息时间结构、个别工作结构、视觉结构。步骤包括：根据不同训练内容安排训练场地，要强调视觉提示，即训练场所的特别布置，玩具及其他物品的特别摆放；建立训练程序表，注重训练的程序化；确定训练内容，模仿、粗细运动、知觉、认知、手眼协调、语言理解和表达、生活自理、社交及情绪情感等。在教学方法上充分运用语言、身体姿势、提示、标签、图表、文字等方法增进患儿对训练内容的理解和掌握。配合行为强化原理和其他行为矫正技术帮助患儿克服异常行为，增加良好行为。

5. 人际关系发展干预　重在发展儿童孤独症患儿的人际交往和适应能力，通过运用系统的方法激发患儿产生运用社会性技能的动机，是一种在家庭开展的训练方法，强调父母的引导式参与，通过父母与患儿之间的互动，促进其交流能力，加深患儿对他人心理的理解，提高患儿的人际交往能力。步骤包括：评估确定患儿人际关系发展水平；根据评估结果，依照正常儿童人际关系发展的规律和次序，依次逐渐开展目光注视－社会参照－互动－协调－情感经验分享－享受友情等能力训练；开展循序渐进的、多样化的训练游戏活动项目。活动多由父母或训练师主导，内容包括各种互动游戏，例如目光对视、模仿训练、抛接球、捉迷藏、“两人三腿”等。训练者在训练中表情丰富夸张但不失真实，语调抑扬顿挫。

6. 社交交往能力训练　由美国儿童心理学家 Steven Gutstein 博士创立的人际关系发展干预疗法。其理念为：先培养学习技能的动机、兴趣，在此基础上细致并系统地学习各种构建复杂世界的技能，培养患儿的社交能力，使患儿成为一个独立的思考者与问题的解决者。这是一种在家庭开展、由父母操作、不受地点与设备的局限、可时刻进行的训练方法。可进行对视训练、面部表情训练、共享注意训练、用手与人进行交流训练、拥抱训练、游戏训练、轮流等待训练等。

第四节　注意缺陷多动障碍症儿童的康复

扫码“学一学”

案例讨论

【案例】

患儿，男，9 岁，因注意力不集中、好动任性 3 年就诊，患儿 3 年前上小学后老师发现孩子好动，上课注意力不集中，东张西望，多动，常打断别人，无礼，易烦躁，稍坐久就不安，手脚乱动，经常和其他学生打架，无法在学校专注学习，无论在学校还是在家做作业均拖沓，边做边玩，且经常丢三落四，家长及老师教育他时，心不在焉，根本听不进去。患儿发育正常，体格检查和辅助检查未见明显异常。

【讨论】

1. 该患儿诊断为什么疾病？
2. 该患儿还需进行哪些康复评定？
3. 该患儿康复治疗方法有哪些？

注意缺陷多动障碍（attention deficit hyperactivity disorder，ADHD）是儿童阶段最常见的神经障碍性疾病之一，其病因复杂，治疗困难，发病率高。其临床症状往往会随着年龄的增加而减弱，但仍有半数患者的症状会持续到成年期。患者常伴有行为问题、学习障碍、药物滥用、焦虑、抑郁，以及婚姻、职业等方面的问题，因此对于 ADHD 儿童患者，早发现、早干预、早康复具有显著的临床及社会意义。

一、概述

（一）定义

注意缺陷多动障碍又称儿童多动症，是儿童期最常见的神经发育障碍性疾病之一，主要表现为与年龄不相称的注意力缺陷、多动及冲动等症状，同时还伴有多种心理障碍如品行障碍、对立违抗性障碍、情绪障碍等，可造成儿童的学业成就、情感、认知功能等多方面的损害。患儿智力正常或接近正常，男童患病率明显高于女童，男女性别比约为 3:1。据报道，我国儿童 ADHD 的患病率为 4.31%～5.83%，粗略估计我国约有 1461 万至 1979 万 ADHD 患儿。

考点提示 注意缺陷多动障碍的定义。

（二）病因

ADHD 病因和发病机制至今尚不明确，目前认为该病是一种神经发育障碍，是遗传、生物、心理和社会因素等多种因素单独或相互作用所致的一种综合征。

1. 遗传因素 大量的研究证明，ADHD 具有高度的遗传性，遗传率大约为 40%，是受遗传和环境因素共同作用的复杂疾病。ADHD 患儿的父母或兄妹患 ADHD 风险是正常人的 2～8 倍，单卵双胎几乎 100%同时罹患 ADHD。

2. 生物学因素

（1）神经生化因素 神经系统的活动主要通过神经递质作为媒介进行信息交换，5-羟色胺（5-HT）、去甲肾上腺素（NE）、多巴胺（DA）、肾上腺素是脑内几种重要的中枢神经递质，其中 DA 信号通路在记忆和注意方面起重要作用，DA 能神经冲动影响奖赏机制及对新奇事物的反应。大脑 5-HT 能系统在很大程度上介导认知冲动和情绪不稳定性，5-HT 能神经传导的改变会造成冲动、攻击及多动行为。这些神经递质的失衡，可引发 ADHD。研究显示 ADHD 患儿脑的楔前叶与海马之间 5-HT 转运体的表达与健康人群存在显著差异，海马与脑岛部 5-HT 转运体结合能力亦下降。

（2）脑结构异常 ADHD 患儿脑结构和正常对照组儿童存在差异，而且报告异常主要集中在脑的额叶、扣带回、纹状体及其相关的基底节结构和神经网络。目前已证实前额叶和皮质发育滞后及右侧纹状体的体积减小与 ADHD 的发生有关。

（3）神经电生理功能　ADHD 患儿脑电图功率谱发现其具有觉醒不足的问题，而觉醒不足属于大脑皮质抑制功能不足，从而诱发皮质下中枢活动释放，表现出多动。

3. 环境因素　包括产前、围生期和出生后因素。妊娠期因素在 ADHD 的发病中亦占有重要的作用，产前及新生儿时期各种因素造成的缺血缺氧反应通路基因过久表达可提高 ADHD 的风险，例如 ADHD 患儿母亲妊娠期吸烟和饮酒、患儿早产、产后出现缺血缺氧性脑病及甲状腺功能障碍。与 ADHD 发生有关的儿童期疾病包括病毒感染、脑膜炎、脑炎、头部损伤、癫痫、毒素和药物。更多存有争议的因素包括营养不良、与饮食相关的致敏反应、过多服用含食物添加剂的饮料或食物、儿童缺铁、血铅水平升高、糖皮质激素分泌增加等亦与 ADHD 发生有关。

4. 社会心理因素　不良的家庭环境对 ADHD 患儿不良行为的形成起示范和强化作用，包括家庭关系严重不和睦、不当的教育方式和父母经济困难等。学校缺乏安全感、教育方法不当等不良因素亦能作为发病诱因或症状持续存在的原因。不良的社会风气，如抽烟、酗酒，甚至吸毒等对患儿心理将产生巨大的影响，社会竞争激烈、生活工作节奏加快、学习压力增大等均可增加儿童的社会心理压力及精神紧张刺激，引起心理行为异常。

（三）临床特征

1. 症状　ADHD 临床表现多种多样，并常因年龄、环境和周围人的态度而不同，一些患儿在婴儿期就表现出好动特征，部分在 3 岁左右起病，一般症状最突出时期是 9～10 岁。其核心症状为注意缺陷、多动、冲动任性。

（1）注意缺陷　ADHD 患儿的注意很容易受环境的影响而分散，注意力集中的时间短暂，难以完成任务的组织实施。他们在玩游戏时常显得不专心，上课时专心听课时间短暂，不能听清或听不全老师的讲课。

（2）多动　大多开始于幼儿早期，进入学校后，在学校规章制度的限制下，表现更加突出。患儿表现格外活泼，上课时小动作不停，屁股在椅子上扭动，喜欢招惹他人，常与同学争吵或打架等，活动过度最引人注意。

（3）冲动任性　ADHD 患儿由于缺乏克制力，常对一些不愉快的刺激做出过分反应，以致在冲动之下伤人或破坏东西。他们的情绪不稳定，会无故叫喊或哭闹，没有耐心。

（4）学习困难　由于注意障碍和多动影响了患者在课堂上的听课效果、完成作业的速度和质量，致使学业成绩差，常低于其智力所应该达到的学业成绩。

（5）运动与感知功能异常　部分患儿手指精细协调困难、快速轮替动作不灵活，握笔写字、扣钮扣、系鞋带等动作笨拙。手眼协调性差，共济活动不协调。左右分辨困难，空间位置障碍等。

（6）品行问题　患病率高达 30%～58%。品行障碍表现为攻击性行为，如辱骂、打伤同学、破坏物品、虐待他人和动物、性攻击、抢劫等，或一些不符合道德规范及社会准则的行为，如说谎、逃学、离家出走、纵火、偷盗等。

（7）情绪问题　患儿常常自我评价低，自信心不足，把自己看成是无用的人，表现为烦躁、烦恼、激越、郁闷等症状。

患本病的男孩和女孩在表现上有很大区别，女孩多动症状少，注意障碍突出，伴随品行问题者较少，但伴随情绪问题较多、伴随学习困难相对多见。此外，注意缺陷多动障碍患儿易于合并对立违抗障碍、品行障碍、焦虑障碍、学习障碍、睡眠障碍等多种心理行为异常，称为ADHD共患病。

考点提示 注意缺陷多动障碍的三大核心症状。

2. 诊断 主要依据病史和对特殊行为症状的观察、描述和追踪观察，采用临床常用的评定量表如Conners父母问卷及教师评定表，以及Achenbach儿童行为评定量表及教师报告表等评分，辅以相关检查排除其他精神疾病，综合分析并结合诊断标准确定诊断。

临床医生可以根据需要选用诊断标准。2016版《中国注意缺陷多动障碍防治指南》建议采用2013年出版的DSM－5关于ADHD的诊断标准，以确保诊断的准确性和减少诊断方法的变异。DSM－5标准将ADHD分为注意缺陷型、多动冲动型和混合型三类，诊断必须符合以下5项标准。

（1）症状学标准

1）注意障碍　下列症状至少6项持续至少6个月（症状出现在7岁以前），且达到与发育水平不相符的程度，并直接负性地影响社会、学业或职业活动。①经常不能密切关注细节，或者在作业、工作或其他活动中犯粗心大意的错误。②在任务或游戏活动中，经常难以维持注意力。③当别人对其直接讲话时，经常看起来没有在听。④经常不遵循指示以至于无法完成作业、家务及工作中的职责。⑤经常难以组织任务和活动（例如，难以管理有条理的任务；难以把材料或物品放得整整齐齐；凌乱，工作无头绪；不良的时间管理；不能遵守截止日期）。⑥经常回避、厌恶或不情愿从事那些需要精神上持续努力的任务。⑦经常丢失任务或活动所需的物品。⑧经常容易被外界的刺激分神。⑨经常在日常活动中忘记事情。

2）多动与冲动　下列多动、冲动症状中至少有6项（或更多）持续至少6个月，且达到了与发育水平不相符的程度，并直接负性地影响了社会、学业或职业活动。①经常手脚动个不停或在座位上扭动。②当被期待坐在座位上时却经常离开座位。③经常在不适当的场合跑来跑去或爬上爬下。④经常无法安静地玩耍或从事休闲活动。⑤经常"忙个不停"，好像"被马达驱动着"。⑥经常讲话过多、喋喋不休。⑦经常在提问还没有讲完之前就把答案脱口而出。⑧经常难以等待轮到他或她（例如，当排队等待时）。⑨经常打断或侵扰他人（例如，插入别人的对话、游戏或活动）。

（2）起病与病程　若干注意障碍、多动或冲动的症状在12岁以前就已存在，至少持续6个月。

（3）症状必须跨越两种以上场合　若干注意障碍、多动或冲动的症状存在于2个或更多的场所（例如，在家里、学校或工作中；与朋友或亲属的活动中，在其他活动中）。

（4）症状造成异常影响　有明确的显示这些症状明显影响了社会、学业和职业功能。

（5）排除其他　症状不是由精神分裂症或其他精神病性障碍引起，也不能由其他精神障碍来解释（如心境障碍、焦虑障碍、分离性障碍、人格障碍、物质依赖或戒断）。

研究显示，对于小于4岁的儿童，简单利用标准中的一些指标来衡量（如经常不能按照指示完成作业、常常擅自离开座位等）则不是很合适，所以对于他们的表现，可能还需要更多的结合日常的观察，以判断这些是孩子的正常发育还是ADHD。

所以，ADHD的诊断必须结合全面、详尽客观的病史采集，仔细的临床检查和评估，必要的辅助检查（根据症状选择如头部CT、脑电图、视觉、听力测试、血多巴胺、去甲肾上腺素或代谢产物的检测等），同时参考上述诊断标准及儿童的年龄、性别等因素，综合分析，才能得到理想的诊断。

二、康复评定

1. 身体状况评定 包括一般状况、精神状况等。

2. 智力测定 常用韦氏学龄前儿童智力量表（WIPPS－CRR）和韦氏学龄儿童智力量表（WISC－CR），亦可用瑞文标准智商测验等。ADHD 儿童大多智力正常，极少数处于临界状态。

3. 学习能力评定 ①学生学习障碍筛查量表（the pupil rating scale revised screening for learning disabilities，PRS）由言语和非言语两个类型及五个成分区、24 个题目组成，以五级记分法评定，以言语得分在 20 分以下、非言语得分在 40 分以下为筛查阳性标准。②希－内学习能力测验（H－NLAT）是目前国际流行的非语言智力测验之一，该测验适用于 3～16 岁儿童及青少年，与目前国内使用的其他智力工具相比，希－内学习能力测验的特点之一是智力结构比较完整，二是可以测出智力的下限，这对能力发展水平较低儿童的康复训练及效果评价十分有利。目前国内使用的量表及常模由山西医科大学与组织全国协作组于 1996 年修订。ADHD 儿童常有学习成绩低下或语言方面的问题。

4. 注意测定 持续性操作任务（continuous performance task，CPT）评定：ADHD 的主要症状并非多动，而是注意缺陷，婴儿主要表现为持续注意障碍和冲动控制能力差。目前，对儿童注意缺陷的评定多采用 CPT。

CPT 是一系列的刺激（视觉和听觉）在计算机监视器或音响上快速呈现，要求被试者对预先指定的刺激进行反应，可以较直观、准确地测试其注意力集中的维持能力、冲动性和警觉性。该测试由受试者自己操作，不受语言、文化水平影响。CPT 有视觉和听觉测试两种模式，测试参数包括漏报错误、虚报错误和平均反应时间。漏报错误反映注意力不集中，虚报错误反映被试者的冲动性，反映冲动的抑制能力，平均反应时间可反映被试者的警觉性水平及认知加工速度，警觉性也是注意力的一个特征。CPT 为一种敏感性和特异性较强的 ADHD 辅助诊断方法，可以较科学地反映患儿个体的临床特征，为其针对性地干预提供科学的依据。

5. 行为评定

（1）Conners 儿童行为问卷量表 该量表是目前最常用的儿童多动障碍行为评定量表，主要包括父母症状问卷、教师评定量表和父母教师问卷，常用的是前两种，主要由家长及教师用于儿童行为问题的观测和评定，用于评估儿童行为问题，适用于 3～17 岁儿童。研究表明，Conners 量表不但在 ADHD 儿童和正常儿童方面具有较高的鉴别能力，还可作为衡量 ADHD 药物治疗乃至行为治疗效果的一个客观指标。量表共 48 条目，包括品行问题、学习问题、心身障碍、冲动或多动、焦虑和多动指数 6 个因子。其信度和效度已经过广泛的检验，在临床上已作为 ADHD 辅助诊断手段之一。

（2）Achenbach 儿童行为量表（child behavior checklist，CBCL） 由家长根据儿童近 6 个月来的行为表现填写，按 0、1、2 计分法，专人收集、评分。CBCL 由 113 个行为症状组成，可分为 9 个行为因子，分别为分裂样、抑郁、交往不良、强迫性、体诉、社交退缩、多动、攻击性、违纪。把每个因子所包括的行为症状的粗分相加就是因子的分数，再与标准常数分项比较以判断是否有行为问题。如果有 1 个因子分超过国内常模第 98 百分位数时即确定该因子异常，若有1个因子异常即判定儿童有行为问题。分数越高问题越严重。

（3）感觉统合能力评定　儿童感觉统合能力发展评定量表由58个题目组成，根据年龄及性别将各项原始分数转换成标准T分数。得分低于40分为有轻度感觉统合失调，低于30分为有严重的感觉统合失调。

考点提示　注意缺陷多动障碍的主要康复评定量表。

三、康复治疗

（一）治疗目标

缓解和改善临床症状，提高患儿自我控制能力，使其主动注意力提高，注意时间延长；改善认知行为，树立患儿自信心，培养良好的行为习惯，减少和克服冲动、攻击和违抗行为；增强学习能力和社会适应能力，全面提高患儿生活质量。

（二）治疗方法

1. 药物治疗

（1）中枢神经兴奋药　中枢神经兴奋药是目前治疗ADHD的首选药物。中枢神经兴奋药主要有哌甲酯、苯异妥英（匹莫林）等。近年来的研究已证实了中枢神经兴奋药的短期疗效，有效率在65%～75%。中枢神经兴奋药可缓解焦虑、抑郁及抽动障碍等症状，对伴品行障碍和攻击行为者，可减少其袭击行为和反社会行为，改善人际关系，还可降低ADHD患儿成瘾物质滥用的危险。但中枢神经兴奋药仅限于6岁以上患者使用，且因有中枢兴奋作用，晚上不宜使用。

（2）非中枢兴奋药　托莫西汀（atomoxetine）是高度特异性的去甲肾上腺素（NE）调节剂，原来用于抗抑郁治疗，国外近年来被批准用于治疗青少年ADHD，它和中枢神经兴奋药哌甲酯等都属于一线治疗药物，疗效与哌甲酯相当，但不良反应少，耐受性好，每天给药1次，疗效可持续24小时，且长期服用，无成瘾性，该药起效时间比中枢兴奋剂缓慢，一般要在开始用药1～2周后才能出现疗效，不适用于需要急性治疗的ADHD患者。作为我国ADHD防治指南中的主要推荐药物之一，可用于治疗成人及7岁以上儿童的ADHD。

（3）α_2肾上腺素能受体激动剂　可乐定（clonidine），美国FDA批准盐酸可乐定缓释片可单独或与兴奋剂联合使用治疗ADHD（2011），作为治疗ADHD的二线用药，常与哌甲酯一起用于治疗活动过度、有攻击行为、伴抽动的患儿。

（4）三环抗抑郁药　如去甲丙米嗪和去甲替林，只有当在哌甲酯和阿托莫西汀无明显疗效，并且行为介入疗法已经施行且无明显疗效时使用。

（5）用药周期及目标　美国儿童青少年精神病学会（AACAP）建议：足剂量、足疗程规范治疗ADHD，一般开始用药后4～6个月症状缓解，之后至少维持用药一年，达到功能缓解才停药。

2. 非药物治疗　用于症状较轻的患儿或配合药物治疗，不仅能有效地控制和改善患儿的各种症状，更有利于建立患儿的自信心，使其更好地融入校园和社会。对于有ADHD症状的学龄前儿童，心理、社会的干预，尤其是家长教育是首选治疗，只有当其无效时才考虑使用药物。

（1）行为矫正疗法　行为矫正是指运用某些程序和方法，来帮助患儿改变他们的行为。行为治疗的目的，就是利用学习的原理，通过条件反射的形式来改变已经习得的行为。在训练中出现适当行为时，就给予奖励，以鼓励其保持并继续改进；当不适当行为出现时，就加以漠视或给予一定惩罚。此方法一般用于症状较轻的ADHD。

1）正性强化法　主要是指通过表扬、赞许、奖赏等强化物使患儿良好的行为得以持续。强化物简单分为物质性、活动性和社会性。行为矫正实施前需仔细评估问题行为，确定目标行为。目标行为的选择一般从易到难，逐个进行。正强化实施前，应将计划告诉患儿，以取得其积极配合。在选择强化物的类型时，应了解熟悉患儿的性格和喜好，以帮助选择恰当的强化物。

实施正强化应注意：①在目标行为出现后立即予以强化。②给予强化物时，要向患儿描述被强化的具体行为。例如，表扬时应说“你把地扫得很干净"，而不是说“你是一个好孩子"，这样能使他明确今后该怎么做。③分配强化物时，应灵活使用口头赞扬、拥抱、微笑等，并时常更换所用的赞扬语句。④为了防止厌恶情况出现，矫治者在每次强化时只给予少量的正强化物，适当地控制正强化物的发放数量。可与惩罚法、消退法等联合使用。

2）惩罚法　是指当患儿在一定情境下产生某一行为后，若即时使之承受厌恶刺激（又称惩罚物）或撤除正在享用的正强化物，那么其以后在类似情境下，该行为的发生频率就会降低。与正强化或负强化相反，惩罚过程企图减少某种行为的发生。

惩罚的方式是很多的，常用的包括体罚、谴责和隔离。应尽量避免或禁止使用体罚。谴责是指患儿出现不良行为时，及时给予强烈的、否定的言语刺激或警告语句，以阻止或消除不良行为的出现。谴责只是一种惩罚的信号，它不能成为一种独立的方法，必须与其他的惩罚技巧结合使用。隔离是当患儿表现出某种不良行为时，及时撤除其正在享用的正强化物以阻止或削弱患儿这种不良行为的再现，或把个体转移到正强化物较少的情境中去，这种改变行为的策略称为隔离。对于患儿的一些外化性问题行为，例如攻击、违拗、破坏、无礼貌、危险行动、不服从、大叫大哭、威胁、不听劝告等，暂时隔离是非常有效的惩罚方法。需要的必备工具是一个闹钟。隔离的目的是让孩子因为失去一些活动而感到遗憾，以抑制其在今后的活动中出现类似不良行为。

3）消退法　消退是指在一个确定的情境中，出现一个以前被强化的反应，若此时这个反应之后并不跟随着通常的强化，那么在下一次遇到相似情境时，该行为的发生率就会降低。消退法是一种简单易行且效果显著的行为矫正方法。孩子一些无危险的、非破坏性的行为（如唠叨、发牢骚、哭、抱怨、制造噪音、顶嘴等），曾经常被批评而得以强化，若现在予以漠视或视而不见，久之则会因失去注意而逐渐减少或消失。值得注意的是，消退所期望的效果极少即时出现，常常是在行为减少前，不良行为在频率和强度方面均有一个短暂的增加，经过一段时间后才能逐步见效。

（2）认知行为训练　这种疗法的原理假设有两个：一是人类行为以认知为中介；二是认知的缺少引起个人情绪的失调。这种疗法的主旨是改变患儿的思维形式、信念态度和意见及达到其行为的改变。认知行为治疗首先要识别患儿有害的自我认知方式，通过认知行为干预消除这种方式，患儿通过训练可以养成“三思而后行”及在活动中“停下来，看一看，听一听，想一想”的习惯，增强患儿的自我控制、自我指导、自我调节，勤思考，提高解决问题的能力。

（3）感觉统合训练　感觉统合是指大脑将从身体各种感觉器官传来的感觉信息进行多次的组织分析和综合处理，做出正确决策，使整个机体和谐有效地运作。当大脑对感觉信息的统合发生问题时，就会使机体不能有效运作，称为感觉统合失调。ADHD 患儿常常伴有感觉统合失调和协调平衡障碍的问题，因此，对患儿前庭功能、触觉和本体觉进行针对性的强化训练，可以帮助其建立和恢复健康及正常的运动模式。主要有以下几种：①触觉训练，强化皮肤、大小肌肉、关节、神经感应，辨识感觉层次，调整大脑感觉神经的灵敏度（图6－1）。②前庭平衡觉训练，调整前庭信息及平衡神经系统自动反应功能，促进语言组织神经健全、前庭平衡及视听能力完整程度（图6－2）。③弹跳训练，调整固有平衡、前庭平衡感觉神经系统，强化触觉神经、关节信息，促进左右脑健全发展。④固有平衡训练，调整脊髓中枢神经核对地心吸力的协调，强化中耳平衡体系，协调全身神经功能，奠定大脑发展基础（图6－3）。⑤本体感觉训练，强化固有平衡、触觉、大小肌肉双侧协调，灵活身体运动能力、健全左右脑均衡发展。

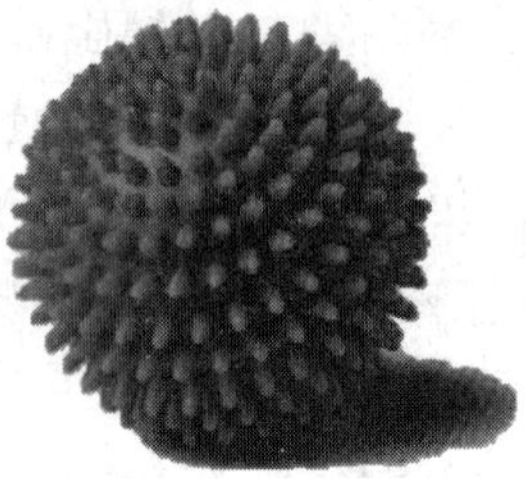

图6－1　触觉训练

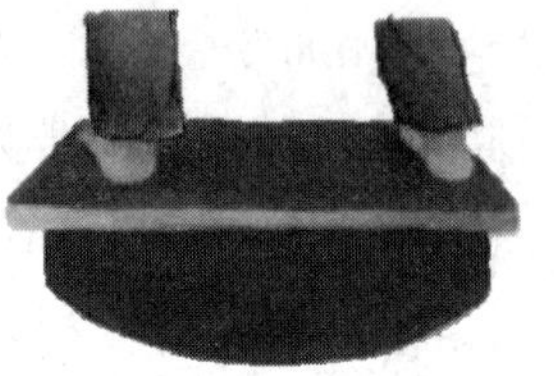

图6－2　前庭平衡觉训练

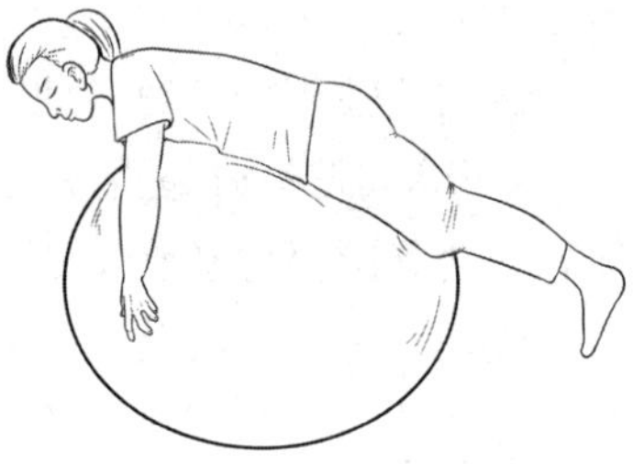

图6－3　固有平衡训练

（4）疏泄疗法　让患儿将不满的情绪及对事物或人的不满全部讲出来，然后一起分析，对的加以肯定，错的加以指导纠正，使患儿心情舒畅，能同大人和朋友融洽相处、相互合作。组织患儿多参加有趣的游戏和体育、文娱活动。或让患儿先跑步，运动一会儿再上课和做作业，并在课堂上多安排其为老师擦黑板、收发作业等任务，以宣泄其过剩的精力。

（5）对父母和老师的培训　多数患儿的家长和老师对ADHD认识不足，他们常为患儿的种种表现感到无奈、焦虑甚至气愤，因此，进行家长和老师的培训，改进他们对ADHD的认识，是患儿治疗效果得到保证必不可少的一部分。

除了说教式教学为主的传统意义上的父母管理训练外，另一种管理训练则是将发展理论融入社会学习，将重点放在亲子互动上。治疗师给家长提供反馈，并指导他们共同投入角色扮演中来实践技能。比较著名的家长管理模式有新森林育儿组合（new forest parenting package，NFPP）、3－P正性育儿项目（the triple P positive parenting program，PPP）和亲子交互性治疗（parent－child interaction therapy，PCIT）。

（6）运动治疗　通过拳击、柔道、举重、田径、球类运动、游泳、健身等体能训练，指导他们控制冲动和攻击行为，形成良好的自我控制，增强自信心。有研究发现ADHD患儿部分伴有“小脑发育延迟”，对于这部分群体针对性地进行单脚站立，同时将沙包从一只手扔到另一只手等训练项目，往往能够改善患儿的注意力不集中、读写困难等状况。

（7）脑电生物反馈治疗　应用现代技术将患者意识不到的脑电信号，转变成患者可以意识到的信号（视觉信号或听觉信号），然后根据操作性条件反射原理，通过训练有选择性地强化适宜的脑电波，抑制不利的电波，并以奖励的方式反馈给患者而反复强化的训练治疗。

考点提示　注意缺陷多动障碍的康复治疗措施。

知识拓展

注意缺陷多动障碍的饮食治疗

科学研究发现，限制患儿食用胡椒油等调味品和酒石黄等食用色素后，大多数患儿的多动症状消失。此外，有些食物，如西红柿、苹果、橘子和杏子等含甲基水杨酸盐类较多，多动症患儿也不宜食用。

家长应让患儿养成良好的饮食卫生习惯，少吃富含酪氨酸的挂面、糕点及乳类等食品。不要给多动症患儿使用含铅的食器，也不要让患儿吃可能受铅污染的食物和含铅量高的食物。另外，可适当进食红肉和动物肝脏，以增加铁和其他营养素的摄入。

（三）预后和预防

1. 预后　儿童 ADHD 到成年后的结局可以归纳为以下三种情况：①成年后社会功能良好。②成年后仍存在注意力不集中、冲动症状和社会功能问题。③成年后出现明显的精神问题或人格障碍。预后结局与病情的轻重程度、是否及时有效地坚持治疗、是否有家族史、是否有共患病，以及各种可能的致病因素是否持续存在等相关。大多数症状较轻的 ADHD 患儿，经过适当的治疗成年后社会功能良好，或遗有注意力不集中、冲动症状和社会功能问题。预后不良的危险因素包括：具有明显的 ADHD 家族史、共患其他精神障碍和致病因素持续存在。

2. 预防　主要是避免各种危险因素及对有高危因素者进行早期干预治疗。

（1）做好婚前检查　避免遗传性疾病，避免近亲结婚。适龄结婚，勿过于晚育及多胎。

（2）孕期保健　保持心情愉快、情绪稳定，定期进行产前检查，避免不良嗜好（如吸烟、饮酒、吸食毒品等），保证营养、注意卫生、预防疾病、慎用药物，避免接触有害物质和放射线。

（3）围生期保健　提倡自然分娩，注意产前胎儿监护，避免产伤和新生儿窒息缺氧，提倡母乳喂养，保证婴儿营养均衡。

（4）创造温馨和谐的家庭环境　家长要形成良好的养育习惯和家庭氛围。

（5）早介入治疗　对于有高危因素的儿童，如低出生体重儿、早产儿等应定期追踪观察，对于在婴幼儿早期和学龄前期就有注意力难集中、活动过多、冲动任性等 ADHD 症状的儿童，应尽早介入行为、心理等非药物治疗。

本章小结

儿童疾病具有鲜明的特色和特殊的临床表现，本章讲述的几种疾病，均属于儿童期常见的神经发育障碍和损伤性疾病。主要表现为与年龄不相称的智力障碍、认知障碍、社会交往障碍、注意力集中困难、多动及冲动等症状，造成儿童心理功能和社会适应功能等多种损害。早期识别、早期干预、适当的药物治疗，采取规范有序的综合康复治疗措施，是有效阻断病情进一步发展和获得满意预后的关键。

扫码"练一练"

习　题

一、选择题

A1/A2 型题

1. 下列哪项不是脑瘫临床症状的主要特征是
   A. 固定的运动模式
   B. 病情呈进行性发展
   C. 肌张力不平衡
   D. 四肢和躯干的非对称
   E. 原始反射残存
2. 下列哪项不是痉挛型脑瘫的临床表现
   A. 痉挛型脑瘫临床表现为运动发育较同龄儿明显落后
   B. 肌张力降低，呈软瘫状态
   C. 检查时可见折刀征、膝腱反射亢进
   D. 病理反射 Babinski 征等阳性
   E. 出现髌、踝振挛及异常反射等
3. 共济失调型脑瘫的临床表现不包括
   A. 主要损伤部位为小脑，因此表现以平衡功能障碍为主的小脑症状
   B. 步态不稳、不能调节步伐，醉酒步态，容易跌倒，基底宽，不敢迈大步
   C. 手和头部可看到轻度震颤，眼球震颤极为常见
   D. 指鼻试验、对指试验、跟膝胫试验都难以完成，肌张力增高
   E. 语言缺少抑扬声调，而且徐缓
4. 智力低下的诊断要点不包括
   A. 智力明显低于正常同龄儿平均水平
   B. 智商（IQ）低于人均值两个标准差，一般智商在 70（或 75）以下
   C. 适应行为存在缺陷，主要指个人独立生活和履行社会职责方面都有明显的缺陷
   D. 起病于发育年龄阶段，即 18 岁以前
   E. 起病于任何年龄段
5. 儿童孤独症的治疗原则不包括
   A. 早发现，早治疗
   B. 让父母成为治疗的合作者或参与者
   C. 药物治疗为主
   D. 治疗方案应个体化、结构化和系统化
   E. 同时要注意患儿的躯体健康，预防其他疾病
6. 以下不属于痉挛型脑瘫患儿典型临床表现的是
   A. 上肢屈曲、内收、内旋
   B. 尖足
   C. 圆背坐
   D. 髋关节屈曲
   E. 醉汉步态
7. 以下属于不随意运动型脑瘫患儿典型临床表现的是
   A. 对称姿势
   B. 髋关节屈曲
   C. 肌张力变化
   D. 肌张力增强呈持续性
   E. 婴儿期多表现为肌张力增高
8. 儿童孤独症的核心障碍是

A. 社会交往障碍
B. 语言发育障碍
C. 兴趣狭窄和行为异常
D. 智力障碍
E. 认知障碍

9. 脑瘫是以中枢性运动障碍为主，脑损伤所致的其他障碍，称之为伴随障碍。以下不属于脑瘫伴随障碍的是

A. 生长发育障碍
B. 癫痫
C. 听觉障碍
D. 语言障碍
E. 视觉障碍

10. 脑瘫诊断标准不包括

A. 中枢性运动障碍持续存在
B. 运动和姿势发育异常
C. 反射发育异常
D. 肌张力及肌力异常
E. 头颅影像学佐证（MRI、CT、B 超）

11. 下列关于注意缺陷多动障碍描述不正确的是

A. 以注意力不集中、多动、冲动等表现为特点
B. 男孩发病率明显高于女孩
C. 具有高度的遗传倾向
D. 智力低下
E. 可造成多方面损害

12. 注意缺陷多动障碍的临床表现，不包括

A. 注意力集中困难
B. 活动过度
C. 情绪不稳
D. 学习困难
E. 发育落后

13. 下列哪一量表不用于注意缺陷多动障碍康复评定

A. 学生学习障碍筛查量表（PRS）
B. 持续性操作任务评定（CPT）
C. Conners 儿童行为问卷量表
D. Achenbach 儿童行为量表
E. CARS 评定量表

A3/A4 题型

[14～15] 男，8 岁，早产儿，体格发育正常，近两年无法在学校专注学习，与人接触困难，多动，常打断别人，无礼。

14. 该患儿可能的诊断为

A. 自闭症
B. 注意缺陷多动障碍
C. 智力低下
D. 唐氏综合征
E. 癫痫性人格障碍

15. 目前首选治疗是

A. 吡拉西坦
B. 维生素 B
C. 辅酶 Q
D. 盐酸哌甲酯
E. 托吡酯胶囊

二、简答题

1. 智力障碍儿童的康复治疗原则有哪些？
2. 注意缺陷多动障碍的康复评定有哪些？

3. 最新脑瘫分型中，各型脑瘫损伤部位是哪里？

4. 注意缺陷多动障碍的非药物康复治疗方法有哪些？

5. 2014 年最新脑瘫分型中，脑瘫按运动障碍类型、瘫痪部位和脑损伤部位，可分为哪几型？

（邹颖　蒋竞杭）

第七章

老年疾病的康复

学习目标

1. **掌握** 骨质疏松症的定义、康复评定和康复治疗方法；帕金森病的定义、综合评定、治疗原则和康复治疗方法；阿尔兹海默病的定义、康复评定、治疗原则和训练方法。

2. **熟悉** 骨质疏松症的临床表现、诊断标准和治疗目标；帕金森病的主要功能障碍、临床表现和治疗目标；阿尔兹海默病的临床表现和治疗目标。

3. **了解** 骨质疏松症的分型、功能障碍和康复护理；帕金森病的病因和病理改变；阿尔兹海默病的病因、病理改变、辅助检查及预后。

4. 能运用已掌握的评定方法和康复治疗技术，对老年常见疾病患者进行常规康复评定与康复治疗案例的讨论与治疗。

5. 具有良好的社会适应能力，能够适应社会对康复医学的发展要求，以及随社会不断发展的康复治疗服务需求。

随着国民经济及医疗卫生事业的发展，人们的健康水平不断提高，人均寿命在不断地增长，我国已进入了“老年型”国家的行列中。老年性疾病在我国高发，如何提高老年疾病患者的生活质量，是康复医学中重要的一部分。老年病患者康复的主要目的是恢复因伤、病致残老年人的各种功能障碍，提高日常生活活动能力，减轻老年人的家庭和社会负担，创造良好的生活环境，提高生活质量。本章就临床常见的骨质疏松症、帕金森病、阿尔茨海默病做详细介绍，并提出一些新的康复评定和治疗方法。

第一节　老年疾病的概述

扫码“学一学”

案例讨论

【案例】

患者，女，65岁，5年前，患者开始出现记忆力下降、反应迟钝、说话不清楚，后期四肢行动不便。刚开始时跟她说一件事，几分钟以后就忘了，你问的时候她就反问你，你说了吗？慢慢生活不能自理。一年后病情进一步加重，随时都要一个人照顾着她。她每天起床后的第一件事就是要回家，不管你跟她说多少遍都不听，一天都要往外跑。嘴里不停地说什么，家人问她讲什么她说没有，又不停地自言自语。对最近的事基本都记不住，常年不见的亲戚、家人她想一会儿就会知道是谁，以前的事只要一提示她也会想起。不停地要回家，出了家门就找不到回家的路，随时都要家人去把她找回来，所以有时就把她锁在家里。家人问她哪里疼或者不舒服时不能回答，就回答没有，给治疗和检查带来很大的困难，经检查基本排除器质性病变。

查体：生命体征稳定，心肺未见异常；四肢肌力稍下降，肌张力稍高；认知障碍；有精神行为症状等。

【讨论】

1. 该患者的功能障碍有哪些？
2. 该患者应进行哪些康复评定？
3. 请为该患者制定康复治疗方案。

一、概述

（一）定义

随着年龄的增长，人体各器官系统的储备功能和组织再生修复能力减退，往往导致老年人病情严重、恢复较慢或不易恢复、预后不良，甚至遗留各种不同程度的残疾，需要康复和护理。老年康复医学是康复医学的重要组成部分，老年疾病康复是指对患有疾病且有功能障碍的老年人进行康复治疗，使其能尽量得到全面康复。广义的老年疾病康复还包含对老年人常见的残疾进行预防、医疗、恢复性功能训练或补偿、调节和适应性的处理，以及对患者及其家人进行有关康复的教育。

（二）临床特点

衰老与老年疾病有密切联系、多病共存、症状体征不典型、发病过程缓慢、病情变化迅速且易出现合并症，药物不良反应多。发病方式独特，常以跌倒、不想活动、精神症状、大小便失禁及生活能力丧失等老年病五联征之一或几项表现出来。具有以下三大特征。

1. 脆弱性 衰老使机体储备功能、适应能力和抵抗能力下降，对疾病和药物副作用易感性增加。

2. 特殊性 由于衰老的存在，即使与成年人患同一种疾病，从发病到预后表现不一样。

3. 高危性 表现为患病率高、并发症和药物不良反应多、手术危险性大、病死率高。

（三）康复意义

1. 实现健康、积极的老龄化 1990 年，WHO 提出了健康老龄化的目标，要求全社会创造条件使老年人能过健康、安全、积极的生活。健康老龄化最突出的表现应该是身体器官功能在进入老年后没有或极少有减损和退化，又称为成功老龄化，即能成功地保持身心功能。2002 年，WHO 和国际老年学会又提出了积极老龄化的概念，即在老化过程中，尽可能利用一切机会让老年人在躯体、精神和社会等方面处于良好的状态，将健康预期寿命延伸到老年阶段。

2. 减少老年性残疾 残疾的发生率随着老年人年龄的增长而增加，残疾的老年人不能做到日常生活自理，要依赖别人代劳或帮助。开展老年疾病康复能有效地防止许多致残性疾病，改善患者的功能障碍，减少残疾。

3. 提高老年人的生活质量 老年疾病和残疾造成的身心功能障碍及处境，都会严重地影响其生活质量，而医疗康复可以有效地改善其生活质量。

（四）康复原则及目标

老年康复的治疗原则是：治疗原发的疾病、防止原发性残疾和预防继发性残疾。在整个康复过程中，三者交替和结合使用。

老年疾病康复目标是以减少残疾、提高生活质量为目标，实行残疾的三级预防策略。

（1）强调以 ADL 为重点，保持独立。

（2）不要求功能完全恢复，只是根据个体实际水平去争取最佳结果。

（3）功能改善是缓进的过程，而且可能出现反复，思想上应有所准备。

（4）充分估计社会和环境因素的影响。

老年患者应尽可能早期活动，因制动越久，身心受害越大。老年康复的效果不在于伤病能否治愈，主要是看进行日常生活活动和参与社会生活的能力如何，是否摆脱了对医院或休养院的依赖。

二、康复评定

老年性疾病评估应该是多方面、多层次的。它既包括躯体的、心理的和社会的障碍，又涉及残疾的三个层次；既注意具体基础上的功能障碍，更注重整体方面的功能水平。

1. 综合性老年评估（comprehensive geriatric assessment，CGA） 内容主要是以 ADL 为主的身体方面，以认知和情绪为主的心理方面，以及社会方面，特别适用于对高龄和残疾的老年患者做系统的观察。CGA 可通过标准的评价工具来客观地记录身体、认知、情感及功能的状态。在老年疾病康复中，曾有人报道其评定者间可信度为 0.93，并且 GAS 比 Barthel 指数、Not－tingham 量表、简易精神状态量表（mini－mental state examination，MMSE）等标准量表更敏感。

2. Barthel 指数和 FIM 评定 Barthel 指数包括 10 项内容，最高分为 15 分，可用于评价神经和肌肉骨骼残疾患者的功能水平；Barthel 指数的运用很方便，其分数与住院时间对应良好，组内和组间可信度高。

FIM 以 Barthel 指数为基础，能有效而敏感地评定老年人功能水平。它评价 18 个功能活动，每个活动按独立性分为 1～7 分，涉及自我料理、括约肌控制、移动、运动、交流及社会认知等 6 个方面。

3. 步态和平衡评定 （timed up and go，TUG） TUG 的检查方法可对患者从椅子上起立、步行 3 米、走回椅子、坐下等一系列动作进行计时，可信、有效、易于操作，而且与其他试验如 Berg 平衡量表（BBS）及 Barthel 指数的相关性好，能预测患者独立外出时的行走能力。

BBS 是众所周知的评定老年人平衡能力的有效方法，由 14 个日常生活中所需要的平衡和移动项目组成，每个项目分 0～4 级，总分 56 分，分数越高代表功能越好。这个方法易操作、安全、仅需约 15 分钟、组内和组间可信度也高。

4. 认知功能评定 最有名的认知测试就是 Folstein 的 MMSE，该评定有效、易于操作，并被 Molley 等进行了标准化处理。画钟试验也是一种快速有效的认知试验。

5. 抑郁状态评定 老年抑郁量表（geriatric depression scale，GDS）是一个 15 分的问卷，仅需数分钟就可由患者自己完成，已证明其在认知完好的老年人中有效且可信。

Cornell 痴呆抑郁量表对有认知障碍和无认知障碍的患者都适用，且更适用于前者，也易于使用，能充分利用患者的自我评价与照料者的汇报，来对患者做评定。

三、康复治疗

随着疾病发生情况的不同及残疾轻重程度的区别，老年疾病的康复内容和任务应从浅层至深层逐步深入，从个体到家庭和周围环境逐步扩展，使患者得到全面的康复。总体而言，老年康复可分为以下几个环节和层次。

1. 预防致残性损伤和疾病 这一层次属预防性康复，预防可能致残的伤病（如股骨颈骨折、脑卒中等）发生，主要的手段是养成和坚持合理的生活方式，采取行为矫正防治法及安全防护措施。

2. 控制原发疾病和功能障碍的发展 这一层次属早期治疗和早期康复，应尽量稳定病情，避免发展为功能障碍，或对早期出现的功能障碍通过康复使其改善或得到控制，不再继续发展。

3. 预防合并症和继发功能障碍 这一层次属早期及中期康复医疗护理，且要贯彻到康复的全过程，以预防合并症和继发功能障碍。老年患者易出现的合并症和继发的功能障碍主要有：心理性依赖、身体衰弱、厌食、压疮、尿失禁、静脉血栓形成、精神错乱、抑郁、关节肌肉痉挛和肺炎等，如果能在早期及中期康复医疗护理中采取妥善措施，这些继发的功能障碍或残疾大多数是可以避免的。

4. 恢复功能性活动的能力 这一层次属康复功能训练，也是康复治疗的重点。应根据患者的功能障碍，开展各种功能性训练和运动治疗，辅以作业治疗、物理因子治疗、言语治疗、心理治疗等。有些伤病者还要装配假肢或矫形器、辅助器具，才能促进功能的改善和恢复。

5. 训练患者使其适应周围环境 这一层次属康复调试训练（即调整和适应性训练），是在改善和恢复功能的基础上，以重返社会为目标，进一步做躯体和心理上的适应性训练，或学习新的技能，使其能适应外环境的要求（包括家庭环境和社会环境）。例如家居生活、社交生活和社区活动。

6. 调整和改变周围的环境条件，以利于患者全面康复 这一层次属社会康复。对患者周围的环境做必要的调整性改变，使之适应于患者的功能状况，以利于其重返社会。

7. 教育患者、家人和公众正确对待老年疾病患者 这一层次属康复教育和宣传，是巩固和扩大功能训练成果的必要环节。教育和宣传是为了改变人们认知上的障碍。

考点提示 老年疾病的定义、临床特点、康复治疗要点。

知识拓展

年龄划分及社会年龄

根据现代人生理、心理结构上的变化，WHO 将人的年龄界限又做了新的划分：44 岁以下为青年人；45～59 岁为中年人；60～74 岁为年轻老人 （the young old）；75～89 岁为老老年人（the old old）；90 岁以上为非常老的老年人（the very old）或长寿老年人（the long evous）。这个标准兼顾发达国家和发展中国家，既考虑到人类平均预期寿命不断延长的发展趋势，又是人类健康水平日益提高的必然结果。WHO 的标准将会逐步取代我国与西方国家现阶段划分老年人的通用标准。

所谓社会年龄是根据一个人在与其他人交往的角色作用来确定的个体年龄。也就是说一个人的社会地位越高，起的作用越大，社会年龄就越成熟。综上所述，年代年龄、生理年龄、心理年龄和社会年龄的关系为：年代年龄受之父母，不可改变。但生理年龄、心理年龄和社会年龄却可以通过身心锻炼、个人努力加以改变，推迟衰老，弥补其不足。

扫码“学一学”

第二节　骨质疏松症的康复

案例讨论

【案例】

张某，女，65 岁，49 岁绝经。腰部疼痛 2 个月。既往有剥脱性疱疹病史，服用糖皮质激素治疗，起始剂量为 50mg，治疗时间为 18 个月。

查体：胸腰段后凸畸形，T12～L4 段棘突压痛、叩痛明显，椎旁肌压痛，胸、腰椎活动受限。骨标志物检查显示：骨钙素 30.3900μg/L，β 胶原 1.1700μg/L，总Ⅰ型胶原。骨质疏松相关激素（女）显示：25-羟维生素 D 12.30ng/ml，甲状旁腺激素（全段）25.60pg/ml，血清骨性碱性磷酸酶 44.50μg/ml，雌二醇＜12.0pg/ml。

【讨论】

1. 该患者诊断是什么？
2. 请为该患者制定一套治疗方案。
3. 如何对患者进行健康宣教？

一、概述

（一）定义

骨质疏松症（osteoporosis）是一种系统性骨病，其特征是骨量下降和骨的微细结构破坏，表现为骨的脆性增加，因而骨折的危险性大为增加，即使是轻微的创伤或无外伤的情况下也容易发生骨折。

随着人类寿命的延长，老年骨质疏松症及其并发症已经成为临床上一种常见病和多发病。

在美国估计有 1 千万至一千五百万老年人患有严重的骨质减少，每年有 20 多万左右老年人发生髋关节骨折，约 10%因此而住院的老年人头三个月内死于并发症，幸存者往往终身残疾。欧洲的研究表明，超过 1/4 的 70 岁妇女会发生一次或一次以上的骨质疏松性骨折。中老年多见；女性绝经后骨质疏松症的发病率：50～60 岁为 30%，60～70 岁为 60～70%，＞75 岁高达 80%。男性 70 岁以后发病率约为 20%。

（二）临床表现

1. 疼痛　原发性骨质疏松症最常见的症状，以腰背痛多见，占疼痛患者中的 70%～

80%。

2. 身长缩短、驼背 多在疼痛后出现。脊椎椎体前部几乎多为松质骨组成，而且此部位是身体的支柱，负重量大，尤其第11、12胸椎及第3腰椎，负荷量更大，容易压缩变形，使脊椎前倾，背曲加剧，形成驼背，随着年龄增长，骨质疏松加重，驼背曲度加大。每人有24节椎体，正常人每一椎体高度约2cm左右，老年人骨质疏松时椎体压缩，每椎体缩短2mm左右，身长平均缩短3～6cm。

3. 骨折 这是退行性骨质疏松症最常见和最严重的并发症，它不仅增加患者的痛苦，加重经济负担，并严重限制患者活动，甚至缩短寿命。

4. 呼吸功能下降 胸、腰椎压缩性骨折，脊椎后弯，胸廓畸形，可使肺活量和最大换气量显著减少，肺上叶前区小叶型肺气肿发生率可高达40%。老年人多数有不同程度肺气肿，肺功能随着年龄增长而下降，若再加骨质疏松症所致胸廓畸形，患者往往可出现胸闷、气短、呼吸困难等症状。

（三）临床分型

1. 原发性骨质疏松症 随着年龄的增长而发生的一种退行性病变，可分为以下两型。

（1）Ⅰ型 绝经后骨质疏松症：一般发生在妇女绝经后5～10年内。

（2）Ⅱ型 老年性骨质疏松症：指老年人70岁后发生的骨质疏松。

2. 特发性骨质疏松症 多见于青少年，病因不明。

3. 继发性骨质疏松症 由其他疾病或药物等一些因素诱发的骨质疏松症是某些疾病如糖尿病、甲状腺功能亢进、血液系统疾病、风湿免疫性疾病、其他代谢性骨病、肿瘤及肾病等；药物如糖皮质激素或其他免疫抑制剂，以及制动等其他因素所致。

（四）诊断标准

1. 正常 骨密度T值≥1.0。

2. 骨量减少 −2.5＜骨密度T值＜−1.0。

3. 骨质疏松症 骨密度T值≤−2.5或以下。

4. 严重骨质疏松症 骨密度T值≤−2.5或以下并伴有一处或多处脆性骨折。

考点提示 骨质疏松症的诊断标准、分型。

（五）主要功能障碍

1. 生理功能障碍

（1）运动功能障碍 患者常有周身骨痛乏力，疼痛以脊椎与骨盆区及骨折处为主，常为持续性疼痛。一般与骨质疏松程度平行，于上下楼梯或体位改变时尤甚。身体活动明显受到限制。下肢肌肉往往有不同程度萎缩，负重能力下降，常降低为原来肌力的2/3，甚至不能负担自己的体重。腰背部活动障碍，主要表现为腰椎屈伸、侧屈、旋转受限和腰背肌肌力下降。

（2）肺呼吸功能障碍 胸腰椎压缩性骨折，脊椎后弯，胸廓畸形，可使肺活量和最大换气量显著减少，肺上叶前区小叶型肺气肿发生率可高达40%。老年人多数有不同程度肺气肿，可出现胸闷、气短、呼吸困难等症状。

（3）心脏功能障碍 如有椎体压缩骨折，患者身长可缩短，或因胸廓畸形使肺活量减少，从而影响心脏功能。

2. 心理功能障碍 由于骨质疏松症是一种慢性的代谢病，患者常表现为抑郁、焦虑、沮丧甚者绝望。

3. 日常生活活动能力受限　主要表现为坐、站、行走和个人卫生等功能障碍。髋部骨折的患者中有需要长期卧床，其日常生活活动能力受到严重影响。

4. 社会参与能力受限　主要表现为社会生活能力和就业能力的下降。由于以上的原因将导致其生活质量的下降。

二、康复评定

（一）生理功能评定

1. 疼痛评定　骨关节痛和腰背痛评定采用目测类比定级（VAS）法。在纸上或尺子上画出10cm长直线，一端表示无痛（0分），一端表示剧痛（10分），让受试者根据自己体验到的疼痛程度，在线上划出某位置，再进行测量分析。这样就可以把主观的感觉变成可观的数值，经过统计学处理加以比较。该方法在临床上操作比较快捷。

2. 运动功能评定　由于骨质疏松症所致的骨痛、继发骨折可引起不同程度的运动功能障碍，最后导致肌肉萎缩和关节活动受限。因此运动功能评定是骨质疏松症评定的重要内容。

3. 平衡协调功能评定　特别指出的是，通过平衡评定预测被试者跌倒的风险及其程度是骨质疏松症患者功能评定的重要方面。

4. 感觉功能、运动功能、心肺功能、肌力、关节活动度评定。

（二）心理功能评定

由于骨质疏松症是一种慢性代谢病，病程长，临床症状重，且多发于老年人和妇女，长期疾病的煎熬，使患者的心理容易发生障碍，故需要心理功能评定。

（三）日常生活活动能力评定

基础性日常活动能力一般选择改良Barthel指数量表，工具性日常生活活动能力选用功能活动问卷（FAQ）或快速残疾评定量表（RDRS）。

（四）生存质量评定

按照世界卫生组织的解释，与健康有关的生存质量是指不同文化和价值体系中的个体对他们的目标期望、标准以及所关心的事情和有关的生存状况的体验。其内涵广泛，它包含了个体的生理健康状况、情绪角色和心理状态、独立能力、社会关系及社会功能、个人信仰以及周围的环境等。评定多用WHO生存质量评价量表QOL－100，量表由6个领域的24个小方面外加一个总的健康状况方面构成，每个小方面由4个条目组成，分别从强度、频度、能力和评价四个方面反映同一个特征，因此QOL－100量表对一般人的健康状况及生存质量评定有较好的参考价值。

三、康复治疗

骨质疏松症的治疗目标是缓解骨痛，控制病情发展，提高骨量，防止废用综合征，预防继发性肌肉萎缩，降低骨折发生率，以及改善ADL能力和生活质量。应采取病因治疗、基础治疗、药物治疗、运动治疗和防跌倒宣传教育五者相结合的综合治疗原则。康复治疗对骨质疏松症的作用在于纠正这类患者常见的驼背畸形，防止或减少由于肌力不足而导致的跌倒，对已发生的骨折进行及时的康复治疗，改善症状，增强全身体力，提高生活质量等。

骨质疏松症的康复预防是在三级预防的水平上实施的，这与康复治疗同等重要。①一级预防：应从青少年时开始做起，保证每天的合理膳食结构，摄入富含钙和磷的食品。生活中采取健康的生活方式，坚持体育锻炼。②二级预防：人步入中年后，尤其是绝经后妇女应坚持每年进行一次骨密度检测。骨量快速减少者，应采取防治措施。积极开展对骨质疏松症相关疾病（糖尿病、类风湿关节炎、慢性肾炎等）的早期治疗。③三级预防：对老年骨质疏松症患者，应积极进行药物治疗配合运动治疗，学习正确的用力及预防跌倒。

（一）物理治疗

非甾体抗炎药对绝大部分身患骨质疏松症的老年人来说是不可能长期使用的，因此选择性地运用各种物理因子（如中频、低频电疗）对骨质疏松症引起的急慢性疼痛治疗应作为首选方法。此外物理因子治疗具有增强肌力、防止肌肉萎缩、改善局部血液循环、促进骨折愈合、预防深静脉血栓形成和继发性骨质疏松，增加局部应力负荷、促进钙磷沉积、促进神经功能修复，以及改善肢体功能活动的作用。具体方法如下。

1. 物理因子治疗

（1）高频电疗　对于继发骨折所引起的急性期炎症性疼痛可采用无热量超短波和微波治疗、以减轻疼痛和促进炎症的吸收。方法：20 分钟 1 次，15 次为一个疗程。

（2）中频电疗　对于骨质疏松继发的疼痛可采用调制中频，干扰电治疗，同时可以减少肌肉萎缩。方法：20 分钟 1 次，15 次为一个疗程。

（3）低频电疗　功能性电刺激（FES）、电体操、感应电，可减少肌肉萎缩；经皮神经肌肉电刺激（TENS）可以止痛；直流电钙离子阳极导入可以治疗骨折，促进骨折愈合。方法：20 分钟 1 次，15 次为一个疗程。

（4）超声波　采用 0.1～0.4W/cm^2 超声波，20 分钟 1 次，15 次为一个疗程，可促进骨折愈合。

（5）光疗　红外线、红光、氦－氖激光可改善局部血液循环，减轻局部的水肿。紫外线全身照射可促进体内的活性维生素 D 的生成，促进肠道对钙、磷的吸收，增加骨质的生成。治疗时可采用治疗舱或高压汞灯全身照射。

（6）磁疗　低频脉冲电磁场（PEMFS）疗法，近几年众多的试验与临床研究结果都表明，低频脉冲电磁场能显著改善试验组去卵巢大鼠骨密度骨钙含量、骨代谢和大鼠股骨骨生物力学性能。尤其是在改善骨痛和骨密度方面具有良好的临床应用前景。可采用 UNIO－2000A 型骨质疏松治疗系统进行治疗。方法：每天一次，每次 40 分钟，连续 30 天。

2. 运动治疗　运动治疗不仅是骨矿化和骨形成的基本条件，而且能促进性激素分泌，改善骨皮质血流量，阻止骨量丢失，促进钙吸收和骨形成。另外，运动治疗可以改善骨质疏松症患者运动功能、平衡功能和 ADL 能力，因而是防治骨质疏松症的有效方法。运动方式一般采用大负荷爆发力的运动，这些运动方式对骨骼的应力刺激大于有氧运动，因此，在维持和提高骨密度上有优势。美国运动医学会所推荐的骨质疏松症预防运动方案是力量训练、健身跑和行走。在身体功能状况许可下，适当采用大负荷、爆发性训练方式，如跑步时，可采用负重跑或快速跑等。各项运动对于骨密度增加都有部位的特异性，此部位是参与活动的工作肌及其附着骨，因此，选择运动项目要有目的性，如登楼梯可预防股骨和髋部骨质疏松症造成的骨折，体操训练可预防腰椎骨质疏松症所造成的骨折。渐进抗阻练习是促进骨质疏松症逐渐恢复的重要方法。在一定范围内，运动强度越大，对骨的应力刺激也越大，也越有利于骨密度的维持和提高。要坚持长期有计划、有规律的运动，建立良好的生活习惯，对延缓骨质丢失有一定作用。锻炼频率以次日不感疲劳为度，一般采用每周 3～5 天为宜。

（1）增强肌力练习　是提高肌肉质量的最佳康复治疗方法。肌力增强后，不仅骨的强度提高，而且强壮的肌肉可以保护关节免受损伤，而过分的负荷又可通过骨周围强有力肌群的收缩得以缓解，从而避免骨折的发生。

常用的四肢肌力训练方法有等张抗阻练习法，如直接举起哑铃、沙袋等重物，通过滑轮及绳索提起重物，牵拉弹簧或橡皮筋等弹性物，使用专门的肌力训练器械和利用自身体重作为负荷练习等。以上各种训练所加的负荷应该逐渐增加，不宜过快。四肢肌力练习还可采用等长收缩练习法，即肌肉在收缩中并不产生关节的活动，仅有肌张力的增高。通常采用 Tens 规律，即每次等长收缩维持 10 秒，休息 10 秒，重复 10 次为 1 组，每天重复 10 组。腰背部肌肉肌力训练也可以采用等张、等长练习法，如在俯卧位下进行上胸部离床的抬高上体练习，以及使臀部离床的抬高下体，然后再做同时头部抬高，而仅有腹部接触床。每次练习维持 10 秒，重复 10 次为 1 组，开始时只要求动作完成准确，并维持数秒即可，以后逐步增加到维持 10 秒和完成 10 次。腰背肌等长训练法可在仰卧位下进行，在头部和足部各垫高约 10cm 物体，收缩背肌，使臀部离床，人如平板状，从每次维持 10 秒开始，逐步延长至最大可耐受时间。即使不能支撑，由于高仅 10cm，稍一放松背肌，臀部即可着地，也不致发生意外。但应注意在训练过程中不应有屏气。还可利用“桥式运动”来增加腰背肌的力量训练。上述的肌力练习应该坚持进行。

（2）纠正畸形的练习　做背伸肌肌力练习，以增强背伸肌对脊椎的保护并分散脊椎所承受的过多的应力，而且可以牵伸挛缩，缓解部分症状。同时还应该对屈肌群进行牵张练习，包括扩胸，牵张上肢、腹肌和下肢肌群。注意循序渐进，每次不应牵张次数过多、时间过长，以免发生损伤。除此之外，还应在日常生活中注意保持正确的姿势，对疼痛明显者可适当应用止痛药。另外，水中练习可以利用水的浮力消除部分重力的影响，同时还有利于松弛痉挛的肌群，对纠正畸形有很好的帮助。

（3）防止跌倒　跌倒是引起骨折的最常见原因。防止跌倒的方法除了多做增强下肢肌力的练习外，还宜进行脊椎灵活性练习和增强平衡协调性的练习。脊椎灵活性练习由于使中轴线灵活性增强，常使四肢的活动也得以改善，从而使姿势反射完成更为及时，可以避免很多可能的跌倒发生。

考点提示　骨质疏松症的运动康复方法。

（二）作业治疗

在对骨质疏松症患者功能障碍情况进行全面评价以后，有目的、有针对性地从日常生活活动、职业劳动和认知活动中选择一些作业活动，指导患者进行训练，以改善或恢复患者躯体、心理功能和预防骨质疏松性骨折。尽量改造和移除家庭和周边环境的障碍，以减少跌倒的机会，采取切实有效的防跌倒措施。

（三）康复辅具

骨质疏松症最常见的问题是椎体压缩性骨折、脊柱畸形、股骨颈骨折、桡骨远端骨折和肱骨近端骨折。因此在治疗中应用康复辅具原理，为患者制作适合的支具、矫形器和保护器是固定、制动、减重、助行、缓解疼痛、矫正畸形、预防骨折发生、配合治疗顺利进行的重要措施之一。如脊柱支具能限制脊柱的过度屈伸，又使患者有一定的活动度，预防椎体出现压缩骨折，如髋保护器对髋部骨折有预防作用。

（四）心理治疗

骨质疏松症的心理治疗长期以来不被人们所重视。近年来，人们越来越认识到，患者症状轻重与人的心理状态关系密切。心胸宽广、心情愉快、性格豁达者症状往往较轻，治疗效果也好；心胸狭窄、心情压抑、性格怪僻者症状常表现得较重，治疗效果也较差。因此，骨质疏松症患者心理状态的调整必须受到重视。

（五）康复护理

骨质疏松症患者的护理可分为饮食护理、疼痛护理、心理护理及安全护理。

1. 饮食护理 骨质疏松症患者都有着不同程度的骨质流失，因此加强钙的摄入、提高钙的吸收和利用是预防骨折的有效方法之一。减少盐的摄入，同样能实现补钙。盐的摄入量越多，尿中排出钙的量就越多，钙的吸收也就越差。同时也要补充与骨代谢相关的其他营养素，如维生素K、蛋白质、钠及必需微量元素氟、锰、铜、锌等。

2. 疼痛护理 疼痛是最常见的症状之一，所以缓解疼痛尤为重要。首先注意保暖及减少寒冷刺激，可防止肌肉痉挛和缓解疼痛。在遵医嘱使用止痛药物时，可建议患者尽可能休息患肢，鼓励其使用手杖、腋杖、轮椅来完成日常必需活动，帮助患者选择合适的锻炼以分散注意力。

3. 心理护理 骨质疏松症患者除躯体感觉痛苦外，尚有不同程度的焦虑、悲观心理。为患者创造温馨和谐的环境，尽量多人陪护并与之交流，使其保持良好心态，积极主动配合治疗，从而提高患者的生活质量。

4. 安全护理 老年人生理性老化，视、听力减退，平衡功能差，自我保护应变能力减退，所以要为老年人提供安全的生活环境。如居住环境应适合老年人的特点，室内灯光明亮，光线分布均匀，地板平坦、使用防滑地砖避免碰撞滑倒；物品摆设不宜太高；卫生间设坐厕并安置扶手，床的高低也要考虑到方便老年人。避免因居住环境因素引发跌倒。

知识链接

骨质疏松症患者的健康饮食指导

1. 保证充分的钙摄入 每天饮食供给800mg钙，更年期后的妇女和老年人，每天摄入钙应更高些，以1000～1500mg为宜。含钙丰富的食物有牛奶、鱼类、虾蟹、青菜、乳制品等。多喝骨头汤，多选用含维生素D丰富的食物，如沙丁鱼、鲑鱼、青鱼、牛奶、鸡蛋等，也可添加鱼肝油等含维生素D的制剂。

2. 适量摄入磷 保证每天从食物中摄入1250mg磷，但不应过高。大量磷可引起试验性骨质疏松症。应注意有些食物加工时添加多种含磷添加剂，在食用时应考虑到此因素影响。因动物内脏含磷的量较钙高20～50倍，故忌用高磷酸盐添加剂、动物内脏等。

3. 注意维生素D供给 日光被称为阳光维生素。适量晒太阳或是做日光浴，通常不会引起维生素D缺乏，同时可以增强钙吸收。日晒较少人群，应注意供给含维生素D丰富的食物。

4. 调配控制饮食结构 大多数的蔬菜水果都属于碱性食物，而大多数的肉类、谷物、糖、酒、鱼虾等食物都属于酸性食物，健康人每天的酸性食物和碱性食物的摄入应遵守1:4的比例，保持人体弱碱性环境可预防和缓解骨质疏松。

第三节 帕金森病的康复

扫码“学一学”

案例讨论

【案例】

刘某，男，55岁。2年前，发现四肢颤抖，且逐渐加重，先是左侧肢体，1年来波及右侧肢体，伴有行走困难。近1个月头部出现不自主晃动，说话声音变小，饮水时有呛咳，吐咽费力，流口水，写字困难。

查体：神志清楚，构音障碍，瞬目减少。屈曲体态，起步缓慢，行走呈碎步。颅神经检查未见明显异常。头部可见不自主晃动，四肢肌力正常，肌张力增强，双手震颤呈“搓药丸”样。四肢深、浅感觉无障碍，各腱反射对称引出，病理反射未引出。

【讨论】

1. 本病的诊断及主要症状是什么？
2. 锥体外系受累可出现的两类症状是什么？
3. 主要的康复治疗方法有哪些？

一、概述

（一）定义

帕金森病（Parkinson’s disease，PD）又称震颤麻痹（Paralysis agitans，shaking palsy），1817年由Parkinson首先描述，是一种常见的中年以上的黑质和黑质纹状体通路上的变性疾病，临床特征为静止性震颤、肌强直、运动减少和姿势与平衡障碍等。

（二）流行病学

据统计，60岁以上人群中患病率为1000/10万，并随年龄增长而增高，男性略多于女性。国外报道，发病1～5年后，致残率为25%，5～9年时达66%，10～14年时超过80%。帕金森病越来越受到医学界的重视，且成为康复领域中的一个重要内容之一。

（三）临床分类

帕金森病按病因分类可分为原发性帕金森病、继发性帕金森综合征和出现在不同神经系统疾病中的症状性帕金森综合征三种。原发性帕金森病的病因现在认为与老年化、遗传易感性及环境毒素相关，继发性帕金森综合征是由脑炎、脑动脉硬化、药物、锰及一氧化碳中毒等因素所致。

帕金森病是由于中脑黑质的多巴胺能神经元退化、变性，使通过黑质纹状体束、作用于纹状体的神经递质多巴胺（DA）减少。多巴胺是纹状体抑制神经递质，在正常状态下，与乙酰胆碱（Ach）处于拮抗平衡。当多巴胺减少而乙酰胆碱相对增加，过度兴奋的输出，影响到皮质脊髓束、网状脊髓束、红核脊髓束等路径，导致骨骼肌和梭形肌运动的活性普遍增高，从而导致肌强直和运动缓慢的表现。同时震颤的产生与5–HT在基底节区水平降低也有一定的关系。主要病理改变为光镜下黑质、多巴胺能神经元大量变性丢失，残留的神经元胞浆中有路易小体（Lewy body）形成。

考点提示 帕金森病的定义。

（四）主要功能障碍

1. 运动功能障碍 帕金森病起病缓慢，症状常自一侧肢体（可以是单个上肢或下肢）开始，早期患者双侧肢体症状不对称，极少数患者起病可能为头颈、躯干部位。

（1）静止性震颤 震颤是首发症状，多由一侧上肢远端开始，而15%的患者在病程中可无震颤，虽然静止性震颤是帕金森病较特有的表现，多数患者在活动中也有震颤。典型的静止性震颤为非意向性，常在患者静止或休息状态时出现，应激状态下或情绪紧张时加重，随意运动或疲劳时减轻，睡眠或麻醉状态时消失。开始发生在手和足，以后扩散到整个肢体，并随着肢体的运动而减少。典型的震颤是“搓丸样”动作，远端较近端重，震颤节律为4～6Hz，幅度稍粗大。有些患者在随意运动中虽伴随震颤，但其与脑性震颤不同，它并不造成功能受限，且可以在活动中被克服而不影响活动的完成。但本病的震颤会影响患者动作的整体效果和美观，使患者丧失双手的协调性，手操控物件的能力与手的灵活性。用抗胆碱能药和多巴胺类药物后震颤可以减轻。

（2）强直 强直可引起患者主观上的全身僵硬和紧张，这也是帕金森病患者的常见主诉，但是患者的主诉与强直程度之间并不一定平行。强直限制了帕金森病患者的活动程度，在早期即出现明显的笨拙，患者心理上有残疾感；后期，患者全身肌肉的僵硬成为主要的问题。逐渐出现木僵、甚至植物状态。由于面部、颈部、四肢、躯干的肌肉均发生强直，故患者表现一种特殊姿势：面部表情少、头部前倾、躯干俯屈、前臂内收、肘关节屈曲、腕关节和掌指关节呈屈曲但指间关节伸展、拇指对掌、髋及膝关节略屈曲。快速被动屈伸肘关节，有“齿轮”样牵拉感，意味着牵拉过程中活动有多次细微停顿，是基底节病变肌肉强直的特有体征。由于肌肉强直的持续存在，限制了关节的活动，而引起关节、肌肉的挛缩。挛缩的进一步发展会影响患者的姿势维持、下肢负重行走和上肢功能活动，导致躯干、肢体的畸形，从而加重患者的功能障碍程度。

（3）运动迟缓 最主要的运动障碍是主动运动减少，各种动作缓慢及运动困难。出现躯干的旋转、分节转动的困难、执行连续性运动时发生困难，并不能随意控制运动速度。运动缓慢的特征表现为活动缓慢、犹豫不决，动作一旦启动又不能立即停止，活动中的伴随动作减少，动作完成缓慢。患者在从坐位转换至站位的活动中可表现出动作缓慢，不会挪动下肢及将身体重心向前转移，一旦站起，身体呈向前弯曲状，类似于“猿人”站姿。身体的转动往往不伴随躯干的转动。由于各种动作缓慢及运动困难加上肌张力增高，常产生帕金森病特有的征象：①小字征，因手指、腕、臂强直，产生写字强直，字迹不整齐，字越写越少。②冻结足，起步困难，足底似乎被冻结在地面上，不能迅速跨步向前。③手指精细动作困难，如扣钮扣、穿衣等。④面具脸，面部运动的减少使患者表情刻板，双眼常凝视，瞬眼少。

（4）步态异常 患者站立时呈屈曲姿势：头前倾，躯干前屈，上臂内收，肘关节屈曲，指关节伸展，拇指和小指轻度对掌，髋、膝关节微弯曲。可出现拖行步态，并随着步行的继续而逐渐加剧。由于运动缓慢，患者表现出启动迈步困难、犹豫不决，或一旦启动，即呈现快速、小碎步的慌张步态，行走时头和躯干前倾而不能自控，上肢无摆动，下肢的髋、膝、踝关节的屈伸动作减少，足蹬的力量减弱，骨盆横向移动及骨盆与躯干之间的转动也明显减少，使步幅降低，容易跌倒。且难以立即停止及拐弯，拐弯时连续小步原地踏步，头、躯干及下肢呈同一纵轴线一起旋转；随着病情的加重，行走障碍将进一步加重，行走时步幅逐渐缩短，臂不能同步摇摆，颈和胸部的弯曲加重，步态更加不稳，容易跌倒和损伤。最终患者会丧失行走能力。

（5）平衡功能障碍　主要表现为易跌倒，患者由于运动缓慢、困难而表现出动作减少、身体重心转换困难及慌张步态；由于丧失调正反应而出现姿势不稳；由于平衡反应障碍对直立、行走、转身的稳定性影响，加之躯干、肢体屈肌、强直导致的“猿人”样站姿及姿势反射调节受损等，而导致姿势不稳，甚至跌倒。

2. 言语障碍　由于帕金森病肌肉的强直和协调功能异常等，多数患者逐渐出现以构音障碍为主的言语功能障碍，常出现语言混浊、缺乏语调、节奏单调等。

3. 吞咽障碍　病变累及舌肌及咽喉肌时会出现吞咽困难。

4. 认知功能障碍　帕金森病患者还可以出现记忆力障碍、空间定向能力丧失；集中力和注意力缺乏、信息处理能力低下等。

5. 自主神经功能障碍　可以表现为多汗、皮肤油腻、皮肤发红及外括约肌功能异常。

6. 心理障碍　患者的神经心理障碍主要表现为丧失自信，表达无用和无望感，以及因为逐渐增加的残疾而出现抑郁、对社会活动缺乏兴趣，甚至有自杀倾向。

7. 其他　有的患者还会出现骨质疏松、体位性低血压、压疮、营养不良、下肢静脉回流不畅、循环障碍、心排出量减少及心动过速、肺活量明显降低或运动时呼吸急促等情形。

考点提示　帕金森病的主要功能障碍。

二、康复评定

（一）运动功能评定

运动功能评定包括肌力、肌张力、关节活动度、平衡能力、步行能力、吞咽功能、构音功能等。

1. 肌力评定　通常采用手法肌力检查法来判断肌肉的力量。

2. 肌张力评定　大多采用 Ashworth 痉挛量表或改良 Ashworth 痉挛量表。

3. 关节活动范围测量　关节活动范围（range of motion，ROM）评定是指关节运动时所通过的运动弧。关节活动范围测量即是测量远端骨所移动的度数，而不是两骨之间所构成的夹角。测量所使用的仪器设备通常为：通用量角器、电子量角器、指关节测量器等。

4. 平衡能力评定　平衡评定有多种方法，目前临床主要采用观察法及功能性评定法。

（1）观察法　1851 年 Romberg 制定的 Romberg 检查法，以及观察患者在活动状态下能否保持平衡，如坐或站立时移动身体、在不同条件下行走，包括脚跟碰脚趾行走、足跟行走、足尖行走、走直线、侧方走、倒退走、走圆圈及绕过障碍物行走等方法。

（2）功能性评定　即量表评定法，目前国外临床上常用的平衡量表主要有 Berg 平衡量表（berg balance scale，BBS），Tinnetti 量表（performande－oriented assessment of mobility）、

“站起－走”计时测试（the timed “up and go” test），以及功能性前伸（functional reach），跌倒危险指数（fall risk index）等。

5. 步行能力评定 临床对步行能力评定常采用步态分析，步态分析是利用力学概念和已掌握的人体解剖学、生理学知识对人体行走功能的状态进行客观的定性或定量分析，可以为康复治疗提供有益的指导。临床上分析多用观察法和测量法。

（1）观察法 让患者按习惯的方式来回行走，还可以让患者作变速行走、慢速、快速、随意放松步行、转身行走、上下楼梯或斜坡、绕过障碍物、坐下和站起、原地踏步或原地站立、闭眼站立等，观察者从不同方向（正、背、侧面）观察，注意全身姿势和下肢各关节的活动，通过观察了解患者步态有无异常。

（2）测量法 是一种简单定量的方法，常用足印法。即用滑石粉或墨水使患者行走时能在规定走道上或地面铺的白纸上留下足印。测试距离至少 6 米，每侧足不少于 3 个连续足印，以便分析左右两侧各步态参数。

（3）步行能力评定 是一种相对精细的和半定量评定，常用 Hoffer 步行能力分级（表 7－1）、Holden 步行功能分类（表 7－2）。

表 7－1 Hoffer 步行能力分级

分级	评定标准
Ⅰ. 不能步行（nonambulator）	完全不能步行
Ⅱ. 非功能性步行（nonfunctional ambulator）	借助于膝－踝－足矫形器（KAFO）、手杖等能在室内行走，又称治疗性步行
Ⅲ. 家庭性步行（household ambulator）	借助于踝－足矫形器（AFO）、手杖等能在室内行走自如，但在室外不能长时间行走
Ⅳ. 社区性步行（community ambulator）	借助于 AFO、手杖或独立可在室外和社区内行走、散步、去公园、去诊所、购物等活动，但时间不能持久，如需要离开社区长时间步行仍需坐轮椅

表 7－2 Holden 步行功能分类

级别	表现
0 级：无功能	患者不能走，需要轮椅或 2 人协助才能。
Ⅰ级：需大量持续性的帮助	需使用双拐或需要 1 个人连续不断地搀扶才能行走或保持平衡
Ⅱ级：需少量帮助	能行走但平衡不佳，不安全，需 1 人在旁给予持续或间断的接触身体的帮助或需使用膝－踝－足矫形器（KAFO）、踝－足矫形器（AFO）、单拐、手杖等以保持平衡和保证安全
Ⅲ级：需监护或语言指导	能行走，但不正常或不够安全，需 1 人监护或用语言指导，但不接触身体
Ⅳ级：平地上独立	在平地上能独立行走，但在上下斜坡、在不平的地面上行走或上下楼梯时仍有困难，需他人帮助或监护
Ⅴ级：完全独立	在任何地方都能独立行走

6. 吞咽功能评定 临床上多用反复唾液吞咽测试、饮水试验及现代吞咽造影录像等检查。

（1）反复唾液吞咽测试（repetitive saliva swallowing test，RSST） 由才藤荣一提出，是一种由吞咽反射诱发吞咽功能的评定方法。患者坐位，检查者将手指放在患者的喉结及舌骨处，观察在 30 秒内患者吞咽的次数和活动度（即观察喉结上下移动状况），正常吞咽环甲骨（喉结）可上下移动 2cm 约滑过一指距离。高龄患者 30 秒内完成 3 次即可。对于患者因意识障碍或认知障碍不能听从指令的，反复唾液吞咽测试执行起来有一定的困难，这时可在口腔和咽部用棉棒冰水做冷刺激，观察吞咽的情况和吞咽启动所需要的时间。

（2）饮水试验　由洼田俊夫提出，方法是患者坐位，像平常一样喝下30ml的温水，然后观察和记录饮水时间、有无呛咳、饮水状况等。

（3）吞咽辅助检查　包括电视荧光放射吞咽功能检查、电视内镜吞咽功能检查及其他检查。

7. 构音障碍的评定　中国康复研究中心评定法，评定有无构音障碍及其种类和程度。

（二）日常生活活动能力评定

常用评定量表为Barthel指数（BI）和功能独立性评定（FIM）。

（三）认知功能评定

常用简明精神状态检查法、Rivermead行为记忆测试、韦氏成人智力量表进行评定。

（四）心理功能评定

采用抑郁量表和焦虑量表进行评定。

（五）综合评定

1. 韦氏帕金森病评定法　从帕金森病患者的手运动障碍、肌强直、姿势、上肢伴随运动、步态、震颤、面部表情、坐位起立、言语、生活、自理能力等十项表现进行评分。评定标准分为0～3分，0为正常，1为轻度，2为中度，3为重度。总分评估为把每项累加分，0～10分为轻度，11～20分为中度，21～30分为重度。

2. Yahr分期法　是目前国际上较通用的帕金森病病情程度分级评定法（表7–3），它根据功能障碍水平和能力障碍水平来综合评定，其中Ⅰ、Ⅱ级为日常生活能力一期，日常生活无须帮助；Ⅲ、Ⅳ级为日常生活能力二期，日常生活需部分帮助；Ⅴ级为日常生活能力三期，需全面帮助。

表7–3　Yahr分期评定法

日常生活能力		分级	临床表现
一期	正常生活不需帮助	Ⅰ级	仅一侧障碍，障碍不明显，相当于韦氏表总评0分
		Ⅱ级	两侧肢体或躯干障碍，但无平衡障碍，相当于韦氏填表总评1～9分
二期	正常生活需部分帮助	Ⅲ级	出现姿势反射障碍的早期症状，身体功能稍受限，仍能从事某种程度工作，日常生活有轻重度障碍，相当于量表总评10～19分
		Ⅳ级	病情全面发展，功能障碍严重。虽能勉强行走、站立，但日常生活有严重障碍，相当于量表总评20～28分
三期	需全面帮助	Ⅴ级	障碍严重，不能穿衣、进食、站立、行走，无人帮助则卧床或在轮椅上生活，相当于量表总评29～30分

三、康复治疗

（一）治疗原则

（1）在药物治疗的基础上，加强自我管理和参与，最大限度地延缓疾病进展，改善各种功能障碍，提高功能独立性和整体适应性，尽可能减少继发性障碍和各种并发症，改善ADL，最终改善PD患者的生活质量。

（2）康复治疗应因人而异，需根据PD患者疾病严重程度及存在的各种功能障碍类型和程度，制定个体化康复目标和针对性康复治疗措施。

1）一期患者　以自我管理和促进积极主动的生活方式为主，鼓励参加体育运动，如健走、太极拳、瑜伽和舞蹈等，适度进行有氧训练（如活动平板等）、抗阻训练及双重任务训练，改善体能，减少白天静坐，推迟活动受限的发生。

2）二期患者　以进行主动功能训练，维持或提高活动能力和预防跌倒为主，尤其是平衡、步态和上肢功能活动训练；可采用心理提示、外部提示和认知运动策略。

3）三期患者　以维持心肺等重要器官功能为主，同时避免压疮、关节挛缩和静脉血栓等并发症，及时进行床上或轮椅上的体位变换，以及辅助下的主动运动训练。

考点提示　帕金森病患者的康复治疗原则及目标。

（二）治疗方法

1. 躯体运动功能康复

（1）基本康复训练方法

1）放松训练　常用深呼吸法和想象放松法。进行有节奏的躯干旋转和推拿按摩等方法，可改善僵硬的肌群。

2）关节活动范围训练　进行躯干与四肢各个关节全范围的主动或被动活动，重点是屈曲肌群的牵伸和胸廓的扩张运动。要注意避免过度牵拉及疼痛。

3）肌力训练　重点训练核心肌群及四肢近端肌群。可利用手法和器械进行渐进式抗阻训练。

4）姿势训练　重点为躯干屈曲姿势的矫正，如借助姿势镜进行抗重力伸展训练。

5）平衡训练　包括坐位和立位下三级平衡（一级静态、二级自动态和三级他动态平衡）训练，可通过重心的高低、支撑面大小和睁闭眼等调整训练难度；也可以借助平衡板、平衡垫和平衡仪进行训练。

6）步态训练　重点在于矫正躯干前倾姿势，改善由于追赶身体重心所致的慌张步态。建议患者行走时抬头挺胸，足跟先着地，可借助姿势镜进行原地高抬腿踏步和双上肢摆臂训练，改善上下肢协调性。可通过增大步幅、增快步速、跨越障碍物、绕障碍行走和变换行走方向等方法调整步行训练难度。

7）转移训练　包括床上翻身和平移、床边坐起、坐位起立和床椅转移等训练。晚期患者应在床上定时翻身，可进行床椅间体位变换训练。

8）手功能活动训练　重点进行够取、抓握和操控物体训练，提高活动的速度、稳定性、协调性和准确性。如用不同大小、形状、重量和材质的杯子（纸杯和玻璃杯等）喝水，使用各种餐具和扣纽扣等。

（2）特异性康复训练方法

1）双重任务训练　通常为步行的同时进行另一项运动或认知任务训练，如行走时举着一个盛满水的杯子（步行与携带双重任务），或边走边说出以“发”字开头的词语（行走与言语流畅性双重任务）。在疾病早期，PD 患者在双重任务中仅有轻微障碍，应鼓励进行双重任务训练，通过逐渐增加训练难度，提高同时执行双重或若干任务的技能；在中晚期，双重任务常明显影响活动或任务质量，应尽量避免或减少双重任务，使其专注于执行当前的活动或操作任务。

2）运动策略训练　包括心理提示、外部提示和认知运动三种策略，训练时强调任务特异性，最适合在 PD 患者活动受限的场合进行训练，最好是在该场合，或尽可能模仿该场合。

3）心理提示策略训练　要求将注意力有意识地集中于当前任务，以改善运动表现。如要求患者学会步行时要想着迈大步，转弯时要转大弯，写作时写大字。

4）外部提示策略训练　利用视觉、听觉、本体觉或触觉等外部提示，可帮助患者启动运动或促使运动继续进行，有助于改善起步困难和冻结步态。听觉提示可以是节奏感强的进行曲、节拍器或口令等；视觉提示主要为类似斑马线的线条、人行道的瓷砖或地板图案等；本体觉提示通常为振动腕带的有节奏振动。

5）认知运动策略训练　又称复杂运动序列训练，是指通过将复杂运动分解成多个简单步骤，让患者集中注意力按顺序逐步完成这些动作，以改善复杂动作的执行困难，尤其是转移能力。通过指导和示范进行针对性训练，鼓励患者在开始运动或完成任务前，通过运动想象和内心演练来预演这些步骤。

2. 言语功能康复　重点针对言语产生的呼吸系统（腹式和胸式呼吸）、发声系统（声带和喉）和调音系统（唇、舌、齿、下颌和软腭等）进行训练，改善音强、音调和音质，以改善言语清晰度。

（1）呼吸训练　采用呼吸训练增强腹式呼吸（膈肌）及胸式呼吸（肋间肌）的活动范围等。如反复进行深呼吸训练，以增大胸廓扩展度；通过增加肺活量提高音量；通过延长呼气时间增加言语长度等。

（2）发声训练　励–协夫曼语音治疗（Lee Silverman voice treatment，LSVT）被认为是针对 PD 特异且有效的语音治疗技术。通过对声带和喉部的控制训练，以及延长元音最大持续发声时间训练，改善音强、音调和音质。

（3）调音训练　重点进行口颜面肌肉（如唇、舌）等调音器官的运动训练，以改善僵硬程度，增加活动度、运动协调性和发音清晰度。

3. 吞咽功能康复　目的在于改善吞咽肌肉运动的速度和协调性，加强吞咽器官的感知能力，以便安全、充分、独立摄取足够的营养和水分，并改善流涎。

（1）口腔期障碍　主要进行唇、舌和下颌的运动功能训练，吞咽期障碍以发声训练为主，通过强化声带闭锁、延长呼气时间，改善呼吸控制，从而实现声门上吞咽，改善咳嗽能力，减少误吸风险。

（2）对偶有饮水呛咳的轻度吞咽障碍患者　建议使用增稠剂等方法改变食物性状，选择不容易引起误吸的质地均匀的糊状半流质食物，或减少一口量；对咀嚼时间过长和（或）物留在口中不吞咽或吞咽启动缓慢的患者，提示按步骤有意识地吞咽，可通过连续多次努力吞咽，或尝试吞咽时下颌回缩（点头吞咽）以适当代偿，增加吞咽力度，以减少咽部食物残留。

（3）对流涎明显的患者　提醒充分闭合口唇和增加吞咽唾液的频率，重度流涎可采用唾液腺肉毒毒素注射方法。对吞咽障碍较重且有明显误吸风险或摄食不足的患者，应尽早使用管饲，短期可以鼻胃管喂养，长期建议经皮内镜下胃造瘘喂养。

4. 认知功能康复　目的在于提高个体认知水平、代偿认知损害或发展适应性方法，以提高患者生活自理能力。主要方法包括认知训练、认知刺激和运动训练等。认知训练主要进行注意、执行和视空间等功能训练，将训练内容与日常生活工作任务相结合可更好地促进认知功能改善。认知刺激即让患者参加一系列群体活动和讨论，可提高患者认知功能和社会功能。运动训练对认知功能有促进作用，如骑脚踏车、跑步机和渐进性抗阻训练。将认知训练与运动训练联合进行，对认知功能的改善作用更明显。

5. 情绪康复　常用认知行为疗法，通过改变思维、信念和行为来改变不良认知，达到消除不良情绪和行为的效果。其中合理情绪行为疗法通过改变不合理的信念，达到改变和控制情绪及行为的效果。

6. 神经调控治疗 脑深部电刺激（deep brain stimulation，DBS）可改善PD运动症状、部分非运动症状及运动并发症，是目前PD神经调控治疗的主要手段，具体适应证及靶点选择详见中国帕金森病脑深部电刺激疗法专家共识。

无创性神经调控技术主要包括重复经颅磁刺激（repeated transcranial magnetic stimulation，rTMS）和经颅直流电刺激（transcranial direct current stimulation，tDCS），可改善运动迟缓和冻结步态，改善异动症，改善言语清晰度；改善工作记忆和执行功能等认知障碍；缓解抑郁等情绪障碍、疼痛和失眠等。生物反馈训练，包括肌电、呼吸、皮阻、心率变异性等多项生理指标，可改善肌肉僵硬、失眠、情绪障碍等；盆底肌生物反馈训练可改善二便障碍和性功能。

7. 家居环境改造及辅助器具使用 使用辅助器具、适应性工具和环境改造可以弥补患者认知和运动方面的困难，减少跌倒次数，提高完成各种操作和任务的质量，使家庭生活更独立、更安全，也可以减轻照料者的负担，使护理工作变得省力。如重新安排房间里的家具，创建一个畅通无阻的行走和转弯路线；或提高床、椅、沙发的高度，垫高马桶，方便患者转移。

知识链接

电击疗法或可帮助帕金森病患者恢复行动能力

四分之一的帕金森病患者在久病之后会出现行走困难的现象，他们经常会突然僵住并摔倒，目前还没有任何治疗方法。但加拿大研究人员通过研究，找到一种电流刺激脊椎的新疗法，或能帮助患者恢复行动能力。

加拿大安大略省伦敦市韦仕敦大学的教授曼达尔·贾格表示，他的新疗法对患者的益处“超乎想象”。“我们的患者大多数都已患病15年，好几年没信心走路。”贾格称，“看到他们从因为有跌倒风险而被困在家里，到能出门去购物中心和度假，是很棒的事。”正常情况下，大脑会向腿部发送移动指令，然后大脑收到指令完成的讯号，再发出新的信号。贾格认为帕金森病的出现是因为大脑信号传输的过程中出现了问题，所以他的团队开发出了植入物来促进信号传输，从而使患者恢复正常行走。据报道，脑部扫描显示患者在接受电疗之前，控制运动的区域不能正常工作。但在治疗的几个月后，这些区域得以恢复。

“这项小规模试验研究的结果非常有前景，值得进一步研究。”英国帕金森病研究人员贝基·波特博士表示，“如果未来的研究能和当前预期一致，那么这种疗法极有可能显著改善帕金森病患者的生活质量，使他们可以自由地进行日常活动。”

扫码"学一学"

第四节　阿尔茨海默病的康复

案例讨论

【案例】

李某，女，58岁，高中文化，小学教师，2007年退休。其在2007年已有近记忆障碍，容易忘记事情，思维迟缓，思想顽固。退休后，曾诉心情不好，烦闷，逐渐发展为社交能力下降。做事缺乏主动，性格孤僻、自私，缺乏兴趣，语言表达不清，对周围人较为冷漠，害怕与陌生人打交道，对新环境难以适应。近段时间出现睡眠不好，常失眠，有时半夜起床做家务，计算能力下降。能做简单家务，生活能够自理。

家族史：其母58岁左右时亦出现相似症状，记忆障碍，做事慢。随后，不能认识亲人，丧失语言能力，丧失行走能力，终日卧床，大小便失禁。约64岁时去世。其舅父亦有类似症状，目前已因"中风"而瘫痪。

【讨论】

1. 请根据以上症状及家族史做出诊断。
2. 目前可以尝试什么方法治疗？
3. 作为其家族成员，有什么方法能够早期判断已遗传这种疾病？

一、概述

（一）定义

阿尔茨海默病（Alzheimer's disease，AD）即老年性痴呆，是一种好发于老年或老年前期进行性发展的神经退行性疾病，临床表现为认知和记忆功能不断恶化，日常生活能力进行性减退，并有各种神经精神症状和行为障碍。AD是1906年由德国神经病理学家 Alois Alzheimer 最先描述的。

考点提示 阿尔兹海默病的定义。

（二）流行病学

阿尔茨海默病发病年龄40～90岁，大部分在65岁以后，女性高于男性。年龄每增加5岁，阿尔茨海默病患者的百分数将上升2倍，约25%阿尔茨海默病患者有家族史。

AD的病因及发病机制目前尚不清楚，目前一致认为该病是一种多因素参与的复杂病理过程。家族性AD与21号染色体β–淀粉样蛋白基因突变相关，散发性AD常见19号染色体的载脂蛋白E基因及其他未知因素基因突变。近年来国内外研究证实，心脑血管病变、吸烟、内分泌疾病、抑郁症等会增加AD的发生。AD病理改变主要是脑的体积及重量减少，脑皮质弥漫性萎缩，海马区萎缩，沟回增宽，脑室扩大，神经元大量减少，并可见老年斑（SP），神经原纤维结（NFT）等病变，胆碱乙酰化酶及乙酰胆碱含量显著减少。

（三）临床表现与分期

AD的临床症状分认知功能减退和非认知性精神症状，但突出表现为全面性和进行性的认知功能减退（包括记忆力、定向力、执行能力、视空间障碍、判断能力和新知识学习能力等），非认知性精神症状表现为焦虑、抑郁、精神障碍等临床症状。

该病起病缓慢或隐匿，患者及其家人常说不清何时起病；多见于 70 岁以上（男性平均 73 岁，女性为 75 岁）老年人，少数患者在躯体疾病、骨折或精神受到刺激后症状迅速明朗化。女性较男性多，男女比例为 1:3。主要表现为认知功能下降、精神症状和行为障碍、日常生活能力的逐渐下降。根据认知能力和身体功能的恶化程度分成三个时期。

1. 第一阶段（1～3 年） 为轻度痴呆期。表现为记忆减退，对近事遗忘突出；判断能力下降，患者不能对事件进行分析、思考、判断，难以处理复杂的问题；工作或家务劳动漫不经心，不能独立进行购物、经济事务等，社交困难；尽管仍能做些已熟悉的日常工作，但对新的事物却表现出茫然难解，情感淡漠，偶尔激惹，常有多疑；出现时间定向障碍，对所处的场所和人物能做出定向，对所处地理位置定向困难，复杂结构的视空间能力差；言语词汇少，命名困难。

2. 第二阶段（2～10 年） 为中度痴呆期。表现为远近记忆严重受损，简单结构的视空间能力下降，时间、地点定向障碍；在处理问题、辨别事物的相似点和差异点方面有严重损害；不能独立进行室外活动，在穿衣、个人卫生及保持个人仪表方面需要帮助；计算不能；出现各种神经症状，可见失语、失用和失认；情感由淡漠变为急躁不安，常走动不停，可见尿失禁。

3. 第三阶段（8～12 年） 为重度痴呆期。患者已经完全依赖照护者，严重记忆力丧失，仅存片段的记忆；日常生活不能自理，大小便失禁，呈现缄默、肢体僵直，查体可见锥体束征阳性，有强握、摸索和吸吮等原始反射。最终昏迷，一般死于感染等并发症。

（四）辅助检查

1. 实验室检查 包括常规血液检查及特异性的脑脊液β–淀粉样蛋白、Tau 蛋白检测，以及脑脊液细胞计数、蛋白质、葡萄糖和蛋白电泳分析等。

2. 影像检查 头部 CT（薄层扫描）和 MRI（冠状位）检查，可显示脑皮质萎缩明显，特别是海马及内侧颞叶，支持 AD 的临床诊断。

3. 脑电图 在早期可见到波幅降低和α节律减慢，末期可见弥漫性波。

二、康复评定

1. 简易精神状态检查 简易精神状态检查（mini–mental state examination，MMSE）于 1975 年由美国人 Folstein 等人编制，该表简单易行，国内外广泛应用，是痴呆筛查的首选量表（表 7–4）。该量表包括以下 7 个方面：时间定向力，地点定向力，即刻记忆，注意力及计算力，延迟记忆，语言，视空间，共 30 项题目，每项回答正确得 1 分，回答错误或答不知道评 0 分，量表总分范围为 0～30 分。测验成绩与文化水平密切相关，正常界值划分标准为：文盲＞17 分，小学＞20 分，初中及以上＞24 分。

表 7–4 简易智能精神状态检查量表（MMSE）

患者姓名________ 性别_____ 年龄_____ 文化程度________ 电话________

家庭住址______________________________ 初步诊断________________

定向力	分数	最高分
现在是 星期几？ 几号？ 几月？ 什么季节？ 哪一年？	（ ）	5
我们现在在哪里：省？ 市？ 医院？ 科室？ 第几层楼？	（ ）	5

续表

记忆力 现在我要说三样东西的名称，在我讲完后，请您重复一遍。请您记住这三样东西，因为几分钟后要再问您的。（请仔细说清楚，每一样东西一秒钟）。“皮球”“国旗”“树木” 请您把三样东西说一遍（以第一次答案记分）	（　）	3
注意力和计算力 请您算一算 100 减去 7，然后从所得数目中再减去 7，如此一直计算下去，请您将每减一个 7 后的答案告诉我，直到我说“停止”为止。（若错了，但下一个答案是对的，那么只记一次错误） 93　86　79　72　65	（　）	5
回忆能力 现在请您说出刚才我让您记住的那三样东西？ “皮球”“国旗”“树木”	（　）	3
语言能力		
（出示手表）这个东西叫什么？	（　）	1
（出示钢笔）这个东西叫什么？	（　）	1
现在我要说一句话，请您跟着我清楚地重复一遍，“四十四只石狮子”	（　）	1
我给您一张纸请您按我说的去做，现在开始：“用右手拿着这张纸，用两只手将它对折起来，放在	（　）	3
您的大腿上”。（不要重复说明，也不要示范）	（　）	1
请您念一念这句话，并且按它的意思去做。（见背面）	（　）	1
您给我写一句完整的句子。（句子必须有主语、谓语、宾语）		
记下所叙述句子的全文。＿＿＿＿＿＿＿＿＿＿＿＿＿＿＿＿	（　）	1
（见背面）这是一张图，请您在同一张纸上照样画出来		
（对：两个五边形的图案，交叉处有一个四边形）		

考点提示　简易智能精神状态检查量表（MMSE）内容。

2. 长谷川痴呆量表　长谷川痴呆量表（Hasegawa dementia scale，HDS）是一种简易实用的他评量表，由临床医生通过提问的方式对被试者进行评定（表 7－5）。

表 7－5　长谷川痴呆量表

项目内容	分数	分数
1. 今天是几月几号（或星期几）（任意一个回答正确即可）	（1）正确——3	（2）错误——0
2. 这是什么地方	（1）正确——2.5	（2）错误——0
3. 您多大岁数（±3 年为正确）	（1）正确——2	（2）错误——0
4. 最近发生什么事情（请事先询问知情者）	（1）正确——2.5	（2）错误——0
5. 您出生在哪里	（1）正确——2.5	（2）错误——0
6. 中华人民共和国成立年份（±3 年为正确）	（1）正确——3.5	（2）错误——0
7. 一年有几个月（或一小时有多少分钟）（任意一个回答正确即可）	（1）正确——3	（2）错误——0
8. 国家现任总理是谁	（1）正确——3	（2）错误——0
9. 计算 100－7	（1）正确——2	（2）错误——0
10. 计算 93－7	（1）正确——2	（2）错误——0
11. 请倒背下列数字：6——8——2	（1）正确——2	（2）错误——0
12. 请倒背下列数字：3——5——2——9	（1）正确——2	（2）错误——0
13. 先将纸烟，火柴，钥匙，表，钢笔五样东西摆在受试者前，令其说一遍，然后把东西拿走，请受试者回忆 （1）完全正确——3.5　（2）正确 4 项——2.5　（3）正确 3 项——1.5　（4）正确 2 项——0.5　（5）正确 1 项或完全错误——0		

长谷川痴呆量表（HDS）虽只有 11 项，但包括了常识、识记、记忆、计算及定向 5 个方向的测试，总分为 32.5 分，HDS＞30.5 为正常，30.5～22 之间为亚健康，21.5～10.5 为可疑痴呆，10～0 为痴呆。在实践应用中发现，只有严重痴呆才会在 10 分以下；实践应用还发现，本表用于测试健康人的得分与受教育程度有关，即受教育程度越低得分越少。因

此，用 HDS 评定是否痴呆，不同文化程度的标准应该有所区别，不要完全用上述得分标准轻易地下诊断。

3. 画钟试验 画钟试验（clock drawing test，CDT）是一个理想的神经心理学筛查工具，既能较全面地反映认知功能，又要简单易行、准确性高而且文化相关性小，所以可以作为检查老年性痴呆的早期筛查工具。

CDT 要求患者在白纸上独立画一个钟表的表盘，把表针放在正确的位置上，并用表针标出指定时间的位置。CDT 的计分方法有很多种：四分法、六分法、七分法、十分法、二十分法等。其中最常用、最简便的是四分法：①画出闭锁的圆，1 分。②将数字安放在正确的位置，1 分。③表盘上包括全部 12 个正确的数字，1 分。④将指针安放在正确的位置，1 分。3～4 分表明认知水平正常，0～2 分则表明认知水平下降。

4. 韦氏记忆量表 韦氏记忆量表（Wechsler memory scale，WMS）是应用较广的成套记忆测验，也是神经心理测验之一。该量表共有 10 项分测验，分测验 A～C 测长时记忆，D～I 测短时记忆，J 测瞬时记忆，MQ 表示记忆的总水平。本测验也有助于鉴别器质性和功能性记忆障碍。

5. 临床痴呆评定量表 临床痴呆评定量表（clinical dementia rating，CDR）是医生通过从与患者和其家属交谈中获得信息，加以提炼，完成对患者认知受损程度的评估，继而快速评定患者病情的严重程度。评定的领域包括记忆、定向力、判断与解决问题的能力、工作和社会交往能力、家庭生活和个人业余爱好、独立生活自理能力。以上六项功能的每一个方面分别做出从无损害到重度损害五级评估，但每项功能的得分不叠加，而是根据总的评分标准将六项能力的评定综合成一个总分，其结果以 0、0.5、1、2、3 分表示，分别判定为正常，可疑，轻、中、重度等五级（表 7-6）。

表 7-6 临床痴呆评定量表

项目	无痴呆（CDR0）	可疑痴呆（CDR0.5）	轻度痴呆（CDR1.0）	中度痴呆（CDR2.0）	重度痴呆（CDR3.0）
记忆力	无记忆力缺损或只有轻度不恒定的健忘	轻度、持续的健忘；对事情能部分回忆，属“良性”健忘	中度记忆缺损；对近事遗忘突出，有碍日常活动的记忆缺损	严重记忆缺损；能记住过去非常熟悉的事情，新事情则很快遗忘	严重记忆丧失；仅存片段的记忆
定向力	能完全正确定向	除时间定向有轻微困难外，能完全正确定向	时间定向有中度困难；对检查的地点能定向；在其他地点可能有地理性失定向	时间定向有严重困难；通常对时间不能定向，常有地点失定向	仅有人物定向
判断力+解决问题能力	能很好解决日常问题、处理职业事务和财务；判断力良好，与过去的水平有关	在解决问题、判别事物间的异同点方面有轻微缺损	在解决问题、判别事物间的异同点方面有中度困难；社会判断力通常保存	在解决问题、判别事物间的异同点方面有严重损害；社会判断力通常受损	不能做出判断，或不能解决问题
社会事务	在工作、购物、志愿者和社会团体方面独立的水平与过去相同	在这些活动方面有轻微损害	虽然可能还参加但已不能独立进行这些活动；偶尔检查时正常	不能独立进行室外活动；但可被带到室外活动	不能独立进行室外活动；病重得不能被带到室外活动
家庭+爱好	家庭生活、爱好和需用智力的兴趣均很好保持	家庭生活、爱好和需用智力的兴趣轻微受损	家庭活动轻度障碍是肯定的，放弃难度大的家务，放弃复杂的爱好和兴趣	仅能做简单家务，兴趣保持的范围和水平都非常有限	丧失有意义的家庭活动
个人料理	完全有能力自我照料	有能力自我照料	需要督促	在穿着、卫生、个人财务保管方面需要帮助	个人料理需要很多帮助；经常二便失禁

评分标准：记忆（M）是主要项目，其他是次要项目。如果至少 3 个次要项目计分与记忆计分相同，则 CDR=M。当 3 个或以上次要项目计分高于或低于记忆计分时，CDR=多数

次要项目的分值。当 3 个次要项目计分在 M 的一侧，2 个次要项目计分在 M 的另一侧时，CDR=M。

当 M=0.5 时，如果至少有 3 个其他项目计分为 1 或以上，则 CDR=1。如果 M=0.5，CDR 不能为 0，只能是 0.5 或 1。如果 M=0，CDR=0，除非在 2 个或以上次要项目存在损害（0.5 或以上），这时 CDR=0.5。

6. 蒙特利尔认知评估量表 蒙特利尔认知评估量表（Mentreal cognitive assessment，MoCA）是一个用来对轻度认知功能异常进行快速筛查的评定工具。它评定了许多不同的认知领域，包括：注意与集中、执行功能、记忆、语言、视空间技能、抽象思维、计算和定向力。完成 MoCA 检查大约需要 10 分钟。本量表总分 30 分，如果受教育年限≤12 年则加 1 分，≥26 分属于正常。

7. 阿尔茨海默病评估量表 阿尔茨海默病评估量表（Alzheimer's disease assessment scale，ADAS）包括认知行为测验和非认知行为测验，认知行为测验包括定向，语言（口语理解和表达、对测验指导语的回忆、自发言语中的找词困难、指令理解、命名 12 个真实物品与 5 个手指），结构（模仿圆、2 个交错的四边形、菱形、立方体），观念的运用，阅读 10 个形象性词语后即刻回忆 3 次的平均数与 12 个形象性词语的再认，共 11 题，费时约 15～20 分钟，满分 70 分。

7. 其他康复评定 由于 AD 患者为进行性认知功能障碍和行为损害的中枢性神经退行性病变，故临床伴随症状多。除了上述专科评定量表外，临床上还应行知觉障碍的评定、言语及语言功能评定、日常生活能力评定、社会功能评定、精神行为功能评定、运动功能的评定、营养状态的评定、家庭及居住环境评定等。

三、康复治疗

（一）训练原则

（1）制定个体化方案，综合康复。

（2）以提高生存质量为目标，充分发挥痴呆患者剩余的功能，重点改善生活自理和参加休闲活动的能力。

（3）支持照料者，指导他们有关康复训练的知识技术，并在精神上关心他们，心理上鼓励他们。

（4）康复除运动功能训练外，主要进行认知功能训练，还有必要的医疗支援、生活环境适应等。

考点提示 阿尔兹海默病的康复治疗原则。

（二）记忆功能训练

记忆衰退是一种症状而不是诊断，它与一些行为问题有着紧密的联系，特别是老年期痴呆患者，记忆衰退更是最明显的表现之一。要进行记忆功能训练，必先明了记忆的基本概念、衰退的成因及其对日常活动的影响。记忆功能训练是指任何一种能够助患者或照顾者去适应、明了或减轻因脑部受创而导致的记忆障碍的技巧或策略。其方法有很多，重点介绍以下几种。

1. 联想法

（1）视觉想象 患者将要记住的信息在脑中形成的有关的视觉形象。

（2）兼容 患者把要记住的信息与已知事情联系记忆。

（3）自身参照　让患者将要记住的信息与自身联系起来。

（4）精细加工　患者对要记住的信息进行详细分析，找出能与已知信息联系的各种细节。

2. 背诵法　反复大声或无声地背诵要记住的信息。

3. 分解–联合法　从简单到复杂，先一步一步练习，再逐步联合。

4. 提示法　提供言语或视觉提示。

5. 记忆技巧法

（1）首同记忆法　将要记住信息的第一个字编成熟悉易记的一个短语或句子。例如，记忆的目标单词为“地理、大海、物理、博览”，即可用“地大物博”的成语来记忆。

（2）PQRST 法　P（preview）：预习或浏览要记住的段落内容；Q（question）：向自己提问该段的目的或意义；R（read）：仔细阅读材料；S（state）：用自己的话陈述从段落中得到的信息；T（test）：用回答问题的方法检验自己的记忆。

（3）编故事法　将要记住的信息编成一个自己熟悉的或形象化的故事来记忆。

6. 常规化建立恒定的日常生活活动程序　如定时休息、固定穿衣顺序、固定散步路径等。

7. 训练操作方法

（1）视觉记忆　先将 3～5 张绘有日常生活中熟悉物品的图片卡放在患者面前，告诉患者每卡可注视 5 秒，看后将卡收去，让患者用笔写下所看到的物品的名称，反复数次，成功后增加卡的数目；反复数次，成功后再增加卡片的行数（如原仅一行，现改放两行或三行卡片等）。

（2）地图作业　在患者面前放一张大的、上有街道和建筑物而无文字标明的城市地图，告诉患者先由治疗师用手指从某处出发，沿其中街道走到某一点停住，让患者将手指放在治疗师手指停住处，从该处找回到出发点，反复 10 次，连续两日无错误，再增加难度（路程更长、绕弯更多等）。

（3）彩色积木块排列　用品为 6 块 2.5cm × 2.5cm × 2.5cm 的不同颜色的积木块和一块秒表，以每 3 秒一块的速度向患者展示木块，展示完毕，让患者按治疗师所展示的次序展示积木块，正确的记“+”；不正确的记“–”，反复 10 次，连续两日均 10 次完全正确时，加大难度进行（增多木块数或缩短展示时间等）。

（4）缅怀治疗　“缅怀”是一种在临床广泛采用的治疗方法，适用于治疗老年海尔茨海默病及老年抑郁症。人到晚年，回顾往事是很自然的过程，若能借此过程去解决一些从前未能解决的矛盾，整个人生便能达到整合；若未成功，一生便变得“绝望”。

缅怀可用不同形式进行，包括个别回想、与人面谈、小组分享、展览及话剧等。而对象亦不局限于同龄人士，老幼共聚也是另一个选择。由于其多元化和易于融合日常生活与交谈中，很多医院及服务老年人的机构都乐于采用。

随着海尔茨海默病患者的近期记忆衰退，加上患者在判断能力，语言、思维、运算及理解能力的退减，患者会渐渐与现实脱节，以致与人沟通存在障碍。缅怀治疗是利用患者所拥有的记忆作媒介，去鼓励患者与人沟通及交往。由于远期记忆是一些实在材料，患者可以在没有压力的情况下抒发自己的意见及情感。在分享过往光辉岁月及取得成就的时候，患者的个人尊严得以维护，且有助于他们重新肯定自己。与此同时，患者会感到被接纳和谅解，而朋辈的分享也给予其一个学习和认同的机会，使患者得到更大的支持去面对目前或将来的挑战。一般缅怀活动会糅合开心与不快的回忆。因为过分着眼于开心的回忆会造成逃避现实；只侧重于不快往事却又会令患者情绪低落。故此，照顾者应抱着谨慎态度。一些研究也显示，合适的“缅怀”活动有助于增进患者的生活满足感，减轻抑郁，并改善生活质量。

（三）注意力和集中力训练

1. 猜测游戏　取两个透明杯子和一个弹球，在患者注视下由治疗师将其中一个杯子覆扣在弹球上，让患者指出哪一个杯中扣有弹球，反复数次；无猜测错误后改用两个不透明的杯子，操作同前，此时患者已不能透过杯壁看到弹球，让患者指出何杯中扣有弹球，反复数次；成功后改用三个或更多的不透明杯子和一个弹球，方法同前；再一次成功后改用三个或更多的不透明杯子和两个或更多的颜色不同的弹球，扣上后让患者指出各种颜色的弹球被扣位置，移动容器后再问。

2. 删除作业　在16开白纸中写满几个大写汉语拼音字母，如KBLZBOY（亦可依患者文化程度选用数字、图形），让患者用铅笔删去治疗师指定的字母，如“B”；改换字母的顺序和规定要删除的字母，反复进行数次；成功后改用两行稍小些的字母，以同样的方式进行数次；成功后改为三行或更多行的字母，方式同前；成功后再改为纸上同时出现大写和小写字母；再让患者删去指定的字母（大写和小写的），反复数次；成功后在此基础上穿插加入以前没出过的字母，让患者删去，反复数次；成功后再将以前没出现过的字母三个一组地穿插入其中，让患者把这些三个一组的插入字母一并删去。

3. 时间感训练　给患者一块秒表，让患者按治疗师口令启动，并于10秒内由患者自动停止它。然后将时间由10秒逐步延长至1分钟，当误差小于1～2秒时改为不让患者看表，启动后让患者心算到10秒时停止，然后将时间延长，到2分钟时停止。误差应不超过每10秒有1.5秒，即30秒时允许范围为30±（3×1.5）秒。当误差不超过比值时再改为一边与患者交谈一边让患者进行同上训练，让患者尽量控制自己不受交谈分散注意力。

4. 数目顺序　让患者按顺序说或写出数字0～10，如有困难，给患者11张上面分别写有数字 0～10 的字卡，让患者按顺序排好。增加数字跨度，反复数次，成功后改为让患者按奇数、偶数或逢10的规律说或写出一系列数字，并由治疗师随意指定数字的起点，成功后可变换方向如原由小到大改为由大到小等，反复数次，成功后先由治疗师向患者提供一系列数宇中的头四个数，从第五个数起往后递增时加一个数值如“4”等；让患者继续进行报出每次加后之和，反复数次，成功后改为每次递增时从原数上乘以另一数值或除以另一数值。

5. 代币法训练注意力　除用上述1～4法外，尚可利用行为疗法中的代币法进行。现以训练患者注意康复治疗为例来说明这种方法。治疗师用简单的方法在30分钟的治疗中，每2分钟记录一次患者是否注意治疗任务，连记5天作为行为基线。然后在治疗中应用代币法，每当患者能注意治疗时就给予代币，每次治疗中患者得到的代币数要达到给定值才能换取患者喜爱的实物，当注意改善后，工作人员逐步提高给定值。

（四）推理及解决问题能力的训练

1. 指出报纸中的消息　取一张当地的报纸，首先问患者有关报纸首页的信息如大标题、日期、报纸的名称等，如回答无误，再请其指出报纸中的专栏如体育、商业、分类广告等；回答无误后，再训练他寻找特殊的消息，可问他“两个球队比赛的比分如何？”“当日的气象预告如何?”等。回答无误后，再训练他寻找一些需要由他决定的消息，如平时交谈中得知患者希望购买一台录像机，可取一份有出售录像机广告的报纸，问患者希望购买什么牌子和价值多少的录像机，让他从报纸上寻找接近他的条件的信息，再问他是否想购买等。

2. 排列数字 给患者三张数字卡，让其由低到高地将顺序排好，然后每次给其一张数字卡，让其根据其数值的大小插进已排好的三张之间，正确无误后，再给其几个数字卡，问其其中有什么共同之处（如有些都是奇数或偶数，有些可以互为倍数等）。

3. 问题状况的处理 给患者纸和笔，纸上写有一个简单动作的步骤如刷牙，将牙膏挤在牙刷上，取出牙膏和牙刷等，问患者孰先孰后？更换几种简单动作，都回答正确后再让其分析更复杂的动作如油煎鸡蛋、补自行车内胎等，此时让患者自己说出或写出步骤，如漏了其中某一步或几步，治疗者可以问其“这一步该放在哪里?”。训练成功后，治疗师可向患者提出一些需要其在其中做出决定的困难处境，看其如何解决。如问其“丢失钱包怎么办？”“在新城市中迷了路怎么办？”“在隆重的宴会上穿着不恰当怎么办？”等。

4. 从一般到特殊的推理 从工具、动物、植物、国家、职业、食品、运动等内容中随便指出一个项目，让患者尽量多地想出与该项目有关的细项，如回答顺利，可对一些项目给出一些限制条件，让患者想出符合这些条件的项目，如谈到运动时，可向患者提出哪些需要跑步、哪些要用球、哪些运动时运动员有身体接触等，这时患者必须除外一些不符合上述条件的项目，其中就有了决定的过程。成功后可进而告诉患者，假设治疗师在杂货店里买回食品，让他通过向治疗师提问的方式猜出买的是什么，鼓励他先提一般的问题，如“它是植物吗?”“是肉类吗?”等，治疗师回答后再进一步问特殊的问题，如治疗师回答的植物，他可以再问“是黄瓜吗?”“西红柿吗?”等。起初允许他通过无数的提问猜出结果，以后限制他必须用 30 次的提问猜出结果，成功后再限定为 20 次、15 次等。

5. 分类训练 给患者一张上面有 30 项物品名称的单子，并告诉他 30 项物品都属于三类（如食品、家具、衣服）物品中的一类，让他进行分类，如不能进行，可帮助他。训练成功后，仍给他上面列有 30 项物品的清单，让他进行更细的分类，如初步分为食品类后，再细分为植物、肉、奶品等；成功后再给他一张清单，上面写有成对的、有某些共同之处的物品名称如椅子—床、牛排—猪肉、书—报纸等，让患者分别回答出每一对中有何共同之处？答案允许多于一个以上，如书—报纸可以回答是“写出来的”和“是纸制的”等，必须有共同之处。

（五）定向能力训练

实际定向疗法（reality orientation，RO）最先由 Folsom 提出，由美国精神病学会予以肯定，由 Brook 最先用于阿尔茨海默病患者。这种疗法的根据是，老年人一般都有脱离环境接触的倾向，而且由于病理原因使部分大脑停止活动。因此，经常予以刺激，反复做环境的定向练习；置患者于人群集体之中，通过加强接触而减少其孤独的倾向，最终可能使失用的神经通路再次促通。RO 的方式通常有以下两种。

1. 教室实际定向疗法（classroom RO，CRO） 即每日利用半小时在教室内集中一组患者，由作业治疗师主持活动，室内有一块大黑板提示如下内容，要求字大而清楚，向患者提问，要求回答。

××医院（地点）

今天是星期几

这个月是 ……………………月

日期是 ……………………日

今年是 ……………………年

下一餐饭是………………餐

季节是 ……………………季

天气是 ……………………

活动靠窗户进行，便于患者看到窗外，联系环境实际，室内也安排相应的实物如春天的花、秋天的落叶、冬天的冰雪等。

2. 24小时RO或不定形式实际定向疗法（informa RO，IRO） 即所有与患者接触者无论是工作人员或其家属，随时随地提醒患者关于时间、地点、名称、情景等概念，并且耐心地纠正其错误。与此相应，环境方面也需一定布置，如时钟、日历及各种不同颜色、形状的标记，工作人员的胸牌等，以帮助患者加强定向能力。有报道，以上RO法结合进行，能使行为和认知得到明显的改善，而且在减少CRO的频率后，效果仍能保持在3个月以上，另有报道在RO的过程中，若贯彻激励的原则，效果更好。但是，也有人根据神经化学机制学说（如在大脑某部分发现乙酰胆碱水平下降）及自身的实践，认为增强身体和大脑的活动并不能遏制衰老和记忆减退的进行，从而对RO疗法持不同的看法。

（六）失认症的训练

1. 触觉失认的训练

（1）刺激增强-衰减法 先让患者看着物体，用健手触摸，再用双手触摸，最后用患手触摸。反复多次后，闭目进行。

（2）暗箱法 可将多种物体放入一个暗箱中，让患者按指令找出正确的物体，或让患者看图片在暗箱中找出相应的物体。

2. 听觉失认的训练 根据检查出的类型进行针对性训练，可在放录音的同时展示相应内容的字卡或图片，例如听狗叫时看狗的字卡或图片等。

3. 视觉失认的训练

（1）颜色失认 提供各种色板让患者配对，或提供各种物体的轮廓图，让患者填上正确的颜色。

（2）物品失认 可将多种物品放在一起，其中有相同的物品，治疗师先拿出一个，让患者拿出相应的另一个，同时告诉患者该物品的名称、作用等。

（3）形状失认 可用各种图形的拼板拼出图案，让患者模仿复制，或要求患者按图纸拼出图案。

（4）面容失认 可用知名人物或熟悉的人物（家人、挚友等）的照片让患者辨认，或用照片和写好的名字让其配对。

（5）视空间失认 ①二维法：让患者在地图上找出本省、本市位置，从本市的地图中查找曾经去过或熟悉的地方的位置或路线。或让患者在地图上用手指指出从某处出发到某处终止，再令其手指停放于终止处，原路找回出发点。②三维法：让患者从重叠图中找出是何种物品重叠在一起。或让其从白纸上拿出白毛巾；穿衣服时找出袖子、衣领、扣子、扣眼等；在一堆衣服中辨别出哪件是长袖，哪件是短袖等。

4. 一侧空间失认（单侧忽略）的训练 ①对忽略侧提供触摸、拍打、挤压、擦刷或冰刺激等感觉刺激。②将患者急需要的物品故意放在其忽略侧，让患者用另一只手越过中线去取它。③在忽略侧内用移动的、颜色鲜艳的物体或手电筒光提醒患者对该侧的注意。④阅读时为避免漏读，可在忽略侧的极端放置颜色鲜艳的规尺，或让患者用手摸着书的边缘，从边缘处开始阅读。⑤各项训练及活动尽可能地在患者的患侧进行，使患者更多地向患侧转头或转动眼睛，增强对患侧的注意力。

5. 身体失认 ①刺激患者身体某一部位（例如轻轻拍打瘫痪的手），让其说出其名称。②说出患者身体名称时让其指出部位。③让患者先指出治疗师身体的某一部位，然后指出其自身相应的部位。④描绘身体各部分的位置，画人的轮廓，组装小型的人体模型，拼配人体和面部的拼板玩具等。

（七）失用症的训练

1. 意念性失用 在给这类患者进行训练时，应遵循从易到难、从简单到复杂的原则。治疗师可选择一些在日常生活中由一系列分解动作组成的完整动作来进行训练，如泡茶后喝茶，洗菜后切菜等。由于次序常混乱，治疗师除将分解的动作一个一个地训练以外，还要对一个步骤后的下一个步骤给予提醒，可采用做标签的办法，如沏茶动作，打开茶盒为1号，拿茶杯为2号，取少量茶叶放到茶杯里为3号，取暖壶为4号，向茶杯内倒开水为5号，盖上茶杯盖为6号。当患者熟悉后，逐渐从全分解到部分分解再到连续完成，直到正确为止。

2. 意念运动性失用 在给这类患者进行训练时，口令应尽可能使用简短而明确的名字，清晰而缓慢地说。治疗师可边说边结合动作让患者模仿。如患者不能模仿，把实物放在他面前或手中。可先从面部动作开始，如轻咳、用鼻子吸气、闭眼、皱眉、吹蜡烛、鼓腮、伸舌、微笑等，肢体动作可包括招手、握手、敬礼、点头、摇头、刷牙、钉钉、切菜。

3. 运动性失用 在给这类患者进行训练时，要大量给予暗示、提醒或治疗师手把手地教患者做。症状改善后可减少暗示和提醒并加入复杂的动作。

4. 结构性失用 治疗师可先给患者示范画图或拼搭积木，让患者复制，遵循从易到难、从平面到立体的原则，起初给予较多的提醒和暗示，待有进步后再逐步减少提醒和暗示的数量，并增加作业的难度，如平面图形（如裁衣的纸样）、立体构造（如常用物品的排列和有次序的堆积）等。

5. 穿衣失用 治疗师最好在上衣、裤子和衣服的左右做上明显的记号，在领口、袖口处贴上颜色鲜艳的标签以便患者易于找到。患者穿衣时，治疗师可在旁暗示、提醒，甚至一步步地用言语指示同时用手教患者进行，症状有改善后再逐渐减少帮助，直到能自己独立穿衣为止。

6. 步行失用 治疗师可给患者预备一根拐杖。当患者不能迈步时，将拐杖水平横在足前，形成障碍诱发迈步。开始行走后，可用喊口令配合行走，鼓励患者摆动手臂以帮助行走。

知识链接

全球每3秒增加1个阿尔茨海默病患者

阿尔茨海默病是最常见的神经退行性疾病，最主要的疾病表现是认知障碍，痴呆症的50%～75%是由阿尔茨海默病造成的（痴呆症包含了多种类型，如阿尔茨海默病、血管性痴呆症和帕金森性痴呆症等）。根据国际阿尔茨海默病协会发布的报告显示，2015年全球新发990万阿尔茨海默病患者，总数约为4600万人。预计阿尔茨海病患者的人数将在2030年和2050年分别增至7500万和1.315亿，全球每年需要为阿尔茨海默病支出的费用达到了8180亿美元。如果你对这些庞大的数字没有什么概念的话，下面的事实一定会让你的内心受到震撼。每3秒全世界就会增加1名阿尔茨海默病患者，每100位60岁及以上人口中就有5～8名阿尔茨海默病患者，而截至2017年底，我国60岁以上的老年人口已经达到2.41亿！也许下一秒，你的爷爷、奶奶，你的父母，或是你自己都可能笼罩在阿尔茨海默病的阴影之下，它真的离我们很近。

本章小结

随着我国老龄化社会的快速到来，各种老年疾病的不断发生，严重影响着老年人的晚年生活质量，如骨质疏松症引起的关节疼痛、自发性骨折、驼背、呼吸功能下降；帕金森病引起的静止性震颤、肌肉僵直、运动迟缓和平衡障碍，以及阿尔茨海默病引起的记忆力减退、认知功能下降、生活不能自理等功能障碍，给家庭和社会带来沉重的负担。因此，对老年疾病进行早期筛查、早期干预、早期治疗，对患者进行功能障碍的全面评定，确定患者功能障碍的类型、程度，制定康复计划，实施精准康复，是促进老年人重拾生活自尊，尽快回归家庭、融入社会的最佳途径。

习　题

扫码“练一练”

一、选择题

A1/A2 型题

1. 下列对老年疾病康复说法不对的是
   A. 是康复医学的重要组成部分
   B. 是指对患有疾病且有功能障碍的老年人进行康复治疗
   C. 包含对老年人常见的疾病进行预防、医疗、进行功能训练等
   D. 老年疾病往往存在不同程度的残疾，不需要康复和护理
   E. 包括对患者及其家人进行有关康复的教育
2. 老年疾病的临床特点不包括
   A. 脆弱性　　B. 特殊性
   C. 高危性　　D. 症状体征不典型
   E. 发病过程急促
3. 老年疾病康复的意义是
   A. 实现健康的老龄化　　B. 减少老年残疾
   C. 提高生活质量　　D. 减轻社会压力
   E. 以上全是
4. 老年疾病康复常用的功能评定方法不包括
   A. 综合性老年评估方法　　B. Barthel 指数和 FIM 评定
   C. 步态和平衡评定　　D. 关节活动度评定

E. 认知功能评定

5. 关于 Berg 平衡量表，下列说法错误的是

A. 评定老年人平衡的有效方法

B. 操作复杂、组内和组间可信度不高

C. 由 14 个日常生活中所需要的平衡和移动项目组成

D. 分数越高代表功能越好

E. 每个项目 0～4 级，总分 56 分

6. 老年疾病康复评定错误的是

A. 这种评估应该是单方面的，单一层次的

B. 包括躯体的、心理的、社会的障碍

C. 又涉及残疾的三个层次

D. 注意具体的功能障碍

E. 注重整体的功能水平

7. 老年疾病康复的治疗要点是

A. 治疗原发病、防治原发性残疾、预防继发性残疾

B. 治疗原发病为主，康复治疗为辅

C. 重视康复治疗，治疗原发病为辅

D. 老年患者体质弱，应多卧床休息，避免过早活动

E. 通过积极康复治疗，一定要达到疾病痊愈

8. 老年疾病的康复治疗是

A. 预防致残性损伤和疾病

B. 控制原发疾病和功能障碍的发展

C. 预防合并症和继发的功能障碍

D. 恢复功能性活动和适应周围环境的能力

E. 以上全对

9. 帕金森病康复治疗的目的不包括

A. 防治挛缩　　B. 治愈疾病

C. 增强耐力　　D. 增加关节活动度

E. 提高日常生活活动能力

10. 下列关于骨质疏松症说法不正确的是

A. 只有老年人才会得骨质疏松症　　B. 是骨量下降和骨的微细结构被破坏

C. 表现为骨的脆性增加　　D. 容易骨折

E. 是一种系统性骨病

A3/A4 题型

［11～12］患者，男，58 岁，渐发性双上肢震颤，伴活动不利半年，既往体健，无慢性病病史，头颅 MRI 无异常，查体：面部表情呆滞，四肢肌张力增高，齿轮样，双上肢平伸时有 4～5 次/分钟震颤，指鼻试验正常。

11. 查体时不可能发现的体征是

A. 路林手现象　　B. 搓丸样运动

C. 写字过小征　　D. 齿轮样强直

E.“开－关”现象

12. 首选的药物是

A. 溴隐亭 B. 左旋多巴 C. 苯妥英钠 D. 地西泮 E. 多巴胺

［13～15］患者，男，79岁，因走失一天入院，八年前外院诊断为脑出血后遗症期，血管性痴呆，予以口服多奈哌齐片。现右侧偏瘫，思维混乱，常常夜间大喊大叫，未行系统康复治疗，查体：生命体征稳定，神志清楚，言语不清，时空定向力差，右侧鼻唇沟稍变浅，露齿时口角偏右，右侧咽反射减弱，左侧肌力、肌张力正常，右侧肌张力增高，腱反射亢进，Hoffmann征（+），Rossolimo征（+），Babinski征（+）。

13. 为进一步明确患者病情，最佳的检查方法是

A. 头部MRI B. 头颅CT C. 脑电图 D. 心电图 E. 脑血管超声检查

14. 为进一步明确有无记忆障碍，可采用的评定方法是

A. 指鼻试验 B. 韦氏记忆量表

C. Berg检查 D. FIM量表

E. MAS量表

15. 主要的训练方法是

A. 记忆力训练 B. 思维能力训练

C. 注意力集中训练 D. 失认症、失用症训练

E. 以上全是

二、简答题

1. 老年疾病的特征是什么。
2. 帕金森病的临床表现有哪些？
3. 简述老年性痴呆记忆衰退的特点。
4. 简述阿尔兹海默病的康复治疗措施。
5. 骨质疏松症的康复评定措施有哪些？

（左 朝）

第八章

其他常见疾病的康复

学习目标

1. **掌握** 恶性肿瘤的定义、康复评定和常见恶性肿瘤术后的康复治疗方法；烧伤的定义、康复评定和康复治疗方法。

2. **熟悉** 恶性肿瘤的分类和临床表现；烧伤的临床分期、常见功能障碍和临床处理。

3. **了解** 恶性肿瘤的病因。

4. 能运用已掌握的评定方法和康复治疗技术，对恶性肿瘤、烧伤患者开展相应的康复训练与治疗。

5. 具有博爱之心、人文关怀精神和构建良好治疗关系的能力，给予患者心理支持。

扫码“学一学”

第一节 恶性肿瘤患者的康复

案例讨论

【案例】

患者，男性，68 岁，1 个月前开始出现咳嗽、咳血及呼吸困难症状，胸部 CT 检查提示右肺上叶后段近肺门处占位，病灶周围片絮影及右肺下叶背段支气管闭塞。1 天前行“胸腔镜右肺上叶切除+淋巴结清扫术”，术后病检提示“右肺上叶低分化鳞状细胞癌”。

【讨论】

1. 该患者的康复目标是什么？
2. 如何对其进行心理治疗？
3. 康复治疗的措施有哪些？

恶性肿瘤是一类严重危害人类生命健康的致死疾病，发病率在中国呈现逐年上升的趋势，并跃居城市居民致死因素第一位。研究认为，恶性肿瘤的发病是由机体内环境和外环境共同作用，直接导致了机体内的细胞发生异常分化从而出现癌变。临床早期可表现出异常肿块、疼痛、溃疡、淋巴结肿大等，后期多呈现恶病质、全身衰竭等表现。康复治疗可以改善患者机体功能状况，降低并发症发生率，提高生活质量，延缓生命周期。本节系统阐述了恶性肿瘤的康复治疗方法，并针对常见的几种恶性肿瘤如肺癌、乳腺癌、大肠癌的术后康复治疗进行了详细介绍，帮助学生全面掌握恶性肿瘤的康复治疗。

一、概述

（一）定义

肿瘤是指机体在各种致瘤因素作用下，局部组织的细胞在基因水平上失去了对其生长的正常调控，出现克隆性增殖和异常分化所形成的新生物。根据肿瘤的形态学差异及其对身体的危害性，将肿瘤分为良性肿瘤、恶性肿瘤，以及界于良性和恶性之间的交界性肿瘤三大类型。恶性肿瘤又称癌症，是细胞异常快速增殖，甚至发生扩散转移。这种散播如无法控制，将侵犯破坏重要器官引发衰竭，危及生命。

（二）流行病学

无论是发达国家还是发展中国家，恶性肿瘤发病率均位居前列，已成为最常见死亡原因之一。根据世界癌症统计报告显示，2018 年全球范围内约有 18/10 万癌症新发病例和 960 万癌症死亡病例，接近一半的癌症新发病例和超过一半的癌症死亡发生在亚洲地区。我国是世界上恶性肿瘤的高发国家，发病率约为 100/10 万以上，现有恶性肿瘤患者约 430 万例，每年新增癌症患者 100～120 万例，且呈逐年上升趋势。癌症发病率高、病死率高、致残率高，是危害人类健康和生命的严重疾病，癌症已跃居城市居民死因的第一位。最常见的恶性肿瘤中，在城市依次为肺癌、胃癌、肠癌、肝癌和乳腺癌，在农村依次为胃癌、肝癌、肺癌、食道癌和肠癌。

（三）病因

恶性肿瘤的病因尚未完全清楚，据估计约 80%以上的癌症与外环境因素有关，机体的内在因素在癌症的发生、发展中也起重要作用。患病过程是机体内外因素长期共同作用的结果。外因主要与环境因素（如物理、化学、生物、社会因素）关系密切，内因包括遗传因素、内分泌因素、免疫因素等多种因素。本病是一个“多因素”“多基因”“多阶段”参与形成的复杂渐进的过程。

1. 外部因素

（1）物理因素　物理致癌因素主要有放射性物质、慢性机械刺激、电离辐射、紫外线辐射和一些矿物纤维，主要与某些特殊职业关系密切。

（2）化学因素　动物实验证明可诱发癌症的化学物质已逾千种，常见的化学致癌物包括多环碳氢化合物（如煤焦油、沥青、粗石蜡、杂酚油、蒽油、烟草等），芳香胺与偶氮染料，乙苯胺，联苯胺，亚硝胺类，黄曲霉素，无机化合物（石棉、砷化物、铬化物、镉化物等）及重金属（砷、铬、镍等）。

（3）生物因素　生物致癌因素包括病毒、细菌、寄生虫等。病毒感染致癌如人类乳头瘤病毒引发宫颈癌和口腔癌；乙型（丙型）肝炎病毒引发原发性肝癌；EB 病毒引发淋巴瘤和鼻咽癌等。细菌感染致癌如幽门螺杆菌引发胃癌及胃黏膜相关淋巴组织淋巴瘤。寄生虫感染致癌如埃及血吸虫、日本血吸虫引发结肠直肠癌等。

（4）社会因素　不良行为、生活方式、精神心理、社会因素等，在某种条件下与癌症的发生、发展有一定的关系。

2. 内部因素

（1）遗传因素　癌症具有遗传易感性，一些携带变异基因的人对环境致癌因素格外敏感而易患癌症。大量医疗实践发现，基因遗传变异在肿瘤的发生发展过程中起到重要作用。

（2）免疫因素　先天或后天缺陷者易发生恶性肿瘤，如丙种球蛋白缺乏症患者易患白血病和淋巴造血系统肿瘤；获得性免疫缺陷综合征（艾滋病）患者易患恶性肿瘤。

（3）内分泌因素　如雌激素与子宫内膜癌相关，雌激素和催乳素与乳腺癌相关，雄激素与前列腺癌相关等。

（4）胚胎残存组织　在某些因素作用下，残存的胚胎细胞可发展成肿瘤，如胚胎癌、畸胎瘤等。

（四）病理机制

病理形态学改变，良性肿瘤为膨胀性生长，与原有组织的形态相似，分化成熟，异型性小，无病理核分裂；恶性肿瘤为浸润性生长，与原有组织的形态差别大，分化程度低，异型性大，可见病理性核分裂。目前对于肿瘤研究较多，但发病机制尚未明确，其基本理论有：①肿瘤是多步骤发生、多基因突变的演进性疾病。②肿瘤的遗传易感性。③癌基因激活和抑癌基因失活。④生长因子及其受体与细胞内信号转导的异常。⑤肿瘤是一类细胞周期疾病。⑥肿瘤的发生是免疫监视功能丧失的结果。⑦组织微结构理论和干细胞理论等。

（五）临床表现

临床表现主要取决于肿瘤发生的组织、所在部位及发展程度。一般早期多无明显症状，随着疾病的发展，症状出现，尽管表现不一，但有其共同的特点。

1. 局部表现

（1）肿块　由癌细胞恶性增殖所形成，部位较浅者易发现，其硬度、移动度及有无包膜可因肿瘤性质不同而表现不同。

（2）疼痛　根据疼痛原因分为肿瘤压迫性疼痛、肿瘤浸润性疼痛和肿瘤治疗损伤性疼痛。

（3）溃疡　体表或胃肠道肿瘤，若生长过快，血供不足而继发坏死，或因继发感染而可致溃疡。

（4）出血　癌组织侵犯血管可致破裂出血，如肺癌可并发咯血；下消化道肿瘤可出现便血；子宫颈癌可有血性白带或阴道出血；膀胱癌出现无痛性血尿。

（5）梗阻　肿瘤可阻塞空腔脏器，出现不同症状。如支气管癌梗阻出现肺不张，食管癌梗阻出现吞咽困难，肠肿瘤可致肠梗阻，胃癌伴幽门梗阻出现呕吐等。

（6）转移症状　区域淋巴结肿大，静脉回流受阻，可致相应部位肢体水肿或静脉曲张。肺癌、肝癌、胃癌可致胸腹腔积液。骨转移可致疼痛、硬结，甚至发生病理性骨折。

2. 全身表现　早期全身症状多数不明显，中晚期可有消瘦、贫血、低热、乏力等，恶性肿瘤晚期常可出现恶病质、全身各器官衰竭。

考点提示　恶性肿瘤的定义、病因及临床表现。

二、康复评定

（一）身体功能和结构评定

1. 病理分级评定　组织病理学检查是目前确定肿瘤性质最直接、最可靠的依据。在病理学上，根据癌细胞的分化程度来确定其恶性程度，分化程度越高则恶性程度越低。通常采用四级法或三级法确定其恶性程度。

（1）四级法　Ⅰ级：未分化癌细胞占0～25%；Ⅱ级：未分化癌细胞占25%～50%；Ⅲ

级；未分化癌细胞占 50%～70%；Ⅳ级：未分化癌细胞占 75%～100%。

（2）三级法　分为高度分化、中度分化和低度分化。

2. 临床分期评定　目前，多采用国际抗癌联合会（UICC）的 TNM 分期系统，用 TNM 三个组合来界定临床分期。①T 指肿瘤原发灶的情况，随着肿瘤体积的增加和临近组织受累范围的增加，依次用 T1～T4 来表示。②N 指区域淋巴结的受累情况，N0 表示区域淋巴结未受累，随着淋巴结受累程度和范围的增加，依次使用 N1～N3 表示。③M 指远处转移情况，M0 表示没有远处转移，M1 表示有远处转移，Mx 表示不能确定。

3. 疗效分级标准　临床常用五年生存率来评价癌症治疗的效果。世界卫生组织（WHO）提出了肿瘤治疗客观反应的标准，分为完全缓解（complete response，CR）、部分缓解（partial response，PR）、无改变（no change，NC）、疾病进展（progressive disease，PD）四个等级（表 8－1）。

表 8－1　WHO 肿瘤治疗客观反应的标准

	可测量的病变	不可测量的病变	骨转移
CR	可见的病变完全消失至少 1 个月	所有症状或体征完全消失至少 4 周	X 线及扫描等检查，原有病变完全消失至少 4 周
PR	肿块缩小 50%以上至少 4 周	肿瘤大小估计减小超过 50%至少 4 周	溶骨性病灶部分缩小，钙化或骨病变密度减低至少 4 周
NC	肿块缩小不足 50%或增大不超过 25%	病情无明显变化至少 4 周，肿瘤大小估计增大不到 25%，减少不足 50%	病变无明显变化，由于骨病变往往变化缓慢，判定 NC 至少应在开始治疗的第 8 周后
PD	为一个或多个病变增大 25%以上或出现新病变	新病灶出现或原有病变估计增大至少 25%	原有病灶扩大和（或）新病灶出现

注：CR 时间指自开始判定 CR 起至肿瘤开始出现复发时的时间。PR 时间指自开始判定 PR 起至肿瘤两径乘积增大到治疗前 1/2 以上时的时间。生存时间指从开始化疗至死亡的时间或末次随诊时间。无病生存时间指 CR 患者从开始化疗至开始复发或死亡的时间。

4. 营养评定　肿瘤患者出现营养不良的主要原因包括摄入减少、吸收障碍、代谢紊乱、能量消耗增加等。根据营养不良的情况可以分为消瘦型营养不良、蛋白质型营养不良、混合型营养不良三类。

营养评定可以分为营养筛查和综合评定。在筛查的基础上，结合患者的病史和体格检查，利用一些客观指标（如血浆蛋白水平），机体测量（如动态的体重、身高变化及机体组成测定等），与主观评定相结合来完成营养评定。可选择的方法包括综合营养评定、主观全面评定、营养评定指数等。

5. 心理评定　癌症患者在患病初期到生命终结的全程都会有不同程度的心理障碍。一般情况下心理反应大致可分为五期。

（1）否认期　几乎所有被确诊为癌症的患者都有短暂的否认期，患者感到震惊，表现出极度的怀疑或否认病情诊断。

（2）愤怒期　当否认难以维持，患者对癌症的威胁及可能带来的残疾表现出明显的愤怒与敌对情绪，甚至有攻击行为。

（3）协议期　患者开始接受患病事实，能积极配合治疗，对病情抱有希望，心存幻想，希望奇迹出现。

（4）抑郁期　随着病情进展，出现并发症或难忍的疼痛时，表现出忧郁与悲哀，尤其是手术后形体外貌的缺陷和某个器官的功能障碍，可产生很强的失落感，甚至有轻生念头。

（5）接受期　晚期癌症患者身心极度虚弱，显得平静安详。

癌症患者心理压力巨大，常有剧烈变化甚至自杀风险，因此心理评定必须贯穿于癌症康复的全过程。临床上心理评定常用量表有症状自评量表（SCL–90）、汉密尔顿焦虑量表（HAHA）、汉密尔顿抑郁量表（HAMD）、艾森克问卷（EPQ）等。少数有严重精神障碍者，需要精神专科医师会诊评定。

6. 癌痛评定

（1）通用疼痛评定方法　采用视觉模拟评分法（VAS）、McGill疼痛问卷法、口述评估法（verbal rating scales，VRS）等。

（2）癌痛五级评定法　根据癌症患者应用的镇痛剂类型和方式，将癌痛分为0～4级（表8–2）。

表8–2　癌痛五级评分法

级别	应用镇痛剂情况
0级	不需使用
1级	需非麻醉性镇痛剂
2级	需口服麻醉剂
3级	需口服和肌内注射麻醉剂
4级	需静脉注射麻醉剂

（二）个体水平的活动能力评定

1. Barthel指数和FIM评定　Barthel指数是进行个体日常生活能力测定的有效办法，而功能独立性评定量表（FIM）用来评判个体在家庭中能否自我照顾和在社区里能否生存的能力。

2. ECOG评分标准　美国东部肿瘤协作组（eastern cooperative oncology group，ECOG）制定了一个较为简化的活动状态评分表（表8–3）。

表8–3　体力状况ECOG评分标准

级别	体力状态
0	活动能力完全正常，与发病前活动能力无任何差异
1	能自由走动及从事轻体力活动，包括一般家务或办公室工作，但不能从事较重的体力活动
2	能自由走动及生活自理，但已丧失工作能力，日间不少于一半时间可以起床活动
3	生活仅能部分自理，日间一半以上时间卧床或坐轮椅
4	卧床不起，生活不能自理
5	死亡

3. Karnofsky患者活动状况评定　Karnofsky所制定的患者活动状况评定量表，主要根据患者能否自理生活、是否需要他人照顾、能否进行正常生活和工作的情况进行评定（表8–4）。

表 8－4　Karnofsky 活动状况评定分级标准

分数	临床表现/活动独立性
100	正常，无症状及体征，无疾病依据 不需要特殊照顾
90	能正常活动，但有轻微症状及体征
80	勉强可进行正常活动，有某些症状或体征
70	生活可自理，但不能维持正常生活或工作 不能工作，基本能生活自理
60	有时需人扶助，但大多数时间可以自理 不能从事正常工作
50	需要一定的帮助和护理，以及给予药物治疗
40	生活不能自理，需特别照顾及治疗 不能自我照料，需特殊照顾
30	生活严重不能自理，有住院指征，尚不到病重
20	病重，完全失去自理能力，需住院给予积极支持治疗
10	病危，临近死亡
0	死亡

（三）社会水平的参与能力评定

疼痛、活动受限、ADL 功能下降、心理障碍和经济负担加重，害怕失去尊严等，都会影响患者的人际交往、社会参与活动和职业能力。可以采用世界卫生组织生存质量评价量表（WHOQOL－100）、美国学者研制的癌症治疗功能评价系统（FACT）、具有中国文化特色的癌症患者生存质量测定量表模块（QLICP－GM），以及英国 Raven 生活质量分级等。英国的 Raven 根据患者肿瘤是否得到治疗、控制及残疾状况，将肿瘤患者的生活质量分为 3 级（表 8－5）。

表 8－5　Raven 生活质量分级

肿瘤状况	残疾状况	生活质量
肿瘤治疗得到控制	无症状	能正常生活
	因肿瘤治疗而出现残疾	生活质量好
	器官的截断（除）	
	器官的切开或大手术	
	内分泌置换治疗	
	心理反应、精神信念改变等	
	其他：家庭、职业、社会活动等	
	因肿瘤本身而出现残疾	生活质量好
	全身性反应	
	局部残疾	
	其他：家庭、职业、社会活动等	
肿瘤治疗未得到控制	因肿瘤本身治疗而出现残疾	生活质量较差，生存期有限

（四）背景因素评定

背景因素包括环境因素和个体因素。不利的或有障碍的背景因素将限制个体的活动表现，因此危险因素评估有助于个性化康复方案的制订和实施，可以通过采集病史、谈话、实地评估的方式，也可以采用量表的形式进行，内容包括家庭支持、社会帮扶、职业因素、居住环境、各种污染、个人饮食、吸烟酗酒、不良生活、药物和医疗等诸多因素。

考点提示 恶性肿瘤的康复评定。

三、康复治疗

（一）治疗目标

（1）最大程度减轻患者痛苦。

（2）提高治愈率。

（3）提高生活能力和改善生活质量。

（4）延长生存期。

（5）尽可能地回归家庭和社会。

（二）治疗原则

1. 早期同步 恶性肿瘤一经确诊，开始抗肿瘤治疗前即应开始康复治疗，并贯穿于抗肿瘤治疗的始终。

2. 全面康复 应包括恶性肿瘤本身或抗肿瘤治疗造成的心理障碍、躯体功能障碍的康复、全身健康的康复、形体外貌的康复及职业康复等。

3. 综合措施 应采用心理治疗、物理因子治疗、作业治疗、矫形治疗、康复工程、言语治疗、营养支持疗法及康复护理等综合措施。

4. 团队协作 应由有关临床科室、康复医学科、矫形外科、康复辅助器具部门，以及患者的家属亲友、工作单位、社会福利部门等共同配合来完成。

（三）康复分类

1. 预防性康复 康复早期介入，在功能障碍未出现前，给予一定的预防性指导或干预措施，避免功能障碍的形成或将功能障碍风险降到最低。

2. 恢复性康复 使功能损伤最小化，最大限度地恢复到癌症发病前的个人生理、心理、社会和职业功能水平。

3. 支持性康复 尽可能减少功能性损害，并对永久性的损伤采取功能替代来弥补。

4. 姑息性康复 针对癌症晚期患者，通过及时全面评估身体和心理功能，预防和缓解身心痛苦，从而改善面临致命疾病威胁的患者及其家属的生活质量。

（四）康复方法

1. 临床综合治疗 根据肿瘤分期情况和身体状况，有计划地、合理地制定治疗方案，采取综合治疗的方法，如外科手术治疗、化学药物治疗、放射治疗、介入治疗、生物治疗、造血干细胞治疗、导向治疗、中药治疗等。每一种治疗方法都有各自的优势和不足，需要综合协调地加以应用。

2. 心理康复 对癌症患者而言，心理康复尤为重要。应用心理与行为干预疗法，通过语言的引导或情感的支持、鼓励、启发等手段，对患者进行心理上的教育和社会支持，不仅可以稳定情绪、缓解疼痛，改善睡眠，而且可以提高患者免疫力，改善认知能力，适应环境和提高生活质量等。

（1）阶段性干预 主要包括：①确诊前后，明确患者想知道的信息，评估透露给患者的病情内容和承受力，以其能够理解的方式分阶段、分步骤告知，预防心理问题的出现。引导患者正确认识和对待疾病，同时动员患者的家属和同事，配合医务人员消除患者的顾虑，解决其在经济、家庭、工作等方面的实际困难，帮助其心理康复。②治疗前后，患者常希望获得相关专业信息，寻求安全感；希望被尊重、被理解和被接纳；希望早日康复，渴望回归正常社交活动。因此治疗癌症前可以让患者了解治疗的目的、方法，以及可能出现的副作用、残疾或功能障碍、康复治疗的方法等，使患者在治疗后能很快适应和正确对待。必要时使用少量抗焦虑药物。③终末期，晚期癌症患者可能因疼痛控制差、疲劳、无助和衰竭等表现出性情的改变，甚至极大地悲观与绝望。因此应给患者提供安静舒适的环境、细致周到的护理及充分的关怀和安慰，也可结合采用放松技术和必要的药物。对有严重癌痛的患者给予精神支持和镇痛治疗，减轻其身心痛苦，尽可能完成其最后心愿，使之平静度过终末期。

（2）心理干预方法　心理干预方法可以一对一实施，也可多人集体进行。单人治疗可洞察患者内心深处，根据患者心理行为反应的变化，灵活采用各种心理行为干预方法。集体治疗可通过集体内的相互帮助，迅速掌握行为治疗技术，在同病相怜的病友集体中相互充分表达、发泄内心痛苦。①认知疗法：以解决问题为出发点的简短心理干预，帮助患者及其家属以客观的、可适应的方式看待癌症。②行为训练：能减轻与侵袭性治疗有关的焦虑和紧张，有效控制化疗的癌症患者预期的恶心、呕吐，减轻患者的疼痛，如渐进性松弛训练、系统脱敏疗法、暗示疗法、想象疗法、催眠疗法等。③音乐疗法：通过优美和谐的旋律使患者精神放松，心胸开阔，忘却疾病的痛苦，驱散心中的抑郁，唤起对生活的热爱和与疾病斗争的信心。④艺术疗法：治疗性艺术可使患者通过美术室和画室探究其对患癌经历的个人情感，并用视觉化的途径表达他们的癌症体验。⑤自然疗法：空气疗法、日光疗法、泉水疗法、泥土疗法、森林疗法、香花疗法、高山疗法、洞穴疗法等可让患者回归大自然，心旷神怡，忘却痛苦，身心得以康复。

（3）行为干预与个性优化　行为与个性是心理的外显。不良行为，包括吸烟、酗酒、嗜食过油过甜食物、不食果蔬、起居无常、不喜锻炼、排便无规律等，可以通过必要的教育启发，用行为医学的相关措施予以纠正。患者的性格和行为可以通过积极参与社团活动，主动与病友沟通交往，逐渐加以改变和优化。

3. 家庭教育　家庭是癌症患者的关键支持，对患者身心健康起着至关重要的作用。癌症患者的身心变化会导致家庭出现无助感、不确定性、抑郁和过分警觉等不良因素；家庭的情绪又会反馈给患者，引起或加重患者的负面情绪，甚至导致病情恶化。因此，对于患癌家庭进行家庭教育，不仅有利于疾病的治疗，促进患者的健康，还可以帮助家庭很好的度过困难。

4. 运动治疗　根据患者的个体情况，分阶段拟定运动计划，制订适宜的运动处方，包含运动的方式、强度、频率、持续时间等，协调全身运动和局部运动，循序渐进，持之以恒。主要的运动治疗包括散步、医疗步行训练、耐力训练等，运动强度为低到中等强度，相当于自觉运动强度（RPE）分级表中的 12～13 级（表 8－6）。恶性肿瘤患者应根据自身情况选择适合自己体力的运动和活动，以不产生明显疲劳和症状加重为度。能下地活动者可以进行日常生活活动能力及健身操、步行、上下楼、健身跑、骑自行车、瑜伽等较低强度的有氧运动。体质较弱的卧床患者可在床上进行呼吸操、肢体活动等以预防肌肉萎缩、关节挛缩、下肢深静脉血栓等并发症的发生，并尽可能自理个人生活活动，如吃饭、穿衣、洗漱等。长期卧床后，在开始恢复运动时，要注意预防直立性低血压，必要时可以用起立床过渡。

表 8－6　自觉运动强度（RPE）分级表

级	6	7	8	9	10	11	12	13	14	15	16	17	18	19	20
RPE		非常轻		很轻	有点累		稍累		累		很累			非常累	

5. 物理因子治疗　根据患者的个体情况，选择合适的物理因子治疗方法，结合疾病和治疗结果，制定治疗强度和时间，多主张综合治疗。

（1）二氧化碳激光　主要用于切割、汽化、烧灼体表或浅表组织、黏膜的肿瘤。

（2）冷冻疗法　是利用制冷剂杀死肿瘤细胞的疗法。

（3）微波热凝固疗法　是利用电磁波效应、热效应和非热效应，使组织蛋白发生凝固坏死，从而达到抗肿瘤的作用。

（4）综合疗法　是根据患者的具体情况，同时选择几种治疗手段，综合疗法的远期疗效优于单一治疗。

6. 疼痛康复

（1）病因治疗　恶性肿瘤疼痛的主要病因是肿瘤本身和并发症，所以针对患者病因给予抗癌治疗，如手术、放射治疗或化学治疗等，可能解除癌症疼痛。

（2）药物治疗　WHO 提出的“三阶梯止痛”是癌痛治疗的最基本原则，推荐使用的常用镇痛药有三类：①中轻度疼痛，应用非阿片类镇痛药物，如阿司匹林、对乙酰氨基酚、布洛芬、吲哚美辛等。②中度至较重度疼痛，应用弱阿片类镇痛药物，如可待因、芬太尼、丙氧酚、羟考酮等。③严重疼痛，应用强阿片类镇痛药物，如吗啡、哌替啶、左啡诺、美沙酮等。在上述各阶段给药时，适当采用辅助药物，如非甾体抗炎药、抗抑郁剂、抗焦虑剂、抗惊厥剂和皮质类固醇等，联合用药可增强镇痛效果，降低麻醉性止痛剂的级别，减少用药剂量。

（3）非药物治疗　①物理治疗：如经皮神经电刺激疗法、脊髓电刺激疗法、半导体激光疗法、磁疗法等。②神经阻断：可在局部痛点、外周神经、自主神经、硬膜外、蛛网膜下腔及肿瘤组织中注入乙醇或苯酚进行神经阻断，有较好的止痛效果。③外科手术：对顽固性疼痛，可以进行神经松解、神经切断、脊神经根后支切断、脊髓前柱切断等神经外科手术。④放射治疗：对恶性肿瘤疼痛有较好的、较快的止痛效果。⑤假肢矫形器的应用。⑥中医、中药、针灸、推拿等传统治疗方法。

7. 营养治疗　营养支持是肿瘤患者最基本、最必需的基础治疗措施。癌症患者体内的癌细胞生长需要消耗大量的脂肪、蛋白质、糖类和维生素等成分，同时患者食欲不振，食物摄入困难，导致患者出现体重减轻、身体虚弱、免疫力低下，严重者出现恶病质。因此尽早评估营养风险，及时给予营养支持就显得十分必要。抗消耗、抗炎症、抗肿瘤和增强免疫力是营养治疗的主要目的。营养支持有肠内营养（enteral nutrition，EN）和肠外营养（parenteral nutrition，PN）两种途径。应该遵循“只要肠道功能允许，应首先使用肠道途径”的原则，优先选择经口和喂养管提供营养物质途径的 EN。有消化道梗阻出血、高位肠瘘、广泛黏膜炎、严重肠道功能紊乱、不能耐受肠内营养时，可选择通过静脉途径提供营养素的 PN。

8. 作业治疗　癌症患者要加强日常生活活动能力训练，对可以恢复工作的癌症患者进行必要的职业技能训练。当身体恢复到一定程度，可以通过功能训练和必要的辅具应用，以及合理的环境改造，恢复部分日常生活能力或完成一些力所能及的工作。

考点提示　恶性肿瘤的康复治疗方法。

四、常见恶性肿瘤术后的康复

（一）肺癌术后的康复

肺癌又称支气管肺癌，90%～95%起源于各级支气管黏膜上皮，小部分在肺泡。肺癌发病率和死亡率居全世界癌症首位，我国也不例外。肺癌多在 40 岁以上发病，男性多于女性，70%～80%肺癌患者就诊时已属晚期。肺癌的发病原因通常认为与吸烟、化学和物理致癌因子、空气污染、电离辐射、饮食与营养、结核菌及病毒感染、遗传和基因改变等因素有关。

1. 康复评定　康复评定包括器官系统水平的身体功能与结构评定、个体水平的日常生活活动能力评定、社会水平的参与能力评定及背景因素（环境和个人因素）的评定等。

（1）疼痛评定　多采用视觉模拟评分法（VAS）、简化的 McGill 疼痛问卷、癌痛五级评定标准。

（2）心理评定　多采用汉密尔顿焦虑量表（HAHA）、汉密尔顿抑郁量表（HAMD）、艾森克问卷（EPQ）等评定量表。

（3）呼吸功能评定　肺癌因自身生长或治疗后产生的疼痛、疲劳、厌食、呼吸困难等，使心肺功能下降，需进行呼吸功能评定。

2. 康复治疗　肺癌的康复治疗原则是采用综合的康复手段，缓解或消除疼痛、呼吸困难等症状，预防并发症的产生，改善功能障碍，提高生活能力和生存质量，延长生存期。

（1）疼痛康复　针对恶性肿瘤本身和并发症所致疼痛，采用药物、手术、放化疗、现代和传统康复等手段，缓解或消除癌症疼痛。

（2）心理治疗　对患者分阶段心理治疗，包括早期心理干预、行为干预及患者人格的个性优化。

（3）呼吸功能康复　包括腹式呼吸、阻力呼吸和肺通气训练。①腹式呼吸训练：肺癌肺切除术后肺和胸廓损伤、局域淋巴结切除等引起疼痛，呼吸时加重，呼吸活动受到限制，此时患者腹式呼吸可减轻疼痛。方法是治疗师将手放在患者的前肋角下缘的腹直肌上，要求患者用鼻缓慢地深吸气，保持肩部的放松和上胸部的平静，允许腹部抬高，然后告诉患者通过控制性的缓慢呼气排尽气体，患者每天可反复多次练习。此法能有效地增强和锻炼膈肌、腹肌和下胸部肌肉的活动，改善呼吸肌收缩功能，增强气道内压力，提高呼吸效率，增加肺活量，改善全身缺氧状况。②阻力呼吸训练：胸部伤口痛时先做腹式呼吸，伤口拆线后改为胸式呼吸，然后逐渐过渡到吹瓶子、吹气球等有阻力呼吸训练，以使肺部充分扩张。吹气球时嘱患者深吸一口气，然后慢慢吹出，间歇性反复练习，注意不宜过度用力和疲劳。③增强肺部通气训练：为加强肺上部通气，双手叉腰，放松肩胛带深呼吸；为加强肺下部通气和膈肌运动，深吸气时高举双臂，吸气时还原；为加强一侧肺下部通气和膈肌运动，身体躯干向对侧屈曲，做深呼吸训练。吸气时高举同侧上肢，呼气时还原。

（4）咳嗽训练　术后要鼓励患者咳嗽。咳嗽可使肺叶扩张，排出残腔内气体和液体，帮助建立胸膜腔负压，利于气体交换。①减轻咳嗽疼痛训练：用手按压术侧胸壁，吸气时两手放松，咳出时再紧按胸部，以减少术侧胸部的震动使疼痛减轻；术后采取有利于分泌物排出的体位，如有引流管，咳前要夹住引流管。②有效咳嗽训练：第一步先进行深呼吸；第二步吸气后要有短暂闭气；第三步关闭声门；第四步通过增加腹内压来增加胸内压，使呼气时产生高速气流；第五步声门开放，当肺泡内压力明显增高时，突然将声门打开，即可形成由肺内冲出的高速气流，促使分泌物移动，随咳嗽排出体外。③促进分泌物的排出：拍打、叩击、振动患者背部促使呼吸道分泌物的排出。

（5）运动治疗　包括下肢运动训练。患者术后卧床期间多做床上下肢训练，可能的情况下尽早下地站立行走，加强下肢运动训练，以增大肺通气量，防止下肢深静脉血栓形成。

（6）矫正胸廓脊柱畸形　术后出现两侧胸廓不对称或脊柱侧弯时可进行矫正畸形的医疗体操训练。

考点提示　肺癌术后的康复评定和康复治疗。

（二）乳腺癌术后的康复

乳腺癌是起源于乳腺上皮组织的恶性肿瘤，在女性特有癌症中占第二位。乳腺癌的病因尚不完全清楚，其发病与雌酮和雌二醇激素有直接关系，也与月经、孕产、遗传、营养、环境和生活方式等诸多因素有关。临床表现不同，可分为五期。病理学活检可以明确临床诊断。

乳腺癌根治术切除了患侧乳房、胸肌、筋膜、脂肪等大量组织，术后早期影响呼吸、咳嗽，也易发生患侧肩关节活动受限；淋巴结被大量切除，术后粘连压迫可致术侧上肢静脉、淋巴回流障碍，发生淋巴性水肿。

1. 康复评定

（1）疼痛评定　多采用视觉模拟评分法（VAS）、简化的 McGill 疼痛问卷、癌痛五级评定标准。

（2）心理评定　常采用汉密尔顿抑郁量表、汉密尔顿焦虑量表等情绪测验和艾森克人格问卷评定。

（3）上肢功能评定　包括肩关节主动活动范围和被动活动范围的测量，上臂、前臂周径的测量，应注意与健侧对比。

（4）呼吸功能评定　胸部疼痛和术后加压包扎可能引起患者呼吸和咳嗽困难。

2. 康复治疗

（1）疼痛康复　采用药物、手术、放化疗、现代和传统康复等手段，缓解或消除癌症疼痛。

（2）心理康复　对根治术后一侧乳房缺如、肩胸畸形，以及病情复发的顾虑，患者常产生焦虑、自卑、绝望等心理障碍。应对患者手术前后进行健康宣教，心理康复早期介入，鼓励患者积极参与，主动配合康复，树立克服病痛的信心，使患者能够尽快地投入到生活和工作中。

（3）上肢功能康复　乳腺癌术后为了防止肌肉萎缩、关节挛缩，应尽早行上肢功能训练。术后患者早期处于半卧位，术侧肩关节置于功能位制动。手、腕、前臂、肘关节在术后可适当活动。术后第 2 天做轻柔的肩关节被动活动，以后循序渐进，每天适当增加活动范围，但不得超过耐受度。拔除引流管后可改为仰卧位，逐步增加肘、上臂、肩关节活动，在护理人员的协助下用术侧上肢洗脸、刷牙、梳头、进食，逐渐过渡到自己独立完成。两周伤口拆线后逐步加大上臂和肩部的活动范围，可做深呼吸运动、上肢钟摆样运动、耸肩旋肩运动、上臂上举运动、手指爬墙运动、护枕展翅运动，并可适当增加抗阻运动和器械运动。训练活动量和范围应该适度，切忌强力牵拉，以免发生运动撕裂伤。

（4）呼吸功能康复　由于胸壁手术切口较大，加压包扎可能影响呼吸时的胸廓活动，所以最好术前先教患者进行深呼吸练习，促使术后肺叶扩张，可防止肺部感染；同时能增加胸壁活动，利于术区皮肤的放松。具体方法是患者双手放在上胸部锁骨下方，鼻吸气口呼气，鼻吸气时双肩缓慢向外旋转，使胸廓扩张，口呼气时胸廓放松。

（5）淋巴水肿康复　术后抬高患侧上肢，由远端向近端逐渐进行屈伸手指、握拳、屈肘等主动运动，患侧肩关节可行静力性等长收缩运动。手法淋巴引流是治疗淋巴水肿的有效手段。采用充气压力治疗仪对患肢从远端到近端加压治疗，促使淋巴和血液循环，也可使用弹力绷带、弹性袖套或序贯性间断性压力袖套，根据需要每天应用2～12小时。药物治疗包括七叶皂苷钠、苯吡喃酮、香豆素类、草木犀流浸液等；如果中重度水肿，还可行切除病变组织、促进淋巴回流、重建淋巴回流通道等手术治疗。

（6）中医传统康复　依据中医理论，理法方药，整体合参，辨证论治。①中药内服：肝失疏泄、气血瘀滞者，当疏肝理气、和营定痛，用逍遥散、和营止痛汤；气郁痰凝，经络涩滞者，当理气祛痰，散结通络，用乳癖消、攻坚散；脾虚痰湿用香砂养胃丸；气血亏虚、经脉失荣者，当益气养血、缓急止痛、调补冲任，用小建中汤、二仙汤等。②中药外用：包括外敷、熏洗、泡浴等，如阳和解凝膏、定痛膏等。③针灸推拿治疗：根据经络循行，穴位主治，施以针灸推拿治疗，常用膻中、屋翳、期门、肩井、合谷等穴。

考点提示　乳腺癌术后的康复评定和康复治疗。

知识链接

《中国抗癌协会乳腺癌诊疗指南与规范（2017年版）》
中国抗癌协会乳腺癌专业委员会乳腺癌患者康复治疗共识

一、患侧肢体功能的康复

1. 循序渐进的患侧上肢功能锻炼。

2. 预防或减轻上肢淋巴水肿。

二、营养和运动

1. 饮食营养，富含水果、蔬菜、粗粮和豆制品的饮食。需要禁忌胎盘及其制品和未知成分的保健品。

2. 运动，选择一项适合自己并能终生坚持的有氧运动。

3. 建立健康的生活方式。

三、心理状态的调整

乳腺癌患者的不良情绪主要集中在自尊、身体影响、焦虑和抑郁等方面，医护人员需要了解患者的心理变化特点及心理状态调整的过程，以提供必要的心理干预。

1. 提供充分信息，帮助患者理性接受患病事实。

2. 帮助患者寻找积极的生存目的，建立生活的信心。

3. 激发患者的承担意识，协助其有效地控制自我。

四、性康复指导

五、生育指导

六、术后随访指导

1. 定期随访 了解患者的生存状况，评估疾病是否复发转移，以及患者对辅助治疗的依从性和不良反应等。

2. 术后第1～2年，每3个月随访1次，第3～4年每4～6个月随访1次，第5年开始每年随访1～2次。

3. 随访检查内容包括触诊体检、肝脏超声、血生化和血常规。

4. 乳房X线（每年1次）、妇科检查（三苯氧胺治疗中每年1～2次）和BMD（芳香化酶抑制剂治疗期间）。

5. 骨扫描、CT或MRI等可用于有症状的患者，但不推荐无症状患者常规应用。

七、提供综合社会支持，恢复社会活动能力

1. 专业支持。

2. 家庭支持。

3. 同辈支持。

（三）大肠癌术后的康复

大肠癌是指大肠黏膜上皮发生的恶性肿瘤。以41～65岁人群发病率高，以男性居多，好发部位为直肠、乙状结肠、降结肠、横结肠、升结肠等。大肠癌的发病原因尚不清楚，可能与遗传易感因素、不良饮食习惯、缺乏运动、肠道慢性炎症、癌前病变及癌症转移等诸多因素有关。

1. 康复评定

（1）心理评定　患者因切除肛门和人工再造肛门，导致排便方式改变，影响患者生存质量，出现心理功能障碍。主要采用情绪评定和人格测验。

（2）腹壁造瘘口评定　包括腹壁造瘘口、造瘘口直径及周围皮肤情况等。

（3）排便功能评定　包括饮食种类、大便形状、次数、粪袋使用情况等。

2. 康复治疗

（1）心理康复　向患者充分做好手术和康复的健康宣教工作，消除顾虑，使其能很好地配合手术与术后康复。可采用一般性心理治疗、个别心理治疗、患者互助治疗、肌肉放松训练和内心意念引导等。

（2）腹壁造瘘口的康复　①清洁造瘘口：术后粪袋安装应紧贴腹壁造瘘口处，不泄漏；更换粪袋后要及时清洗，保持造瘘口清洁干燥，避免粪便浸渍刺激，发生糜烂、感染。②加强造瘘口护理：如造瘘口周围皮肤糜烂、湿疹、出血、溃疡、脱垂、瘘管退缩等异常情况，应及时就医处理。③防止造瘘口狭窄：自术后1～2周起，可戴手指套，外涂石蜡油，伸入腹壁造瘘口探查扩张，每周一次，持续扩张2～3个月；如造瘘口周围瘢痕挛缩，狭窄严重时需行手术扩口。④掌握活动强度：术后避免做腹内压增加的动作，如持重物、抬重物等，避免因剧烈运动而引起人工肛门黏膜脱出。

（3）排便功能康复　对于低位直肠癌术后的人工肛门，患者必须要学会处理人工肛门所遇到的问题，进行排便功能的康复。①术后排便习惯的建立：术后开始进食后即要养成每天定时排便的习惯，每天定时灌肠，促进定时排便规律的建立。一般经10天左右即可建立起定时排便的习惯。②术后饮食的调整：术后初期不吃含纤维素多的食物，以防粪便的量和排便次数过多，宜选用脂肪低、蛋白含量高、热量高、对肠道刺激小易消化的食物，保持足够的饮水量，防止便秘嵌塞或腹泻；以后根据患者粪便的性状，随时调整饮食种类。

（4）排尿障碍康复 手术刺激盆腔神经引起反射性抑制而致尿意迟钝、排尿困难或膀胱内残余尿量较多。通常采用留置导尿，钳夹尿管，定时定量排放尿液，从而不使膀胱内潴留过多尿液，保持膀胱舒缩功能。也可采用针灸、电刺激、药物治疗等，促进排尿功能恢复。

考点提示 大肠癌的康复评定和康复治疗。

扫码“学一学”

第二节 烧伤患者的康复

案例讨论

【案例】

患者，男，42岁，四肢烧伤严重，伤及真皮深层，残留皮肤附件，小水疱去皮后床面微湿，红白相间，感觉迟钝。患者情绪激动，拒见亲友熟人。

【讨论】

1. 如何评定该患者烧伤等级？
2. 如何保持功能体位？
3. 如何进行康复治疗？

烧伤在日常生活中经常发生，烧伤后导致伤者的皮肤、黏膜、肌肉甚至骨骼等多组织损伤。康复治疗短期内可以预防未受损部位的功能，减轻受损部位的水肿、疼痛等损伤；长期可改善肌力、关节活动度，促进患者运动能力、协调性及灵活性的提高。本节通过系统阐述烧伤的康复评定，为烧伤不同阶段的康复目标制定详细的康复治疗方法，从而帮助烧伤患者实现受损功能的改善和提高。

一、概述

（一）定义

烧伤又称为灼伤、烫伤，是由于人体接触热力（火焰、高温气体、液体或固体），化学腐蚀性物质（强酸、强碱），电流，光及强辐射等引起皮肤、黏膜、肌肉，甚至骨骼组织的损伤。烧伤的面积越大、深度越深，引起机体各组织的损害越大，被烧伤肢体的功能障碍也越严重。

（二）流行病学

我国烧伤平均每年发生率为总人口的5‰～10‰，一般以热力烧伤为主，约占各类烧伤的85%～90%以上，化学和电击伤也呈增多趋势。男女比例为3:1。烧伤发生的场所中，家庭环境约占76.1%，工业场所占18.3%，公路包括车祸烧伤占1.5%，其他占4.1%。

（三）病因

烧伤的致损原因最常见的是热力烧伤，如火焰、沸液、蒸汽、高温金属等；其次是化学烧伤，如强酸、强碱等腐蚀性物质；再次是电烧伤，如触电伤、闪电伤等；还有放射性烧伤，如放射线强辐射、原子能等。

（四）临床分期

烧伤的临床过程一般分为4期，主要是根据烧伤后的病理生理和临床特点来加以区分。

1. 体液渗出期（休克期） 烧伤后迅速发生的反应是体液渗出，因局部、周围或深层组织毛细血管扩张和通透性增大，血浆样液体大量渗入组织间隙，水分、钠盐、蛋白质丧失，如烧伤面大而深，可出现低血容量性休克。

2. 感染期 创面坏死组织和渗出液利于细菌繁殖，伤后3～5天为感染高峰期。严重烧伤可在伤后2～3周因凝固坏死组织的溶解，出现又一次感染高峰期。此期的主要矛盾是感染的预防和治疗，近年来多采用早期切痂或削痂手术和及时皮肤移植以消灭创面，当创面基本修复后，并发症就会明显减少。

3. 修复期 伤后5～8天创面出现炎性反应就开始进入修复期，创面修复的时间与烧伤面积、深度等多种因素有关。较浅的创面可自行愈合，较大的创面则难以自愈，需要皮肤移植修复。此期与感染期并行存在，防治感染和促进创面愈合是治疗的关键。

4. 康复期 深Ⅱ度和Ⅲ度烧伤创面愈合后，均可形成瘢痕，而发生瘢痕增生、挛缩畸形，出现功能障碍。所以此期需要一个锻炼、物理治疗或手术整形过程，以期恢复功能。

（五）临床表现

1. 局部反应 轻度烧伤局部毛细血管扩张、充血、水肿；烧伤稍重时毛细血管壁损伤，微血管通透性增加，形成水疱、组织水肿；严重烧伤时引起局部组织蛋白凝固或炭化，最终形成焦痂。

考点提示 烧伤的定义、病理特点。

2. 全身反应 烧伤后主要的全身反应是急性低血容量表现，如口渴、尿少、脉率增快、血压偏低。大量体液外渗，可引起休克，呼吸改变主要表现为过度通气，并明显增加耗氧量。由于上呼吸道极易灼伤，有害气体直接损伤呼吸道黏膜，可发生呼吸道水肿性阻塞，以及继发性感染如肺炎。

知识拓展

烧伤康复治疗指南（2013年版）
中华医学会烧伤外科学分会　中国医师协会烧伤科医师分会

一、康复目标

1. 近期目标 维持并逐步增加未受伤及受伤部位关节活动范围，减轻水肿、疼痛，改善肌力、耐力，预防挛缩，减少瘢痕增生。

2. 长期目标 改善关节肌肉力量及ROM，提高运动能力、灵活性、协调性，逐步恢复身体转移、行走能力。

二、康复治疗

建议将烧伤治疗过程划分为两大阶段——创面治疗阶段和康复治疗阶段，采用“全程介入、分段治疗”的模式组织康复治疗。

1. 重症期　此期患者存在可能危及生命的情况，生命体征不稳定，康复治疗应选择对患者扰动最小的手段。该阶段康复治疗主要包括：①通过体位摆放改善肢体、头面部肿胀。②维持关节 ROM。③使用矫形器和体位摆放保持关节在抗挛缩位或功能位。④与患者和家属长期保持联系，保证治疗的依从性并增强患者康复的信心。

2. 稳定期　此期患者生命体征相对平稳，可尝试逐渐增加治疗时间、运动幅度和强度，鼓励患者开始尝试力所能及的主动运动。该阶段康复内容如下：①继续被动关节 ROM 训练。②增加主动关节 ROM 及肌力训练。③采取各种措施减轻肢体水肿。④开始进行力所能及的 ADL 训练。⑤尽早开始抗瘢痕治疗。⑥开始为工作、入学、娱乐做准备。

3. 创面覆盖完成、离院前　此时患者创面基本愈合，身体状况明显好转，改善躯体功能的意愿强烈，有能力承受一定强度的康复治疗。该阶段康复内容如下：①抗阻的关节 ROM 训练、等长肌力训练、主动力量训练、步态训练。②ADL 训练。③对抗瘢痕增生与挛缩的综合治疗。④对于儿童，应使用适合其发育水平的玩具和游戏辅助康复治疗的开展。

4. 离院后　一般来说，伤后 1～2 年是患者最艰难的时期，虽然已伤愈出院，仍需长期接受治疗和随访观察。该阶段的康复内容如下：①有条件的单位应开展烧伤患者的门诊康复治疗。②进一步加强关节 ROM 及力量训练，改善身体素质。③加强瘢痕处理。④为患者建立随访档案，制定随访计划并实施。⑤定期评估躯体功能状态及存在问题，及时调整治疗方案。⑥适时考虑重建手术及术后治疗。

二、康复评定

（一）生理功能评定

1. 烧伤面积评定　常用中国九分法，小面积可用手掌法计算。

（1）中国九分法　本法是以烧伤皮肤面积占全身体表面积的百分数来计算（表 8－7）。

表 8－7　中国九分法

部位		占成人体表面积（%）		占儿童体表面积（%）
头颈部	头部	3	9（1×9）	1×9+（12−年龄）
	面部	3		
	颈部	3		
躯干	躯干前	13	27（3×9）	3×9
	躯干后	13		
	会阴	1		
双上肢	双上臂	7	18（2×9）	2×9
	双前臂	6		
	双手	5		
双下肢（含臀部）	双臀	5	46（5×9+1）	5×9+1−（12−年龄）
	双大腿	21		
	双小腿	13		
	双足	7		

（2）手掌法　烧伤者五指并拢，其手掌面约占体表总面积1%，以此为单位计算较小的烧伤面积；若为大面积烧伤，则用100减去未损伤单位数来计算。

2. 烧伤深度评定　采用三度四分法（表8-8）。

表8-8　烧伤深度评定

深度	组织损伤层次	临床特点	创面愈合情况
Ⅰ度（红斑型）	仅伤至表皮浅层，生发层健在	表面红斑状、干燥、烧灼感	3~7天脱屑痊愈，短期内有色素沉着
浅Ⅱ度（水疱型）	伤及表皮生发层及真皮乳头层	局部红肿、水疱剥落后创面红润潮湿疼痛	1~2周愈合、不留瘢痕、有色素沉着
深Ⅱ度（水疱型）	伤及真皮深层、仅残留皮肤附件	小水疱去皮后创面微湿红白相间感觉迟钝	3~4周愈合、常留下瘢痕
Ⅲ度（焦痂型）	伤及全层皮肤，可至肌肉、骨骼	皮革样焦痂甚至炭化无痛觉血管栓塞可见骨肉	3~4周后焦痂脱落需植皮愈合、留疤痕

3. 烧伤程度评定　按烧伤面积和深度两项指标综合评估。

（1）轻度烧伤　总面积在10%以下的Ⅱ度烧伤。

（2）中度烧伤　总面积在10%~30%之间的Ⅱ度烧伤或Ⅲ度烧伤不足10%。

（3）重度烧伤　总面积在30%~50%之间或Ⅲ度烧伤在10%~20%之间；或烧伤面积不足30%，但有下列情况之一者：全身情况较重或已有休克者，伴有较重复合伤；中、重度吸入性损伤。

（4）特重度烧伤　总面积在50%以上或Ⅲ度烧伤面积在20%以上，或已有严重并发症。

考点提示　烧伤面积的计算法、烧伤的分度、深度评定。

4. 肥厚性瘢痕的评定　目的是明确瘢痕的部位、大小、厚度、弹性、成熟程度及与周围组织器官的关系，作为选择整形手术的参考。

（1）临床评定　记录患者的受伤时间，通过肉眼观察和照相比较增生性瘢痕的面积、厚度、色泽、弹性、质地，询问患者是否瘙痒、疼痛等症状。可采用Vancouver烧伤瘢痕评估表对瘢痕进行评估（表8-9）。

表8-9　Vancouver 烧伤瘢痕评估表

项目	分值	评分标准
色泽	0	正常颜色
	1	浅白色或浅粉红色
	2	混合色泽
	3	色素沉着
血液循环	0	正常
	1	粉红色
	2	红色
	3	紫色
柔顺性	0	正常
	1	柔软：很小外力下即变形
	2	较软：中等压力作用下变形

续表

项目	分值	评分标准
	3	坚硬：压力作用下不变形
	4	带状：绳索状，伸展瘢痕时组织变形
	5	挛缩：瘢痕永久性缩短，关节活动受限
瘢痕厚度	0	正常
	1	$0\text{mm}<H\leq 1\text{mm}$
	2	$1\text{mm}<H\leq 2\text{mm}$
	3	$2\text{mm}<H\leq 4\text{mm}$
	4	$H>4\text{mm}$

（2）仪器测定

1）超声波测量　可用于测量瘢痕的厚度，在体外施加动态压力，仪器连续记录多个压力与厚度的数据，经过分析得到压力与变形的关系，作为瘢痕的硬度指标。

2）激光多普勒　可测定组织的血流量，反映肥厚性瘢痕的血流指数明显高于正常瘢痕和皮肤。

3）瘢痕硬度计　可测量瘢痕硬度。

4）红外线温度仪　可测量瘢痕表面温度，增生性瘢痕皮温增高。

5）经皮氧分压测定　血氧测定计可测量瘢痕的经皮氧分压，反映组织代谢情况。肥厚性瘢痕的氧分压明显高于皮肤和一般瘢痕。

6）血、尿羟脯氨酸测定　增生性瘢痕面积与血、尿羟脯氨酸含量呈正比，与病程无明显关系。

5. 感觉功能评定　包括疼痛、触觉、温度觉、压觉、本体感觉的评定。

6. 关节活动度评定　深度烧伤创面愈合后，因瘢痕的过度增生和挛缩，引起关节活动范围减少甚至丧失。通过关节活动度的评定，目的在于明确关节活动障碍的程度及对日常生活活动的影响，作为选择康复治疗方法的参考和评定康复治疗效果的手段。

（二）心理功能评定

由于疼痛、隔离、生活不能自理、身体毁容和畸形、损伤时的惊恐场面、经济上的压力等因素促使患者情绪压抑、焦虑、自卑、烦躁、愤怒、无助、依赖、怀有敌意等。可使用国际通用的汉密尔顿抑郁量表和焦虑量表，结合烧伤者行为、情绪、睡眠等进行评定。

（三）日常生活活动能力评定

较重的烧伤可严重影响肢体功能，导致日常生活活动受限。可选用 Barthel 指数和功能独立性评定（FIM）等进行评定。

（四）社会参与评定

社会参与评定常采用简表 SF－36、世界卫生组织生活质量问卷表（WHOQOL－100）、美国国际残疾人中心康复中工作评定和定向试验（TOWER）的缩减版来评定伤者社会参与能力。

考点提示　烧伤的康复评定。

扫码“看一看”

三、康复治疗

（一）治疗目标

（1）促进创面愈合，改善愈合质量。

（2）防止瘢痕挛缩，保持关节功能位和正常活动范围，最大限度地恢复运动功能。

（3）抑制瘢痕的过度生长，减轻瘢痕引起的毁容和畸形。

（4）消除由畸形或毁容引起焦虑、抑郁情绪和自卑心理，恢复正常的精神情绪状态，积极配合康复治疗。

（5）尽力恢复患者日常生活活动能力。

（6）恢复患者就业能力，最终使患者回归家庭，重返社会。

（二）治疗原则

1. 康复早期介入 烧伤患者若无禁忌则越早康复越好。这不仅可以减轻疼痛，预防和控制感染，促进创面愈合，更有利于防止瘢痕增生和关节挛缩畸形，减少各种并发症，促进肢体功能恢复。

2. 综合措施 烧伤的康复应采取物理因子治疗、运动治疗、作业治疗、心理治疗、整形治疗等综合措施。

3. 多学科综合治疗 康复治疗应该从一开始就坚持功能和精神两方面治疗，进行肢体功能训练和心理疏导，减少患者残疾的发生，使其能进入正常的社会生活。治疗需要烧伤外科医生、心理医生、康复医生及整形外科医生等多专业密切配合。

4. 注意事项

（1）告知患者及其家属关于创面的愈合过程，植皮和瘢痕的表现。

（2）康复要按制定的程序进行。应特别注意患者的不适，不宜反复进行使患者感到痛苦的动作。

（3）植皮期间停止活动的关节必须固定在功能体位，并配合其他的运动训练。

（4）注意有无发生意外损伤，特别要注意预防压疮。

（5）禁忌证和适应证。患者出现休克、严重全身性感染、肺水肿、肺功能不全、脑水肿等不稳定的临床情况时，禁止进行肌力训练、肌耐力训练等。手背烧伤、关节或肌腱暴露、关节深部疼痛及皮肤移植 5～7 天内，运动治疗要慎重进行。除此之外，康复治疗措施可在烧伤的不同时期，根据病情选择应用。

（三）治疗分期

1. 早期（急性期） 从烧伤发生时起至Ⅱ度烧伤愈合或Ⅲ度烧伤去痂为止。

2. 制动期 从植皮时起至移植物皮肤着床止。

3. 后期（愈合成熟期） 自新生上皮或移植皮肤稳定覆盖创面，有瘢痕形成起，至组织愈合成熟止，此期需两年至数年时间。

（四）康复方法

1. 早期康复 目的是预防休克、控制水肿和感染，促进创面愈合；减轻疼痛、预防肌力和肌肉耐力的减退、预防关节和皮肤活动能力的损失；康复教育以提高认识、促进自我照顾技能的发展。

（1）物理因子治疗 对烧伤创面进行清创、去痂、抗感染，配合适当的理疗。适当的理疗有助于促进创面愈合，防止感染，改善功能等。

1）冷疗法　烧伤后立即用冷水对创面淋洗、浸泡或冷敷，以减轻疼痛，防止热力继续损伤、减少渗出。中、小面积和较浅的烧伤，尤其是四肢烧伤，可进行冷疗，温度以 5～10℃为宜，持续 30 分钟以上。

2）水疗法　可根据患者具体情况选择淋浴、盆浴或水中运动，以清洗坏死组织和分泌物，保持创面清洁，减轻感染。利用水的浮力做水中运动，能增加关节活动范围和增强肌力。水温 37～39℃为宜，每次治疗时间 30～60 分钟，每日或隔日 1 次。

3）紫外线疗法　当创面脓性分泌物或坏死组织多，肉芽生长不良时，用中或强红斑量照射，分泌物较少或脱痂露出新鲜肉芽组织时，减至阈红斑量；浅而新鲜的创面可用亚红斑量照射，每日 1 次，直至创面愈合。

4）电光浴、红外线疗法　可促进创面干燥结痂，预防和控制感染，大面积烧伤可用此法，温度 30～33℃或更高些，每日 1 次，每次 20～30 分钟。小面积烧伤用红外线照射。

5）超短波　采用并置法或对置法，微热量，每次 10～15 分钟，可用于小创面的治疗，达到消炎、镇痛、促进组织再生作用。

6）高压氧治疗　促进创面愈合、植皮生长、减少增生性瘢痕形成。

（2）体位摆放　烧伤后 24～48 小时开始发生胶原合成和挛缩，因此，对于关节浅Ⅱ度及以上烧伤患者，应尽早进行正确体位的摆放。伤后肢体趋向于屈曲位，易导致或加重挛缩，肢体位摆放的总原则是采用抗挛缩的伸展位和外展位，并配合主动活动和定时变换体位。可用绷带、布垫、夹板、矫形器辅助固定，使肢体维持在功能位。每 2～4 小时适当改变体位，患者能下床后还需要持续一段时间。

1）头部　仰卧位头部中立位，避免耳部受压；俯卧位时，吊带悬吊前额，颅面悬空；侧卧位时，每半小时左右交换一次。

2）颈部　颈前烧伤时，去枕，头部充分后仰；颈后或两侧烧伤时，取颈部中立位，口部闭合。

3）脊柱　保持脊柱成一直线，以预防脊柱侧弯，尤其是身体一侧烧伤者。

4）肩部　上肢外展 60°～90°，腋下烧伤时，肩外展 90°和外旋。

5）肘部　上伸侧烧伤时保持肘屈 90°，前臂中立位。

6）腕和手　全手烧伤时，腕关节背伸 20°～30°。掌指关节自然屈曲 50°～70°，拇指外展对掌位，指间关节屈曲 5°～10°，手指单独包扎。

7）髋部　髋关节中立伸展位，大腿内侧烧伤，髋外展 15°～30°。

8）膝部　膝后侧烧伤取伸直位，前侧烧伤取膝微屈 10°～20°。

9）踝部　踝关节中立位，防止跟腱挛缩。

（3）矫形器治疗　当患者不能自觉维持正确体位或必须制动时，矫形器可以帮助患者进行体位摆放，尽可能处于抗挛缩体位，保持适当的关节活动度。如颈前热塑板保持颈过伸位；躯干、臀部、肢体弹性绷带包扎或改用紧身衣、压力衣；肘伸、膝伸热塑板保持膝、肘关节伸直；手部热塑夹板固定，虎口握绷带卷，指间填纱布。踝背伸热塑板拉紧跟腱。注意适时调整矫形器挤压松紧程度，防止压疮发生。

（4）运动治疗　烧伤早期的运动治疗主要目的是保持肌力、维持关节活动度，预防机体挛缩和畸形，改善机体循环与组织代谢，促进创伤修复。由于烧伤后较早出现挛缩和功能障碍，所以应尽早进行运动治疗，根据烧伤部位和程度确定运动的类型和强度，适宜少量多次进行，避免并发症的发生。

1）关节活动度训练　未受累关节和受累关节可行关节活动范围内的被动运动、助力运动、主动和抗阻运动。训练持续时间、活动幅度、训练强度因人而异，个体化方案，每天训练不少于 3 次。身体情况允许的患者鼓励早期下床，并做最大范围的主动活动，必要时给予辅助具，如助行器、踝矫形器等。

2）肌力训练　肌力训练可以防止因长期卧床、肢体制动所致的失用性肌肉萎缩，增强肌肉力量，加强关节的动态稳定性。可以进行等长收缩、等张收缩和等速收缩训练，着重提高肩关节周围肌群和股四头肌力，以提高患者上肢活动范围和下肢支撑能力。

3）关节松动和牵伸技术　对于烧伤后关节功能障碍者采用关节松动技术，可以促进关节液流动，增加关节软骨和软骨盘无血管区的营养，缓解疼痛，防止关节退变，改善关节活动范围。对瘢痕部位关节进行牵伸治疗，可以有效地预防瘢痕挛缩。

4）呼吸训练　长期卧床且有呼吸道损伤的患者应该进行呼吸训练，特别是腹式呼吸训练，一日多次；并配合体位引流、胸部叩拍和震颤，躯干屈伸旋转活动等，以促进排痰，提高呼吸有效性，预防和减少呼吸系统并发症。

（5）心理治疗　烧伤后常出现瘢痕增生、肢体畸形、毁容、丧失独立生活能力等，患者存在不同程度的心理问题。心理变化过程一般要经历休克期、否定期、愤怒期、抑郁期和适应期。心理治疗应当早期介入，贯穿始终，及时安抚疏导、行为矫正。可采用松弛疗法、催眠疗法减轻伤者疼痛和心理压力，集体交流减轻患者不良反应。综合改善焦虑恐慌、悲观厌世等心理状况，树立信心，积极配合治疗，促进功能改善恢复。

2. 制动期的康复　主要针对严重烧伤、植皮患者，可参考早期康复治疗。重点是保护植皮区域；减轻肿胀；预防继发感染；促进伤后愈合。

（1）体位摆放　术前小组讨论，确定方案，术后立即实施。

（2）制动　一般制动期为 5～7 天，也可根据实际情况适当延长制动时间。

（3）理疗　采用激光、超声、冷冻、磁疗、音频、蜡疗等方法。

（4）运动治疗　植皮后矫形器一般应持续固定制动数天，其后循序渐进，在辅助下逐步进行主被动运动，渐进式增加活动范围。每日需检查植皮区，注意有无意外损伤。同时加强非制动肢体的功能活动。

（5）辅助用具　为适用性用具，如加粗手柄的汤匙、擦背器。自体皮植皮期间，植皮部位及其远端和近端一个关节需停止活动。可利用矫形器进行上述部位的固定，直至移植皮肤着床为止。

（6）自我料理　鼓励患者完成日常生活活动及活动非制动肢体。

3. 烧伤后期的康复　主要目的是预防或控制瘢痕增生、促进成熟；预防或纠正挛缩、畸形；最大限度地改善日常生活活动能力；促进患者早日重返家庭和社会。

（1）压力疗法　肥厚性瘢痕是烧伤的常见后遗症之一，是皮肤真皮损伤后形成的高出周围皮肤、发红坚硬，伴有瘙痒、疼痛的病理结构肥厚。压力治疗是用弹性物质对创面愈合部位持续压迫以达到预防和治疗瘢痕增生的方法，是目前公认的最有效方法，其理论依据是持续施以与肥厚性瘢痕内毛细血管内压相当或略大的外加压力，可减少局部毛细血管血液供给，造成瘢痕组织缺氧缺血，阻碍胶原纤维的合成、肌成纤维细胞收缩，使螺旋状胶原纤维束重新排列成接近正常皮肤胶原排列样式，从而减轻瘢痕的增生，软化甚至消除瘢痕。

加压疗法必须持续进行，除了洗漱、进食外，每天均需加压 23～24 小时，持续 6 个月至 3 年，直至瘢痕成熟为止。根据瘢痕的不同部位、不同程度，选择不同的压力制品，配合使用，主要包括弹力绷带、压力垫、压力衣、硬质接触式面罩、支具夹板、矫形器等（图 8-1、图 8-2）。

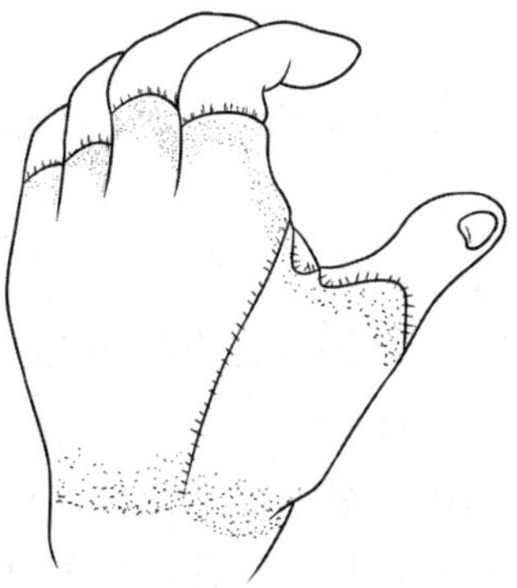

图 8-1 压力手套

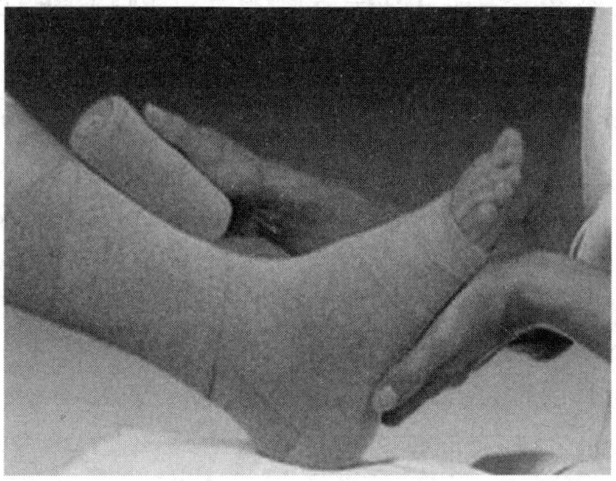

图 8-2 弹力绷带

（2）理疗 采用超声波、激光、冷冻、直流电离子导入、音频、磁疗、蜡疗等。

（3）运动治疗 植皮愈合后进行，以改善血液循环、减轻水肿和炎症反应、防止关节功能障碍。

1）推拿和牵引 推拿、牵引对于挛缩型瘢痕尤其适用，可以使组织纤维拉长，迫使挛缩松解，软化瘢痕，增加关节活动度，预防和改善关节的功能障碍。按摩使局部温度升高，改善微循环，适当的刺激还能提高痛阈，具有镇痛作用。牵引可以徒手牵引、踝关节背伸牵引，也可以借助于器械牵引（滑车牵引训练、矫形器牵引），但强调持续、低负荷、反复进行。

2）主被动关节活动 尽可能在温水中或温水浸泡后进行。对肢体功能明显障碍者，每天进行 1 次。根据僵硬、挛缩等情况，可实施关节松动术，以期改善关节活动范围、止痛。

3）器械训练 对瘢痕挛缩采用滑轮重锤牵伸和沙袋加压牵伸；对手指屈曲及握拳障碍选用握力器、捏橡皮球；对手指伸直障碍可在分指板上运动；对于肩肘关节可在滑轮装置上运动，或划船器和举重器械锻炼；固定自行车运动改善髋膝关节功能；半圆形滚动器练习改善踝关节屈伸功能。

4）医疗体操 主要活动受限关节，以达到改善关节活动能力的目的，具体办法可根据需要自行设计与编排。也包括中国太极拳、八段锦等传统方法。

（4）矫形器 对于运动或牵张后瘢痕仍然紧缩的，可以使用矫形器，以维持已获得的关节活动度，控制瘢痕挛缩。根据患者的具体需要，可设计各种类型矫形器。严重挛缩畸形常需使用一系列矫形器，定期予以更换。

（5）作业治疗 功能性的作业活动可以改善关节活动度和灵活性，保持一定的肌力和肌耐力，改善运动的协调性和灵活性，特别是对手精细活动功能的改善。通过日常生活能力训练和使用自助具，可以提高患者在体位变换、穿衣、进食、修饰、行走、如厕及家务等方面的自理能力。文娱性的作业治疗可调节患者的情绪，发展业余爱好，同时通过集体和社会活动，培养患者参与社会和重返社会的意识。作业治疗按治疗目的分为三类。

1）维持日常生活必需的作业治疗 如床上活动、穿衣、洗漱、进食、使用工具、护理皮肤、行走、如厕、家务活动等，这些日常生活作业是生活自理和保持健康所必需的。

2）消遣性的作业治疗　业余和闲暇时进行，主要满足患者的个人爱好，消遣时间，保持平衡等方面的作业活动。如种花、养鸟、听音乐、棋牌、游戏等。

3）能创造价值的作业治疗　进行这类作业治疗，能使患者体现生存价值，又能取得报酬，在经济上自给和抚养家庭；作业成果又能为社会提供服务，增加精神财富和物质财富。如字画、木工、纺织、刺绣、编织等。

（6）药物治疗　常用药物有曲安西龙、复方倍他米松、透明质酸酶、苯海拉明、积雪苷、秋水仙碱、维甲酸、青霉胺、塞替派等。

（7）放射治疗　放射治疗常采用X射线和β射线。因为正处于增值、分裂状态的细胞对X射线更为敏感；β射线对瘢痕较长时间照射后，也可抑制成纤维细胞的增值分化，进而抑制瘢痕过度增生，所以常用浅层X射线和放射性核素敷贴法来治疗瘢痕。

（8）手术治疗　手术切除对皮肤造成二次创伤，单纯的手术治疗肥厚性瘢痕复发率较高。因此，手术主要适用于严重挛缩影响关节活动功能而保守治疗无效者，可采用手术局部松解、皮片移植、皮瓣修复、矫形手术等方法修复重建。术后再行康复治疗以提高疗效。

4. 中医康复

（1）中药内服

1）热毒炽盛　多见于烧伤早期，局部水肿、红斑或水疱，糜烂，疼痛，发热甚或高热，大便干，小便黄。舌红，苔干黄，脉数。治则：清热解毒。白虎汤、黄连解毒汤、清营汤三方合用。

2）热毒伤阴　见于重度和烧伤中期患者，局部创面红肿、水疱及大量渗液，灼痛，发热，烦躁不安，口渴，皮肤及口唇干燥，尿少色赤。舌质红绛而干，脉细而数。治则：清火解毒，养阴生津。清火养阴汤加减。

3）阴伤胃败　多见于烧伤后期，口干少津，口舌生疮糜烂，嗳气呃逆，纳呆食少，或有腹胀便泄。舌红无苔或光剥，脉细数等。治则：养阴益胃。益胃汤加减。

4）气血两虚　多见于烧伤后期，神疲乏力，精神萎靡，懒言少气，纳食不思，创面新肉不长，日久不能收口。舌质淡，苔薄白，脉细或细数无力。治则：双补气血。十全大补汤加减。

（2）中药外治　中药烧伤油、烧伤膏主要适用于Ⅰ°和Ⅱ°烧伤，对烧伤、烫伤具有清热解毒、抑菌、保护创面、防止感染、促进新生肉芽组织生长等功效。

（3）针灸推拿　在烧伤创面或瘢痕局部浮刺、围刺，配合针刺阳经穴位，可减轻局部炎症反应；烧伤创面镇痛也可选取腕踝针治疗。推拿适用于烧伤瘢痕组织影响关节或肢体功能活动者，可以促进瘢痕软化，改善关节功能。

（4）传统治疗方法　我国传统的太极拳、易筋经、五禽戏、八段锦等，可根据患者的具体情况酌情选用，也可采用其中的几节进行锻炼，可灵活应用。

5. 健康教育　健康宣教可以帮助烧伤患者及其家属提高对烧伤的认识，调整心理状态，积极参与，主动康复，这对于后期恢复极为重要。健康宣教涉及诸多内容，包括伤口的护理技术、体位摆放原则和方法、瘢痕挛缩的影响、保持日常独立生活活动的重要性、继续活动与锻炼的必要性、瘢痕护理和防护及控制技术和原则、加压包扎的方法和注意事项等。

考点提示　烧伤康复的治疗方法。

本章小结

随着医学的发展，曾经的恶性肿瘤已并非均属不治之症，带瘤生存或恶性肿瘤患者术后生存的时间也在不断延长，康复措施及手段的日新月异，也使部分恶性肿瘤患者在体力和精神上恢复到了常人水平。恶性肿瘤患者的康复治疗，注重机体功能的恢复、重建和缓解疼痛。优化安排患者的日常活动，以确保患者的生活质量。康复治疗可以改善患者机体功能，保持机体独立性，康复在肿瘤治疗过程中具有独一无二的地位，应贯穿于肿瘤治疗的全过程。

烧伤是一种常见的灾害性、损伤性疾病。由于致伤因子不同、温度高低差异、伤害时间长短不一，伤情多样复杂。可仅限于皮肤，也可深达肌肉和骨骼，还可合并呼吸道灼伤、继发感染、危及生命等。大面积、深度烧伤在急救和有效临床治疗的同时，早期全面的康复治疗至关重要，不仅能够减轻损伤程度，还可最大限度地改善患者的生理功能，预防和减轻残障的发生，为患者回归家庭和社会提供有力的保障。

习　题

扫码"练一练"

一、选择题

A1/A2 型题

1. 关于癌症的康复，下列说法错误的是
   A. 癌症发展不同阶段，康复任务不同
   B. 对各期癌症患者都要尽早确诊，尽早治疗
   C. 广泛普及防癌治癌的知识，预防癌症的发生
   D. 癌症康复目的是使癌症存活者提高生活质量，早日重返社会
   E. 癌症治疗后约 1/4 患者可获得根治，1/3 患者的存活期得以延长
2. 关于轻至中度癌痛的药物治疗，下列说法正确的是
   A. 效果不明显时改用激素类镇痛剂
   B. 采用吗啡、哌替啶等强阿片类镇痛剂
   C. 采用可待因、芬太尼等弱阿片类镇痛剂
   D. 采用阿司匹林、对乙酰氨基酚等解热镇痛剂
   E. 首次剂量要足够，越早越好，用药剂量宜保持不变，避免产生耐药性和成瘾性
3. 癌痛的康复护理，不包括
   A. 指导患者屈髋屈膝，放松腹肌
   D. 使患者全身放松，可缓解疼痛
   C. 指导患者缓慢深呼吸，可使疼痛缓解
   D. 指导患者提高生活自理能力，提高生活质量
   E. 将癌痛患者安排在安静、室温及湿度适宜的环境内
4. 以下哪项不是癌痛药物治疗的基本原则
   A. 按阶梯给药　　B. 按时给药
   C. 按需给药　　D. 个体化给药

E. 无创给药

5. 癌症的康复分类不包括

A. 恢复性康复　B. 预防性康复
C. 支持性康复　D. 教育性康复
E. 姑息性康复

6. 烧伤患者后期肥厚性瘢痕增生伴有痒感，最适宜采取的治疗是

A. 超短波疗法　B. 红外线疗法
C. 蜡疗　D. 音频电疗
E. 直流电钾离子导入疗法

7. 烧伤分度不包括

A. Ⅰ度烧伤　B. 浅Ⅱ度烧伤
C. 深Ⅱ度烧伤　D. Ⅲ度烧伤
E. Ⅳ度烧伤

8. Ⅰ度烧伤的局部表现为

A. 皮肤红斑、无水疱、干燥　B. 水疱较大，创底红润，水肿
C. 表皮下积薄液，创面微湿　D. 创面苍白干燥，皮革样
E. 皮肤改变不明显，似正常皮肤

9. 烧伤面积的评估一般采用“中国九分法”来表示，其中右上肢面积约为体表面积的

A. 5%　B. 9%　C. 2%　D. 1%　E. 10%

10. 颈前部烧伤时头的摆放应为

A. 颈前屈　B. 低枕中立位
C. 去枕中立位　D. 去枕头部后仰位
E. 左侧卧位

11. 烧伤后表皮和真皮大部分凝固、坏死，3～4 周愈合，残留瘢痕者为几度烧伤

A. Ⅰ度　B. 浅Ⅱ度　C. 深Ⅱ度　D. Ⅲ度　E. 浅Ⅲ度

12. 下肢烧伤后，若膝关节后侧烧伤，膝关节应保持

A. 屈曲 20°～25°　B. 屈曲 25°～35°
C. 微屈 10°～20°　D. 微屈 5°～10°
E. 伸直位

13. 5 岁儿童臀部至双足烧伤，按中国九分法计算应占全身体表面积的

A. 31%　B. 39%　C. 46%　D. 41%　E. 36%

A3/A4 题型

［14～15］患者，男，80 岁。因右肺癌术后 1 年，腰痛 1 个月入院。查体第 4、5 腰椎压痛。查全身骨扫描结果为右肺癌术后，腰椎多发转移。现患者疼痛较剧烈，曾于当地医院就诊，口服布洛芬及曲马多止痛治疗，效果欠佳。入院后给予口服硫酸吗啡控释片治疗，疼痛控制理想。

14. 根据应用镇痛剂的种类和方法，该患者癌痛属于哪一级

A. 0　B. 1　C. 2　D. 3　E. 4

15. 对于该患者癌症疼痛的康复治疗，除了药物治疗外，配合以下哪种治疗方法既能达

到较好的止痛效果，还能局部控制肿瘤进展

A. 物理因子治疗　　B. 介入治疗

C. 生物治疗　　D. 化学治疗

E. 放射治疗

（钟建国）

参考答案

第一章

1. C　2. B　3. A　4. C　5. A　6. B　7. E　8. A　9. E　10. C　11. C　12. A　13. D　14. C　15. E

第二章

1. A　2. D　3. D　4. A　5. E　6. B　7. E　8. C　9. E　10. A　11. B　12. D　13. C　14. A　15. C

第三章

1. B　2. B　3. A　4. A　5. E　6. A　7. B　8. E　9. D　10. C　11. B　12. C　13. B　14. D　15. E

第四章

1. D　2. E　3. B　4. E　5. C　6. E　7. B　8. E　9. A　10. B　11. B　12. E　13. E　14C　15. E

第五章

1. C　2. A　3. C　4. D　5. C　6. A　7. E　8. D　9. E　10. C　11. E　12. A　13. C　14. D　15. C

第六章

1. B　2. B　3. D　4. E　5. C　6. E　7. C　8. A　9. E　10. E　11. D　12. E　13. E　14. B　15. D

第七章

1. D　2. E　3. E　4. B　5. B　6. A　7. A　8. E　9. B　10. A　11. E　12. B　13. A　14. B　15. E

第八章

1. E　2. D　3. D　4. C　5. D　6. D　7. E　8. A　9. B　10. D　11. C　12. E　13. B　14. C　15. E

参考文献

1. 窦祖林．作业治疗学［M］．北京：人民卫生出版社，2018．

2. 丁文龙，刘学政．系统解剖学［M］．9版．北京：人民卫生出版社，2018．

3. 郭华．常见疾病康复［M］．2版．北京：人民卫生出版社，2016．

4. 何成奇，吴毅．内外科疾病康复学［M］．2版．北京：人民卫生出版社，2018．

5. 黄晓琳，燕铁斌．康复医学［M］．6版．北京：人民卫生出版社，2018．

6. 李晓捷．实用儿童康复医学［M］．2版．北京：人民卫生出版社，2018．

7. 李乐之，路潜．外科护理学［M］．6版．北京：人民卫生出版社，2017．

8. 刘华，荣湘江，周华．临床康复学［M］．北京：北京体育大学出版社，2017．

9. 林明祥．实用运动损伤学［M］．海口：海南出版社，2007．

10. 宋志靖．颈椎病的中医药治疗与康复［M］．广州：中山大学出版社，2016．

11. 唐强．临床康复学［M］．北京：中国中医药出版社，2017．

12. 王刚．临床康复医学［M］．武汉：湖北科学技术出版社，2017．

13. 王卫平，孙锟，常立文．儿科学［M］．9版．北京：人民卫生出版社，2018．

14. 吴毅．住院医师规范化培训康复医学科示范案例［M］．上海：上海交通大学出版社，2016．

15. 许光旭，王红星．社区康复适宜技术［M］．北京：人民卫生出版社，2017．

16. 岳寿伟．肌肉骨骼康复学［M］．北京：人民卫生出版社，2018．

17. 张安仁，冯晓东．临床康复学［M］．2版．北京：人民卫生出版社，2018．

18. 张长杰．肌肉骨骼康复学［M］．北京：人民卫生出版社，2017．

19. 运动医学组．运动医学［M］．北京：北京体育大学出版社，2018．

20. 吴宏健，李莉娜，李龙，刘天，王珏．脑卒中后手功能康复机器人综合干预研究进展［J］．生物医学工程学杂志，2019（01）：151－156．

21. 张嗣敏，毕胜，赵海红，张学敏，张祖婷，霍剑菲，冯燕．扩展Barthel指数量表应用于脑卒中患者康复评定的信度研究［J］．中国康复，2019（02）：75－77．

22. 李鹏程，陈奇刚，耿春梅等．踝足矫形器在脑卒中的应用［J］．中国康复，2019（02）：98－100．

23. 王笑笑，梁志金，吴晓飞，梁梦颖，崔劲花．脑卒中患者基于网络的康复干预研究进展［J］．护理学杂志，2019（04）：110－113．

24. 王陇德，刘建民，杨弋，等．我国脑卒中防治仍面临巨大挑战——《中国脑卒中防治报告2018》概要［J］．中国循环杂志，2019，34（02）：105－119．

25. 杨云，许光旭．脊髓损伤的临床康复进展［J］．华西医学，2018，33（10）：1303－1309．

26. 李文军，陈山林．周围神经损伤领域相关进展［J］．骨科临床与研究杂志，2019，4（02）：65－68．

27. 翟倩，丰雷，张国富．儿童注意缺陷多动障碍预后及其影响因素研究进展［J］．中国全科医学杂志，2019，3：1-5.

28. 黄欣欣，欧萍，钱沁芳，等．心理行为干预联合生物反馈对学龄前注意缺陷多动障碍患儿的疗效分析［J］．中国当代儿科杂志，2019，21（03）：229-233.

29. 刘寰忠，钟怡．2018 版加拿大儿科学会《儿童青少年注意缺陷多动障碍诊疗指南》解读［J］．中国全科医学杂志，2019，1：1-5.

30. 郑杰，陈燕惠．注意缺陷多动障碍发病机制研究进展［J］．中国当代儿科杂志，2018，20（09）：775-780.